皮肤科结缔组织病诊治

Diagnosis and Treatment of Connective Tissue Diseases in Dermatology

主 编 李 明 孙建方

北京大学医学出版社

PIFUKE JIEDIZUZHI BING ZHENZHI

图书在版编目（CIP）数据

皮肤科结缔组织病诊治 / 李明，孙建方主编 .
—北京：北京大学医学出版社，2017.5
ISBN 978-7-5659-1532-1

Ⅰ.①皮 … Ⅱ.①李 …②孙 … Ⅲ.①结缔组织疾病
—诊疗②皮肤病—诊疗 Ⅳ.① R593.2 ② R751

中国版本图书馆 CIP 数据核字 (2016) 第 316182 号

皮肤科结缔组织病诊治

主　　编：李　明　孙建方
出版发行：北京大学医学出版社
地　　址：（100191）北京市海淀区学院路 38 号　北京大学医学部院内
电　　话：发行部 010-82802230；图书邮购 010-82802495
网　　址：http ://www.pumpress.com.cn
E — mail：booksale@bjmu.edu.cn
印　　刷：北京强华印刷厂
经　　销：新华书店
责任编辑：刘　燕　　责任校对：金彤文　　责任印制：李　啸
开　　本：889mm × 1194mm　1/16　印张：30　字数：876 千字
版　　次：2017 年 5 月第 1 版　2017 年 5 月第 1 次印刷
书　　号：ISBN 978-7-5659-1532-1
定　　价：258.00 元

主 编 简 历

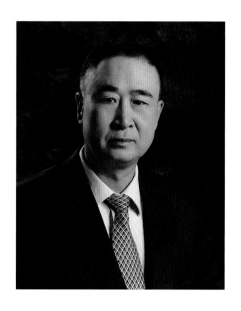

　　李明，1956年3月出生，山东青岛市人。复旦大学附属中山医院皮肤科主任，主任医师、教授、博士生导师。1982年于青岛医学院医学系本科毕业后留校，在青岛医学院附属医院皮肤科工作，先后任住院医师和主治医师。此间师从秦士德教授完成硕士生学业。1988年，李明教授首次报告了海洋刺胞动物引起的沙蛰皮炎和佳美羽螅皮炎。1989年3月至1991年12月，在上海医科大学附属华山医院皮肤科，李明教授师从著名结缔组织病专家施守义教授攻读博士学位，主要从事结缔组织病临床和基础研究。博士毕业后到上海医科大学附属中山医院皮肤科工作至今。1997—1998年，在美国圣地亚哥Scripps研究所Tan EM领导的自身免疫病中心做访问学者，主要从事自身抗体的研究。

　　近年来，李明教授主持过3项关于结缔组织病方面的国家自然科学基金课题和多项省部级课题，指导过12名硕士生和13名博士生。2006年，担任过第二届中国皮肤科医师年会学术委员会主席。李明教授从事皮肤科工作30余年，一直在医学院校附属医院皮肤科从事医、教、研工作。临床基本功扎实，尤擅长系统性红斑狼疮、皮肌炎、系统性硬皮病、混合性结缔组织病、雷诺现象、皮肤血管炎、荨麻疹、皮炎和湿疹等自身免疫性和过敏性皮肤病的诊治。李明教授有中医家学，能用中西医结合方法治疗结缔组织病及其他免疫性皮肤病。在红斑狼疮、硬皮病和结缔组织病雷诺现象等方面做过较深入的研究。发表专业论文共120余篇；以第一作者或通讯作者发表论文74篇，其中在《关节炎与风湿病》（Arthritis & Rheumatism）、《风湿病学》（Rheumatology）、《关节炎研究与治疗》（Arthritis Research & Therapy）等著名风湿病和皮肤病杂志上发表SCI论文22篇，总他引500余次，单篇他引最高300余次。担任《杨国亮皮肤病学》《中国临床皮肤病学》《皮肤病学》《临床免疫学》《免疫皮肤病学基础与临床》中结缔组织病章节以及《中国国家处方集》中皮炎湿疹用药和外用糖皮质激素章节的编写，参加中国国家药典委员会出版的《临床用药须知》2015年版皮肤科用药中外用糖皮质激素和抗角化药章节的编写。担任Bolognia JL等主编的《皮肤病学》副主译，并主译其中的"风湿性疾病"章节。2009年，主编《结缔组织病皮肤表现图鉴与诊疗精要》一书。此外，还担任《中华皮肤科杂志》《国际皮肤性病学杂志》《中国皮肤病学杂志》和《中国麻风皮肤病杂志》等6本皮肤科专业杂志的编委，尚兼任中国皮肤科医师协会第一、二届执委和第三、四届常委，中国中西医结合学会皮肤性病专业委员会第五、六、七届常委和免疫性皮肤病学组组长、上海中西医结合学会皮肤科分会副主任委员，上海中西医结合学会理事等职。近年来，先后20余次担任国家级皮肤科年会结缔组织病或免疫性皮肤病专场的主席。

主 编 简 历

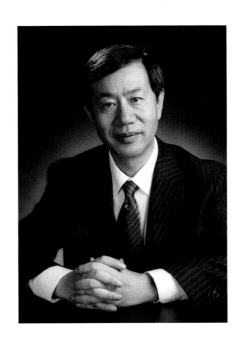

　　孙建方，二级教授，博士生导师，中国医学科学院皮肤病研究所皮肤病理研究室主任，享受国务院政府特殊津贴专家，首批"新世纪百千万人才工程"国家级人选。中国医师协会皮肤病理亚专业委员会主委，中华医学会皮肤病性病学分会委员，皮肤病理学组顾问；江苏医学会及江苏医师协会皮肤性病分会前任主任委员，皮肤病理学学组组长；江苏整形美容协会副会长，专家委员会主任；《中华皮肤科杂志》《临床皮肤科杂志》《国际皮肤性病学杂志》《实用皮肤科杂志》和《皮肤性病诊疗学杂志》5 本杂志副总编，《中国麻风皮肤病学杂志》等 6 本专业杂志的编委。孙建方教授曾任中国医师协会皮肤病分会副会长、教授委员会主席，中华医学会皮肤病性病学分会常委，皮肤病理学组组长，亚洲皮肤科学会理事。

　　孙建方教授是我国著名的皮肤病临床及皮肤病理专家，擅长少见和疑难皮肤病的诊治，尤其擅长皮肤病理诊断，负责过包括国家自然科学基金和国家教委博士点基金等 20 项科研基金课题；主持过数十项新药临床试验，具有较丰富的临床新药试验经验；培养博士生 49 名。他所领导的皮肤病理科为国内规模最大的皮肤病理培训基地，已培养皮肤病理医师数百名。

　　孙建方教授曾担任第三届全国皮肤科医师大会主席，第五届全国皮肤科医师大会学术委员会主席；曾多次代表中国出席世界及欧洲皮肤性病学年会，作会议发言并担任会议主席；长期担任全国皮肤病理学术会议主席。

　　迄今共发表论文 500 余篇，主编及主译专业图书 7 部，参与过 27 部专业图书的编写，获得了包括国家科技进步暨科技图书二等奖在内的科技成果奖 3 项。

　　孙建方教授为第十一届和十二届全国政协委员，农工民主党江苏省省委副主委；曾任江苏省第八届政协委员、第九届政协常委，第九届江苏省政协医药卫生体育委员会主任。

前　言

结缔组织病（connective tissue disease, CTD）早年称为胶原病。但后来的研究显示，胶原病变不是该组疾病的原发障碍。1952 年，William Ehrich 提出用"结缔组织病"取代胶原病的名称。结缔组织病有广义和狭义之分。前者是指发生于体内结缔组织各种疾病的总称；后者指由于免疫反应和炎症反应引起的发生于疏松结缔组织的一类疾病。目前我们所说的 CTD 系指狭义的 CTD，包括红斑狼疮、皮肌炎 / 多肌炎、系统性硬皮病、类风湿关节炎、混合性结缔组织病、干燥综合征、白塞病、结节性多动脉炎以及重叠综合征等 20 余种疾病。由于疏松结缔组织广泛分布于全身各个系统，所以该组疾病多累及全身。其基本的病理改变为疏松结缔组织的黏液性水肿、纤维蛋白样变性和坏死性血管炎。

结缔组织病与风湿病和自身免疫病从定义上说有各自的范畴。风湿病是一类侵犯关节、肌肉、韧带和肌腱滑囊等运动器官，以疼痛为主要表现的疾病。风湿病可分为 10 大类，共 100 多种病，结缔组织病是其中主要的一类。自身免疫病可分为系统性和器官特异性两大类，都具有以下特点：病变过程中有淋巴细胞对自身抗原的识别；能产生包括自身免疫细胞在内的组织损伤；有自身反应性 T 细胞参与病变过程；发病过程几乎总有 CD4$^+$ 自身反应性 T 细胞参与。多数结缔组织病都属于自身免疫病，例如，系统性红斑狼疮就是经典的累及全身的系统性自身免疫病。大疱性皮肤病中的天疱疮和类天疱疮属于器官特异性自身免疫病，但不属于结缔组织病的范畴。

结缔组织病是一类谱系性疾病。其中系统性红斑狼疮、皮肌炎 / 多肌炎、硬皮病和类风湿关节炎都是弥漫性结缔组织病，每一种都可能伴有干燥综合征。严格地讲，这些疾病都不是独立的疾病，而是描述性综合征，在诊断上没有金标准，采用的是疾病分类标准。即列出一些临床表现，如符合其中的几条，则可诊断为某种疾病。每种分类标准的准确性严格讲都是相对的，如国际上最常用的美国风湿病学会系统性红斑狼疮的分类标准，先后就有 1971 年、1982 年、1997 年和 2009 年分类标准 4 个版本，从而使其逐步趋于完善。每一种弥漫性结缔组织病在临床表现上都有很大的异质性，典型的弥漫性结缔组织病诊断很容易，甚至不需要进一步的检查。但在疾病早期，这些疾病常有很多共同表现，如关节痛、肌痛、雷诺现象、食管蠕动障碍和抗核抗体阳性等。此时常不易诊断，甚至只能诊断为未分化结缔组织病。

在结缔组织病患者，有些临床表现是共有的，有些只见于某种结缔组织病。前者包括关节炎、炎性肌炎、间质性肺病变、肺动脉高压、炎症性血管炎、浆膜炎、食管蠕动障碍以及雷诺现象等，反映了疾病的共性；后者如蝶形红斑和皮肤硬化等，反映了疾病的个性。即使是前面所述共有的表现，某些在有的 CTD 患者表现突出，如类风湿关节炎以关节炎为主要表现，皮肌炎 / 多肌炎以炎性肌炎为主要表现，系统性硬皮病以雷诺现象、皮肤硬化和肺动脉高压表现突出。

两种以上结缔组织病同时或先后出现在同一个患者身上，称为重叠综合征。如系统性红斑狼疮与系统性硬皮病重叠，系统性红斑狼疮与类风湿关节炎重叠等。笔者曾见过 5 种经典的结缔组织病存在于同一患者身上的病例，这更加说明这些疾病原本就是一类疾病，整个结缔组织病是一个较大的谱系性疾病。

大多数结缔组织病都有皮肤表现。对于许多患者而言，皮肤表现往往是首发症状，所以他们多先到皮肤科就诊。结缔组织病的皮肤表现复杂多样，许多皮损即使是皮肤科医师也未必熟悉。这类疾病中许多特异性皮损对疾病的早期诊断、鉴别诊断、病情判断和提示预后都有重要价值。有些疑难结缔组织病的皮损不易识别，需结合皮肤组织病理检查才能诊断，而皮肤组织病理报告多由受过专门训练的皮肤病理医师出具的。长期以来，皮肤科医师在治疗结缔组织病方面积累了丰富的经验。皮肤科医师诊治结缔组织病已有 100 多年的历史，逐步形成了皮肤科结缔组织病诊治特色，主要体现在以下三个方面：①识别皮损特色。这是皮肤科结缔组织病诊治的基础，对疾病早期诊断和鉴别诊断非常重要。例如，系统性硬皮病患者在典型临床表现出现之前很多年就有许多早期皮肤表现，有经验的医师据此就可作出早期诊断，使患者得到早期治疗，从而能阻止或延缓病情发展，改善患者预后。②皮肤组织病理检查特色。皮肤科医师可为疑难结缔组织病皮损早期诊断和鉴别诊断提供有力依据，在其他学科遇到疑难结缔组织病难以确定诊断时，经常需要经过皮肤科病理检查作出诊断。③皮肤科治疗特色。这是皮肤科医师治疗结缔组织病长期以来临床经验的积累。例如，诊治各类皮肤型红斑狼疮时，往往仅凭肉眼观察就能作出诊断，处置简捷，常有奇效。此外，他们对很多药物使用纯熟，比如，沙利度胺和雷公藤制剂等都是皮肤科医师的看家药物，很多顽固皮损使用后疗效卓著。

作者从事皮肤科结缔组织病的诊治有 30 多年，治疗过许许多多患者。近年来，感到有必要写一本图文并茂、反映皮肤科结缔组织病诊治特色的专著，使其不仅可供皮肤科医师参考，也可供风湿科、内科、儿科和妇产科等从事结缔组织病临床诊疗工作的同道借鉴。此次精选出 1200 余张照片，绝大多数都是作者亲手所摄。本书图片清晰度高、色彩逼真，将如此丰富的结缔组织病皮损图片汇集一书在国内外都极为少见。

该书共收录了 15 种常见的结缔组织病，不仅对其皮肤表现和内脏器官受累情况进行了详细描述，还对各病发病机制、实验室检查、诊断、鉴别诊断和治疗进行了详细的叙述。本书对每张图片的皮损特点都作了说明，可供初学者了解如何描述和分析结缔组织病皮损。书中同一个疾病汇集了多个患者不同部位和不同病期的皮损照片，不是简单的病例叠加和堆砌，而是考虑到不同患者、不同部位、不同病期的皮损表现可明显不同。读者看过这些图片，就如同看过许多患者。文中对于皮损的分析见解，多是基于本人的实践经验；所述及的治疗措施，多是临床上较为成熟的治疗方法。结缔组织病是一类病谱性疾病，迄今人们对其的认识还是初步的，谱系之间的病变往往兼有两种或多种疾病的表现，依据现有的知识还难以对其作出令人满意的解释。书中对皮损的某些解释系作者个人的观点，未必完全正确，还有待于进一步研究。

作者长期从事结缔组织病的诊治，深知其对患者及其家庭危害巨大。衷心希望本书能使皮肤科及其他相关学科医师了解皮肤科诊治结缔组织病的特点，以便学科间相互交流、取长补短、协同合作，给患者以最佳的诊治，减轻患者的负担，造福患者。这也就达到了本书写作的目的了。

本书共同主编孙建方教授，是中国医学科学院南京皮肤病研究所皮肤病理科主任，国内著名皮肤病和皮肤病理专家。他为本书提供了多张典型、清晰和逼真的结缔组织病皮肤组织病理图片和精彩的皮损照片。北京大学第一医院皮肤科朱学骏教授、上海市第九人民医院皮肤科陈向东教授、上海市第六人民医院皮肤科袁定芬教授、复旦大学附属华山医院皮肤科陈连军副教授也为本书提供了精美的图片。我科胡冬艳副主任医师主持科室的皮肤病理工作，也为本书皮肤病理图片的制作和描述倾注了大量心血。我科辛崇美、朱鹭冰、杨骥、隗祎、吴杰、高地和高露娟等医师也为本书编写提供了大力帮助，在此一并致谢！

李明

复旦大学附属中山医院皮肤科

2016 年元旦

目　　录

同义名

- 盘状红斑狼疮 (discoid lupus erythematosus, DLE),一种慢性皮肤红斑狼疮亚型。
- 深在性红斑狼疮 (lupus erythematosus profoundus, LEP),也称狼疮性脂膜炎。
- 肿胀型红斑狼疮（lupus erythematosus tumidus）,一种表现为皮肤肿胀的慢性皮肤红斑狼疮亚型。
- 亚急性皮肤红斑狼疮 (subacute cutaneous lupus erythematosus, SCLE),一种皮肤型红斑狼疮,主要表现为环形红斑或红斑鳞屑性皮损。
- 系统性红斑狼疮（systemic lupus erythematosus, SLE）。

要点

- 为一种病因尚未完全明确的自身免疫性结缔组织病。
- 系统性红斑狼疮患者中约有 1/4 以皮损为首发表现,至少半数以上有各种皮损。皮损对于该病的早期诊断、鉴别诊断、疾病活动性评估、判断预后和选择治疗方案都有重要价值。
- 红斑狼疮皮损分为组织病理特异性和非特异性两类。从红斑狼疮病谱角度出发,可将前者分为急性皮肤红斑狼疮（acute cutaneous lupus erythematosus, ACLE）、亚急性皮肤红斑狼疮和慢性皮肤红斑狼疮（chronic cutaneous lupus erythematosus, CCLE）。
- 急性皮肤红斑狼疮皮损主要累及表皮和真皮上部,表现为蝶形红斑、指（趾）腹红斑和甲周红斑等,常伴有系统损害。
- 亚急性皮肤红斑狼疮皮损也累及表皮和真皮上部,主要有环形红斑型和红斑丘疹鳞屑型两型皮损,多伴有抗 SS-A 抗体和抗 SS-B 抗体阳性,可有轻度的全身损害。
- 盘状红斑狼疮皮损累及表皮、真皮上下部和皮肤附属器,过后可形成瘢痕。大部分患者无全身损害,其他类型红斑狼疮也可伴有该型皮损。
- 肿胀性红斑狼疮累及真皮,没有明显的皮肤附属器累及。
- 狼疮性脂膜炎主要累及皮下组织,过后留有杯状凹陷或萎缩性瘢痕。
- 系统性红斑狼疮可有肾、血液系统和中枢神经系统等多脏器、多系统损害,严重的可危及生命。
- 抗 Sm 抗体、高滴度抗双链 DNA（double stranded DNA, ds-DNA）抗体是系统性红斑狼疮的标志抗体。
- 红斑狼疮的类型很多,轻重不一。即使同一类型,如 SLE,临床表现轻重程度也因人而异,轻者甚至不需要用糖皮质激素治疗。早期诊断和早期治疗可延长患者的生命。

第一节　定　义

红斑狼疮（lupus erythematosus, LE）是一种经典的自身免疫性结缔组织病,其病因和发病机制尚不很清楚,多见于育龄期女性。患者体内有多种自身抗体形成,常有多系统和多脏器损害,病情严重者可危及生命。红斑狼疮主要的临床类型包括 DLE、SLE、SCLE 和 LEP,后者也称狼疮性脂膜炎（lupus erythematosus panniculitis, LEP）。此外,还有新生儿红斑狼疮（neonatal lupus erythematosus, NLE）和药物性狼疮（drug-induced lupus, DIL）。红斑狼疮的皮肤表现复杂多样,Gilliam JN 等以皮损形态和组织病理学为依据,将红斑狼疮皮损分为组织病理学特异性皮损（LE-specific skin disease）和组织病理学非特异性皮损（LE-nonspecific skin disease）。然后从红斑狼疮病谱角度出发，将前者分为急性皮肤红斑狼疮、亚急性皮肤红斑狼疮和慢性皮肤红斑狼疮。这一分类是迄今皮肤型红斑狼疮的分类基础[1-3]。红斑狼疮是一种病谱性疾病，约 15% 的 SLE 患者可伴有 DLE 皮损，约 5% 的 DLE 患者可发展为SLE。SLE 的患病率因地区和种族而有不同。

本病的病因和发病机制颇为复杂，目前认为其发病主要是在遗传因素的基础上，在环境因素诸如感染、药物、紫外线照射和心理等因素的作用下，机体发生了自身免疫紊乱，主要表现为 B细胞的多克隆活化，自身抗体产生增多，某些 T辅助细胞数目增多，释放许多细胞因子，导致 B细胞功能进一步亢进，产生更多的自身抗体。有些自身抗体如抗 ds-DNA 抗体与抗原结合，形成免疫复合物，通过 III 型变态反应，损伤肝、肾等内脏器官。有些自身抗体可通过 II 型变态反应造成血细胞损伤。致敏的 T 细胞则可能通过迟发性变态反应引起组织损伤。

第二节　历　　史

一、国外对红斑狼疮的研究

"Lupus"与狼（wolf）同义，曾是古罗马时代一个家族的姓氏。公元 600 年前，法国中部曾有 St. Lupus 家族居住。为何将狼这种大型食肉动物与一种疾病联系在一起尚不清楚。"Lupus"最早见于医学描述是在写于公元 10 世纪的有关 Saiut Martin 的传记中[4]。Saint Martin 生活在公元 4 世纪的高卢（古罗马帝国的一部分）。传记中提到 Liege 主教在旅行中患病，后来在 Saint Martin 的神殿中痊愈。文字是这样记载的："他患了一种称作'Lupus'的疾病，非常严重，已到死亡的边缘……病因不明……但瘢痕有红色细线是其特征。"

12 世纪末，Rogerius Frugardi 描述了发生于面部的一种溃疡，称作"不要碰我"（touch me not）。在他对该病的描述中用过"Lupus"一词，称其也可发生于股部和小腿。但直到 16 世纪，"Lupus"一词还仅仅与某些下肢皮肤溃疡联系在一起。此后，才被认为是原发于面部的损害。

早在 19 世纪，人们还在试图将"Lupus"与皮肤结核进行鉴别。大约在 1833 年，Biett（1761 — 1840）曾描述过一种"离心性红斑"（erythemacentrifuge）。1845 年，Von Hebra 描述了发生于本病患者颊部的蝶形红斑。但直到 1851 年，Biett 的这一描述才由其学生 Cazenave（1795 — 1877）在一次会议上发表："这是一种少见病，最常见于青年人，尤其是女性。患者可以是健康人。疾病主要累及面部，逐渐形成圆形的红斑，轻度高起，如 30 苏（sous）硬币大小……有时累及大部分面部，皮损边缘隆起，中央凹陷……"从皮损的描述看很像现在的盘状损害。Cazenave 当时也报告了 1 例患者，在称赞了 Biett 对各种各样"离心性红斑"样"Lupus"所做的工作后，提出了"红斑狼疮"（lupus erythemateaux）的命名，首次把狼疮与红斑联系在一起。1856 年，Cazenave 在其书中对红斑狼疮进行了详细的描述，并第一次描绘了具有现代意义的皮肤红斑狼疮的绘图，还提出该病可能出现发热和疼痛，但整本书主要是对皮疹的叙述。他首次提出红斑狼疮脱发的表现，但没有描写蝶形皮损，只是提到皮损常可遍及面部和鼻部。他强调皮损可留有瘢痕，但不形成溃疡，而这恰是与寻常狼疮的重要区别。将红斑狼疮与结核病区别开来是很重要的，在此之前狼疮曾被认为是一种结核病。在人类发现细菌之前，结核有很多含义。

Moriz（Kohn）Kaposi（1837 — 1902，维也纳人）于 1866 — 1871 年诊断过 22 例红斑狼疮。他提出用"盘状"一词来描述由单一病灶扩大的皮损，提出用"散在和聚合"的术语描述由多发的针头大小病灶融合扩大而成的皮损。但此后，他又将"散在和聚合"术语更改为"播散和聚合"。1872 年，Kaposi 指出，红斑狼疮可以发展成播散性、急性或亚急性热病样的丘疹，疾病随之可累及全身，出现严重的局部性或全身性症状，有的可危及生命。在他于 1872 年报道的 11 例患者中，4 例有肺炎，3 例有关节炎，3 例有淋巴结肿大。在尸检的 3 例患者中，2 例有肺炎，其中 1 例还合并淀粉样变性。他当时不能确定患者的皮损与这些全身表现合并出现是否是一种巧合。1869 年，他描述了红斑狼疮的脂膜炎表现。

在人们对系统性红斑狼疮认识的进程中，William Osler 也起过很大作用。他用三篇长文描述了一种称为"多形性渗出性红斑"（erythema exudativum multiforme，EEM）的疾病。其中少数患者除了皮肤表现外，还有其他症状。1895 年，Osler 在对这种疾病的描述中写道："此病病因不明，皮疹多形，伴有贫血、出血和水肿，偶有关节炎，还有数目不等的内脏器官损害的表现。其中最重要的是胃肠道损害、心内膜炎、心包炎、急性肾炎以及黏膜表面的出血。疾病的特点是复发，病情可逐月发作，甚至经年不愈……每次发作不仅累及皮肤，也可只损害内脏。从外表看，患者也可没有渗出性红斑的表现。"但此后 Osler 也曾遇到过困惑。1900 年，他观察到所收集的病例临床表现不一、症状杂乱，似乎是一组不同的疾病。鉴于有红斑的这组患者（红斑组）缺乏特异性，他取消了"多形性渗出性红斑"这一术语。1904 年，Osler 在其第三篇文章中，总结了 29 例患者，其疾病特点和患者年龄与典型的红斑狼疮明显不同。其中 18 例男性，12 例年龄在 3 ~ 12 岁，19 例有紫癜和肠绞痛，所有患者都有一些皮肤表现。除了皮肤表现外，17 例有关节痛，14 例有肾炎。他认为，血管渗出血细胞或血清，单独或混合出现是疾病内在的病变。由于 Osler 的三篇文章引起了人们对红斑狼疮患者的皮肤表现与内脏损害可合并出现的关注而获得好评。当今，无疑要将 Osler 所描述的患者诊断为过敏性紫癜。1937 年，Keil 首次指出，Osler 的 29 例患者包含了典型急性（系统性）红斑狼疮的两个类别。

此后对红斑狼疮的许多描述都涉及 Osler 的红斑组。1908 年，Kraus 和 Bohac 在布拉格提出了"急性红斑狼疮"的病名，专指既有皮肤表现，又有内脏损害的红斑狼疮病变；而慢性红斑狼疮则成为"盘状红斑狼疮"的同义词；急性播散性红斑狼疮则专指起病急、皮疹广泛又合并系统表现的红斑狼疮病变。1936 年，皮肤表现已不再是诊断 SLE 的先决条件。1952 年，Brunsting 在美国明尼苏达州的罗彻斯特提出了播散性（系统性）红斑狼疮的病名。1954 年，Harvey 在美国巴尔的摩最终将其简化为现今的系统性红斑狼疮（SLE）的病名。

一旦将内脏损害与皮肤表现联系在一起，就不可避免地要回答两者是否是偶然合并发生这一问题，还要回答先前所描述的许多表现是否是红斑狼疮临床表现的组成部分。Kaposi 在 1872 年提出了红斑狼疮发热和肺炎的表现。Kraus 和 Bohac 在 1908 年和 1909 年对 8 例患者进行了分析，认为肺炎是红斑狼疮的表现之一，发热并不一定是由感染引起的。

其他与红斑狼疮皮肤相关症状的最早描述分别是：1890 年，Fox 对红斑狼疮的黏膜病变进行了描述；1908 年，MacLeod 在伦敦描述了 SLE 的肢端雷诺现象；1921 年，Pulay 在维也纳描述了 SLE 的光敏感；1979 年，Sontheimer 等在美国得克萨斯州的达拉斯报道了 SCLE。

二、国内对红斑狼疮皮损的研究

我国古代医学书籍中没有"红斑狼疮"一词，但有些书籍对某种疾病的描述却与红斑狼疮相似。例如，东汉时期，医圣张仲景所著的《金匮要略》一书中记载的"阴阳毒"一病就有"面赤斑斑如锦纹""面目青""身痛如被杖"的描述，与红斑狼疮的面部红斑、色素沉着以及全身疼痛相似。隋代巢元方所著的《诸病源候论》以及元代朱丹溪所著的《丹溪心法》记载的阴阳毒则有发热和手指发冷的表现。《诸病源候论》中记载有："赤丹者，初发疹起，大者如连钱，小者如麻豆，肉上粟，如鸡冠，肌理由风毒之重，故使赤也。"与红斑狼疮的红斑、丘疹、斑丘疹以及特征性的皮肤盘状损害相似。明代申拱良所著《外科启玄》一书中记载了"日晒疮"一病，可能与红斑狼疮患者的光敏感以及曝光部位的皮疹有关。近代名老中医赵炳南称之为"红蝴蝶"和"鬼脸疮"。朱仁康则认为该病近于"温毒发斑"。国家中医药管理局于 1994 年 6 月发布的《中医病证诊断疗效标准》，以"红蝴蝶疮"作为 SLE 的中医病名。1997 年出版的《中医临床诊疗术语》根据系统性红斑狼疮有蝶疮的表现，又有毒邪流注全身累及脏腑的特征，将该病中医病名命名为"蝶疮流注"。

1928 年，Brown CF 在《中华医学杂志》上报道了我国最早的 SLE 病例。1951 年，当时上海医学院的钱悳在《中华医学杂志》上发表了"急性播散性红斑狼疮"的病例报道。1957 年，上海第二医学院附属广慈医院邝安堃等在《中华内科杂志》上报道了"全身性（播散性）红斑狼疮——14 例患者临床分析"，对该病进行了系统介绍。

第三节　红斑狼疮皮损研究的意义

一、皮损往往是疾病的首发表现

皮损常是红斑狼疮的首发临床表现，对疾病的早期诊断和早期治疗有重要价值。DLE、SCLE和LEP多以皮损为首发表现，SLE也常以皮损为首发表现。Dubois报道的520例SLE患者以皮损为首发表现的约占1/4（表1-1）。雷诺现象是SLE最早出现的表现之一，常早于该病数年甚至数十年发生。鉴于SLE患者有30%左右可发生雷诺现象，且SLE在结缔组织病中的发病率较高，因此，对于肢体双侧都有雷诺现象的患者，尤其是育龄期女性，除了要考虑系统性硬皮病和混合性结缔组织病外，更要想到是否患有SLE。

表1-1　Dubois报道的520例SLE患者以皮损为首发表现的皮疹类型

皮损	病例数	%
慢性盘状红斑狼疮	56	10.8
蝶形分布丘疹	18	3.4
蝶形红斑	11	2.1
非特异性皮炎	11	2.1
雷诺现象	9	1.7
光敏感	7	1.3
脱发	2	0.4
血栓性静脉炎	2	0.4
手指坏疽	1	0.2
瘀斑	1	0.2
干燥综合征	1	0.2
眶周水肿	1	0.2
总计	120	23.0

译 自 Wallace DJ, Dubois EL. Dubois' lupus erythematosus. 3nd ed. Philadelphia: Lea & Febiger Press, 1987: 363.

二、特异性皮损在红斑狼疮诊断和鉴别诊断中的价值

红斑狼疮有许多特异性或较特异性的皮损，如盘状损害、SLE面部蝶形红斑、甲周或指（趾）腹红斑、SCLE的环形红斑及LEP的杯状凹陷等。

这些皮损在红斑狼疮的诊断和鉴别诊断中具有重要价值。1997年的美国风湿病学会（American College of Rheumatology，ACR）SLE分类标准有11条，其中4条是皮肤表现，包括盘状损害、面颊部皮损、黏膜溃疡和光敏感，可见皮损在该病诊断中的重要性。虽然SLE分类标准规定，需具备11条标准中的4条才能确定诊断，但临床上，有经验的皮肤科医师常常不拘泥于此分类标准。假如，患者的皮损很特异，如具有典型的面部蝶形红斑，尽管其他临床表现尚未出现，仅凭此一条就可确定SLE诊断，而不必无谓地拖延时日，耽搁对疾病的治疗。红斑狼疮的特异性皮损往往仅见于该病而不会见于其他疾病。在纷乱的临床表现中如能识别这些皮损，且又有把握确定，则对于疾病的诊断和鉴别诊断是很有帮助的。

三、皮损在红斑狼疮病情活动性判断中的作用

红斑狼疮患者如出现新的皮损，提示患者的病情处于活动期。目前判断SLE病情活动的系统有60多种，常用的有英岛狼疮评估组指数（British Isles Lupus Assessment Group scale，BILAG）、系统性狼疮活动性测定（Systemic Lupus Activity Measure，SLAM）、系统性红斑狼疮疾病活动性指数（Systemic Lupus Erythematosus Disease Activity Index，SLEDAI）和欧洲通用狼疮活动性测定（European Consensus Lupus Activity Measure，ECLAM）。在这些评价系统中，皮损都占了相当大的比重。例如，SLAM总分变化范围为0~85分，皮损评分最多可占10分；SLEDAI总分变化范围为0~105分，皮肤、黏膜和血管炎所占积分最多可达14分。由此可见认识皮损在SLE病情活动性判断中的重要性。

四、皮损与内脏器官损害和预后的关系

有些SLE皮损可提示其内脏器官的病变，例

如，有肢端坏死性血管炎的患者多伴发中枢神经系统表现，预后差。有网状青斑血管炎者不仅可突然发生中枢神经系统病变如脑梗死和脑出血，还可伴有肾损害，预后也差。SLE 有雷诺现象者多伴有肌炎，而有光敏感者肾损害少见。SLE 患者如伴有盘状损害，病情通常较轻，预后较好。

第四节 流行病学

国外近年的研究显示，SLE 的患病率为 20/10 万 ~ 240/10 万，年发病率为 1/10 万 ~ 10/10 万，其中的差异与统计方法有关。美国明尼苏达州罗彻斯特的一项流行病学研究显示，与 1950 — 1979 年比较，1980 — 1992 年 SLE 的发病率上升了 4 倍，可能与此间人口构成变化、调查和统计方法的更新以及将较轻的病例纳入有关。亚洲人 SLE 的发病率较高，上海方面报告的患病率为 70/10 万，北京和汕头方面报告的患病率约为 41/10 万[5]。SLE 除了最常见于生育期外，15 ~ 64 岁属于高发年龄段。成人患 SLE 女：男的比例为 10：1 ~ 15：1，老年人患 SLE 女：男的比例为 3：1，儿童患 SLE 女：男的比例为 8：1。一般来说，男性和儿童 SLE 患者的病情严重。50 岁以上发病的 SLE 患者，起病多隐匿，浆膜炎和肺部累及的发生率高，而面部蝶形红斑、光敏感、脱发、雷诺现象、神经精神性狼疮以及狼疮肾炎的发生率较低。

第五节 病因和发病机制

一、病因

本病的病因颇为复杂，目前认为其发病主要是遗传、性激素和环境等因素共同作用的结果。

（一）遗传因素

SLE 患者一级亲属的发病率远比正常人群高。在单卵孪生者，SLE 发病的一致率可高达 50% 以上；出现抗核抗体（anti-nuclear antibody，ANA）和高 γ 球蛋白血症的一致率分别为 71% 和 87%。根据家谱分析，符合多基因遗传规律，有人白细胞抗原（human leukocyte antigen，HLA）基因及多种非 HLA 基因的参与。HLA 基因主要是 HLA II 类基因（HLA-DR 和 HLA-DQ）和血清补体成分编码基因（C1q、C2 和 C4），非 HLA 基因主要是 Fcγ 受体基因（FcγR II A 和 FcγR III A）、细胞因子基因（TNF-α、IL-10 和 IL-6）及 T 细胞受体（T cell receptor，TCR）基因等。一些研究表明，HLA II 类基因与自身抗体的产生有关（表 1-2）。

表 1-2 与自身抗体产生有关的 HLA II 类基因

自身抗体	HLA-DR	HLA-DQ
抗 ds-DNA 抗体	DR3、DR2	DQw6
抗 Sm 抗体	DR7	DQw6
抗 U₁-RNP	DR4	DQw5、DQw8
抗磷脂抗体	DR4、DR7	DQw7-9
抗 Ro 抗体	DR3、DR2	DQw1、DQw2
抗 La 抗体	DR3、DR8	DQw2
抗核糖体 P 蛋白抗体	DR2	DQw6

U₁-RNP：抗 U₁-核糖核蛋白（U₁-ribonu cleoprotein）

（二）性激素

国际上诸多资料显示，SLE 患者的男女比例为 1：9。复旦大学附属中山医院皮肤科统计的 4000 多例 SLE 患者中男女比例为 1：12，可能反映了亚洲裔患者的特点。本病的发病高峰在生育期，绝经后疾病活动趋向减少，妊娠可加重 SLE。

在月经周期中，疾病活动周期性波动，女性服用外源性雌激素可增加发病的危险。SLE 患者不论男性还是女性，均存在雌激素代谢异常，其雌二醇水平升高，而雄激素水平下降。以上现象均提示性激素与 SLE 发病有关，其可能的机制为：雌激素可使 B 细胞产生的自身抗体增多，而雄激素则可抑制此种反应[6]。

（三）环境因素

以下几种因素与该病的发生有关：

1. 物理因素　紫外线照射可诱发本病或加重 SLE 皮损。

2. 感染　患者发病前常有感染史，最常见的是病毒感染，少见的是细菌感染。感染引起的自身免疫反应可能与自身抗原的改变、分子模拟及多克隆刺激剂的旁路活化等有关。

3. 心理因素　精神创伤往往是该病的诱发因素。

4. 药物　普鲁卡因胺、肼苯达嗪、奎尼丁、甲基多巴、异烟肼、氯丙嗪和米诺环素等药物可诱发药物性狼疮样综合征。除了可有 SLE 皮损外，主要表现为关节和浆膜受累，极少累及肾和中枢神经系统。几乎所有的患者抗组蛋白抗体阳性，可有 ANA 阳性及抗单链 DNA（single stranded DNA，ss-DNA）抗体阳性。通常抗 ds-DNA 抗体阴性，一般停药后症状可缓解。

二、发病机制

具有易感基因的个体在性激素及各种环境因素的作用下，机体免疫系统发生紊乱，主要表现为：

（一）B 细胞异常

B 细胞存在多克隆活化，外周血活化的 B 细胞数目增加，自身抗体产生增多。自身抗体针对不同的靶位，如抗核抗体针对细胞核成分，抗核糖体 P 蛋白抗体针对细胞质中的核糖体蛋白，抗血细胞抗体及抗神经元抗体针对相应细胞的细胞膜成分。不同的自身抗体致病机制各异。有些自身抗体如抗 ds-DNA 抗体与抗原结合，形成免疫复合物，通过Ⅲ型变态反应，沉积于肾小球基底膜，激活补体，引起肾损伤；有些自身抗体，如抗血细胞抗体，可通过Ⅱ型变态反应造成相应的血细胞损伤。

（二）T 细胞异常

在不同的免疫微环境和特定的细胞因子作用下，幼稚 CD4$^+$T 细胞会向不同的 T 细胞亚群分化。最初发现的两类 γ 干扰素（γ-interferon，γ-IFN）细胞亚群是 Th1 和 Th2。Th1 主要通过分泌 γ-IFN 等细胞因子在清除外来病原体中发挥重要作用；Th2 主要通过分泌 IL-4、IL-13 和 IL-5 等细胞因子进一步激活 B 细胞产生抗体，介导体液免疫。某些辅助性 T 细胞（Th 细胞）数目增加，而抑制性 T 细胞（Ts 细胞）功能降低，也可使 B 细胞功能进一步增强，产生更多的自身抗体。某些致敏的 T 细胞则可能通过迟发性变态反应引起组织损伤。随着免疫学研究的进展，发现了 Th17/Treg 细胞亚群，对传统的 Th1/Th2 模式有重大补充和挑战。在免疫性炎症性疾病的发病过程中，不仅 Th1/Th2 细胞亚群在起作用，Th17/Treg 细胞亚群也扮演着重要的角色。Treg 是具有免疫抑制作用的 T 细胞亚群，可以抑制效应性 T 细胞的功能，维持外周免疫耐受。Treg 敲除小鼠可发生严重的自身免疫性疾病，提示 Treg 在防止自身免疫性疾病的发生中起着重要作用。而 Th17 细胞是具有促炎作用的 T 细胞亚群，与 Th1 相似的是，Th17 也通过分泌炎症细胞因子如 IL-17 等参与了免疫炎症的发生。我们近年的研究显示，活动期 SLE 患者外周血液中 Th17 细胞较正常人有更高的分泌 IL-17 的潜能；SLE 患者较正常人外周血液中 Th17 细胞的百分率升高。在 SLE 患者皮损组织中存在 Th17 细胞浸润，尤其是在血管周围浸润明显。IL-17 能诱导人脐带血管内皮细胞（human umbilical vein endothelial cell，HUVEC）黏附分子的表达，并能促进 T 细胞对 HUVEC 的黏附。而用 IL-17 中和抗体作用后，该细胞黏附分子表达降低，T 细胞对 HUVEC 的黏附减少，提示活动期 SLE 患者的 Th17 细胞可能参与了 SLE 血管炎的发生，通过拮抗 IL-17 的功能可用来治疗 SLE 血管炎[7-13]。

（三）自然杀伤细胞异常

自然杀伤细胞（natural killer cell，NK cell）的活性降低，对 B 细胞功能的抑制作用减弱，与 SLE 的发病有关。

（四）吞噬细胞异常

吞噬细胞结合或处理免疫复合物的能力下降，对凋亡细胞的吞噬作用削弱。

（五）补体及其受体异常

如因补体成分（C1q、C2 和 C4）缺陷、细胞表面补体受体减少而对免疫复合物及细胞凋亡物质的清除能力下降等。

（六）细胞因子及其受体异常

Th1/Th2 细胞因子不平衡，患者体内的 Th2 型细胞因子占优势（外周血单核细胞中 IL-6 和 IL-10 mRNA 高表达，血清中 IL-6 和 IL-10 浓度增加），促进 B 细胞产生自身抗体，诱发自身免疫反应。

（七）免疫调节异常

1.克隆刺激剂的旁路活化　多克隆刺激剂和超抗原可激活处于免疫耐受状态的 T 细胞，或者向 B 细胞发出辅助信号刺激其产生自身抗体，引发自身免疫反应。

2.辅助刺激分子表达异常　SLE 患者活化 Th 细胞表达 CD40 配体升高，而 CD40 配体与 B 细胞表面 CD40 结合是 Th 细胞辅助 B 细胞激活、增殖与抗体产生的必需条件。在 SLE 患者的 B 细胞上辅助刺激分子 B7（CD80/CD86）过量表达，而 B7 与表达于 T 细胞的 CD28 结合可为 T 细胞活化提供重要的协同刺激信号。

3.Th1 和 Th2 细胞功能失衡　多数研究认为，SLE 患者的 Th1 细胞功能低下，Th2 细胞功能亢进，可刺激自身抗体生成，促进 SLE 的发病。

4.独特型网络调节异常　在 SLE 患者，独特型网络对自身抗体的调节作用存在缺陷，导致机体产生更多的自身抗体。

5.细胞凋亡异常　SLE 患者的淋巴细胞存在凋亡异常。研究结果报告不一，有人认为 SLE 患者外周血淋巴细胞凋亡加速，释放出大量的凋亡小体，增加了细胞内抗原漏出的机会；也有人认为 SLE 患者淋巴细胞凋亡受到抑制，淋巴细胞寿命延长，多克隆活化，产生各种自身抗体。

（八）自身免疫耐受性的破坏

自身免疫耐受性的破坏是本病发病的核心环节。由于分子模拟和表位扩展等机制，导致机体对自身抗原的免疫耐受遭到破坏。SLE 的发病机制总结概括见框 1-1。

第六节　皮肤表现

一、皮肤型红斑狼疮的分类

红斑狼疮的临床表现复杂多样，有的多见，有的少见；有些有特异性，有些无特异性。正确识别各类皮损，掌握其临床意义，对红斑狼疮的早期诊断很有帮助。有关红斑狼疮皮损的分类目前尚无统一的标准，在诸多方面还有争议。目前比较公认的是 Gilliam JN 等对红斑狼疮皮损的分类。Gilliam JN 等以皮损为依据，首先将红斑狼疮皮损分为组织病理学特异性皮损和组织病理学非特异性皮损，然后从红斑狼疮的病谱角度出发，将前者分为急性皮肤红斑狼疮（ACLE）、亚急性皮肤红斑狼疮（SCLE）和慢性皮肤红斑狼疮（CCLE）（表 1-3）；将后者又细分为对临床诊断有参考价值的皮损、与血管反应有关的皮损以及其他比较少见的皮损（表 1-4）。Gilliam JN 等红斑狼疮皮肤表现分类法是目前应用地比较广泛的红斑狼疮皮损分类方法[1-3]。

框 1-1　SLE 的发病机制

易感基因
（通常多基因）

+

激发因素
（环境因素及性激素）

↓

异常免疫反应

过量的 Th2
型细胞因子

T 细胞异常　⇄　高活性 B 细胞　←　不适当的免疫调节

自身抗原　←　细胞凋亡异常　　清除功能障碍
（吞噬细胞及
补体系统缺陷）

自身损伤性 T 细胞

自身抗体

免疫复合物

组织损害　　补体激活

表1-3　Gilliam JN红斑狼疮组织病理学特异性皮损的分类

A. 急性皮肤红斑狼疮（ACLE）
（1）局限性
（2）播散性
B. 亚急性皮肤红斑狼疮（SCLE）
（1）环状红斑型
（2）丘疹鳞屑型
C. 慢性皮肤红斑狼疮（CCLE）
（1）经典型 DLE
（a）局限性
（b）播散性
（2）肥厚型（疣状）DLE
（3）深在性红斑狼疮（狼疮性脂膜炎）
（4）黏膜型红斑狼疮
（5）肿胀型红斑狼疮
（6）冻疮样红斑狼疮

译　自 Wallace DJ, Hahn BH. Dubois' Lupus erythematosus. 7nd ed. Philadelphia: Lippincott Williams & Wilkins Press, 2007: 577.

二、慢性皮肤红斑狼疮

（一）经典型盘状红斑狼疮

1. 皮肤表现　早期损害为淡红色斑疹或略带水肿的小丘疹，以后逐渐向四周扩大，形成边缘略高起、中央微凹陷、类似碟盘的损害，表面附有灰白色黏着性鳞屑，不易剥离（图 1-1～2，以及　Ⅰ -1～5、8～12、16～23、32～35、41～44、47、49、52～55）。用力剥离后可见鳞屑下方有凸起的细小角质栓，呈芒刺状，并在剥离面可见与鳞屑上角质栓对应的毛囊口扩大。皮损周围常稍有水肿，轻度隆起，色鲜红、淡红或暗红，外周有色素沉着。在后期损害中央逐渐萎缩，形成萎缩性瘢痕，萎缩严重者可引起耳轮等部位的缺失（图 Ⅰ -38～40）。后期损害还有色素沉着或色素减退斑，并可见毛细血管扩张（图 Ⅰ -4、45～46、50～51）。皮损肥厚或呈疣状的称肥厚性或疣状盘

表1-4 Gilliam红斑狼疮组织病理学非特异性皮损的分类

皮肤血管疾病

血管炎

白细胞呈破碎性

可触及的紫癜

荨麻疹性血管炎

结节性动脉周围炎样

血管病

恶性萎缩性丘疹病样

白色萎缩症样

甲周毛细血管扩张

网状青斑

血栓性静脉炎

雷诺现象

红斑性肢痛症

脱发

狼疮发

静止期脱发

斑秃

指端硬化

类风湿结节

皮肤钙质沉积

红斑狼疮非特异大疱性皮损

后天性大疱性表皮松解

疱疹性皮炎样大疱性红斑狼疮

红斑性天疱疮

大疱性类天疱疮

迟发性皮肤卟啉病

荨麻疹

丘疹结节性黏蛋白沉积症

皮肤松垂症

黑棘皮病

多形红斑

小腿溃疡

扁平苔藓

状红斑狼疮。

皮损好发于面颊、鼻背、前额、下唇、耳轮、耳窝、头皮、颈、胸、背、指背和手背等部位，单发或多发，皮损之间多不融合。双颧颊部损害可融合成蝶翼状（图Ⅰ-9~12）。头皮盘状损害可见红斑，表面有黏着性鳞屑；头皮可有萎缩性瘢

痕，可致永久性脱发，称为假性斑秃（图Ⅰ-5、8、41~42、48）。约3%的患者有黏膜损害，主要在唇，其次为颊、舌和腭，表现为暗红色斑，境界清楚，边缘略高起，中央可有糜烂和浅表溃疡，表面有灰褐色黏着性鳞屑，皮损边缘可有放射状白色条纹，如扇贝壳状。有的盘状损害，皮损排列成条带状，沿Langer皮纹线排列，称为线状DLE或线状红斑狼疮，但前提是皮损必须是典型的DLE皮损。否则，如皮损不典型，仅皮肤病理符合，也不能诊断。因为类似盘状损害组织病理表现的可有多种疾病，因此，组织病理表现不

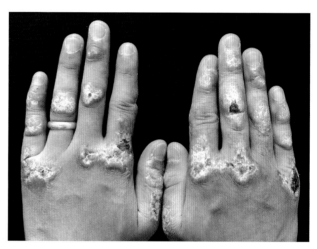

图1-1 双手背、指背盘状损害，呈浅盘状，边缘有色素沉着，表面黏着性鳞屑明显

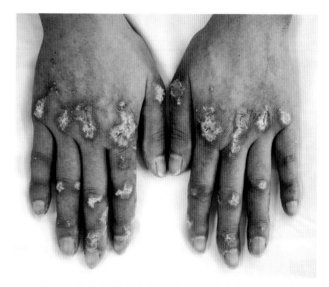

图1-2 双手背和指背盘状损害，呈浅盘状，边缘隆起，表面有黏着性鳞屑

是诊断 DLE 的金标准，典型的皮损反而更为重要。若皮损局限于头面部和颈部，则为局限性 DLE，一般无全身症状，预后好；如皮损广泛分布于躯干和四肢，则为播散型 DLE（disseminated DLE，DDLE），可伴有轻度的关节酸痛、低热和乏力等全身症状。日晒后，皮损常加重。

本病病程呈慢性，约 5% 的 DLE 患者在某些不良因素影响下可转变为 SLE，偶见皮损发展为鳞状细胞癌。与单纯性 DLE 患者相比，SLE 的盘状损害的皮损通常较小，累及部位也较多，但损害的特点在两者基本相同，此型皮损在 SLE 患者的发生率为 42%。关于具有盘状损害的 SLE 患者是否内脏器官损害较轻有不同意见。Callen 认为，具有盘状损害的 SLE 患者肾损害少见且比较轻，但他未比较有和没有盘状损害的 SLE 患者肾损害的发生率和损害程度的差异。许月林观察到有和没有盘状损害的 SLE 患者肾损害的发生率无显著差异。在有盘状损害的 SLE 患者，光敏感、脱发或狼疮发较多见，蝶形红斑的发生率较低。

2. **皮肤病理表现**　DLE 皮损累及表皮、真皮上下部和皮肤附属器。组织病理示表皮角化过度，毛囊口及汗孔有角质栓。颗粒层增厚，棘层萎缩，表皮突变平，基底细胞液化变性，可见毛囊角柱，并可见色素失禁，真皮浅层弹性纤维嗜碱性变，在真皮浅中层血管及汗腺的附属器周围有淋巴细胞为主的炎症细胞浸润，部分小血管壁有纤维素样变性，真皮内可见毛囊消失（图 I-6 ~ 7、13 ~ 15）。对 DLE 患者进行直接免疫荧光（direct immuno fluorescence，DIF）检查示皮损的表皮和真皮交界处有免疫球蛋白和补体沉积，无皮损处无此变化。

3. **其他临床表现**　一般无全身症状，少数播散性 DLE 患者有乏力、低热或关节痛等全身症状。DLE 患者光敏感多见，表现为日晒后皮损加重或有新发皮损。5% ~ 10% 的患者可转化为 SLE，主要见于播散性 DLE 患者。少数患者可有关节痛、网状青斑及雷诺现象等。偶见皮损发展为鳞状细胞癌者。

4. **实验室检查**　少数播散性 DLE 患者有血液白细胞减少、红细胞沉降率加快。当 DLE 患者有 ANA 阳性且滴度升高，并有明显关节痛等全身表现时，应警惕有发展为 SLE 的可能。

（二）肥厚型（疣状）盘状红斑狼疮

皮损肥厚呈疣状，也称角化过度型 DLE，临床少见。盘状损害都有角化，但此型较一般 DLE 皮损的角化更为显著（图 1-3，及 I-45 ~ 47、60 ~ 64、71、73 ~ 74）。皮损多见于四肢伸侧、上背和面部，有时会被误诊为角化棘皮瘤、肥厚性扁平苔藓甚至鳞癌。皮损组织病理显示表皮角化过度、毛囊角栓、颗粒层增厚、棘层增生肥厚、基底细胞明显液化变性，真皮浅、深部血管周围及毛囊附属器见炎症细胞灶状或片状浸润。有的真皮部分血管壁增厚，血管周围浸润的炎症细胞主要为淋巴细胞，并见浆细胞（图 I-58 ~ 59、65 ~ 69）。有时皮损组织病理与鳞癌和角化棘皮瘤相似。但鳞癌能转移，肥厚性盘状红斑狼疮却不会转移。如在患者身上有多发且分布广泛的皮损，组织病理显示有鳞癌或角化棘皮瘤的表现，则要考虑有肥厚性 DLE 的可能。肥厚性 DLE 皮损有时与扁平苔藓皮损在同一患者身上同时出现，两者需进行鉴别。但具有肥厚性 DLE 皮损者常在其他部位有经典型 DLE 皮损（图 I-70 ~ 72、73 ~ 75），这对确诊很有帮助，前者更不容易发展成 SLE。

（三）深在性红斑狼疮（狼疮性脂膜炎）

深在性红斑狼疮的表现为：

1. **皮肤表现**　皮损可见于任何部位，以颊、

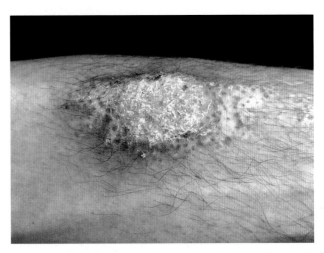

图 1-3　左胫前肥厚型盘状损害，表现为疣状斑块和角化过度，表面有黏着性鳞屑。皮损边缘以色素沉着为主，也有色素减退。皮损下部有萎缩性瘢痕，局部色素减退明显

臀和上臂外侧等处多见，下肢和胸部次之。基本皮损为结节或斑块，单个或多个，蚕豆大至巴掌大，边缘清楚，质地坚实，皮损表面正常皮色或淡红色。少数局部有疼痛，可伴有短期发热和关节痛。皮损经过缓慢，结节可持续不变，也可逐渐扩大，与邻近皮损融合。结节可液化，有的可吸收，皮肤组织凹陷呈杯状（图1-4～5，以及Ⅰ-76～78、87～91、98～100）；有的可向表皮破溃，流出油性液体，形成窦道。窦口周围有炎症，以后局部形成萎缩性瘢痕。本病可单独存在，也可与DLE或SLE并发。也可初为DLE或SLE，以后发展成狼疮性脂膜炎，也可由狼疮性脂膜炎向DLE或SLE转化。

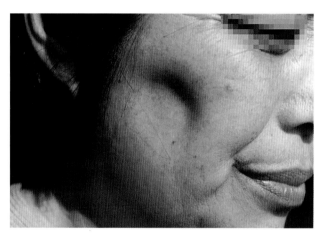

图1-4　右颧颊陈旧性深在性红斑狼疮，脂肪液化吸收后，皮肤凹陷呈杯状

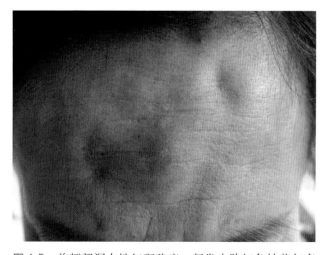

图1-5　前额部深在性红斑狼疮，新发皮肤红色结节与多发陈旧性皮损留有的皮肤凹陷并存

SLE患者有此皮损者少见，皮损特点与前面所述的深在性红斑狼疮皮损相同。许多深在性红斑狼疮皮损的表面伴有盘状损害（图Ⅰ-92～95），如发生于头皮，可导致瘢痕性脱发。一般认为，SLE患者有此皮损者，内脏器官损害通常较轻，预后较好。但因临床病例少，尚缺乏有统计价值的资料支持。

2. 皮肤病理表现　LEP组织病理示皮下脂肪组织和脂肪小叶间隔内胶原有不同程度的透明变性甚至纤维化。细血管特别是细静脉壁及其周围呈纤维蛋白样变性或坏死，有灶状或弥漫性淋巴细胞和少量浆细胞浸润。邻近脂肪细胞坏死、脂质溶解及钙化（图Ⅰ-79～86）。DIF显示脂肪小叶间隔内细血管壁有免疫球蛋白沉积。

（四）黏膜型盘状红斑狼疮

慢性皮肤红斑狼疮可以累及黏膜，有的报告发生率可达25%。除口腔黏膜外，鼻腔、眼结膜以及阴部黏膜也可累及。受累部位以颊黏膜最为多见，上腭、牙槽和舌部黏膜累及较少。皮损起初是无痛的红斑，成熟的慢性皮损则与扁平苔藓皮损很相像。颊黏膜的慢性斑片边界清楚，具有不规则的扇贝壳状的白色条纹，斑片间也有白色条纹斑和毛细血管扩张呈放射状分布。在这些遍布上腭斑片的表面也可见呈网状分布的角化过度的白色条纹，环绕着呈点状分布的红斑，如同蜂窝状。陈旧性皮损的中央可凹陷，有时可形成痛性溃疡，如同密集分布的钉状凹陷，系蜂窝状分布的角化过度斑剥脱所致（图Ⅰ-104）。边界清楚的慢性DLE斑片常见于唇红边缘，受累区可有弥漫性唇炎，特别是曝光较多的下唇最易发生。最需要与位于下唇的盘状损害鉴别的疾病就是扁平苔藓。下唇的盘状损害边缘多隆起，有色素沉着和减退，中央轻度凹陷，皮损表面有黏着性鳞屑，皮损边缘有放射状的白色条纹，如同扇贝壳状是其特点（图1-6～7，以及Ⅰ-101～102）；而扁平苔藓的皮损与DLE皮损表现有相似之处，可见羽状或树枝状白色条纹组成的斑片，但往往上下唇都有皮损，不局限于下唇，皮损边缘多不隆起，色素沉着也不明显，同时，颊黏膜也多有累及，可见呈网状的白斑和丘疹（图Ⅰ-105）。位于阴茎的扁平苔藓皮损可呈环状。舌部的扁平苔藓表现为白色斑片，

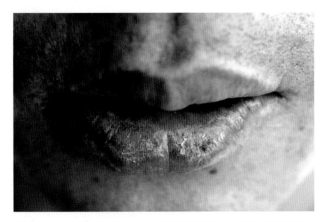

图 1-6　下唇盘状损害，中央轻度凹陷，有黏着性鳞屑。边缘稍隆起，部分有色素沉着，边缘有放射状白色条纹

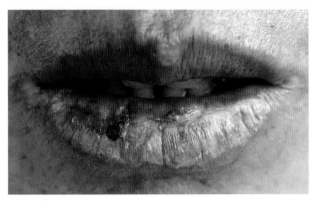

图 1-7　下唇盘状损害，呈浅盘状，下唇右侧有片状糜烂，结痂，色素减退，边缘有放射状白色条纹

略高起舌面，呈地图状，但其他部位往往也会有典型的扁平苔藓皮损。必要时需借助组织病理检查才能鉴别。

有时慢性口腔黏膜 DLE 皮损可发展成鳞癌，黏膜 DLE 皮损区如有不对称的结节发生，应该警惕有鳞癌的可能。

散在的 DLE 皮损也可见于鼻腔、眼结膜和阴部黏膜。鼻中隔穿孔可见于 SLE，而很少见于 DLE。眼结膜 DLE 皮损开始时表现为不易察觉的小面积的炎症，最常累及睑结膜或眼睑的边缘。下睑比上睑更易受累。皮损进一步发展，可形成瘢痕，引起睫毛脱失和睑外翻。因此，眼睑 DLE 可造成功能上的严重缺陷。DLE 累及眼部后还可引起基质性角膜炎。也可发生肛门生殖器黏膜 DLE，但很少见。

（五）肿胀型红斑狼疮

在皮肤型红斑狼疮皮损的早期，真皮中有过多的黏蛋白沉积，可引起肿胀型红斑狼疮水肿、饱满及荨麻疹样的皮损（图 1-8，以及 I -106）。皮损组织的病理表现为在真皮全层血管附属器周围可见灶状淋巴细胞浸润，表皮基底细胞液化变性不明显，可有少许中性粒细胞浸润，部分小血管壁纤维素样变性（图 I -107 ～ 111），可伴有明显的黏蛋白沉积。

关于肿胀型红斑狼疮的发生率各家报道不一。Kuhn 等报道该型占皮肤型红斑狼疮总数的 16%。但在德国以外，包括美国的资料显示其发生率却低得多。许多大样本红斑狼疮的流行病学调查研究，包括皮肤型红斑狼疮的研究显示，肿胀型红斑狼疮的发生率是很低的。但也有人认为，该型皮损发生率低与人们不认识其表现有关，甚至与将其归于红斑狼疮的荨麻疹损害有关。

（六）冻疮样红斑狼疮

寒冷、潮湿气候时，有些红斑狼疮患者的手指、指关节伸侧、足趾、足跟、肘部、膝部、小

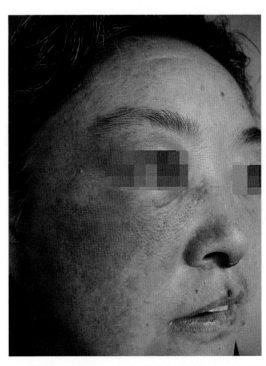

图 1-8　肿胀型红斑狼疮，右眼及右颧部红色水肿性肿胀斑片

腿后部以及面部的鼻、耳部等处可发生紫红色的斑疹或斑片。这些皮损与单纯冻疮非常相似（图1-9，以及Ⅰ-112~115、226~228）。当皮损进展时，临床和组织病理都呈典型的DLE皮损表现。冻疮样狼疮（chilblains lupus）或冻疮样红斑狼疮便是用来描述这种皮损的术语。但"冻疮样狼疮"（lupus pernio）一词也曾用来描述皮肤结节病的一种类型。冻疮样红斑狼疮患者的面部和头部常伴有典型DLE皮损。

（七）红斑狼疮扁平苔藓重叠综合征

红斑狼疮扁平苔藓重叠综合征（lupus erythe matosus-lichen planus overlap syndrome）比较少见，患者同时具有红斑狼疮和扁平苔藓的皮损特点（图Ⅰ-116~117），是真正的重叠综合征。皮损通常为较大的红色或粉红色斑片或斑块，表面有萎缩、色素减退和色素沉着，也可有毛细血管扩张和瘢痕形成。典型皮损多见于肢体的伸侧和背部中央。如累及掌跖部，则具有特征性，并给患者带来较大不适。有些患者可有甲萎缩、瘢痕性秃发和口腔黏膜受累。皮损组织病理显示扁平苔藓和（或）红斑狼疮的特点。

三、亚急性皮肤型红斑狼疮

（一）皮肤表现

亚急性皮肤红斑狼疮（SCLE）皮损好发于颊、鼻、耳轮、上胸、肩、背、上臂、前臂外侧、手和指背等部位，腰部以下罕见。基本皮损为水肿性斑疹，以后可表现为以下两种类型：

1. 环形红斑型 皮损初起多为红色斑丘疹，逐渐向周围扩大，呈环形或弧状，彼此可互相融合，呈多环形或脑回状，鲜红色，边缘水肿隆起，内侧缘覆细小鳞屑，周围有红晕，中央消退处留有色素沉着和毛细血管扩张。或呈离心性环，环中央消退处又发新环（图1-10~11，以及Ⅰ-118~121、125~128、130~135、137~138、140~141、145）。

SLE患者的环形红斑，即SCLE的环形红斑

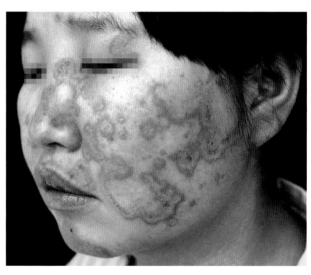

图1-10 左侧面部SCLE环形红斑型皮损，皮损呈环形或弧形，水肿明显

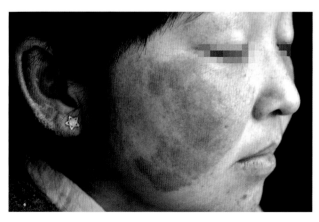

图1-9 SLE右颧颊部红斑，呈冻疮样，右耳红斑表面有黏着性鳞屑

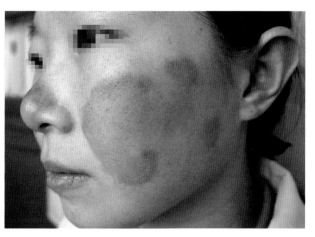

图1-11 左颧颊SCLE环形红斑型皮损，红斑呈弧形，边缘较宽，内侧缘有少许糠状鳞屑

型皮损，在 SLE 患者的发生率为 7%。该皮损可先于 SLE 出现，即先有环形红斑，再有 SLE ；也可先有 SLE，后有环形红斑。

2. 红斑丘疹鳞屑型　皮疹扩大成不规则斑片，上覆银屑病样或糠疹样鳞屑，无黏着性鳞屑和角质栓（图 1-12 ～ 13，以及 Ⅰ -173 ～ 179）。上述两种类型的皮损均可持续数周或数月，不留瘢痕，以后可在原位或他处复发。

上述两型皮损以环形红斑型多见，而红斑丘疹鳞屑型少见。多数患者仅出现一种类型的皮损，少数患者可两型皮损同时出现。还有的患者的同一处皮损，既有环形红斑型皮损的特点，又有红斑丘疹鳞屑型皮损的特点（图 Ⅰ -146）。

3. 另外，还有新生儿红斑狼疮（NLE）的皮肤表现。 患儿母亲患有 SLE 或干燥综合征，母亲血液中有抗 SS-A/Ro 抗体或抗 SS-B/La 抗体。该抗体通过胎盘进入胎儿，引起 NLE。由于 NLE 皮损与 SCLE 的环形红斑型皮损类似，故通常将 NLE 归类在 SCLE 项下。患儿出生后数周内在面颈部或躯干部出现环形红斑（图 1-14，以及章后 Ⅰ -182 ～ 184），4 ～ 6 个月内自行消退。如 NLE 患儿母亲患有干燥综合征，则血液中常有高 γ 球蛋白血症，小腿和足踝等处有可触及的紫癜。紫癜较大，高起皮肤（图 Ⅰ -185、186）。

（二）皮肤病理表现

SCLE 的组织病理与 DLE 相近，可见到基底细胞液化变性以及真皮血管和附件周围的淋巴细胞和单核细胞浸润，但炎症浸润比 DLE 轻且部位较表浅（图 Ⅰ -122 ～ 124、142 ～ 144、180 ～ 181）。DIF 示 SCLE 患者皮损处的表皮、真皮交界处有 IgG 沉积，阳性率为 40% ～ 60%，无皮损处的阳性率为 30% 左右。

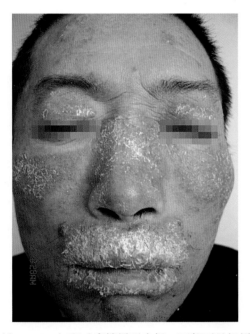

图 1-12　SCLE 红斑丘疹鳞屑型皮损，面部可见银屑病样皮损

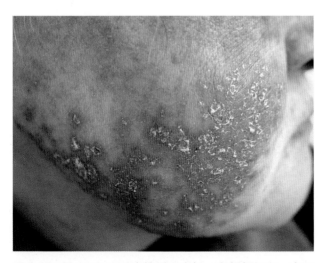

图 1-13　SCLE 红斑丘疹鳞屑型皮损，右颊部红斑，表面白色黏着鳞屑

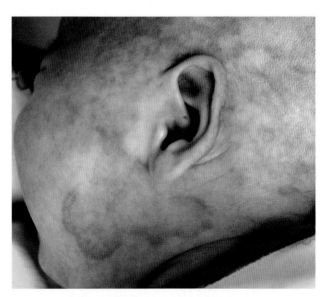

图 1-14　新生儿红斑狼疮，头面部可见环形或弧形红斑，左颊和颈上部红斑明显

（三）其他临床表现

除了皮损外，尚可有系统性表现，如关节痛和关节炎、发热、肌痛、浆膜炎、肾病变、光敏感、狼疮发和雷诺现象等。其中光敏感的发生率很高，有的文献报道可达100%。20%的患者伴有DLE皮损，约半数患者可符合SLE分类标准。

（四）实验室检查

血常规检查显示白细胞数量降低很多见。患者可有ANA（80%）、抗SS-A/Ro抗体（63%）和抗SS-B/La抗体（50%~70%）阳性。后两种抗体高阳性率是该病重要的免疫学特征。部分NLE患儿合并有先天性心脏传导阻滞，并且损害不会痊愈。此外，还可有血小板减少、溶血性贫血和肝、脾大等。文献报道，可查见针对分子量为52kD的抗SS-A/Ro抗体。

四、急性皮肤红斑狼疮

急性皮肤红斑狼疮（ACLE）皮损的分布有局限性和播散性之分。局限性的皮损仅见于面颈部。播散性的皮损不仅见于面颈部，还可见于其他部位。兹分述如下：

（一）局限性

蝶形红斑是局限性ACLE皮损最典型的表现，详见SLE皮肤和黏膜表现。

（二）播散性

播散性ACLE皮损可见于头面、颈、上胸、肩背、上臂伸侧、手背和指背等处，也可泛发遍及全身。主要表现为红斑，呈麻疹样或多形红斑样，以光暴露部位多见。皮疹常急性发生，持续数日或数周。消退后多有炎症后色素沉着，不留瘢痕。常见的播散性ACLE皮损按其分布部位称为指（趾）腹红斑、甲周红斑、手（指）背红斑和掌红斑等。这些皮损多见于SLE患者，具体皮损特征详见SLE皮肤和黏膜表现。

五、红斑狼疮非特异性皮损

红斑狼疮非特异性皮损除了见于红斑狼疮患者外，也可见于其他疾病。这些皮损包括非特异性红斑、寒冷性多形红斑、光敏感、黏膜溃疡、脱发、雷诺现象、皮肤血管炎、皮肤血管病、网状青斑、大疱性皮损、荨麻疹、紫癜、皮肤钙化、皮肤坏死、甲病变和扁平苔藓等。这些皮损多见于SLE患者，具体皮损特征详见SLE皮肤和黏膜表现。

六、皮肤型红斑狼疮的其他亚型

（一）大疱性红斑狼疮

红斑狼疮大疱性损害少见，主要有两种可能。其一，为红斑狼疮本身病变引起的大疱；其二，为红斑狼疮合并其他大疱性皮肤病。应从临床、组织病理、免疫病理和电镜检查几个方面对这些疾病进行鉴别。详见SLE皮肤和黏膜表现中的大疱性损害。

（二）Rowell综合征

Rowell综合征是皮肤型红斑狼疮和多形红斑样皮损合并发生的综合征。多形红斑样皮损主要见于面、颈、手、胸和口部，可见于SCLE、SLE和DLE患者。1963年由Rowell首先报道Rowell综合征，系发生于DLE的综合征。该多形红斑样皮损可表现为丘疹、环形红斑、水疱、糜烂、坏死和溃疡（图Ⅰ-280~286）。可有抗SS-A抗体、抗SS-B抗体和类风湿因子阳性。然而，该综合征能否作为一个本质上确定的独立存在的综合征仍存在争议。笔者数十年从事结缔组织病临床工作，见到很多具有多形红斑样皮损的红斑狼疮患者，说明多形红斑样皮损在红斑狼疮中是常见的，该皮损是红斑狼疮疾病本身的一部分，不一定非得用一个综合征来命名。

七、红斑狼疮皮损的发生率

SLE的皮肤表现种类繁多，各种皮损的特异性和临床意义也有不同。多年来，国外学者对

表1-5　Dubois报道的520例及其他大样本SLE患者的皮肤表现

	Dubois(520 例),1963(%)	Estes (150 例),1970(%)	Ropes (110 例),1976(%)	Lee(110 例),1977(%)	Grigor (50 例),1978(%)	Rothfield (375 例),1982(%)
蝶形红斑	36.7	39	73	36	68	52
光敏感	32.7	—	—	50	28	71
慢性盘状皮损	28.6	14	—	28	22	20
非瘢痕性脱发	21.3	37	46	38	64	74
蝶形分布丘疹	20.9	—	—	—	—	—
瘀点、紫癜和瘀斑	19.8	—	—	—	24	—
非特异性斑丘疹	19.0	—	—	—	—	—
雷诺现象	18.4	21	12	46	32	20
结膜炎	10.0	—	—	—	—	—
曝光部位斑丘疹	9.1	—	—	—	—	—
黏膜疹	9.1	7	41	—	34	40
弥漫性色素沉着	8.4	—	—	—	—	—
荨麻疹	6.9	13	—	5	—	10
关节部位红斑	6.5	—	—	—	—	10
前额断发	5.6	—				
腿部溃疡	5.6					
皮下结节	5.0	11		11	22	
眶周水肿	4.8	—				
血栓性静脉炎	4.6	—				
面部水肿	4.6	—				
黄疸	3.8	—				
瘢痕性脱发	3.6					
重度瘙痒	2.8	—				
手指坏疽	1.3	1				
上腭红斑	1.3	—				
甲周红斑	1.1					10
大疱	0.4	2				
皮肤血管炎		21	18		70	20
脂膜炎		2				
银屑病样皮损		2				

译自：Wallace DJ, Dubois EL.Dubois' lupus erythematosus. 3nd ed. Philadelphia: Lea & Febiger Press, 1987: 365.

SLE 皮损进行过深入研究，有许多大样本的研究资料（表1-5）。国内这方面的研究资料较少，但许月林在 1988 年曾对 205 例 SLE 皮损进行过深入、细致的观察和研究，其中 SLE 皮损的发生率见表 1-6。

表1-6 许月林报道的205例SLE患者皮损的发生率

（续表）

皮损	病例数	百分率（%）	皮损	病例数	百分率（%）
蝶形红斑	174	84.9	盘状红斑狼疮	42	20.5
光敏感	96	46.8	耳部红斑	37	18.1
脱发	82	40.0	弧形红斑	35	17.1
手背红斑	72	35.1	黏膜损害	27	13.2
甲周红斑	70	34.2	狼疮发	24	11.7
指腹红斑	68	33.2	网状青斑	23	11.2
口腔溃疡	52	25.4	紫癜	17	8.30
趾腹红斑	52	25.4	足底红斑	12	5.9
掌红斑	47	22.9	坏死性血管炎	10	4.9
冷性多形红斑	44	21.5	环形红斑	7	3.4
雷诺现象	43	21.0	指甲色素沉着	7	3.4

摘自：许月林.SLE皮肤损害的临床表现、分类以及皮损与内脏损害和血清学改变的联系.1988.博士论文

第七节 SLE 临床表现

一、皮肤和黏膜表现

大多数 SLE 患者有皮肤和黏膜表现，常见的皮损表现有：

（一）特异性皮损

Gilliam JN 红斑狼疮皮损分类中的组织病理学特异性皮损所包括的急性皮肤红斑狼疮（ACLE）、亚急性皮肤红斑狼疮（SCLE）和慢性皮肤红斑狼疮（CCLE）（详见前述）的各种皮损都可见于 SLE 患者，都可归为 SLE 特异性皮损。但在 SLE 患者的特异性皮损中，以 ACLE 更为多见。常见的 SLE 特异性皮损有：

1. 面部蝶形红斑 SLE 患者的蝶形红斑是局限性 ACLE 皮损最常见的类型。其累计发生率各种文献报告不一。国外报告为 26% ~73%，国内报告为 65.3% ~82.5%，国内发生率比国外高，可能与病例选择差异等因素有关。蝶形红斑的基本皮损多为小片状红斑或多形红斑样皮损，绿豆或黄豆大；也可为小丘疹；有的在红斑上散在有小丘疹。皮损散在分布或融合成片，对称性分布于两侧颧颊部和鼻背部，呈蝶翼状。蝶形红斑有小蝶形和大蝶形之分。前者除了鼻背部外，仅累及两侧颧部，故蝶翼较小（图Ⅰ-187）；后者除了鼻背部及两侧颧部外，尚累及两侧颊部，故蝶翼较大（图 1-15 ~ 16，以及Ⅰ-188 ~ 189、196、198、229 ~ 230、233、236、240、247 ~ 248、250、254、260、262 ~ 263）。少数只有颧颊部皮损而无鼻背部皮损。部分在双侧内眦部有散在的红色丘疹，米粒至黄豆大小（图Ⅰ-190）。蝶形红斑往往有程度不同的水肿。红斑在活动期多为淡红色或鲜红色，消退期多为暗红色。红斑和丘疹表面多有不同程度的毛细血管扩张，少许脱屑。严重的皮损，红斑表面可有糜烂、渗液和结痂，痂皮多为油腻性。有的患者，除了蝶形红斑外，额、眉弓、颞、耳前、耳后、下颌及下颏等处出现性质相似、形状不规则的红斑；在有的患者这些红斑可相互融合，使红斑见于整个面部。上述皮损消退后，局部多有色素沉着斑，程度不一，分布与原皮损一致。

蝶形红斑是 SLE 最具特征性的皮肤损害，该皮损强烈提示患者患有 SLE 或很有可能发展为 SLE。临床上只要看到典型的蝶形红斑，就应想到

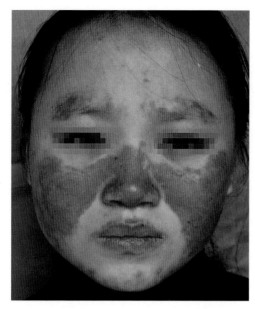

图 1-15 SLE 患者面部的蝶形红斑，为大蝴蝶斑，累及双侧颧颊部，中央跨过鼻背部

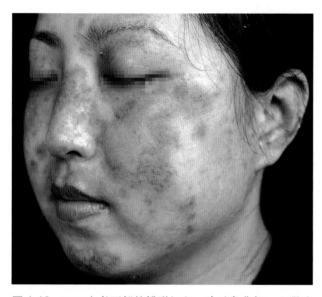

图 1-16 SLE 患者面部的蝶形红斑，跨过鼻背部，上眼睑和上唇和下颏也有红斑

SLE。有些早期患者即使不能符合 SLE 分类标准，也应定期随访，进行全身体检并做相应的实验室检查，以早期诊断。对于有经验的医师，仅凭典型的蝶形红斑就可诊断 SLE，而不必等到其他诊断条件完备。国内外 SLE 的分类标准均将蝶形红斑列为首条。通常蝶形红斑与内脏器官损害和免疫学指标之间无显著相关性。有蝶形红斑的患者，常伴手背

红斑，脱发和狼疮发也较多见，但盘状损害少见。

有时，ACLE 面部的皮损起初为小的、散在的红色斑疹或丘疹，以后彼此融合并有角化过度。在 SLE 发病早期，面部可有散在的红斑和丘疹，多年后在面部和上肢伸侧等处可发生典型的 DLE 皮损。

2. 盘状损害　与单纯性 DLE 患者相比，SLE 的盘状损害皮损通常较小，累及部位也较多，但损害的特点两者基本相同。盘状损害在 SLE 患者的发生率为 42%。双侧颧颊部损害可融合成蝶翼状，类似 ACLE 的蝶形红斑，指腹、指侧缘和指背等处的红斑类似指腹红斑和指背红斑，但其基本皮损是盘状损害，要注意鉴别（图Ⅰ-9~10、237~239、241~244）。有的 SLE 患者发生于面部等处的早期盘状损害起初不典型，与 ACLE 的面部红斑非常相似。但经过数年后，皮损会逐渐典型，并出现色素减退斑片和萎缩性瘢痕（图Ⅰ-24~31、36~37）。总体来说，具有盘状损害的 SLE 患者系统损害相对较轻，预后较好，但也有少数患者病情仍然较重，也可有重要脏器如狼疮肾炎等损害。

3. 指（趾）腹红斑　指（趾）腹红斑的基本皮损表现为毛细血管扩张性红斑（图 1-17、18，以及Ⅰ-191~192、199~200），指部可有散在的出血点及点状凹陷。有的患者在红斑的基础上发生丘疹或小结节，为绿豆到黄豆大小，局部红肿，触痛明显。有的表面破溃、结痂。少数表面可见坏死性血管炎表现（微梗死），愈后留有凹陷性萎缩性瘢痕。该损害很少见于其他结缔组织病。系统性

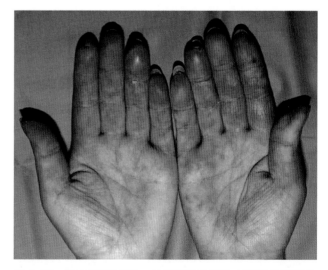

图 1-17 SLE 指腹红斑，末节指腹及指尖有凹陷性萎缩性瘢痕，系坏死性血管炎引起

硬皮病虽也有指间点状凹陷或萎缩性瘢痕，但是缺血性的，而 SLE 指腹红斑是炎症性和出血性的。指腹红斑轻者累及末节指腹，重者累及整个指腹，通常由手指远端向近端发展，甚至与手掌红斑连接成片。

趾腹红斑的性质与指腹红斑相同，重者与跖部红斑连成一片。趾腹红斑除了有指腹红斑的表现外，瘀斑较多见，且多见于易摩擦部位，如趾与鞋、趾与趾接触的地方（图 Ⅰ-222～223、245～246）。有时患者的足跟和足弓外缘也可发生。

指（趾）腹红斑是 SLE 的特异性皮损，其临床意义不亚于蝶形红斑和盘状损害，具有诊断价值。当指（趾）腹红斑同时出现时更有意义。有时只有指，（趾）腹红斑而无蝶形红斑，仍高度提示 SLE。因为其发生率高于盘状损害，故其实际临床意义超过盘状损害。指（趾）腹红斑多同时出现，也常与手背红斑伴发，与内脏器官损害和免疫学指标之间无显著相关性。

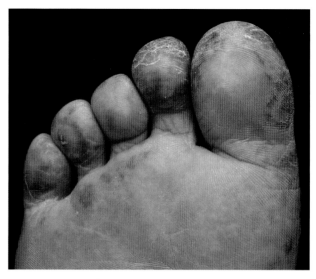

图 1-18 SLE 患者，右足趾腹红斑放大图片，可见血管炎样红斑

（二）相对特异性皮损

1. 甲周红斑 甲周红斑为甲周围的毛细血管扩张性红斑，严重时甲周肿胀（图 Ⅰ-193），指、趾甲周可单独或同时受累。甲周红斑常与指（趾）腹红斑同时发生，两者可彼此延续。皮肌炎患者也可有甲周红斑，但往往伴有掌指、指间关节伸侧的丘疹或红斑，称 Gottron 丘疹或 Gottron 征。

2. 手（指）背红斑 基本皮损为红斑或丘疹，米粒至黄豆大小。丘疹多为平顶，淡红或暗红色，少数鲜红色。上述皮损可彼此融合，表面可有毛细血管扩张。皮损多散在分布于两侧手背和指背（图 1-19，以及 Ⅰ-194～195、197、234～235、249、251～252、255），部位不定。手背远端和尺侧以及第一、二节指背皮损较多见，指关节伸侧受累较指关节之间的皮肤受累少见。这一点与皮肌炎患者的 Gottron 丘疹或 Gottron 征主要累及掌指关节和指关节伸侧皮肤不同，也是 SLE 和皮肌炎皮损的鉴别点之一。丘疹表面可粗糙、角化，甚至糜烂、结痂或有出血点，而且持续时间长，消退后局部多有色素沉着。手（指）背红斑多与甲周红斑和指腹红斑同时存在，有的患者足背远端及趾背也有类似皮损。

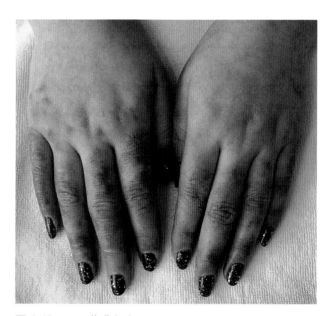

图 1-19 SLE 指背红斑

3. 掌红斑 是指发生于手掌部的毛细血管扩张性红斑。轻者仅累及大、小鱼际，掌心和手掌远端不累及；重者整个手掌都有红斑，常与指腹红斑连接成片。红斑上可有小丘疹和结节（图 Ⅰ-253）。

4. 甲端弓形红斑 为甲远端甲下横行呈弧状的红斑，2～3mm 宽，压之退色。可见于一个或数个指（趾），偶也可累及十个手指。

（三）非特异性皮损

这些皮损包括非特异性红斑、寒冷性多形红斑、光敏感、黏膜溃疡、脱发、雷诺现象、皮肤血管炎、血管病、网状青斑、大疱性皮损、荨麻疹、多形红斑、紫癜、毛细血管扩张、抗磷脂抗体综合征的皮肤损害、甲病变、扁平苔藓、皮肤黏蛋白沉积和皮肤钙化等。这些皮损多见于 SLE 患者。

1.非特异性红斑　是指非特异性红斑或红色斑片，SLE 患者的发生率约为 1/4，主要见于上肢伸侧、耳部、耳前、耳后、额部、颞部、头皮、颈部、胸前"V"字区、前胸、腹、背和臀等处（图Ⅰ-201）。皮损为大小不一、形态不规则、弥漫分布的红斑、红色斑片或斑丘疹，呈淡红、鲜红或暗红色，可有轻度水肿，压之退色，可融合成片，或呈网状，边界不清。红斑表面可有毛细血管扩张及少许灰白色糠状鳞屑，并可有针头至豆粒大的红色丘疹。皮损多对称发生，消退后留有褐色色素沉着。

2.寒冷性多形红斑　多见于冬季或冬春交接时，来年可再发。皮损初起为绿豆至黄豆大小的红色水肿性丘疹，圆形。顶端可有水疱、出血点或坏死，呈虹膜状。皮损可有压痛，压之退色，有瘀点处不退色。皮损最多见于手、足，其次是面部和耳部，散在分布，多对称发生。皮损可相互融合呈斑块状或冻疮样。两手背远端和尺侧缘最为多见且严重。皮损消退后留有色素沉着。

在 SLE 患者寒冷性多形红斑并不少见，约占 20%，而且与一般寒冷性多形红斑的临床表现无明显区别。发生寒冷性多形红斑的 SLE 患者，除皮疹外，其他病情活动指标不一定升高，所以也不一定要增加糖皮质激素等治疗药物。该皮疹的发生机制尚不清楚，皮损多见于冬季或冬春交接时，天暖后自行缓解。有些患者可伴有肢端发绀和网状青斑等，推测与寒冷有一定关系。有文献报道，部分患者血液中冷球蛋白、冷纤维蛋白原或冷凝集素的含量增加，但与不患 SLE 的单纯寒冷性多形红斑患者比较，上述检测指标的含量无明显差异。寒冷可能使上述冷抗体凝集、沉淀，血液黏滞度增加，再加之血管收缩，血流更加缓慢，使局部组织水肿、营养不良，诱发皮疹。对少数 SLE 寒冷性多形红斑患者的皮疹进行组织病理检查时显示呈非特异性亚急性炎症改变；进行直接免疫荧光检查，显示基底膜带有免疫球蛋白和 C_3 沉积，提示有免疫学因素参与皮疹的发生。

3.多形红斑　与寒冷性多形红斑不同的是，该皮疹不一定发生于冬、春季，发生频率也比后者低。皮疹可分布于全身多个部位，但以面部、颈部、上肢和胸背部等处最为多见。多形红斑可作为基本皮损散在或融合形成 SLE 的蝶形红斑，手指背、手背红斑和掌红斑（图 1-20，以及Ⅰ-220、247～248、253），也可以单一形式的皮损出现，散在分布。严重的皮损红肿明显，中央可有坏死、变黑，或形成水疱和大疱，可同时有口唇和阴部等处黏膜的损害。

4.光敏感　光敏感是 SLE 患者的常见表现，有 1/3～1/2 的患者发生，并可为其首发症状。主要见于日光暴露部位。面部最为常见，其次是额、前臂伸侧、手背、胸前"V"字区和上背部等处。多见于春夏，少见于冬季。引起光敏感的紫外线光谱主要是中波紫外线，长波紫外线也有一定的作用。光敏感的表现有三种形式：①原有皮损加重，可伴有灼热、刺痒或刺痛感，避光后需 2～3 天或更长时间才能恢复。②出现新皮损，指原本正常的皮肤经光照后出现皮损，以蝶形红斑最为多见。③病情加重，指除了皮损以外其他临床表现加重。关于光敏感的发生机制尚不清楚，紫外线诱导角质形成细胞表面 SS-A（Ro）抗原过度表达是主要学说之一。有光敏感的患者体内多可检测到抗 SS-A（Ro）抗体，可能与此有关。有光敏感的 SLE 患者，肾损害发生率低，其原因尚不清楚。

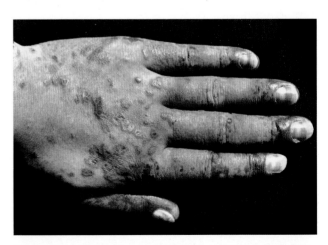

图 1-20　SLE 伴 Rowell 综合征患者，左手背、指背红斑，许多红斑中央色暗，呈靶形

由于有光敏感的患者常有抗 SS-A（Ro）抗体，有该抗体者，肾损害通常少见且较轻，可能与该抗体抑制了抗 ds-DNA 抗体对肾的损害作用有关。

5.黏膜溃疡　黏膜溃疡是 SLE 患者的常见表现。初起为小水疱，周围有红晕，可有轻度疼痛。1~3 天后水疱破，形成溃疡，或先有糜烂，后形成溃疡。溃疡大小不一，呈圆形或椭圆形，底部常有渗出物，周围红肿，疼痛明显。溃疡约经 1 周愈合，愈后不留瘢痕。溃疡最常见于两侧颊黏膜，其次为上、下唇黏膜及上腭，牙龈、舌和鼻黏膜少见。颊部和唇黏膜的溃疡较大，牙龈和舌部的溃疡较小。溃疡反复发作多提示病情活动。

6.甲皱（根）红斑　甲皱（根）红斑为甲皱部局限性毛细血管扩张性红斑，可伴甲小皮角化。对 SLE 患者进行甲皱毛细血管镜观察，可见毛细血管祥轻度扩张，排列整齐，呈"蜂群"状（图 Ⅰ -188）。

7.脱发　SLE 脱发有以下几种。

（1）狼疮发：患者的前额部头发失去光泽，变细，呈枯黄状，易折断或脱落，长短不一，头皮干燥，病情缓解期发质可改善。典型的狼疮发并不多见。

（2）弥漫性脱发：除了狼疮发外，SLE 患者比较多见的是弥漫性脱发（图 Ⅰ -202、261）。表现为头发呈弥漫性或片状稀疏，为急性或慢性，多见于病情活动期，经糖皮质激素治疗后脱发可改善。

（3）斑秃：表现与普通斑秃相同。

（4）假性斑秃：系发生于头皮的盘状损害、狼疮性脂膜炎和大疱性损害等遗留的头皮萎缩性瘢痕导致的脱发，比较少见。

8.雷诺现象　雷诺现象是由肢端小动脉阵发性痉挛引起的临床表现，又称肢端动脉痉挛现象，最多见于系统性硬皮病和混合性结缔组织病。SLE 患者有该现象者占 30% 左右。患者在遇冷或精神紧张时，肢端部位如手指和足趾等处阵发性变白、变紫、变红，最后恢复正常，可伴有麻木和疼痛感。每次发作持续数分钟至半小时不等。少数患者只出现变白、变紫，或变白、变红两相表现，另一相不明显。在同一只手上，发作的时相可不一致。有的手指为变白相，有的手指则呈变紫相或变红相（图 Ⅰ -203~225）。有的患者雷诺现象不仅见于手指和足趾，还可累及手和足背，甚至前臂。还有的患者累及口唇、舌和耳等其他肢端部位。雷诺现象主要见于冬季，天暖后减轻。少数患者夏季也发作。有雷诺现象的 SLE 患者常有网状青斑等血管炎表现。个别患者雷诺现象发作严重时可出现一个或多个手指的末节或整个手指的缺血引起的干性坏疽（图 Ⅰ -207），造成手指部分或整个脱落。SLE 患者雷诺现象的轻重程度可随患者病情的轻重而变化，甚至短期消失。这一点与系统性硬皮病和混合性结缔组织病不同。后者即使病情缓解或稳定，雷诺现象仍不会消失。有雷诺现象的 SLE 患者，血清抗糖核蛋白（nuclear ribonuclear protein，nRNP）抗体的阳性率、皮肤血管炎的发生率以及心脏损害的发生率比没有雷诺现象的患者显著升高。但比较有或没有雷诺现象的 SLE 患者肾损害的发生率，两者没有显著差异。SLE 患者在肢端发生雷诺现象的同时，其心脏也有暂时性缺血，提示心脏也可能发生雷诺现象。

9.血管炎　SLE 引起的血管炎病因复杂，临床表现多种多样。SLE 血管炎的范畴可分为广义和狭义两种。前者是指由所有因素引起的 SLE 的血管炎症，后者是指由于免疫复合物引起的原发于血管壁的炎症。狭义的 SLE 血管炎也有很多种类，从临床表现来分，有青斑血管炎、肢端坏疽、紫癜、荨麻疹性血管炎、多形红斑和大疱性损害等。其中的多种表现另有详述。此处主要叙述发生于肢端的坏死性血管炎、坏疽以及青斑血管炎。

（1）坏死性血管炎：临床上较少见，主要分布于四肢，尤多见于手指末端及小腿下端，在少数患者也可发生于躯干、四肢和头皮。皮损起初多为红斑，也可有丘疹和结节。皮肤干燥、脱屑。以后红斑中央可坏死，形成溃疡。溃疡大小不一，散在分布，边缘可有坏死组织，表面渗液或结污褐色厚痂，疼痛及压痛明显。局部组织水肿，溃疡较难愈合，愈后留萎缩性瘢痕、色素沉着或减退。溃疡最多见于小腿下 1/3、踝部及足背，少数见于肘、膝及指关节伸侧。发生于踝关节部位的溃疡可深达肌腱，渗出少，难以愈合（图 Ⅰ -217）。发生于手部的血管炎多见于指腹、指尖、指侧缘、整个手指和手掌。指（趾）腹血管炎表现为局部鲜红色斑（图 Ⅰ -208、213~214），对称发生，指尖因血管炎引起局部梗死较多见，局部有疼痛性小结节，严重者有局部坏疽（图 Ⅰ -209），过后可形成溃疡，愈后留有小的凹陷性瘢痕。此种凹陷性瘢痕与系统性硬皮病有不同，前者先有局部红肿等血管炎改变，再形成溃疡和瘢痕，后者系手指局部缺血引起的萎缩性瘢痕，起初没有局部红肿。

（2）肢端坏疽：个别SLE患者的手和足可出现干性坏疽。可见于一个或数个指（趾），有的仅累及末节指（趾），有的则累及整个指（趾），偶见累及十个手指或足趾。受累部位可先有皮肤坏死性血管炎的表现，随后出现患处疼痛、冰冷和变黑。也有的患者有较严重的雷诺现象。在雷诺现象发作后突然出现指（趾）剧痛、麻木和变黑。发生肢端坏疽后如不采取外科处理，日后坏疽部位可脱落，但断端难以愈合。

（3）青斑血管炎：早年的书籍记载，青斑血管炎是指网状青斑的血管病变发生了器质性改变，称之为青斑血管炎，常在疾病活动时出现，有的合并中枢神经系统损害，如脑出血和脑梗死等，有的合并肢端坏疽。这种网状青斑的条形网状血管较粗，红斑向周围呈蔓延状是其特点（图Ⅰ-210～212）。近年，青斑血管炎专指这样一种疾病：好发于足背外侧、踝关节周围和小腿下段，主要表现为红斑、坏死、皮肤变黑、水疱、溃疡伴疼痛，过后留有萎缩性瘢痕，瓷白色，呈星状，可彼此融合，称为星状角疤，局部还可见紫癜、色素沉着和色素减退，也有人称之为青斑血管病。SLE患者可以出现此种典型的青斑血管病表现，但多合并有网状青斑。其瓷白色皮肤萎缩是由局部小血管血栓形成然后机化形成的。除了上述部位外，也见于股部和臀部等其他部位。各阶段损害可同时存在，病程呈慢性，很多患者伴有网状青斑。组织病理主要表现为血管病，可见管腔狭窄、血栓形成、血管闭塞、机化和透明样变等改变。但有的患者也有轻度血管炎的组织病理改变。青斑血管炎可单独发生，也可继发于SLE、系统性硬皮病和皮肌炎等其他结缔组织病。过去该病也被称为节段性透明性血管炎或白色萎缩。节段性透明性血管炎主要是皮肤病理学上的称谓，"白色萎缩"的名称后来则不用，因很多疾病都可有此表现。

10. 网状青斑　网状青斑多分布在四肢、手背、足背、臀部和躯干等处，为紫红色兼有青色的条形斑疹，呈网状分布，压之退色（图Ⅰ-206）。网状青斑可以是人体的一种生理性皮肤改变，可见于正常人，女性尤其多见，皮肤遇冷

后血管收缩时容易发生。但网状青疹的条形斑疹如果较宽，呈紫色，向周围呈蔓延状，则提示为病理性改变。网状青斑是弥漫性结缔组织病共有的皮肤表现，除了SLE外，还可见于系统性硬皮病、皮肌炎、类风湿关节炎和混合型结缔组织病等疾病。如门诊遇到疑似有病理改变的网状青斑患者，应进行自身抗体等检查以除外结缔组织病。

11. 大疱性损害　红斑狼疮大疱性损害少见，主要有两种可能[14]。

（1）为红斑狼疮本身病变引起的大疱。患者除了有大疱皮损外，还有ACLE、SCLE甚至DLE的其他皮损。组织病理可见严重的基底细胞液化变性，表皮与真皮交界处形成裂隙和水疱。这是SLE大疱性损害突出的组织病理改变（图Ⅰ-277～279）。此外，还可见到红斑狼疮其他皮损，如皮肤血管炎等改变。临床表现主要有两种：①见于ACLE（图1-264～271）或SCLE皮损上的水疱；②多形红斑样水疱（图Ⅰ-274～276）。

（2）为红斑狼疮合并其他大疱性皮肤病，如大疱性类天疱疮、疱疹样皮炎和获得性大疱性表皮松解症等，应从临床、组织病理、免疫病理和电镜检查几个方面对这些疾病进行鉴别。Tuffanelli报告的520例SLE患者中仅有2例大疱性损害，占0.4%。许月林调查了205例SLE患者，未观察到此种大疱性损害。

12. 荨麻疹　关于SLE荨麻疹样皮损的发生率各家报道不一。O'Loughlin和Provost报告的发生率分别为22%和7%。许月林调查了205例SLE患者，未观察到荨麻疹样皮损。SLE患者发生的风团有两种类型：①为一般的荨麻疹，由IgE介导，风团在24h内消退，用抗组胺药有效。②为免疫复合物介导的风团，一般持续2～4天，常见于疾病活动期，用抗组胺药无效。组织病理为白细胞破碎性血管炎。直接免疫荧光检查在表皮与真皮交界处以及真皮血管可见免疫球蛋白和补体的沉积。

13. 紫癜　SLE患者紫癜多见，好发于双侧下肢，有血小板减少性和血管性两类。前者紫癜明显，范围大，临床少见。后者又可分为两种：①使用糖皮质激素等导致毛细血管脆性增加引起的紫癜，在外伤处常伴有瘀斑。②因血管炎引起的紫癜，多从下肢开始，由下而上发展，粟粒至绿豆

大小，或彼此融合成片略高出皮面，多发生于疾病的活动期，表现似过敏性紫癜，组织病理为白细胞破碎性血管炎（图Ⅰ-221）。

14. 毛细血管扩张 是SLE常见的非特异性皮损。扩张的血管粗细不一，压之退色，有的呈网状，可持续存在，多见于红斑和丘疹上。

15. 扁平苔藓 SLE的扁平苔藓多见于四肢，如前臂、小腿和手足的伸侧。皮损为散在的紫红色多角形扁平丘疹，可彼此融合，表面有灰白色鳞屑，并可有水疱、血疱和糜烂。瘙痒不显著，此点有别于一般的扁平苔藓。颊黏膜可见网状白色条纹或糜烂。指（趾）甲可表现为增厚、不平、干燥或萎缩。组织病理可有扁平苔藓或红斑狼疮表现，有时兼有两者的表现。有的红斑狼疮患者可同时出现盘状皮损和扁平苔藓皮损，组织病理可介于两者之间，称红斑狼疮扁平苔藓综合征。

16. 抗磷脂抗体综合征 抗磷脂抗体综合征（antiphospholipid syndrome，APS）被认为是与一组特异性抗体即抗磷脂抗体（antiphospholipid antibody，APL）相关的凝血酶原功能异常。APS分为原发性和继发性。前者不伴有自身免疫病，后者可继发于某种自身免疫病，如SLE。APS又称为"Hughes综合征"，以纪念Graham Hughes及其研究小组在过去20多年中在此领域所做的贡献。APS有多种临床表现，主要包括静脉血栓形成、习惯性流产和血小板减少。此外，还有网状青斑、溶血性贫血、Libman-Sacks瓣膜病变、舞蹈病、偏头痛和痴呆。爆发性"恶性"APS可引起多器官衰竭，严重的可导致死亡，但很少见。SLE患者与APS相关的皮肤表现包括深静脉血栓形成、浅表血栓性静脉炎、网状青斑、青斑血管炎、雷诺现象、皮肤结节、坏死性紫癜、小腿溃疡、肢端坏疽和皮肤坏死变黑（图Ⅰ-257~258）、恶性萎缩性丘疹病（Dego病）以及白色萎缩等。

17. 皮肤钙化 临床不多见，主要是营养障碍性钙化，是由局部组织的免疫损伤性炎症继发钙沉积引起，好发于肘、膝、臀、手腕、手指和腰部等处（图Ⅰ-225）。多为黄色质硬的结节，触痛明显，有的可破溃，局部结痂。

18. 色素改变 SLE患者的色素沉着均为炎症后色素沉着，临床多见。皮损呈淡褐色到深褐色，形态与原发皮损分布一致。日后可逐渐消退，消退时间长短不一。SLE患者的一种色素减退可为继发性，常发生于红斑消退后，可与色素沉着相间；另一种为原发性，即白癜风。SLE与白癜风都是自身免疫病。前者为系统性自身免疫病，后者为器官特异性自身免疫病，两者可合并发生。

19. 甲改变 不多见。可见甲纵嵴、甲横嵴、反甲和甲纵行色素沉着等。累及一个或数个甲板，指甲较趾甲更多见。

二、其他临床表现

（一）全身症状

90%以上的患者有发热，各种热型都可见到，病情严重时可有高热，但以长期不规则低热较多见，可作为首发症状出现。对于发热的患者，尤其是高热患者，要注意鉴别是红斑狼疮病情本身引起的发热还是合并感染，如细菌、真菌和病毒感染等引起的发热。伴有高热者，要做血培养以除外败血症，还要做肺部X线或CT检查等，以除外肺部等其他内脏器官感染。乏力也是全身症状之一，病程中有中等到严重乏力的患者约占75%，病情活动时更为多见。对门诊随访患者要询问有无乏力，可以作为判别病情是否稳定的一个指标。

（二）骨、关节和肌肉受累

以关节炎和关节痛为首发症状的约占50%。常见的是关节炎，表现为手指小关节红肿、疼痛，并可累及腕、踝、肘、膝、肩和髋等关节。关节痛可为游走性、多发性，也可固定于某一关节。一般来说，本病的关节炎通常不发生畸形。还可有骨质减少、缺血性骨坏死和不同程度的肌炎。最常见的缺血性骨坏死是股骨头坏死，其次是胫骨头和肱骨头等部位坏死。多数为双侧性，大多与长期、大量应用糖皮质激素治疗SLE有关，但也有可能与SLE本身的小血管炎有关。如果有髋关节和膝关节下方等部位疼痛，应做相应的影像学检查，有条件的可做磁共振检查，可以观察到病变早期骨坏死的改变。肌炎多发于四肢近端肌肉，表现为肌痛和肌无力，通常较皮肌炎或多发性肌炎的肌肉症状为轻。

（三）肾损害

SLE患者的肾损害主要为狼疮肾炎。狼疮肾炎是SLE最常见的损害之一，从无任何临床症状的亚临床型狼疮肾炎到终末期肾衰竭都可发生，临床病谱广，具有"肾炎"的所有临床表现。约75%的患者有肾累及，肾穿刺有肾受累者占80%～90%，尸检有肾累及者几乎达100%[15]。大部分狼疮肾炎患者既有肾病的临床表现，又有SLE其他系统的全身表现。尿常规检查常有不同数量和程度的红细胞、白细胞、管型和蛋白尿等多种异常同时出现，与泌尿系结石尿常规检查主要表现为红细胞增多不同，尿路感染主要表现为白细胞增多等较单一的表现。发生肾病综合征时，患者有严重水肿、大量蛋白尿和低蛋白血症，血胆固醇正常或升高。狼疮肾炎损害严重者可发展为肾衰竭，是导致SLE患者死亡的主要原因之一。狼疮肾炎的病理改变分为Ⅰ～Ⅵ型，依次为正常肾组织型（Ⅰ型）、系膜增生型（Ⅱ型）、局灶节段型（Ⅲ型）、弥漫增殖型（Ⅳ型）、膜型（Ⅴ型）及硬化型（Ⅵ型），其中以弥漫增殖型的临床症状最重。狼疮肾炎的不同病理类型在同一患者可有重叠，可随病情活动或治疗而发生转变。尽管建议患者应进行肾活检，但对狼疮肾炎的诊断必须依赖于临床。肾活检的病理分型和免疫病理的观察虽然有助于判断病情的程度和活动性，对于治疗方案的选择和判断预后有帮助，但不能仅依靠肾活检诊断狼疮肾炎。肾活检组织病理改变提示狼疮肾炎活动的指标有：肾小球节段性坏死，肾小球细胞明显增生，基底膜铁丝圈样改变，核碎片较多，苏木素小体，细胞新月体，肾小血管病变，肾间质广泛水肿和单核细胞浸润，电镜下观察到内皮下和系膜区有较多的电子致密物沉积。有这些改变是应用糖皮质激素和免疫抑制剂的重要指征。肾活检组织病理改变提示狼疮肾炎慢性病变的指标有：肾小球硬化、纤维新月体、肾小管萎缩和肾间质纤维化。

少数SLE患者以无症状性蛋白尿或肾病综合征为首发症状，在很长一段时间内无SLE其他特征性表现，少数患者抗核抗体和抗ds-DNA抗体为阴性，容易被误诊为其他肾炎，多年后才出现SLE其他系统表现，自身抗体才出现阳性。这类患者多为膜型肾病。

已知血液中抗ds-DNA抗体形成的免疫复合物与狼疮肾炎的发生有关。狼疮肾炎病情活动时该抗体及相应免疫复合物的浓度常升高，血液中的补体水平可下降。在有些患者，虽然狼疮肾炎已经稳定，但血液中仍能检出高滴度的抗ds-DNA抗体。此时应对病情作综合评价，不能仅依据该抗体滴度高而继续维持大量糖皮质激素治疗。同样，补体水平低也只是狼疮肾炎病情活动的一个相对特异性指标。能导致血液中补体水平低的因素有很多，要综合判断各项指标才会准确诊断。

（四）血液系统表现

血液系统的表现以贫血最常见。根据贫血的发病机制，可分为免疫介导的贫血和非免疫介导的贫血两类。前者包括自身免疫性溶血性贫血、再生障碍性贫血和纯红细胞发育不良；后者包括慢性贫血、缺铁性贫血、铁幼粒细胞性贫血和肾性贫血等。慢性贫血在SLE患者多见，为正细胞正色素性贫血，网织红细胞计数降低，骨髓象正常，血清铁含量和转铁蛋白饱和度降低，主要原因为铁代谢异常。自身免疫性溶血性贫血的患者可有库姆斯试验（Coombs test）阳性。贫血程度重，如血红蛋白低于70g/L，则容易发生心力衰竭，应引起重视。

血小板减少在SLE患者多见，表现为数目和功能异常。血小板计数在20×10^9/L以上时，可仅有出血时间延长，通常不发生自发性出血；血小板计数在20×10^9/L以下时，可发生自发性出血。造成血小板减少的主要原因是血液中有抗血小板抗体。

半数患者外周血白细胞减少，包括粒细胞减少和淋巴细胞减少，以淋巴细胞减少为主，是SLE病情活动性的指标之一。部分患者血液中有抗白细胞抗体，包括抗中性粒细胞抗体及抗淋巴细胞抗体等。SLE患者因为疾病本身原因出现外周血白细胞低于20×10^9/L者并不多见，此时容易发生感染，甚至是严重感染，如败血症和肺部感染等，应采取果断处置措施。极少数患者会出现粒细胞缺乏症，如粒细胞低于0.5×10^9/L，往往合并严重感染，应积极救治。

SLE患者的血液系统异常可被误诊为再生障碍性贫血、自身免疫性溶血性贫血、特发性血小板减少性紫癜或骨髓增生异常综合征等。

（五）心血管系统表现

全心都可受累，表现为心包炎、心肌炎和疣状心内膜炎，并可累及瓣膜，常见的是二尖瓣关闭不全。其中心包炎最多见，往往见于病情活动期，可单独发生，也可作为全身浆膜炎的一部分发生。心包炎的发生机制可能与免疫复合物沉积并激活补体有关。SLE 导致的心包炎以干性为多，系纤维素性心包炎，也可表现为心包积液。积液多时可出现心包压塞症状。如两层心包粘连，可使心包腔闭塞，引起缩窄性心包炎。除有心前区不适和气急外，主要的症状是胸骨后或心前区疼痛和心包摩擦音，或有心影增大及心音减弱。心前区疼痛在体位改变或呼吸、咳嗽和吞咽时加重，坐位或前倾位时减轻。多数患者的心包积液量较少，超声心动图是检查心包积液的较好方法，在积液量较少时也可观察到。在心包积液的急性期心电图检查可见 ST 段抬高。

SLE 心肌炎主要表现为气短、心前区疼痛、心动过速、心音减弱、奔马律及脉压小，进一步出现心脏扩大，可引起充血性心力衰竭。心电图可出现低电压，ST 段抬高，T 波平坦或倒置，PR间期延长。近年来，随着糖皮质激素的使用，SLE心肌炎发生率明显降低。即使发生，很多患者血液中肌酸激酶水平往往不升高。SLE 心肌炎的发病机制尚不很清楚，可能与免疫复合物在心肌小血管壁沉积导致血管炎有关，也有学者认为是全身肌炎的一部分。

SLE 心内膜炎常与心包炎并存。累及瓣膜时，最常见的为二尖瓣，偶尔主动脉瓣和三尖瓣也可同时受累，可导致瓣膜狭窄或关闭不全，在相应听诊区可闻及收缩期或舒张期杂音。心内膜血栓脱落可引起栓塞，还可成为感染性心内膜炎的病理基础。近年来，由于糖皮质激素的广泛使用，疣状心内膜炎已很少见。

SLE 患者可有多种心律失常，如房性或室性期前收缩和心动过速，还可有各级房室传导阻滞，是由于心肌炎或全心炎直接引起传导系统损伤或由于血管炎导致血管狭窄，而使血供区的心脏传导系统发生退行性变所致。

SLE 患者也可发生心绞痛、心肌梗死和心脏传导阻滞等心脏疾病。这既可由红斑狼疮本身疾病引起，也可以是因为患者长期服用糖皮质激素等各种药物，造成血糖、血脂水平异常，引起血管壁改变甚至动脉硬化，导致冠状动脉粥样硬化性心脏病（简称冠心病）等疾病的发生。很多 SLE 患者往往不是死于疾病本身，而是死于长期用糖皮质激素治疗引起的并发症。所以，在随访时要定期检查血糖和血脂等动脉硬化相关指标，以减少这些并发症的发生。

（六）呼吸系统表现

SLE 累及呼吸系统很常见，主要累及胸膜、肺实质、肺血管和气道等部位，临床表现为胸痛、咳嗽、咯血和呼吸困难等。

SLE 引起的胸膜炎很常见，主要表现为胸痛和胸腔积液。其胸痛随体位和呼吸运动变化加重，有胸腔积液后减轻。胸膜炎可以为单侧或双侧，积液量多为小到中等量，大量少见，多为渗出性。肾病综合征也可发生胸腔积液，但往往无胸膜炎的临床症状，积液为漏出液。结核分枝杆菌等细菌感染也可引起胸腔积液，需加以鉴别。

SLE 肺实质受累主要表现为急性狼疮肺炎和慢性狼疮肺炎[16]。急性狼疮肺炎少见，主要见于病情高度活动的 SLE 患者。组织病理学主要表现为淋巴细胞为主的肺间质浸润、急性肺泡壁损伤、肺泡出血、肺泡水肿和透明膜形成。临床表现为发热，常为高热、严重呼吸困难、干咳、咯血、气促和胸痛。患者可有发绀。体检可闻及双下肺湿啰音。影像学检查见双肺弥漫性炎症浸润，肺高分辨 CT 可见"毛玻璃样"改变。病变以双下肺累及为主，常伴有胸腔积液。患者大都有低氧血症，进一步可发展为急性呼吸窘迫综合征。病情非常凶险，有很高的死亡率。多数患者还可合并 SLE 其他多系统损害。如 SLE 患者有急性肺实质炎症，并非都是急性狼疮肺炎，需除外普通细菌、结核、真菌、病毒、卡氏肺孢子虫等微生物感染所致的肺炎。慢性狼疮肺炎是发生于 SLE 的慢性肺间质浸润性病变，多数起病缓慢，少数由急性狼疮肺炎发展而来。临床表现为活动后气促、胸痛、干咳和双肺底湿啰音。X 线片上可见肺纹理增加或呈弥漫性颗粒状、网状或网状结节状改变，以双侧肺底明显。病程长或病情进展迅速者，肺高分辨

CT 检查可见"蜂窝肺"改变，肺功能检查有限制性通气障碍，肺容量降低，肺弥散功能降低也很常见。组织病理可见肺泡壁增厚、淋巴细胞和浆细胞浸润等慢性炎症改变以及非特异性肺间质纤维化。慢性狼疮肺炎也要与肺部细菌、真菌和病毒等引起的肺部感染相鉴别。

SLE 肺血管受累主要包括肺出血、肺动脉高压和肺栓塞。肺出血少见，发病率约占 SLE 的 1.6%，死亡率高，可达 91.6%，在尸检病例约占 10%。其临床表现类似于急性狼疮肺炎，急性起病，发热、咳嗽、痰中带血或大咯血、气促、发绀、心率加快。血红蛋白迅速降低，X 线胸片见双肺浸润斑片，边界粗糙，呈结节状，下肺累及重。也有严重肺出血但没有咯血，血红蛋白迅速降低，肺部大片阴影，遇此情况时要加以警惕。肺出血的发病机制可能与免疫复合物沉积于肺泡壁和肺血管，激活补体引发免疫性炎症有关。

SLE 发生严重肺动脉高压者比较少见，但处于亚临床期肺动脉高压者并不少见。10% ~ 20% 的 SLE 患者有肺动脉高压，随病程延长发生率增加。临床表现为呼吸困难、胸痛、咳嗽和乏力。肺部听诊肺动脉瓣听诊区闻及第二心音亢进，有收缩期杂音，X 线胸片见心脏扩大，肺动脉段膨隆，肺野清晰。超声心动图检查对诊断肺动脉高压很有价值，是一种无损伤的检查方法。SLE 肺动脉高压的发病机制尚不清楚，可能是在自身免疫损伤的基础上，与肺动脉血管炎、凝血功能障碍、广泛的肺间质血管床损害和肺动脉痉挛等因素有关。肺动脉高压严重的患者预后差。

引起 SLE 肺栓塞的栓子主要来源于下肢深静脉血栓。血液中抗心磷脂抗体、狼疮抗凝物阳性的患者发生深静脉血栓的比例升高。临床表现为胸痛和呼吸困难，要与狼疮胸膜炎和肺炎鉴别。该病的死亡率高，预后不良。

SLE 的其他肺部病变有阻塞性细支气管炎、低氧血症综合征、呼吸肌和膈肌功能失调、并发肺部感染及尿毒症性肺水肿等。

（七）神经精神表现

神经精神性红斑狼疮是指红斑狼疮患者的神经系统受累而出现的神经、精神症状，以往也称为中枢神经系统狼疮或狼疮脑病等。上海仁济医院 1295 例 SLE 患者中以神经精神性红斑狼疮为首发表现的占 0.5%。30% ~ 40% 的 SLE 患者可发生神经精神性红斑狼疮，见于红斑狼疮诊断之前、同时或之后。神经精神性红斑狼疮可出现神经症状和精神症状。在神经症状中，中枢神经和周围神经都可受累，前者比后者受累更为多见，表现为脑膜炎、脑炎、脑血管意外、脊髓炎和癫痫等病变，可产生偏瘫、截瘫、惊厥、昏迷和颅内压增高等症状；如累及周围神经，则引起周围神经炎。精神症状可表现为抑郁、痴呆，甚至木僵状态，也可表现为兴奋、狂躁或精神分裂。1999 年，美国风湿病学学会（ACR）提出了神经精神性红斑狼疮的 19 组症状，即无菌性脑膜炎、脑血管病、脱髓鞘综合征、头痛、运动障碍、脊髓病、癫痫发作、急性神经错乱、焦虑、认知障碍、情绪失调、精神障碍、周围神经系统表现（包括吉兰 - 巴雷综合征）、自主神经系统紊乱、单神经病变、重症肌无力、脑神经病变、神经丛病变及多发性神经病变[17]。如存在一种或一种以上病变，并除外感染、药物、电解质紊乱、血糖异常和尿毒症等继发因素引起，结合影像学、脑脊液检查和脑电图检查等，可诊断为神经精神性红斑狼疮。中枢神经系统狼疮因需用较大剂量的糖皮质激素治疗，在使用之前，必须进行脑脊液检查以除外中枢神经系统的各种感染，包括化脓性细菌、结核分枝杆菌、隐球菌和病毒等微生物感染，否则会导致感染加重。

（八）消化系统表现

SLE 的消化道临床表现多样，缺乏特异性，常被忽视。25% ~ 50% 的 SLE 患者有消化道症状，约 10% 为疾病首发症状。引起 SLE 消化系统表现的原因主要有疾病本身引起、长期使用药物带来的损害以及应激状态和继发感染几个方面。

口咽和食管病变包括口腔溃疡、口腔干燥和颊黏膜糜烂等。其中口腔溃疡可为 SLE 的首发表现，并提示病情活动。部分患者因食管蠕动功能障碍发生吞咽困难，并可因食管炎有胸骨后疼痛和烧灼感，严重时出现食管溃疡，类似系统性硬皮病的表现，但发生率远低于系统性硬皮病。

胃及十二指肠病变包括急性胃黏膜病变和消化道溃疡，临床表现与一般的胃炎和消化道溃疡相似，表现为烧灼样腹痛、恶心和呕吐，严重的也可发生消化道出血和穿孔。使用非甾体抗炎药、水杨酸以及中枢神经系统狼疮引起的应激损伤与其发生有关，SLE引起的消化道血管炎也可能与此有关。SLE患者在使用较大剂量的糖皮质激素和非甾体抗炎药时，必要时可配合使用H_2受体阻滞剂、质子泵抑制剂以及黏膜保护剂等以减轻消化道症状。

小肠和大肠病变包括肠系膜血管炎、炎性肠病以及蛋白质丢失性肠病和吸收不良。肠系膜血管炎是SLE的严重并发症，尸检组织病理显示血管壁有纤维素样坏死，炎症细胞浸润，引起血管梗死和组织缺血，进而造成肠黏膜糜烂、溃疡和穿孔。临床表现为腹痛、恶心、呕吐、血便和发热。病情多缓慢进展，早期症状往往不典型，症状呈间歇性或持续性，腹痛呈局限性或弥漫性，严重的可有腹膜炎和肠梗阻症状。炎性肠病有溃疡性结肠炎，临床少见，表现为腹痛、腹泻和血便，严重者可引起肠穿孔。蛋白丢失性肠病表现为严重腹泻、低蛋白血症和水肿，但无蛋白尿。发病机制尚不清楚，可能与肠道小血管病变引起肠黏膜下微血管通透性增加，使蛋白质漏入肠腔有关。SLE引起吸收不良者少见，主要表现为腹泻，糖皮质激素治疗后症状可缓解。

腹腔病变包括腹膜炎和腹水等。腹膜炎多见于疾病活动期，临床表现与普通腹膜炎类似，表现为腹痛、恶心、呕吐、全腹压痛、反跳痛和肌紧张。临床诊断狼疮性腹膜炎少见，可能与有些患者临床表现较轻或应用糖皮质激素后掩盖症状有关，但尸检时有较高的检出率，可达50%～60%。SLE发生腹水的较多见。造成急性腹水的原因有肠穿孔和胰腺炎等。慢性腹水最常见的原因是由狼疮肾炎以及伴发的肾病综合征引起。此外，心力衰竭、心包炎、蛋白丢失性肠病和肝硬化等多种原因也可引起腹水。可根据腹水的生化特性，如是渗出液还是漏出液，进一步分析病因。

胰腺病变在SLE患者主要表现为胰腺炎，临床少见，发病率约为8%，多见于病情活动期。发病机制与SLE引起的消化系统血管炎、糖皮质激素和免疫抑制剂等治疗药物诱发等因素有关。临床表现与普通胰腺炎类似，表现为剧烈上腹痛、向后背放射、恶心、呕吐及血清淀粉酶升高等。

少数SLE患者会出现急腹症，病因包括消化道溃疡、胃炎、胰腺炎、肠缺血或穿孔、肠系膜动脉栓塞及狼疮性腹膜炎等。

SLE肝病变包括肝大、肝功能异常、狼疮性肝炎、肝血管病变、胆囊炎和胆管炎等。肝大的发生率为10%～32%，最常见的原因为溶血性贫血和病毒性肝炎。肝功能异常除因SLE本身引起外，还可由免疫抑制剂、非甾体抗炎药及合并感染等因素引起。狼疮性肝炎是由红斑狼疮疾病本身引起的，临床少见，发病率约为5%。狼疮性肝炎表现为乏力、厌食、发热、黄疸、肝炎病毒检查阴性、肝酶升高、白蛋白降低和球蛋白升高等，病情迁延，较难治愈。肝组织病理学可见肝细胞结节性再生、轻度脂肪变性和纤维化以及门脉区少许炎症细胞浸润。诊断狼疮性肝炎时必须除外其他能引起慢性活动性肝炎的疾病，如病毒性肝炎、药物性肝炎、酒精性肝炎、心力衰竭及原发性胆汁性肝硬化等。

(九) 眼损害

SLE眼损害分为原发性眼损害和继发性眼损害。原发性眼损害是由SLE疾病本身的免疫损伤引起的，包括视网膜血管病变、眼部神经病变、干燥性角结膜炎及脉络膜病变等。视网膜血管病变也称狼疮性视网膜炎，是SLE最常见的眼部病变，与疾病活动有关。其临床表现之一是眼底可见棉絮斑，是由急性坏死性小血管炎引起的，可伴视网膜出血。临床表现之二是视网膜血管阻塞，这是对SLE患者视力影响最大的并发症。可能与多种自身抗体如狼疮抗凝物质、抗心磷脂抗体、抗神经元抗体导致的免疫损伤有关。眼部神经病变包括脑神经麻痹、狼疮性视神经病变及视交叉病变引起的视觉改变等。干燥性角结膜炎见于20%的SLE患者，表现为眼干、异物感、刺痒和畏光，严重的可影响视力。其中部分患者是由于SLE继发的干燥综合征引起的。患者能符合干燥综合征的分类标准，多有抗SS-A抗体和抗SS-B抗体。SLE患者脉络膜病变的发生率比视网膜病变明显低，可能也与自身免疫损伤有关。继发性眼损害主要包括抗疟药引起的眼损害和糖皮质激素引起的眼损害。前者中的氯喹和羟基氯喹可沉积于视网膜色素上皮细胞，引起视网膜病变，严重者可失明。但该不良反应发展缓慢，通常需数年。羟基氯喹的副作用较氯喹明显小。不良反应的发生与药物的累积剂量有关，小剂量给药及定期进行眼底检查可减少不良反应。关于抗疟药眼损害的检查，美国眼科学会（American Academy of Ophthalmology，AAO）在2002—2003年做过关于抗疟药对眼损害风险的评价：羟氯喹＞6.5mg/(kg·d)或氯喹3mg/(kg·d)，短于5年，几乎无眼损害发生。但对用药＞5年、＞60岁、肥胖及有肝、肾疾病者，需每年做眼科检查一次。因此，国内此前多采取的氯喹使用3个月以上、羟基氯喹使用6个月以上（每天400mg）者应定期进行眼科检查的规则值得商榷。长期使用糖皮质激素有引起白内障的可能。此外，还有诱发青光眼或使其加重的可能。

（十）外分泌腺受累

泪腺和唾液腺可受累，表现为眼干和口干症状，部分患者有腮腺肿大。SLE患者中有口干燥综合征及干燥性角膜炎者各约有20%，血清抗SS-A抗体和（或）抗SS-B抗体阳性，能够符合干燥综合征的分类标准。较多学者认为，如果干燥综合征与某种确定的结缔组织病同时出现，则应将该干燥综合征称为继发性干燥综合征。但也有学者持不同意见，认为如果该SLE患者的干燥综合征出现在前且比较明显，有明显高球蛋白血症紫癜，肾小管症状明显，血清抗SS-A抗体和（或）抗SS-B抗体滴度升高，仍应归类于原发性干燥综合征，此时患者应被诊断为SLE、原发性干燥综合征重叠综合征。笔者更同意前一种观点。

（十一）淋巴网状组织改变

SLE患者有局部和全身淋巴结肿大者约占半数，以腋窝和颈部淋巴结肿大较多见，质地较软，一般无明显压痛。少数患者淋巴结肿大明显，甚至被误诊为淋巴结核或淋巴瘤，病理检查则为淋巴结非特异性炎症。约1/5的患者有脾大。

（十二）合并症

SLE常与其他自身免疫病合并存在，如桥本甲状腺炎、干燥综合征、白癜风、大疱性皮肤病、重症肌无力、白塞综合征及原发性胆汁性肝硬化等。

三、实验室检查

（一）一般检查

1. 血常规检查　可有贫血、白细胞减少、淋巴细胞减少及血小板减少。详见SLE血液系统表现。

2. 尿常规检查　可有尿蛋白、红细胞、白细胞、颗粒及透明管型。详见SLE肾损害。

3. 红细胞沉降率　可加快。影响红细胞沉降率的因素较多，比如贫血、感染和狼疮病情活动等都可使红细胞沉降率加快。红细胞沉降率加快不一定就是病情活动，但经过系统治疗后如果红细胞沉降率降低，如低至10mm/h，甚至5mm/h以下，多数情况下反映病情比较稳定。

（二）普通免疫学检查

免疫球蛋白及γ-球蛋白可升高，补体C_3、C_4可降低，循环免疫复合物（circulating immune complex，CIC）升高。但补体低不一定代表病情活动，能使补体降低的因素有很多。部分患者有冷球蛋白和冷凝集素血症。高球蛋白血症也常见，少数患者可引起高球蛋白血症性紫癜。另外，还可有梅毒血清试验假阳性和类风湿因子阳性。

（三）具有诊断意义的自身抗体检查

1. 抗核抗体（ANA）　采用间接免疫荧光法检查，底物常选用Hep-2和Hela细胞。通常血清中的ANA滴度在1:80以上有临床意义。根据细胞核荧光染色的形态有不同核型，如染色均匀，为均质型，常见抗原为脱氧核糖核蛋白（deoxyribonucleoprotein，DNP）和组蛋白，偶见ds-DNA；如染色在膜部，为周边型，主要抗原为ds-DNA，其次为ss-DNA、DNP或组蛋白；如染色呈斑点状，为斑点型，抗原为可提取性核抗原（extractable nuclear antigen，ENA），如U_1-RNP、Sm、SS-A和SS-B抗原等。

2. 抗ds-DNA抗体　抗原为ds-DNA，SLE患者中40%～70%为阳性，高滴度时为标记抗体，是 SLE 主要的致病抗体，与 SLE 病情活动度，特别是 SLE 肾损害有关。其抗体滴度在活动期升高，缓解期降低甚至转阴，可作为监测 SLE 病情变化及药物疗效的指标。但有时抗 ds-DNA 抗体滴度高，病情不一定活动，要结合临床和实验室多方面因素综合判断。

3. 抗 ss-DNA 抗体 抗原为 ss-DNA，SLE 患者中 70% 为阳性，DLE 患者 80% 为阳性，还可见于药物引起的红斑狼疮。

4. 抗组蛋白抗体 抗原为 H1、H2A、H2B、H3 及 H4。DNA-组蛋白复合体在 SLE 患者 70% 为阳性，DLE 患者 90% 以上阳性，还可见于药物引起的红斑狼疮。

5. 抗 Sm 抗体 抗原为 29kD（B'）、28kD（B）、16kD（D）和 13kD（E）的蛋白质与 U_1、U_2、$U_4 \sim U_6$ snRNAs 形成的复合物。SLE 患者 30% 为阳性，为标记抗体，与病情活动度无关。

6. 抗 U_1-RNP 抗体 抗原为 70kD、33kD（A）、22kD（C）的蛋白质与 U_1 SnRNA 形成的复合物。SLE 患者 30% ~40% 为阳性，混合性结缔组织病（mixed connective tissue disease，MCTD）患者 95% 以上为阳性。该抗体阳性者雷诺现象发生率高。

7. 抗 SS-A/Ro 抗体 指抗原为 60kD、52kD 的蛋白质与 Y1、Y3 ~ Y5 RNAs 形成的复合物。SLE 患者 35% 为阳性，干燥综合征患者 66% 为阳性，还与新生儿红斑狼疮、SCLE 及光敏感发生有关。

8. 抗 SS-B/La 抗体 抗原为 48kD 的蛋白质与新生 RNA 多聚酶 III 转录产物形成的复合物。SLE 患者 15% 为阳性，干燥综合征患者 40% 为阳性，还与新生儿红斑狼疮的发生有关。

9. 抗 Ku 抗体 抗原为 86kD 和 66kD 的 DNA 结合蛋白。SLE 患者 10% 为阳性，系统性硬皮病患者 20% 为阳性。

10. 抗 PCNA 抗体 抗原为 36kD 的 DNA 多聚酶 δ 的辅助蛋白。见于约 3% 的 SLE 患者，临床意义不明，其他疾病罕见。

11. 抗核糖体 P 蛋白抗体 抗原为与核糖体 P 蛋白 P0（38kD）、P1（16kD）和 P2（15kD）结合的蛋白质。SLE 患者 10% 为阳性，对 SLE 诊断有高度特异性，与 SLE 中枢神经系统受累有关。

12. 抗磷脂抗体 抗原为与磷脂结合的多种血浆蛋白质。SLE 患者 30% ~ 40% 为阳性，与血小板减少、自发性流产或死胎、血栓形成、血管炎及神经系统病变有关。抗磷脂抗体综合征（APS）被认为是与一组特异性抗体即抗磷脂抗体（APL）相关的凝血酶原功能异常引起的病变。

13. 抗核小体抗体 是新近用于临床检测的抗体，主要靶抗原是 H2A-H2B-DNA 复合物。在活动性狼疮和狼疮肾炎判断中的敏感性为 70% 左右，特异性为 97% ~ 99%，在抗 ds-DNA、抗 Sm 抗体阴性时有临床意义。

第八节 诊 断

一、盘状红斑狼疮、亚急性皮肤红斑狼疮和狼疮性脂膜炎的诊断

DLE 主要根据 DLE 的皮损特点和组织病理来诊断，其皮损累及表皮、真皮上下部和皮肤附属器，过后可形成瘢痕。狼疮带试验（lupus band test，LBT）对诊断也有帮助。SCLE 的主要根据 SCLE 环形红斑型以及红斑丘疹鳞屑型的皮损特点和组织病理表现，病变主要累及表皮和真皮上部，患者多伴有抗 SS-A 抗体和抗 SS-B 抗体，可有轻度的全身损害来进行诊断。狼疮性脂膜炎也是根据皮损特点和脂肪组织炎症的病理改变来诊断。病变累及皮下组织，过后留有杯状凹陷或萎缩性瘢痕，患者可有多种免疫指标异常。

二、系统性红斑狼疮的诊断

诊断 SLE 时要根据病史特点、临床表现和实验室检查等综合确定。目前各种 SLE 的分类标准中的各项指标往往都是根据收集的 SLE 患者常见的临床表现，经过特异性和敏感性分析处理而得出的，都是一些人为的标准。SLE 是一种

原因不明的疾病，临床表现差异很大。在不同患者，其临床症状、体征、实验室检查和病情程度都不相同。同一患者在疾病的不同阶段，其临床症状、体征、实验室检查和病情程度也不相同。从某种意义上说，SLE 可看作是一个综合征。曾经使用过和目前正在使用的 SLE 分类标准主要有以下几种：

（一）美国风湿病学会 1971 年提出的最初的 SLE 分类标准

美国风湿病学会（ARA）当时提出这个分类标准的目的是用于 SLE 临床试验和人群调查，而非诊断标准。其罗列的临床表现来源于 50 名临床医师的报道。经计算机分析处理，选取 14 种常见的 SLE 表现。ACA 建议，符合 4 项以上者，需考虑 SLE 的诊断[18]。这 14 种表现为：①面部红斑；②盘状红斑；③雷诺现象；④脱发；⑤光敏感；⑥口咽部溃疡；⑦非致畸性关节炎；⑧狼疮细胞（LE 细胞）现象；⑨梅毒血清试验假阳性；⑩大量蛋白尿；⑪尿细胞管型；⑫浆膜腔炎症（胸膜炎和心包炎）；⑬精神异常或抽搐；⑭血细胞减少。

（二）美国风湿病学会 1982 年修订的分类标准

本标准是迄今应用最广泛的标准，共 11 条，如符合 4 项以上，同时或相继出现，即可诊断 SLE[19]。不足 4 项标准者，并不能排除本病。有时患者有典型的皮损，例如，如有典型的面部蝶形红斑，有经验的皮肤科医师仅凭此一条也可诊断 SLE。因此，不能完全拘泥于上述分类标准。该标准的敏感性和特异性均在 96% 左右。与旧标准相比，该标准减少了某些条文定义上的不确定性，强调肾累及的重要性，24h 尿蛋白质定量标准由 3.5g/d 降低至 0.5g/d，脱发和雷诺现象因特异性较差而被删除。增加了抗 Sm 抗体和抗 ds-DNA 抗体等，从而使梅毒血清试验和 LE 细胞现象的重要性降低。修订后的分类标准详见表 1-7。

表1-7　1982年ARA修订的SLE分类标准

标准	定义
1. 颧颊部红斑	面部固定性红斑，平于或高出皮面
2. 盘状红斑	在隆起的红斑上覆有黏着性鳞屑和毛囊角栓，陈旧皮损可见萎缩性瘢痕
3. 光敏感	日晒后出现的非正常皮肤反应
4. 口腔溃疡	口腔或鼻腔部无痛性溃疡
5. 关节炎	非侵蚀性关节炎。累及 2 个或 2 个以上周围关节，特点为关节压痛、肿胀或积液
6. 浆膜炎	（1）胸膜炎：有确切胸痛、胸膜摩擦音或胸腔积液
	（2）心包炎：心电图异常或有心包积液
7. 肾损害	（1）持续蛋白尿>0.5g/d 或 > +++
	（2）出现任何形式的尿细胞管型
8. 神经系统异常	非其他原因引起的抽搐和精神异常
9. 血液学异常	（1）溶血性贫血伴网织红细胞增多
	（2）白细胞减少<4×10^9/L，2 次；或淋巴细胞减少<1.5×10^9/L，2 次
	（3）血小板减少<100×10^9/L，除外药物影响
10. 免疫学异常	（1）LE 细胞阳性
	（2）抗 ds-DNA 抗体阳性
	（3）抗 Sm 抗体阳性
	（4）梅毒血清试验假阳性
11. 抗核抗体阳性	免疫荧光抗核抗体检测滴度异常，排除"药物性狼疮综合征"

注：共 11 条，如符合 4 项以上，同时或相继出现，即可诊断；不足 4 项标准者，并不能排除本病。

（三）美国风湿病学会 1997 年修订的分类标准

1997 年，ACR（1988 年，ARA 改称 ACR）修改了 1982 年标准中的第 10 条标准（表 1-8）[20]。

1. 去除 10（1）LE 细胞阳性条目。

2. 修改 10（4），将梅毒血清试验假阳性一项改为：

（1）抗心磷脂抗体阳性（IgG 或 IgM 型）。

（2）狼疮抗凝物（LA，为异质性抗心磷脂抗体）阳性（标准法）。

（3）梅毒血清试验假阳性至少 6 个月，并经梅毒螺旋体固定试验或梅毒抗体吸收试验证实。

（四）系统性红斑狼疮国际临床合作组 2009 年分类标准

由 Tan EM 领衔的 ARA1982 年修订的 SLE 分类标准是当今应用得最广泛的 SLE 分类标准，验证文章分别于 1984 年（Levin RE 等）和 1985 年（Passas CM 等）发表在 ARA 会刊《关节炎和风湿病》（*Arthritis & Rheumatism*）上。但 ACR 1997 年修订的 SLE 分类标准迄今尚未做过验证。SLE 国际临床合作组（Systemic Lupus International Collaborating Clinics，SLICC）多年来致力于 SLE 临床研究，目前国际上使用较多的 SLICC/ACR 制订的 SLE 损伤指数就是该组织与 ACR 合作完

表1-8 1997年ACR修订的SLE分类标准

标准	定义
1. 颧颊部红斑	平于或高出皮面的固定性红斑，见于颧颊部隆凸处，常不累及鼻唇沟
2. 盘状红斑	隆起的红斑上覆有黏着性鳞屑和毛囊角栓，陈旧性皮损可见萎缩性瘢痕
3. 光敏感	患者自诉或医师观察到日晒所致异常反应引起的皮损
4. 口腔溃疡	医师观察到的口腔或鼻咽部溃疡，通常为无痛性
5. 关节炎	非侵蚀性关节炎，累及 2 个或 2 个以上的周围关节，以关节肿痛或积液为特点
6. 浆膜炎	（1）胸膜炎：有确切的胸膜痛病史，医师闻及胸膜摩擦音，或检出胸腔积液
	（2）心包炎：有心电图异常或闻及心包摩擦音，或有心包积液
7. 肾损害	（1）持续蛋白尿 >0.5g/d 或 > +++，或
	（2）细胞管型：可为红细胞、血红蛋白、颗粒、管状或混合性管型
8. 神经系统异常	（1）抽搐：非药物或代谢紊乱，如尿毒症、酮症酸中毒或电解质紊乱所致，或
	（2）精神病：非药物或已知的代谢紊乱，如尿毒症、酮症酸中毒或电解质紊乱所致
9. 血液学异常	（1）溶血性贫血伴网织红细胞增多，或
	（2）白细胞减少：至少 2 次测定 $<4 \times 10^9/L$，或
	（3）淋巴细胞减少：至少 2 次测定 $<1.5 \times 10^9/L$，或
	（4）血小板减少：$<100 \times 10^9/L$，除外药物影响
10. 免疫学异常	（1）抗 ds-DNA 抗体阳性，或
	（2）抗 Sm 抗体阳性，或
	（3）抗心磷脂抗体阳性
	①抗心磷脂抗体 IgG 或 IgM 水平异常，或
	②狼疮抗凝物（LA）阳性（标准法）
	③梅毒血清试验假阳性至少 6 个月，并经梅毒螺旋体固定试验或荧光梅毒抗体吸收试验证实
11. 抗核抗体阳性	任意时间免疫荧光抗核抗体检测滴度异常或相当于该法的其他试验滴度异常，并排除"药物性狼疮综合征"

注：任何观察时段，符合上述 11 项中的 4 项或 4 项以上，同时或相继出现，即可诊断为 SLE。

成的。针对 ARA 1982 年修订的 SLE 分类标准使用后出现的一些问题，该组织在 10 多年前就提出过比较正式的关于 SLE 分类标准的意见，并于 2004 年发表（Petri M，Magder L. Lupus 2004，13:829-837）。SLICC 新标准由 Michelle Petri 于 2009 年 10 月在美国费城召开的 ACR/ARHP 年度科学会议上提出，并发表在《关节炎和风湿病》增刊上 [Michelle Petri, Systemic Lupus International Collaborating Clinic（SLICC）. Arthritis Rheum, 2009, 60(Suppl 10):895]（表 1-9）。2012 年，关于新标准的验证文章发表 [21]（Petri M, et al. Arthritis Rheum, 2012, 64 (8): 2677-2688.）。新标准中涉及红斑狼疮皮肤损害和神经精神损害的比重明显增加，并将非瘢痕性脱发加入；血液系统损害由

ARA 1982 年分类标准中的 1 条变为 3 条；实验室检查内容新增低补体血症，对肾的检查内容也进行了改进。此外，患者如有经肾活检证实的狼疮肾炎，并有 ANA 阳性或抗 ds-DNA 抗体阳性，则可分类为 SLE。总之，SLICC 2009 年的 SLE 分类标准比 ARA 1982 年修订的 SLE 分类标准有较大改动，据称该标准比 1997 年 ACR 分类标准的敏感性增高，并与 1997 年的 ACR 分类标准有大致相同的特异性。使用该标准，比目前使用 ACR 分类标准的误诊率明显降低。但笔者认为，由于众多红斑狼疮皮损对于风湿科等其他学科医师来说未必熟悉，在应用该标准时会有困难。这可能是迄今该标准仍未被广泛采用的原因。SLICC 2009 年 SLE 分类标准详见表 1-9。

表1-9　SLICC 2009年修订的SLE分类标准

临床标准

1. 急性皮肤红斑狼疮
   包括狼疮颊部红斑（不包括颊部盘状红斑）、大疱性红斑狼疮、SLE 中毒性表皮坏死松解型皮损、狼疮斑丘疹皮损及狼疮光敏性皮损（除外皮肌炎）
   或亚急性皮肤红斑狼疮［非持久性银屑病样和（或）环形、多环形皮损，消退后不留瘢痕，偶尔伴炎症后色素异常或毛细血管扩张］

2. 慢性皮肤红斑狼疮
   包括经典的盘状损害，局限性（颈部以上）或泛发性（颈部上下）
   肥厚性（疣状）盘状损害
   深在性红斑狼疮（狼疮性脂膜炎）
   黏膜盘状损害
   肿胀性红斑狼疮
   冻疮样狼疮
   盘状红斑狼疮 / 扁平苔藓重叠综合征

3. 口腔溃疡
   包括上颚、颊黏膜、舌部溃疡或鼻部溃疡；需排除其他原因引起的溃疡，如血管炎、白塞病、感染（疱疹病毒）、炎性肠病、反应性关节炎和进食酸性食物引起的溃疡

4. 非瘢痕性脱发（头发弥漫性变细或变脆，伴有断发）
   需除外其他原因引起的脱发，如斑秃、药物、缺铁和雄激素性脱发

5. 滑膜炎
   累及两个或两个以上关节，有关节肿胀、积液或压痛，伴晨僵 30min 以上

6. 浆膜炎
   典型的胸膜炎持续 1 天以上，或有胸腔积液或胸膜摩擦音
   典型的心区疼痛（前倾坐位静息时减轻）超过 1 天，或有心包积液、听到心包摩擦音，或心电图证实有心包炎。需排除其他原因，如感染、尿毒症和心肌梗死后心包炎（Dressler 心包炎）

7. 肾病变
   尿蛋白 / 肌酐比值（或 24h 尿蛋白）＞ 500mg/24h
   或有红细胞管型

8. 神经系统病变

　　癫痫发作

　　精神病

　　多发性单神经炎，需排除其他已知原因，如原发性血管炎

　　脊髓炎

　　周围或脑神经病变，需排除其他已知原因，如原发性血管炎、感染和 1 型糖尿病。急性精神错乱，需排除其他病因，包括中毒性、代谢性、尿毒症和药物因素

9. 溶血性贫血

10. 白细胞减少（至少一次 ＜4×10^9/L）

　　需排除其他已知原因，如 Felty 综合征、药物和门静脉高压

　　或淋巴细胞减少（至少一次 ＜1×10^9/L），需排除其他已知原因，如使用糖皮质激素、药物和感染

11. 血小板减少（至少一次 ＜100×10^9/L）

　　需排除其他已知原因，如药物、门静脉高压和血栓性血小板减少性紫癜

免疫学标准

1. ANA 水平高于实验室参考值

2. 抗 ds-DNA 抗体水平高于实验室参考值（用 ELISA 方法检测需高于实验室参考值 2 倍以上）

3. 抗 Sm 抗体阳性

4. 抗磷脂抗体阳性，采用下列任一种方法检测

　　狼疮抗凝物阳性

　　梅毒血清假阳性（快速血浆反应素测定）

　　抗心磷脂抗体阳性（IgA、IgG 或 IgM），中至高滴度

　　抗 β$_2$ 糖蛋白 1 阳性（IgA、IgG 或 IgM）

5. 低补体血症，补体 C3、C4 或 CH50 降低

6. 非溶血性贫血者，直接 Coombs 试验阳性

---

* 以上指标可以累积，无须同时存在。患者如具有上述 SLICC 分类标准中临床和免疫性标准中的 4 条，其中至少包括一条临床标准和一条免疫学标准；或患者有经活检证实的狼疮肾炎，并有 ANA 阳性或抗 ds-DNA 抗体阳性，则可分类为 SLE。

该标准比 1997 年 ACR 分类标准敏感性高（94% vs. 86%；P＜0.0001），并与 1997 年 ACR 分类标准有大致相同的特异性（92% vs. 93%；P=0.39）。使用该标准，比目前使用 ACR 分类标准的误诊率明显降低（P=0.0082）。

（五）系统性红斑狼疮的早期诊断

　　SLE 的早期诊断比较困难，因为疾病的发生和发展有一个过程。在疾病的早期，疾病的表现不一定都会显现出来。轻型和早期的病例，尽管不能满足上述分类标准，但并不能排除 SLE 诊断；其他风湿病患者，在疾病的某一阶段，也可出现 SLE 分类标准 11 项中的 4 项表现，但不能诊断 SLE。因此，临床上不能拘泥于上述分类标准，而应对临床表现进行细致的综合分析和判断。

　　SLE 早期诊断是指临床表现不典型时的诊断和未达到疾病分类标准时的诊断。可先从结缔组织病共有的临床表现和共有的皮损寻找线索，然后再从红斑狼疮特异性皮损和特异性抗体寻找依据[22]。主要应从以下几个方面进行考虑：

　　1. 共有的临床表现　弥漫性结缔组织病（DCTD）包括 SLE、系统性硬皮病、皮肌炎和类风湿关节炎等多种疾病。这些疾病有一些共有的临床表现，包括关节炎、炎性肌病、间质性肺炎、肺动脉高压、炎症性血管炎、浆膜炎和食管蠕动障碍等，反映了该类疾病的共性。临床医师在处置早期 SLE 患者时，尤其是低年资医师，开始时不一定能认识到红斑狼疮特有的临床表现，如能事先了解此类疾病共有的表现，则可提高警惕，做进一步排查。这一步可看作由表及里，对 SLE 的早期诊断很有帮助。血常规和尿常规检查能反映 SLE 最常累及的血液系统和肾是否受累。血常规检查出现白细胞减少，尿常规检查出现蛋白尿、红细胞、白细胞和细胞管型多样化的表现在 SLE 患者比较多见，在其他结缔组织病相对少见。

2.共有的皮损线索　雷诺现象、网状青斑、皮肤异色症样皮损等是 DCTD 共有的皮损。雷诺现象在系统性硬皮病和混合性结缔组织病的发生率接近100%，在 SLE 的发生率约为30%，在皮肌炎和类风湿关节炎的发生率约为10%，可作为这些疾病的首发表现先于其他表现多年出现。网状青斑和皮肤异色症样皮损也是该类疾病最早出现的皮肤表现之一。这些皮肤表现尽管不是某个疾病特异性的皮肤表现，但提示具有这些疾病的线索，对于结缔组织病的早期诊断具有重要意义。由于 SLE 是这类结缔组织病中的一种，也具有这些共有的皮损线索。通过这些皮损线索，可步步深入，更接近 SLE 诊断。

3.特异性皮损　SLE 有一些特异性皮损，识别这些特异性皮损对疾病的早期诊断有重要价值。SLE 的特异性皮损除了有急性皮肤红斑狼疮（ACLE）的面部蝶形红斑、指（趾）腹红斑等皮损外，还可有亚急性皮肤红斑狼疮（SCLE）的特异性皮损，如环形红斑型和红斑鳞屑型两种皮损亚型。此外，SLE 患者还可有慢性皮肤红斑狼疮（CCLE），包括经典型 DLE、肥厚型 DLE、深在性红斑狼疮、黏膜型红斑狼疮、肿胀型红斑狼疮和冻疮样红斑狼疮等特异性皮损。熟悉上述红斑狼疮的特异性皮损，再结合 SLE 其他临床症状以及实验室检查，就更容易作出 SLE 诊断。红斑狼疮

特异性皮损是早期诊断 SLE 的关键线索。

4.特异性抗体　抗核抗体（ANA）检测是筛选 SLE 的最好指标，几乎所有的 SLE 患者 ANA 检查都为阳性。根据 ANA 核型、抗体滴度和包含的具体抗体种类，可对结缔组织病病谱有进一步的认识。特异性抗体也称标记抗体，对结缔组织病的早期诊断有重要价值。SLE 的特异性抗体有抗 ds-DNA 抗体（高滴度）、抗 Sm 抗体和抗 PCNA 抗体。如在患者检测到这些抗体，高度提示 SLE 诊断。但仅凭这些自身抗体还不能诊断 SLE，还要结合其他临床表现，符合 SLE 分类标准才能诊断。如仅有这些自身抗体而无其他临床症状，则只能说明患者处于亚临床阶段，要进行定期随访，一旦出现临床症状，则能作出早期诊断。

5.分类标准的解释　严格讲，各种结缔组织病都不是独立疾病，而是描述性综合征，诊断无金标准，用的是疾病分类标准。如 SLE 的分类标准就分别有1971年、1982年、1997年和2009年标准并日臻完善。总之，使用这些分类标准时不能生搬硬套，要发挥皮肤科医师善于观察皮损的长处，有的疾病只要观察到典型的特异性皮损，如 SLE，观察到典型的面部蝶形红斑，即使不能完全满足分类标准要求，也可早期作出诊断，从而进行早期治疗，这是皮肤科医师的优势所在。

第九节　鉴别诊断

一、慢性皮肤红斑狼疮的鉴别诊断

（一）经典型盘状红斑狼疮

DLE 需与扁平苔藓、多形性日光疹、面部肉芽肿、结节病、淋巴细胞浸润症、假性淋巴细胞瘤、施皮格勒 - 芬特综合征（Spiegler-Fendt syndrome）、皮肤淋巴细胞瘤、伴嗜酸性粒细胞增多的血管淋巴样增生症（angiolymphoid hyperplasia with eosinophilia）、皮肤淋巴瘤、寻常狼疮、三期梅毒、脂溢性皮炎、银屑病、酒渣鼻、鲍温病、药疹、汗孔角化病和日光性角化病等疾病鉴别[23-24]。

盘状皮损的边缘有红斑和色素沉着，而皮损中央色素减退、毛细血管扩张和萎缩。皮损表面有黏着性鳞屑。揭去鳞屑，其内侧面可见多个钉状突起，系毛囊角栓。皮损后期留有萎缩性瘢痕。此种皮损以皮肤型红斑狼疮可能性最大，其他皮肤病少见。

多形性日光疹是一种光敏性皮肤病，皮损多形，包括水肿性红斑、丘疹和丘疱疹等。该病偶尔可与早期 DLE 皮损相混淆。但前者皮损无毛囊角栓、毛细血管扩张和皮肤萎缩，而这些恰是 DLE 的特点。在组织病理方面，多形性日光疹没有明显的表皮基底细胞层液化变性以及基底细胞膜增厚的表现，而这些却是 DLE 皮损组织病理的

特点。在真皮层，在多形性日光疹可见淋巴样细胞管周围性浸润，但无皮肤附属器的累及。另外，多形性日光疹在表皮与真皮交界处无免疫球蛋白和补体的沉积。但部分多形性日光疹患者的血清中有 ANA 和抗 SS-A/Ro 抗体。有的患者甚至可符合 ACR 的 SLE 分类标准，其皮肤组织病理也呈皮肤红斑狼疮的表现，表皮基底细胞可见空泡变性。但从长期随访来看，这些患者没有一例发展成典型的皮肤型红斑狼疮。虽然多形性日光疹有时与 DLE 难以区分，但前者在春季发生，夏季改善或消退，皮疹多形，反复发生于曝光部位、愈后不留瘢痕的特点还是可以与后者鉴别的。

面部肉芽肿表现为无痛、红褐色或紫红色的面部斑块，对一般治疗反应差。该病无过度角化、毛囊角栓和萎缩，真皮炎症明显，与 DLE 不同。

结节病、淋巴细胞浸润症、假性淋巴细胞瘤、施皮格勒 - 芬特综合征、皮肤淋巴细胞瘤、伴嗜酸性粒细胞增多的血管淋巴样增生症、皮肤淋巴瘤、寻常狼疮、三期梅毒、脂溢性皮炎、酒渣鼻、鲍温病、药疹、汗孔角化病和日光性角化病也可与 DLE 不同时期的皮损混淆。但这些疾病的组织病理与 DLE 截然不同，直接免疫荧光检查在表皮与真皮交界处通常也未发现免疫球蛋白和补体的沉积。

（二）肥厚型（疣状）盘状红斑狼疮

该型过度角化和假上皮瘤样的特点比较容易与角化棘皮瘤、鳞癌、结节性痒疹或肥厚性扁平苔藓混淆。但肥厚型 DLE 往往皮损多发，在身体其他部位可能有经典型 DLE 皮损。皮损组织病理显示表皮角化过度，有毛囊角栓，棘层增生肥厚，基底细胞明显液化变性，真皮血管周围可见炎症细胞小灶状浸润，据此可与上述疾病鉴别。但也有少数患者的组织病理改变与角化棘皮瘤和鳞癌相似，需仔细鉴别。

（三）深在性红斑狼疮（狼疮性脂膜炎）

该病要与结节性脂膜炎（Weber-Christian panniculitis）、人为脂膜炎（factitious panniculitis）、胰腺性脂膜炎、创伤性脂膜炎、深部硬斑病（morphea profundus）或称泛发性皮下硬斑病（generalized subcutaneous morphea）、嗜酸性筋膜炎、皮下结节型环状肉芽肿、皮下 T 细胞淋巴瘤以及风湿结节进行鉴别。上述疾病在与狼疮性脂膜炎进行鉴别时，取活检的位置要足够深，这一点非常重要。狼疮性脂膜炎与皮下脂膜炎样 T 细胞淋巴瘤进行鉴别时，后者最重要的组织学特点是有表皮累及，可见具有反应性生发中心的淋巴样滤泡，并可见 B 细胞丛集以及有浆细胞参与的混合细胞浸润。

（四）黏膜盘状红斑狼疮

口腔扁平苔藓与该病在临床上很相似，组织病理检查对这两种疾病的鉴别有帮助。在口唇扁平苔藓皮损表面可见羽状白纹，颊黏膜也有网纹状白斑，严重者也可出现糜烂或溃疡。皮肤可同时有紫红色扁平丘疹，绿豆大小，多角形，紫红色，表面可有羽状白纹（Wickham 纹）。而口唇 DLE 多见于下唇光暴露部位，边缘轻度隆起，有色素沉着，中央凹陷，表面有黏着性鳞屑，可有糜烂或表浅溃疡。皮损边缘有放射状白色条纹，如扇贝壳状。

（五）冻疮样红斑狼疮

该病要与经典的冻疮以及冷球蛋白血症或冷凝集素血症引起的病变鉴别。前者可见红斑狼疮的其他证据，如自身抗体、DLE 皮损以及中性粒细胞减少和雷诺现象等。与经典的冻疮相比，其皮损在气候转暖后多仍旧存在。

（六）肿胀型红斑狼疮

该病皮损要与淋巴细胞浸润症、多形性日光疹、假性淋巴细胞瘤、网状红斑性黏蛋白沉积综合征（reticular erythematous mucinosis）、DLE、SCLE、硬皮病和环形红斑相鉴别。在皮肤组织病理方面，该病与皮肤黏蛋白沉积症相似。

二、亚急性皮肤红斑狼疮（SCLE）的鉴别诊断

（一）环形红斑型 SCLE

该型要与环状肉芽肿（图 Ⅰ-162～165）、普通的多形红斑（图 Ⅰ-149～152）、离心性环形红

斑（图Ⅰ-148、150）、匍形性回状红斑、Sweet 病（图Ⅰ-153~156）、多形红斑型药疹（图Ⅰ-157-161）、毛发红糠疹（图Ⅰ-166~172）以及体癣相鉴别。SCLE 多见于光暴露部位，其组织病理具有特异性。此外，抗 SS-A/Ro 抗体或抗 SS-B/La 抗体阳性也有助于确诊 SCLE。

（二）红斑丘疹鳞屑型 SCLE

本病容易与银屑病，尤其是光敏性银屑病相混淆。有时 SLE 或 SCLE 患者也可同时患有银屑病。但两者在组织病理上有明显不同。有时 SCLE 也要与毛发红糠疹相鉴别。脂溢性皮炎、多形性日光疹、钱币状湿疹、接触性皮炎、皮肌炎以及皮肤 T 细胞性淋巴瘤（蕈样肉芽肿）偶尔也会与此型 SCLE 混淆。

三、急性皮肤红斑狼疮（ACLE）的鉴别诊断

（一）局限型 ACLE

蝶形红斑是局限性 ACLE 皮损最典型的表现，需要与蝶形红斑鉴别的疾病包括皮肌炎、光感性皮炎、酒渣鼻、脂溢性皮炎、红斑型天疱疮（图Ⅰ-216、218、219）和多形红斑等疾病。

（二）播散型 ACLE

播散型 ACLE 皮损可见于头、面、颈、上胸、肩背、上臂伸侧、手背和指背等处，也可泛发遍及全身。主要表现为红斑，呈麻疹样或多形红斑样，以光暴露部位多见。常见的播散型 ACLE 皮损按其分布部位称为指（趾）腹红斑、甲周红斑、甲端弓形红斑、手（指）背红斑和掌红斑等，需要鉴别的疾病包括药疹、普通的多形红斑、寒冷性多形红斑、冻疮、扁平苔藓及其他皮肤血管炎等。

四、SLE 的鉴别诊断

（一）SLE 皮损的鉴别

参见 ACLE 皮损的鉴别。

（二）SLE 系统表现的鉴别

需要与 SLE 系统表现鉴别的首推各种弥漫性结缔组织病，如皮肌炎、类风湿关节炎、系统性硬皮病、混合性结缔组织病、成人 Still 病和白塞病；其次是各种系统性血管炎，如结节性多动脉炎、过敏性紫癜、皮肤变应性血管炎、抗中性粒细胞质抗体（antineutrophil cytoplasmic antibody，ANCA）相关性血管炎如韦格纳肉芽肿病、显微镜下多血管炎及变应性肉芽肿性血管炎（Churg-Strauss 综合征）。其他需要鉴别的还有各种系统性感染、风湿热、特发性血小板减少性紫癜、溶血性贫血以及淋巴瘤等。以下是笔者认为最需要与 SLE 鉴别的疾病，择其鉴别要点叙述如下：

1. 皮肌炎（DM）　DM 患者的面部特征性皮损为双上眼睑暗紫红色水肿性斑疹，有时整个眶周都可发生。这种紫红色斑的颜色类似天芥菜属植物（heliotrope）花的颜色，过去也称其为 heliotrope 征（heliotrope sign）。DM 患者的双颧颊也常可见到对称发生的红斑，有时与 SLE 的面部蝶形红斑难以鉴别。但 DM 患者颧颊部红斑的颜色与 SLE 的有所不同，有经验的皮肤科医师看到这种颜色，会想到是 DM 而不是 SLE。DM 患者还可有 Gottron 丘疹和 Gottron 征、恶性红斑、披肩征、胸前 V 字征及技工手等特异性或相对特异性皮损，这些都有助于与 SLE 鉴别。更为重要的是，皮肌炎的上述特异性、相对特异性皮损大都是在皮肤异色症样皮损的基础上发生的，有经验的皮肤科医师对其鉴别并不困难。此外，DM 患者可有四肢近端肩带肌或腰胯肌群以肌无力为主要表现的肌炎，血清肌浆酶升高，肌电图呈肌源性损害，还可有抗 Mi-2 抗体、抗 Jo-1 抗体等标志性自身抗体，以此也可以与 SLE 鉴别。SLE 患者如有肌炎也常较轻，肌浆酶升高不明显，血液系统和肾常累及，并可检测到高滴度抗 ds-DNA 抗体及抗 Sm 抗体等标志抗体。

2. **系统性硬皮病（SSc）**　SLE 患者中约有 30% 有雷诺现象，需要与早期 SSc 患者鉴别。但 SLE 患者的雷诺现象主要是由血管炎引起的血管腔狭窄导致，经过糖皮质激素等治疗，血管炎减轻或消失，其雷诺现象可以消失；而 SSc 患者的雷诺现象主要是由血管内膜增厚造成的管腔狭窄以及血管壁纤维化共同导致的血管病引起的，虽然夏季会有所减轻，但不会消失，即使经过治疗，

雷诺现象也不会消失。早期 SSc 患者有许多皮肤表现，有经验的皮肤科医师能够识别，包括手指肿胀、指纹消失、指背硬化、指腹萎缩、指尖溃疡或有凹陷性瘢痕，用毛细血管镜或皮肤镜可观察到甲皱襞有粗大、扭曲的巨祥状毛细血管扩张，并可见瘀点，面颈部等处可有毛细血管扩张呈云朵状等。这些皮肤表现都是对该病早期诊断的重要依据。SSc 的标志抗体如抗 Scl-70 抗体、抗着丝点抗体以及抗 RNA 聚合酶 I 或 III 抗体也是与 SLE 鉴别的重要指标，但这三种抗体在一个患者身上通常只有一种，而且这些抗体中的抗 Scl-70 抗体和抗 RNA 聚合酶 I 或 III 抗体的阳性率不高，前者为 20% ~ 40%，后者为 20%，标志抗体为阴性的未必就不是 SSc。中晚期 SSc 患者出现典型的皮肤表现和心、肺等内脏器官损害，尤其是手部和面部的表现，如手指明显硬化、末节短缩、关节畸形和面具貌等，鉴别已不困难。

3. 类风湿关节炎（RA） SLE 患者的关节症状明显，尤其是有类风湿因子阳性者，需要与 RA 鉴别。但 SLE 关节炎的疼痛、关节肿胀和晨僵通常较 RA 轻，为非侵袭性，一般不发生关节畸形。

4. 混合性结缔组织病（MCTD） 早期 MCTD 很难与早期 SLE 鉴别，这时往往诊断为未分化结缔组织病（unclassified connective tissue disease，UCTD），因为两者都可有雷诺现象、关节炎和 ANA 阳性等表现。随着病情进展，MCTD 患者可陆续出现 SLE、DM、SSc 和 RA 的临床表现，但不典型，不能确诊为其中任何一种疾病，而且 MCTD 所具有的混合性临床特征逐渐显现。典型的 MCTD 主要表现为雷诺现象、重症肌炎、面部或手肿胀、手指硬化、肺部损害以及高滴度抗 U_1-RNP 抗体，没有高滴度抗 ds-DNA 抗体、抗 Sm 抗体等 SLE 标志抗体，也没有典型的面部蝶形红斑和盘状损害等 SLE 特异性皮损，肾损害发生较少。

5. 重叠综合征 重叠综合征（overlap syndrome，OS）又称重叠结缔组织病（overlap connective tissue disease，OCTD），比较公认的重叠综合征是指两种或两种以上结缔组织病同时或先后存在于同一个患者身上。该患者有能够明确诊断一种结缔组织病的充分依据，同时或先后，又有明确诊断另一种或多种结缔组织病的充分依据。SLE 患者具备了诊断 SLE 的临床表现，如还有 DM、SSc 和 RA 等其他结缔组织病或自身免疫病的表现，就应该想到是否有重叠综合征的可能，如能想到该病就不会漏诊。

6. 成人 Still 病 因为该病有发热和关节炎，需要与 SLE 鉴别。但该病发热常为弛张热，发热时常伴发皮疹。皮疹形态多形且多变，可呈斑疹、丘疹、荨麻疹样、猩红热样红斑、麻疹样红斑、多形红斑、环状红斑和结节性红斑等多种形式，但以豆粒或花生米大小的红色风团样皮疹最为多见。皮疹大小不一、分布不定，散在或融合成片，可见于身体任何部位，但以上半身，尤其是胸部和四肢近端多见。皮疹在短时间内甚至数小时内可自行消退，也可持续 1~2 天或更长时间，消退后可留有色素沉着。在不发热期也可发疹，常反复出现。此外，以下表现也支持该病的诊断：肝、脾大，淋巴结肿大，浆膜炎，肝功能异常，严重的腹痛，血中白细胞计数显著增多及分类见中性粒细胞增多、核左移，骨髓穿刺检查呈感染性骨髓象但血培养阴性，抗生素治疗无效，糖皮质激素治疗有效，血清铁蛋白升高。

7. 结节性多动脉炎（PAN） 该病有皮肤、肺和肾累及，并有发热、关节痛和肌痛等症状，所以需要与 SLE 鉴别。但 PAN 的结节多沿血管走行路径分布，常见于下肢，尤多见于膝下、小腿伸侧和足背。直径 5~10mm 者居多，其上皮肤肤色正常、微红或鲜红，有压痛或自发痛，触压时可有搏动感。结节中心可发生坏死，形成水疱或大疱，也可直接形成溃疡。有的结节坏死后血管表面有纤维愈合，局部可有皮内血肿或瘀斑。结节破溃后表面可结黑色厚痂。PAN 累及的动脉以中、小口径的肌性动脉为主，类似于冠状动脉、肝动脉和皮下组织的动脉口径，所以可累及全身各系统。由于血管病变产生局部循环障碍，因而可导致缺血、血栓形成、栓塞和血管破裂等改变，引起多种多样的临床表现。肾累及主要是肾动脉梗死引起的缺血性损害，表现为血尿、蛋白尿和氮质血症，是引起该病死亡的主要原因。多发性单神经炎最常表现为足下垂，可作为诊断本病的标记性特征。PAN 的实验室检查无特异性。患者可有贫血、血中白细胞增多、红细胞沉降率加快和轻微肝损害等表现。无特异性血清学异常，ANCAs 检查多为阴性。肠系膜造影如有广泛的动脉瘤，是最有价值的发现。有明显腹痛的患者，应选择此项检查。

8.特发性血小板减少性紫癜　约3%的SLE患者最早期的临床表现是血小板减少性紫癜，往往很多年都没有其他临床表现，常被误诊为原发性血小板减少性紫癜。以后逐渐出现SLE的其他临床表现，检测ANA等其他免疫学指标也可出现异常。总之，对于血小板减少性紫癜患者，不要轻易下特发性血小板减少性紫癜的诊断，要做各项免疫学检查，或可早期找到诊断SLE的线索。

第十节　病情活动性判断

在为红斑狼疮患者制订治疗方案前，需要了解患者的病情是否活动。对红斑狼疮患者病情活动性的判断与对该病的诊断和鉴别诊断同样重要。DLE、SCLE和LEP患者病情的活动性除了可根据是否有新发皮损，原有皮损是否消退外，还要分析其他能反映病情的指标。例如，对SCLE患者，还可了解有无关节炎和发热，以及红细胞沉降率、血常规和尿常规等实验室检查有无异常等。由于SLE的发病机制和临床表现复杂，对该病病情的判断比较困难，特别是当合并感染和电解质紊乱时更加困难。许多临床表现能提示SLE病情活动，如有新发皮疹、活动性精神和神经病变、血液白细胞减少及尿蛋白增加等。由于皮肤位于人体的表面，新发皮疹往往比其他指标更易被人发现，从而成为了解患者病情活动性最早期的重要线索。但对于SLE患者来说，单一指标往往不能全面反映病情的活动性。将多种指标结合在一起，形成一种活动性指数系统，才能更加正确、有效地判定SLE病情的活动性。迄今国内外已有60余种用于SLE病情活动性判断的指数系统，活动指数成为判断SLE病情活动性的重要指标。但由于人们对该病认识的局限性，至今尚没有一个完善、统一的标准。如前所述，目前比较常用的SLE病情活动性指数系统有以下4种：SLEDAI、SLAM、LACC和BILAG。其中，SLEDAI临床操作较为简单，敏感性和特异性均可超过90%，被广泛采用。SLAM无须特殊的免疫学检查，可用于实验室检查欠缺的地区，指数的敏感性可超过95%，特异性也很高，在美国、欧洲和拉美等地被广泛采用。

一、SLE疾病活动性指数（SLEDAI）

SLEDAI积分表最初由加拿大多伦多大学医学院在1992年建立[25]，由14位风湿病学医师对39名患者的37个变量进行临床观察和实验室检测，然后进行多元回归分析后，确立了其中24个变量及其权数用于评判SLE病情活动的价值。病情变化的时间界定是10天。24个变量每一项对应相应的积分，SLEDAI积分变化范围为0～105分。分值越高，则活动性越高。该活动积分临床操作较为简单，敏感性和特异性均可超过90%，被广泛采用，也适合儿童SLE的研究。

自从最初SLEDAI积分表建立以来，已有许多修改版本，墨西哥系统性红斑狼疮疾病活动性指数（Mexican systemic lupus erythematosus disease activity index，MEX-SLEDAI）、红斑狼疮患者雌激素应用安全性国家评估-系统性红斑狼疮疾病活动性指数（safety of estrogens in lupus erythematosus national assessment-systemic lupus erythematosus disease activity index，SELENA-SLEDAI）以及系统性红斑狼疮疾病活动性指数-2K（systemic lupus erythematosus disease activity index 2000，SLEDAI-2K）。MEX-SLEDAI由Guzman等建立，适用于免疫学检测不能常规开展的国家。该活动指数不包括补体、抗ds-DNA抗体测定以及视力受损、狼疮性头痛和脓尿，但包含肌酐升高超过5mg/dl、淋巴细胞减少、乏力、溶血性贫血和腹膜炎。1项对39名患者连续3次随访的前瞻性研究结果显示，MEX-SLEDAI如同SLEDAI一样可信，并与专家的印象和治疗转归相符，而且MEX-SLEDAI的花费较少。有研究显示MEX-SLEDAI与SLEDAI-2K也有很好的相关性。

2002年，Gladman等发表了SLEDAI的更新版——SLEDAI-2K（表1-10）[26]。该版本的变化之一是增加了持续性病情活动的条目，而不是像过去那样仅包含新发或复发的项目。如同SELENA-SLEDAI那样，新版本增添了正在发作的皮损、蛋白尿、脱发和黏膜损害。用他们的多伦多新版本对

表1-10 系统性红斑狼疮疾病活动性指数-2K（SLEDAI-2K）

计分	描述	定义
8	癫痫样发作	近期发作，除外代谢、感染及药物因素
8	精神症状	严重的认知障碍，因而正常活动能力改变，包括幻觉，思维无连贯性、不合理，思维内容缺乏、无衔接，行为紧张、怪异、缺乏条理。除外尿毒症及药物引起
8	器质性脑病综合征	大脑功能异常，定向力、记忆力及其他智能障碍，突然发病。临床表现有波动性，包括意识模糊、对周围环境注意力不集中。伴有以下至少2项：认知障碍、语言不连贯、嗜睡或睡眠倒错、精神运动增加或减少。需除外代谢性、感染性及药物因素
8	视力受损	SLE的视网膜病变，包括细胞样体、视网膜出血、严重的脉络膜渗出或出血及视神经炎。需除外高血压、感染及药物因素
8	脑神经异常	新发的包括脑神经在内的感觉或运动神经病
8	狼疮性头痛	严重持续的头痛，可以为偏头痛，但必须对镇痛药治疗无效
8	脑血管意外	新发的脑血管意外，除外动脉硬化
8	血管炎	溃疡、坏疽、痛性指端结节、甲周梗死、瘀斑，或活检或血管造影证实存在血管炎
4	关节炎	2个以上关节疼痛及炎症表现，如压痛、肿胀及积液
4	肌炎	近端肌肉疼痛或无力，合并磷酸激酶或醛缩酶升高，或肌电图或肌活检证实存在肌炎
4	管型尿	出现颗粒管型或红细胞管型
4	血尿	RBC>5个/HP。除外结石、感染或其他因素
4	蛋白尿	蛋白尿>0.5g/24h
4	脓尿	WBC>5个/HP，除外感染
4	皮疹	炎性皮疹
2	脱发	异常片状或弥漫性脱发
2	黏膜溃疡	口、鼻腔溃疡
2	胸膜炎	出现胸膜炎性疼痛，有胸膜摩擦音、胸腔积液或胸膜增厚
2	心包炎	心包疼痛，加上以下至少一项：心包摩擦音、心包积液，或心电图或超声心动图证实
2	低补体	CH_{50}、C_3和C_4低于正常值低限
2	抗ds-DNA升高	>25%(Farr法)或高于检测范围
1	发热	>38℃，除外感染因素
1	血小板降低	$<100 \times 10^9$/L，除外药物引起
1	白细胞减少	$<3 \times 10^9$/L，除外药物因素

注：上述计分为前10天之内的症状和检查。

18636次患者的随访进行评价，显示SLEDAI-2K与SLEDAI的差异之处仅为22%。虽然SLEDAI-2K与SLEDAI条目有所不同，但对病情活动性的判定是相似的。因此，SLEDAI-2K与SLEDAI一样，在对SLE病情活动的判定上是可靠的。在临床验证中用新版本SLEDAI-2K可避免用旧版本SLEDAI时将某些持续性病情活动项的积分降低的情况。

SLEDAI的优点是简便、易学而客观，不足之处有三个方面：第一，中枢神经系统表现所占比重过大，因该方面临床较少见；第二，未列入许多危及生命的条目如肺出血、溶血性贫血和血栓性血小板减少性紫癜；第三，有些方面未考虑病情的程度，例如，在血小板减少项，99×10^9/L和5×10^9/L的得分是相同的。这些不足在临床验证选择判定标准时要加以考虑。

二、系统性狼疮活动性测定（SLAM）

SLAM是由美国哈佛大学Brigham和妇女医

院的 Liang 等于 1989 年在波士顿建立的 [27]。像 SLEDAI 标准一样，SLAM 也是在全世界被广泛采用的标准，包括 1 个月内出现的红斑狼疮的 24 项临床和 7 项实验室指标，另有一项自定或特设的尺度（表 1-11）。根据各指标的轻、中、重程度分别计 1～3 分，表中已设定的可能的最高分为 84 分，

表1-11　系统性狼疮活动性测定（SLAM）

项目	活动性			
	无或正常	轻度	中度	重度
全身症状				
1. 体重下降		＜10%		＞10%
2. 乏力		乏力但不影响活动		功能受限
3. 发热		37.5～38.5℃		＞38.5℃
皮肤、黏膜				
4. 口/鼻黏膜溃疡，或甲周红斑，或蝶形红斑，或光敏性皮炎，或鼻皱襞梗死		存在		
5. 脱发		头发易拔除	自发性脱发	
6. 红色斑丘疹，或盘状红斑、深部狼疮，或大疱性皮损		＜20% 的全身体表面积受累	20%～50% 的全身体表面积受累	＞50% 的全身体表面积受累
7. 血管炎（白细胞破碎性血管炎，荨麻疹，可触及的紫癜，网状青斑，溃疡或脂膜炎）		＜20% 的全身体表面积受累	20%～50% 的全身体表面积受累	＞50% 的全身体表面积受累或存在坏死
眼				
8. 细胞样体		存在		视力＜20/200
9. 出血（视网膜或脉络膜）或巩膜外层炎		存在		视力＜20/200
10. 视盘炎或脑内假瘤		存在		视力＜20/200 或视野缺损
网状内皮细胞系统				
11. 广泛的淋巴结肿大（颈部、腋窝和肱骨内上髁）		弹丸大小	＞1cm×1.5cm	
12. 肝或脾大		吸气时可触及	不吸气时可触及	
肺部				
13. 胸腔积液/胸膜炎		气促或仅在刺激时胸痛，体检正常或基本正常	气促或运动时胸痛，下肺野呼吸音减弱，变低	气促或休息时胸痛，中下肺野呼吸音减弱，变低
14. 肺炎		仅有 X 线胸片浸润影	运动时气促	休息时气促
心血管系统				
15. 雷诺现象		存在		
16. 高血压		舒张压 90～105mmHg	舒张压 105～115mmHg	舒张压＞115mmHg
17. 心脏炎		心包炎：心电图异常和（或）心包摩擦音和（或）心脏超声示心包积液；无临床症状	胸痛或心律失常	心肌炎，伴有血流动力学损伤和（或）心律失常

续表

项目	活动性			
	无或正常	轻度	中度	重度
消化系统				
18.腹痛（浆膜炎、胰腺炎或缺血性肠病等引起）		不适	局限性疼痛	腹膜炎或腹水
神经系统				
19.卒中综合征（包括TIA、RIND、CVA和视网膜血管栓塞）		单发性TIA	多发性TIA/RIND、脑神经病变或舞蹈症	CVA/脊髓炎，视网膜血管闭塞
20.癫痫发作		1~2次/月	>2次/月	癫痫持续状态
21.皮质功能障碍		轻度抑郁/人格障碍或认知功能缺陷	知觉改变或重度抑郁或认知功能障碍	精神病样反应，痴呆或昏迷
22.头痛（包括偏头痛样症状）		有症状或有短暂的神经缺陷	某种程度上影响正常生活	致残/无菌性脑膜炎
23.肌痛/肌炎		轻度不适	活动受限	致残
关节				
24.滑膜炎和（或）腱鞘炎所致关节痛		仅有关节痛	有客观存在的炎症	功能受限
其他				
25.自定确实和特设的尺度				
实验室检查				
26.红细胞压积	>35%	30%~35%	25%~29.9%	<25%
27.白细胞（×10⁹/L）	>3.5	2~3.5	1~2	<1
28.淋巴细胞计数（×10⁹/L）	1.5~4	1~1.499	0.5~0.999	<0.4999
29.血小板计数（×10⁹/L）	>150	100~150	50~99	<50
30.红细胞沉降率（mm/h）	<25	25~50	51~75	>75
30.血肌酐[μmol/L(mg/dl)]或肌酐清除率	44.2~114.92(0.5~1.3)或80%~100%	123.76~176.8(1.4~2.0)或79%~60%	185.64~353.6(2.1~4.0)或30%~60%	>353.6(4.0)或<30%
32.尿沉渣		RBC和（或）WBC>5个/HP，1~3个颗粒管型和（或）细胞管型/HP，尿蛋白1+~2+和（或）24h尿蛋白定量<500mg	RBC和（或）WBC>10个/HP，>3个颗粒管型和（或）细胞管型/HP，尿蛋白3+~4+和（或）24h尿蛋白定量0.5~3.5g	RBC和（或）WBC>25个/HP，尿蛋白>4+和（或）24h尿蛋白定量>3.5g

注：以上表现应出现在计分1个月内。

TIA：短暂性脑缺血发作（transient ischemic attack）；RIND：可逆性缺血性神经损伤（reversible ischemic neuorogical deficit）；CVA：脑血管意外（cerebral vascular accident）

自定或特设的尺度还可另外计分。SLAM 无须特殊的免疫学检查，可用于实验室检查欠缺的地区。该指数的敏感性可超过 95%，特异性也很高，是一种可靠的指标，成人和儿童都可采用，在美国、欧洲和拉美等地被广泛采用。但以病例记录为资料作 SLAM 评分，会造成分数的偏差，难以反映病情的真实情况，在临床研究中应引起注意。

SLAM 与 SLEDAI 有一些重要的差别，有些临床表现在两个标准中有不同的取舍。例如，SLAM 评分列入了乏力和尿沉渣，而 SLEDAI 未列入。某些程度不同的临床表现在 SLAM 有不同计分，如在皮损方面，有多项都可依据皮损轻重和分布面积计分，而 SLEDAI 却没有如此细致。有些主观指标如乏力和肌痛被收入 SLAM，而 SLEDAI 却未收入。但这也会造成一些问题，例如患者有纤维肌痛，该表现通常与狼疮活动无关，但由于 SLAM 中有肌痛一项，该项虽系主观指标，但可以积分。因此，在多中心临床研究时会因判读错误而出现误差。

第十一节　SLE 损伤指数

为了比较 SLE 患者的身体状况，评估其预后，SLICC 和 ACR 于 1996 年建立了 SLE 损伤指数（表 1-12）。其内容是由 19 位风湿病专家通过对 42 位 SLE 患者的病史资料统计分析得出的[28]。该指数能系统、全面地统计 SLE 患者发病以来内脏器官的受累情况，包括疾病本身、后遗症以及治疗所致的影响，并且不受疾病活动和病程长短的影响。一项多中心临床研究显示，存活和死亡的 SLE 患者其损伤指数有显著差异，因此，该指数对判断 SLE 预后很有用处。

第十二节　治　　疗

在开始治疗之前，应对患者的病情活动度及内脏器官受损程度等作出正确的评价，这对于制订适当的治疗方案、观察疗效、随访病情及判断预后是十分重要的。

一、患者及家属须知

首先，患者应有愉快的情绪，解除忧虑，避免长期的精神压力，不要过度劳累。要注意避免日晒，如穿长衣裤，戴宽边帽或撑伞，忌用有光敏感作用的药物。饮食应吃高蛋白质、高维生素食物，不饮酒，不吃辛辣食物。要预防各种感染，如感冒、肺炎和肠炎等。妊娠可加重病情，女性患者最好不要妊娠。如要妊娠，应在病情稳定 1 年后受孕，不宜服用雌激素类避孕药。红斑狼疮不是不治之症，依目前的治疗水平，大多数患者的病情可得到很好的控制，可以像正常人一样生活。但红斑狼疮是一种慢性疾病，多数患者需长期服用糖皮质激素，而且不能随便减量，需在医师的指导下增减激素用量。一些不法广告有虚假的宣传，坑害患者，不要随便相信。

二、红斑狼疮的药物治疗

（一）红斑狼疮的用药原则

1. **根据是否累及内脏器官及有无生命危险用药**　如患者无生命危险，仅有皮损、关节炎 / 关节痛或肌痛，可先不用糖皮质激素（以下简称激素）等免疫抑制剂，仅外用激素制剂、遮光剂、非甾体抗炎药及抗疟药治疗。经过一段时间的治疗，如患者生活质量尚好，可不变更治疗方案，否则可考虑口服小剂量激素。如患者有内脏器官损害或生命危险，则需用较大量激素或细胞毒药物。

表1-12 SLICC /ACR SLE损伤指数表 续表

受损的脏器	计分
眼（任一只眼，临床评估）	
任何白内障病史	1
视网膜病变或视神经萎缩	1
神经精神系统	
认知损害（例如记忆缺失、计算困难、注意力不集中、言语或书写困难及行为能力受损）或严重的精神病	1
癫痫，需治疗6个月以上	1
脑血管意外病史（如果多于1次，计2分）	1（2）
脑神经或周围神经病（除外视神经）	1
横贯性脊髓炎	1
肾	
评估或测得的肾小球滤过率＜50%	1
蛋白尿≥3.5g/24h	1
终末期肾病（不考虑是否透析或移植治疗）	3
肺	
肺动脉高压（右心室扩大或P_2亢进）	1
肺纤维化（体检和影像学证实）	1
肺挛缩（影像学证实）	1
胸膜纤维化（影像学证实）	1
肺梗死（影像学证实）	1
心血管系统	
心绞痛或冠状动脉旁路移植术后	1
心肌梗死病史（如果多于1次，计2分）	1（2）
心肌病（心室功能障碍）	1
瓣膜病变（舒张期杂音或收缩期杂音＞3/6级）	1
心包炎持续6个月或心包切除术后	1
周围血管	

受损的脏器	计分
跛行持续6个月	1
较小组织缺损（指垫）	1
明显的组织缺损（如手指或肢体缺失。如果多于1处，计2分）	1（2）
静脉血栓伴有肿胀、溃疡或静脉淤滞	1
消化系统	
任何原因引起的十二指肠以下肠道、脾、肝或胆囊梗死或切除病史（如果多于1处，计2分）	1（2）
肠系膜功能不全	1
慢性腹膜炎	1
上消化道狭窄或手术病史	1
骨骼肌肉系统	
肌肉萎缩或无力	1
致畸性或侵蚀性关节炎（包括可减轻的畸形，除外无血管性坏死）	1
骨质疏松伴有骨折或椎骨压缩（除外无菌性坏死）	1
无菌性坏死（如果多于1次，计2分）	1（2）
骨髓炎	1
皮肤	
慢性瘢痕性脱发	1
头皮、指垫以外广泛的瘢痕形成或脂膜炎	1
皮肤溃疡（除外栓塞引起）超过6个月	1
性腺早衰	1
糖尿病（不考虑是否治疗）	1
恶性肿瘤（除外发育异常；如果多于1处，计2分）	1（2）

注：狼疮发病以来的损伤（不可逆的改变，与急性炎症反应无关）由临床评价确定，除有特别规定，存在应超过6个月。重复发作必须间隔6个月以上才计2分。相同损伤不能重复计分。

2. **参考临床分型用药** DLE主要累及皮肤，可选择抗疟药和沙利度胺等治疗。SCLE和LEP不仅累及皮肤，还可有其他系统的轻度损害。用药时不仅要针对皮肤，还需兼顾其他系统用药。SLE可累及多个系统，较重的患者要用激素等免疫抑制剂治疗。

3. **用药个体化** 临床用药的种类和剂量应因人而异。患者对药物的敏感性和耐受性有差异，治疗方案也应个体化。

4. **风险／效果比率**（risk/benefit ratio） 有些药物疗效好，但副作用大，需要在疗效和副作用之间选择最适宜的药物和剂量。

5. **抗核抗体与用药** 抗ds-DNA抗体滴度升高提示SLE病情活动，而抗核抗体以及其他抗ENA抗体如抗Sm、抗U_1-RNP、抗SS-A和抗SS-B等抗体仅对疾病的诊断有参考价值，不是判断病情活动的指标，用药时需加注意。对于只有抗体阳性而无临床症状的患者，不需要治疗，但需随访。

（二）红斑狼疮的常用药物

1. 非甾体抗炎药　有发热和关节痛等症状的患者可用该类药物，常用的有阿司匹林、吲哚美辛（消炎痛）、萘丁美酮、扶他林和布洛芬（芬必得）等。可先用一种，如 2～3 周无效，可试用其他种。阿司匹林价格低廉，但对 SLE 患者有潜在的肝毒性；吲哚美辛退热、止痛的效果好，但有引起消化道溃疡的危险。由于该类药可能使肾产生前列腺素减少，而其又有维持肾功能的作用，故不宜用于有肾损害的患者。

2. 抗疟药　氯喹和羟基氯喹迄今仍是红斑狼疮的基本用药，适用于各型红斑狼疮，用于 SLE 患者后可减少病情复发。症状控制后逐渐减量。该类药有多重作用，如阻断紫外线、抗炎以及免疫抑制作用以减少炎症细胞因子的释放等。本药对皮炎、口腔溃疡、光敏感、关节炎和关节痛均有较好的疗效，是红斑狼疮的基本用药。氯喹用量为 0.25g/d，羟基氯喹为 200～400mg/d。起初可每天用药，症状控制后可每周用 5 天，以后隔天用药。氯喹衍生物的半衰期约为数月，用药后 1～2 个月达疗效高峰。氯喹和羟基氯喹均可沉积于视网膜色素上皮细胞，引起视网膜病变，严重者可失明。但该病变发展缓慢，通常需数年。羟基氯喹的副作用较氯喹明显小。对于抗疟药眼损害的检查，美国眼科学会在 2002 — 2003 年做过关于抗疟药对眼损害风险的评价：羟氯喹 > 6.5mg/(kg·d) 或氯喹 3mg/(kg·d) 短于 5 年，几乎无眼损害发生 [29-31]。建议将患者分为低风险组和高风险组，高风险组包括以下情况：用药 > 5 年，> 60 岁，肥胖者及有肝、肾疾病者。低风险组 5 年内不需要检查，高风险组每年检查一次。国内此前多采取的是氯喹使用 3 个月以上、羟基氯喹使用 6 个月以上（每天 400mg）应定期进行眼科检查的规则值得商榷。因为在服用上述常规剂量药物时，即使有眼部或视力的异常，经眼科检查也多系屈光不正等其他问题，真正由此药引起的异常很少。此外，如发现视网膜病变，应及时停药或减少剂量，病变多可逆转。如用抗疟药 6 个月无效，可视为对该药不敏感，应予停药。

3. 沙利度胺　又称反应停，酞咪哌啶酮。该药的药理机制主要是稳定溶酶体膜、降低 TNF-α 活性、拮抗前列腺素、抑制中性粒细胞趋化和血管增生，改善细胞和体液免疫。主要用于治疗 DLE 和 SCLE，疗效显著。用于氯喹或糖皮质激素无效的病例也常获显著疗效。剂量为 100～400mg/d，症状控制后逐渐减量，可长期用药。副作用有致畸胎、嗜睡、便秘、末梢神经炎和深静脉血栓等。育龄妇女服药期间应注意避孕，孕妇禁用该药。该药在体内的半衰期为 5～7h。对于育龄妇女，服药前 4 周就应采取有效的避孕措施，妊娠试验阴性方可服药。患者停药至少 4 周后方可怀孕 [32]。服药期间不允许母乳喂养。男性患者服药期间，性生活时应使用避孕套，服药期间不允许献血。因该药有致畸胎作用，曾一度停用。末梢神经炎的临床主要表现为感觉异常，包括感觉减退、感觉过敏及迟钝、肌肉痛和触痛、麻木、针刺感、灼痛、绷紧、手足发冷、苍白、腿部瘙痒和红掌等。先发生于足部，后延及手部，常呈袜套状分布，远端较重，不延至膝、肘以上。其发生与药物累积总剂量有关，与疗程及每日剂量无关，一般用药达到 40～50g 时出现。一旦出现应即停药，约 25% 的患者完全恢复，25% 的患者好转或部分恢复，还有 50% 的患者停药 4～5 年后仍不恢复。深静脉血栓虽然发生例数较少，但近年屡有报道，发生者用药剂量多大于 100mg/d。近年来，由于沙利度胺治疗红斑狼疮等疾病疗效显著，因而在国内外有广泛应用。该药除用于红斑狼疮治疗外，还可用于各型麻风反应，如发热、结节红斑、淋巴结肿大和关节肿痛等，光敏性皮肤病如多形性日光疹和日光性痒疹也很有效，也可用于结节性痒疹、白塞病、泛发性扁平苔藓和坏疽性脓皮病等的治疗。此外，本药还可用于移植物抗宿主病、克罗恩病、多发性难治性骨髓瘤、强直性脊柱炎、类风湿关节炎、成人 Still 病等的治疗。

4. 糖皮质激素　是治疗 SLE 最重要的药物。该药小剂量时抗炎，大剂量有免疫抑制作用。糖皮质激素起效快，常可迅速缓解病情，对重症 SLE 常用以挽救患者生命。糖皮质激素的用量视疾病类型、病情程度和患者个体情况而异。如病情轻，患者仅有皮损、关节痛、肌痛或轻度浆膜炎，可用小量糖皮质激素治疗，如泼尼松 20～30mg/d。如病情重，出现严重的血管炎、SCLE 或 SLE 患者的严重皮损、多发性浆膜炎（心包炎、胸膜炎和腹膜炎）、心肌炎、狼疮性肺炎、增殖性狼疮肾炎、严重的溶血性贫血及血小板减少、器质性脑病综合征（可有昏迷、意识模糊和癫痫发作）、严重的认知障碍、脊髓病变、周围神经病变及狼疮危象（高热和衰竭），可用大量或超量糖皮质激素治疗。所用剂量视病情程度和当时患者的具体情况而定。对于内脏器官或系统损害严重的 SLE 患者，每日用泼尼松 1mg/kg 体重，可使约 85% 的活动性 SLE 患者的病情得到控制。蛋白尿通常在 6～10 周内改善，贫血和血小板减少在 5～15 天内改善，器质性脑病综合征则可在数天内改善[33-34]。糖皮质激素冲击治疗，如甲泼尼龙 1g/d 静脉滴注连用 3 天的疗法，易引起严重感染，并有导致心搏骤停的报道。该疗法与较低剂量的激素冲击疗法（如甲泼尼龙 240～480mg/d 静脉滴注）在疗效和安全性方面比较是否有优越性，还不明确，还需大样本临床对照研究加以验证，而目前则应慎用。1976 年 Cathcart 报道了 7 例狼疮肾炎患者用甲泼尼龙 1g/d 连续 3 天的疗法，其中 5 例有效。此后，这一未经双盲对照研究的方法被广泛用于临床，使很多患者发生严重的并发症。Edwards 等 1987 年报道了 1000mg 与 100mg 甲泼尼龙的对照性研究，显示两者对重症 SLE 患者临床疗效无显著差别。但也有专家认为，对于临床症状迅速恶化的重症 SLE 患者，如急性肾衰竭、中枢神经系统狼疮和严重血管炎等，每次用甲泼尼龙 500～1000mg，共 5～6 次，较之每天用泼尼松 1 mg/（kg·d）治疗能减少副作用，还可增加反应率，加快起效速度。较严重的 LEP 及 SCLE 也可应用。糖皮质激素对有些病变的疗效差，如血栓形成（包括卒中）、狼疮肾炎终末期以肾小球硬化为主或单纯膜型肾炎、血小板减少或溶血性贫血对激素耐受者（见于少数患者，可考虑脾切除或用达那唑）以及糖皮质激素引起的精神病变。

当 SLE 患者的临床症状、体征以及实验室指标（如血、尿常规和红细胞沉降率等）得到控制一段时间后，可考虑激素减量。糖皮质激素用量大时减量可快，减量间隔时间也短；当减至初量的一半时，每次递减的剂量宜小，间隔时间宜长，并确定合适的维持量。一般为每日 5～15mg/d。如维持量低于 15mg/d，可考虑单用糖皮质激素维持；如维持量较高，可考虑并用细胞毒药物。减量期间，如病情复发，可恢复到上一个剂量，观

察数周后再决定下一步的治疗。如病情在急性期或活动期，糖皮质激素给药时间以总量分 3 次给药为好。病情稳定且剂量较小时，可每日一次给药。使用大剂量糖皮质激素前需除外感染，特别是肺部 X 线片显示有浸润斑片、意识障碍、脓血尿和发热时尤应注意。除感染外，合并高血压、糖尿病、肥胖、骨质疏松症和精神病时，用糖皮质激素也需慎重。

激素的副作用主要有库欣综合征、水钠潴留、低钾血症、高血糖、高血压、消化道溃疡、无菌性骨坏死、骨质疏松、诱发感染、儿童发育迟缓、精神症状及心律失常等。用激素时应权衡利弊，当用则用，病情缓解后及时减量。

5. 其他免疫抑制剂 兹将常用的分述如下：

（1）环磷酰胺（cyclophosphamide，CTX）：属于烷化剂，是细胞毒药物。该药可作用于细胞生长周期的各个阶段，为细胞周期非特异性药物。CTX 主要抑制 B 细胞功能，是治疗 SLE 最常用的免疫抑制剂，用于治疗狼疮肾炎、中枢神经病变、各种血管炎及肺动脉高压等，尤以狼疮肾炎最为常用，是治疗该病的金标准[35]。CTX 可导致大多数的体液免疫和细胞免疫反应发生改变，包括减少 T 细胞和 B 细胞数目，减少淋巴细胞增殖和抗体产生，对体液免疫的抑制作用大于细胞免疫。对静止期和活化的 B 细胞功能的显著抑制是其主要的药理机制。CTX 对 CD4$^+$ T 细胞的抑制作用具有剂量依赖性。小剂量 CTX 对 CD4$^+$ 细胞无明显抑制作用，主要抑制 CD8$^+$ 细胞。而大剂量 CTX 则可显著抑制 CD4$^+$ 细胞，对 CD8$^+$ 细胞的抑制作用并不明显。

CTX 的不良反应包括感染、可逆性骨髓抑制、胃肠道反应、肝功能异常、脱发、性腺抑制、膀胱毒性和致癌等，但静脉用药时该危险性明显降低。感染方面常见的有带状疱疹，金黄色葡萄球菌、革兰阴性菌以及假丝酵母菌败血症，以及卡氏肺孢子虫肺炎等。除了带状疱疹外，其他感染常能引起死亡。应用 CTX 期间，应定期检查肝功能和血常规，了解有无肝损害及骨髓抑制。在卵巢衰竭方面，CTX 对有生育功能的成熟卵泡杀伤力强，可引起雌激素和孕激素减少，促卵泡素增加，释放更多的成熟卵泡，反复杀伤，最终可引起闭经。患者的年龄越大，此项危险性越大，尤其是超过 30 岁的妇女，易发生卵巢衰竭，而小于

20 岁的患者则几乎不发生闭经。CTX 可引起不可逆的卵巢功能障碍，静脉滴注 CTX 30 个月，发生率为 39%，而 6 个月发生率则为 12%。口服 CTX 可能引起出血性膀胱炎、慢性膀胱炎甚至膀胱癌，采用静脉用药则该危险性明显降低。国人用 CTX 冲击治疗后，引起出血性膀胱炎的很少见。在肿瘤发生方面，口服总量<10g，一般较安全；口服总量达 30g 时约 10% 发生肿瘤；口服总量>100g，多可引起肿瘤。在肿瘤类型中，血液系统占 5%，其他有膀胱癌、黑色素瘤、鳞癌和宫颈癌等。静脉冲击治疗狼疮肾炎，肿瘤的发生率与正常人群比较无统计学差异，可能与治疗剂量小和随访时间短有关。

目前没有统一的 CTX 用法，可根据病情采用不同的给药方式，如口服 50～100mg/d，隔日静脉注射 200mg/d，或每周静脉注射 400mg，或每 2 周静脉注射 600mg，或每月静脉注射 800～1000mg。静脉注射 CTX 不仅可用于狼疮肾炎，有时对弥漫性中枢神经病变、血小板减少症以及间质性肺炎也可奏效。应用 CTX 期间，应定期检查肝功能和血常规，了解有无肝损害及骨髓抑制。国人用 CTX 冲击治疗引起出血性膀胱炎的很少见。

（2）硫唑嘌呤（azathioprim，AZA）：又称依木兰，为嘌呤类似药，能抑制嘌呤核苷酸合成，从而抑制 DNA 和 RNA 的合成，对增生活跃的淋巴细胞抑制作用最强，并有抗炎和免疫抑制双重效果。一般用量为每天 1～4mg/kg。AZA 起效较慢，通常 6～12 个月才有明显疗效。当病情控制且激素减至维持量后可减量。硫唑嘌呤（AZA）对 T 细胞的抑制作用较强，抑制 B 细胞的剂量要比抑制 T 细胞大得多。该药与激素合用治疗重症 SLE，与单用激素比较，1～2 年内，两者的临床改善无显著差异；但 5～15 年后，合用 AZA 的患者肾功能改善情况以及严重病情的发生率均比单用激素者少[36-38]。近期一组对 110 例狼疮肾炎患者随访 25 年的报道肯定了该药治疗该病的远期疗效。本药的副作用少，肾功能保护好。故 CTX 治疗狼疮肾炎临床缓解后，可口服该药维持。该药的副作用主要是骨髓抑制（特别是白血病）和肝损害，尤其是前者，发生率大于 CTX。其他还有感染（特别是带状疱疹）、卵巢功能低下以及恶性肿瘤发病率升高，但较 CTX 轻。巯基嘌呤甲基转移酶（thio purine methy ltransferase，TPMT）活性很

低的患者，会造成该药在体内的蓄积增加，易导致骨髓抑制，这些患者不能用 AZA[37]。

（3）马替麦考酚酯：又称霉酚酸酯（MMF），进口药商品名骁悉。本药可选择性地抑制次黄嘌呤核苷酸脱氢酶，使鸟嘌呤核苷酸的合成从起始阶段受到阻滞。T 细胞和 B 细胞依赖于嘌呤起始阶段的合成，因而该药对淋巴细胞有相对特异性，应该对卵巢和睾丸无影响。初始剂量为 1～1.5g/d，疗效不满意可加至 2g/d。疗效满意后逐渐减量至 0.5g/d，少数患者可减至 0.25g/d，维持 6～9 个月。服用该药期间少数患者可发生严重的感染，而且较难救治，故给药剂量尽可能减少。2000 年中国狼疮肾炎协作组对 75 例Ⅳ型狼疮肾炎患者应用 MMF 治疗，效果良好。对 CTX 诱导缓解后狼疮肾炎的维持治疗有效[39]。该药的特点是肝、肾毒性和骨髓抑制等副作用小。MMF 起效比 AZA 快。该药对于膜型狼疮肾炎也有效[40]。

（4）环孢素：该药为钙调神经磷酸酶抑制剂，主要抑制 T 细胞介导的免疫反应，能抑制 IL-2 合成及 T 细胞活化。优点是无骨髓抑制作用，对胎儿影响小，孕妇服药安全，但免疫抑制的作用也较弱，可用于经其他药治疗无效的 SLE 患者。目前广泛用于器官移植和自身免疫病的治疗。本药诱发感染的危险性小。常用剂量为每天 3～5mg/kg 体重，可 1 次或 2 次口服。如 4～8 周无效，可每日增加 0.5mg/kg 体重，最大剂量为每天 5mg/kg 体重。如疗效好，稳定 3 个月后，每隔 1～2 个月，每日减量 0.5～1mg/kg 体重，以最低有效剂量维持。主要副作用除肾毒性外，尚有高血压、多毛症、肝损害及牙龈肿大。用药时注意患者的血肌酐，如较治疗前升高 50%，则应减量或停药。该药对于膜型狼疮肾炎也有效[41]。

（5）他克莫司：该药与环孢素同为钙调神经磷酸酶抑制剂，主要抑制 T 细胞介导的免疫反应，其作用强度高于环孢素 10～100 倍。他克莫司目前主要用于较重的狼疮肾炎或用于激素合并环磷酰胺冲击治疗疗效不佳的患者。成人他克莫司的剂量通常为 1～3mg/d，分两次服用。不良反应主要有剂量相关的可复性肾毒性、高血压、神经毒性、感染及潜在的致癌性等，但比环孢素的不良反应轻。他克莫司有时与马替麦考酚酯合并使用。国外的一项研究显示[42]，他克莫司（4mg/d）与马替麦考酚酯（2g/d）合并用药与环磷酰胺静脉冲击治疗

（1g/m²，6～9次）进行比较，入选患者为Ⅳ+Ⅴ型狼疮肾炎，平均肾小球率过滤（glomerular flow rate，GFR）为98ml/min，24h尿蛋白定量平均为4.4g，而且入组患者中多数以往用过马替麦考酚酯或环磷酰胺治疗。两组患者在治疗起始阶段先用较大剂量甲泼尼龙冲击治疗3天（0.5g/d），然后恢复至原来的泼尼松口服剂量。6个月后，他克莫司与马替麦考酚酯合并用药组中的10人、环磷酰胺冲击治疗组中的1人得到完全缓解。入组患者耐受性好，无明显不良反应发生。但国外也有用类似治疗而不良反应较大的研究报告。他克莫司用于SLE，尤其是狼疮肾炎治疗的时间尚短，有关国人的治疗报告尚少，其长期疗效和安全性仍有待于研究。

（6）甲氨蝶呤（methotrexate，MTX）：较少用于SLE治疗，多用于类风湿关节炎的治疗。当CTX等免疫抑制剂疗效不佳时才选用该药[43]。一般用量为每周10～15mg。MTX对某些SLE患者的关节炎、肌炎、血管炎和浆膜炎可有效，但对重症SLE患者较少奏效。因有肾毒性，狼疮肾炎患者不宜采用。有报道该药可用于治疗狼疮脑病，具体用法为：地塞米松10mg加MTX 10mg，鞘内按摩式推入，每周一次，连用3周。主要不良反应有肝损害、肺纤维化和骨髓抑制。

（7）长春新碱：可试用该药治疗SLE患者严重的血小板减少症，以替代脾切除治疗。剂量为1～2mg/m²体表面积，加入500ml液体中缓慢静脉滴注6h以上，每周一次，连续4周为一个疗程。该药能与血小板的微管结合，可对杀伤血小板的细胞释放细胞毒药物。一般经2～3周治疗后血小板数逐渐上升。

6. 丙种球蛋白 该药被静注入体内，保留了IgG分子的完整性，无抗补体活性。丙种球蛋白既可直接阻断单核-巨噬细胞的Fc受体，又可增加患者对各种微生物感染的抵抗力。近年来使用该药日渐增多，常用于重危症SLE患者，特别是合并严重感染，白细胞或血小板严重减少，不适加大激素用量或使用其他免疫抑制剂时。一般与激素合用，剂量为每日300～400mg/kg体重，连用3～5天。该药在体内的半衰期为21～25天。

7. 生物制剂 近年来，对SLE发病机制中炎症过程的认识日趋深化，使生物制剂特异性和靶向性治疗SLE成为可能。目前在生物制剂靶向性

治疗狼疮鼠模型方面已做过许多工作，并已开始在患者身上进行试验研究。生物制剂作用的环节主要有以下方面：T细胞的激活、T细胞与B细胞之间的相互作用、细胞因子的激活与调节、抗ds-DNA抗体的产生和补体的激活及沉积。其中在抑制抗ds-DNA抗体产生方面，LJP394是一种与聚乙二醇连接的四聚双链寡核苷酸，可与B细胞表面抗ds-DNA抗体结合，诱导B细胞凋亡或无功能；或与循环中的抗ds-DNA抗体结合形成复合物，促使其排泄而不激活补体。治疗BXSB狼疮鼠模型，能减少抗ds-DNA抗体并延长生存时间。Alarcon-Segovia等（2003年）报道了230例SLE患者应用该制剂治疗肾炎发作的随机双盲安慰剂对照试验研究，结果显示治疗组能显著降低抗ds-DNA抗体滴度，减少肾炎发作次数和时间，但缺少多中心长期的研究。其他药物还有：①抗CD20单抗（利妥昔单抗，美罗华）：CD20在前B细胞、静止活化的B细胞上高度表达。抗CD20单抗是一种人/鼠嵌合的抗B细胞CD20单抗，能清除体内异常增殖的B细胞。从已治疗过的数百例SLE患者来看，药物的耐受性良好，能明显改善多个系统的临床症状[44-49]。②抗B细胞刺激因子的单抗（lymphostat-B，belilumab）：是人源性IgG1型单抗，对B细胞有高度亲和力，与B细胞表面的刺激因子结合，阻止B细胞发育成熟，使产生抗体的B细胞凋亡。目前也已经过Ⅱ～Ⅲ期临床试验。目前已治疗过的数百例SLE的临床研究显示，该药可减少外周血B细胞数量，疗效优于安慰剂，安全性好。但生物制剂对SLE患者的长期疗效和安全性还有待研究。

8. 中医中药

（1）辨证施治：根据中医辨证，SLE可分为热毒炽盛、阴虚内热、气阴两虚及脾肾阳虚等证，各证多兼有血瘀。热毒炽盛型多见于SLE患者急性期，治以滋阴降火、清热解毒，方用犀角地黄汤加减。阴虚内热型多见于SLE患者轻度活动期，治以滋阴清热，方用知柏地黄汤合大补阴丸加减。气阴两虚型多见于经过治疗的或缓解期的SLE患者，治以气阴双补，方用补中益气汤合六味地黄汤加减。脾肾阳虚型多见于狼疮性肾病患者，方用二仙汤或右归饮加减[50]。若水肿显著，可合用真武汤或五苓散并加减。各证型方药均可酌情加丹参、赤芍、丹皮和当归等活血化瘀药。

（2）雷公藤：是卫矛科雷公藤属的植物。该属植物包括雷公藤、昆明山海棠、黑蔓和苍山雷公藤。其中以雷公藤应用得最多。雷公藤具有抗炎和免疫抑制作用，不仅可抑制细胞免疫，还可抑制体液免疫。雷公藤主要的有效单体有雷公藤甲素、红素及生物碱等。该药适用于 DLE、SCLE、LEP 以及病情轻、中度的 SLE 患者的治疗，疗效确实。重症患者则需合用激素治疗。由于长期用雷公藤对生殖系统有明显的副作用，可引起闭经或不孕，故未婚或婚后未育者需慎用。此外，该药还可引起白细胞减少、转氨酶升高、消化道症状及骨质疏松等副作用。该药使用剂量，如为去皮根，成人每日用量相当于 30g 生药，可制成煎剂或提取其中有效成分制成片剂或冲剂等。目前市售的多为片剂，如雷公藤片、雷公藤总苷片和昆明山海棠片等。

（三）几种特殊情况的用药

1. 狼疮肾炎 是 SLE 致死的主要原因之一。以往一直是采用激素治疗，起始剂量为每天 1mg/kg，连续 2 个月。临床症状及蛋白尿控制后逐渐减量。但在许多患者激素减至一定剂量后，肾炎又复发，需再次加量。如此反复减量、加量，迁延日久，应用总量往往很大。激素引起的不良反应如高血压、糖尿病和感染等可引起治疗矛盾，难以再增加激素用量。激素引起的高血脂和高血压还可导致肾损伤，加速肾小球硬化。从 10 年长期随访结果看，单用激素不能防止 90% 以上的狼疮肾炎患者进入肾衰竭期，远期疗效也不满意。1986年，美国国立卫生研究院（National Institutes of Health，NIH）的 Austin 等回顾性总结了 10 年来 111 例狼疮肾炎患者的对照治疗结果。显示 CTX 静脉冲击治疗能减少患者的肾组织纤维化，是稳定肾功能和防止肾衰竭的卓有成效的疗法，现已成为国内外普遍采用的治疗狼疮肾炎的方法[35,51-52]。国外所用 CTX 静脉冲击剂量为每次 0.5 ~ 1.0g/m² 体表面积，国内则多采用 800 ~ 1000mg，加入 250 ~ 500ml 生理盐水中静脉滴注，一般每月 1 次，可连用 6 次。然后用药间隔延长，每 2 ~ 3 个月冲击一次，再用数次，1 年内总量一般不超过 10g。通常冲击治疗 3 个月后，大多数患者蛋白尿转阴或明显减少。一般认为，CTX 总量达到 3g 左右即应起效。为了及早达到起效剂量，有人提议在患者能耐受的情况下积极、快速地治疗。如每周用 400mg 或每 2 周用 600 ~ 800mg，以早期产生疗效。国外的研究显示，CTX 静脉冲击每月 1 次，连续 6 个月后停用，50% ~ 80% 患者的病情得以改善。但在此后的 6 ~ 24 个月中，半数患者的病情又恢复到以前的状况。如每月冲击 1 次，连续 6 次，再在此后的 1 ~ 2 年中使冲击间隔时间延长，则病情复发和肾功能减退的比例均比单用激素组少。CTX 停用后，仅 1/3 的患者病情复发。CTX 静脉冲击治疗结束后，可口服硫唑嘌呤或马替麦考酚酯进行维持治疗，具体剂量和用法见本节硫唑嘌呤和马替麦考酚酯项下。使用这两种药物比接续使用 CTX 口服维持治疗能减少性腺受损。长期用 CTX 有增加患恶性肿瘤的潜在危险性。在每次 CTX 静脉冲击前起码应检查肝功能、血常规和尿常规。有时肝功能轻度异常，如病情需要，也可试用，但可减少剂量，如每月冲击 600mg，并随访肝功能，如肝功能异常，可暂缓静脉冲击，使用保肝药物，肝功能恢复后再行冲击治疗。对静脉冲击 CTX 后一段时间，狼疮肾炎又复发的患者，再次冲击仍然有效，但冲击剂量需适当增加，如加至每月 1000mg，冲击次数与初次相同。

2. 中枢神经系统损害 以往认为中枢神经系统损害是不可逆的，一旦发生，应立即用大剂量激素冲击治疗，目前认为这种处置尚不妥当。对于 SLE 精神性症状，如能除外激素引起，可用抗精神病药如氯丙嗪和中等剂量的激素同用。对于各型癫痫发作，可用抗惊厥药如地西泮（安定）和中、大剂量激素同用。脑血管闭塞可用溶纤药、抗凝血药，特别是有抗心磷脂抗体滴度升高的患者。脑出血和蛛网膜下腔出血者可用脱水剂和止血药。对于弥漫性狼疮脑炎，由于其基本病变是免疫复合物引起的血管炎，如治疗不及时，可发生脑组织坏死和脑细胞液化，病变无法挽回。需立即应用大剂量激素，甚至合用细胞毒药物治疗[53]。开始时每天可用甲基泼尼松龙 2 ~ 4mg/kg 体重，静脉滴注。如 48h 内未见明显改善，则剂量加倍，直至症状缓解，意识恢复。

3. 血液系统损害 如发生严重的溶血性贫血、白细胞减少以及血小板减少，应首选大剂量激素治疗，必要时用甲泼尼龙静脉冲击治疗[54]。如 SLE 患者的血小板 <20 × 10⁹/L，需积极治疗。一

般用泼尼松 $1 \sim 2mg/（kg \cdot d）$。对激素不敏感的患者可试用细胞毒药物。采用长春新碱静脉滴注治疗 SLE 患者严重的血小板减少症，仅部分患者有效。丙种球蛋白静脉滴注常用于严重的白细胞或血小板减少、不适合加大激素用量或使用其他免疫抑制剂者，近年来使用日渐增多。对于血栓性血小板减少性紫癜，治疗应以血浆置换为主，对激素或其他免疫抑制剂通常无效。

4. 狼疮间质性肺炎 主要分为急性和慢性弥漫性狼疮间质性肺炎两种。急性狼疮间质性肺炎需用大剂量激素冲击治疗，必要时加用 CTX 治疗，也可试用免疫球蛋白冲击治疗。在无法除外是否合并肺部感染的情况下，可在应用足量广谱抗生素的同时，使用大剂量激素治疗。慢性狼疮间质性肺炎的治疗主要以保护残余肺功能为主，并适量应用激素。

5. 妊娠 SLE 患者病情缓解半年以上，泼尼松用量在 15mg 以下，重要内脏器官功能基本正常的，可以考虑妊娠。妊娠前应检查抗心磷脂抗体、抗 SS-A 抗体和抗 SS-B 抗体以评估妊娠风险以及婴儿是否有发生新生儿红斑狼疮的可能。尽管亚洲人新生儿发生心脏传导阻滞的概率很低，抗心磷脂抗体阳性的患者必要时需阿司匹林与肝素合用，以减少血栓形成和流产[55-57]。妊娠期间患者的病情易于活动，应密切观察临床和实验室指标。如病情出现活动，需增加激素用量至足以控制病情。妊娠时选用泼尼松为好，该药由母体血循环进入胎盘时被胎盘产生的 11β- 去氢酶氧化成无活性的 11- 酮形式，对胎儿无影响。地塞米松不能被该酶氧化，故不宜使用[58]。分娩时应加大激素用量，以使孕妇提高机体应激性从而度过分娩期。一般可用甲泼尼龙 60mg 静脉滴注一次，分娩后第二天继续用甲泼尼龙 40mg 静脉滴注，连续 3 天，然后恢复至产前剂量。近年研究显示，SLE 患者服用避孕药通常是安全的。

三、其他疗法

（一）血浆置换

该疗法系将患者的血液引入血浆交换装置，分离出血浆并弃除，以清除体内可溶性免疫复合物、抗基底膜抗体及其他免疫活性物质，并补充血浆或代用液（如 4% 人体血清白蛋白林格液）。该疗法适用于用其他治疗不能控制的 SLE 危象及急性进展性弥漫增殖型狼疮肾炎患者。采用该疗法治疗后，可引起除白蛋白以外的各种血浆蛋白代偿性合成增加，B 细胞产生抗体增加。在此期间给予 CTX 治疗，可抑制 B 细胞产生抗体，获得较长期的缓解。血浆置换是应急的治疗，不宜长期使用。一般每次置换 $1 \sim 1.5L$，每周 $2 \sim 6L$，分 $2 \sim 3$ 次进行，持续 $2 \sim 3$ 周。主要并发症为感染、凝血障碍和水、电解质紊乱。

（二）干细胞移植

清除 SLE 患者的造血细胞，抑制患者的免疫系统，然后进行造血干细胞移植，可缓解顽固性 SLE 甚至治愈该病。该疗法分自体和异体干细胞移植两种。过去不用自身干细胞移植是担心自身干细胞携带狼疮易感基因，易使病情复发。但已有的资料显示，异体干细胞移植患者的病死率和复发率较自身干细胞移植明显升高。自体移植相关病死率为 5% 左右，异体移植病死率为 30% ~ 40%。该疗法的首要问题是病情复发。由于病例数有限，随访时间较短，复发率尚不清楚。部分患者在移植后 $1 \sim 2$ 年复发，但病情较移植前轻。

（三）透析疗法与肾移植

发生肾衰竭时，可采用透析疗法，肾移植也可延长患者的生命，但应在病情长期缓解时进行。

四、预后

随着早期诊断率的提高及治疗手段的进步，SLE 患者的生存率稳步提高。最近国外报告 SLE 的第一个 10 年的生存率高达 85% ~ 90%。导致 SLE 患者死亡的主要原因是合并严重感染、肾衰竭及神经系统受累等。近年来由于 SLE 患者的生存期不断延长，加之长期应用糖皮质激素，冠状动脉粥样硬化导致的一系列并发症已成为导致 SLE 患者死亡的主要原因之一[59-65]。

第十三节　皮损和组织病理图片

一、慢性皮肤型红斑狼疮皮损

（一）经典型盘状红斑狼疮

1. 经典型盘状红斑狼疮典型皮损

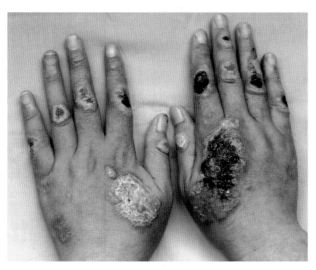

图Ⅰ-1　双手背、指背盘状损害，呈浅盘状，表面有黏着性鳞屑，有的皮损继发感染有黑痂

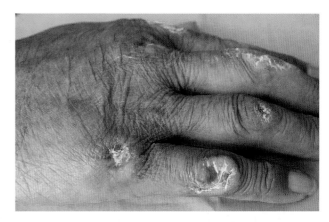

图Ⅰ-3　手背、指背盘状损害，呈浅盘状，表面有黏着性鳞屑

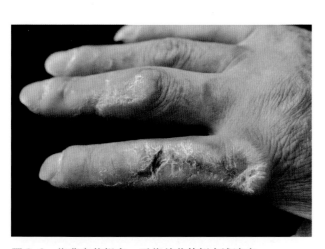

图Ⅰ-2　指背盘状损害，示指关节伸侧有浅溃疡

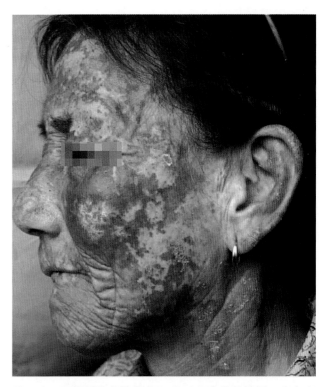

图Ⅰ-4　面部泛发盘状损害，表面有黏着性鳞屑，有色素沉着、色素减退和毛细血管扩张

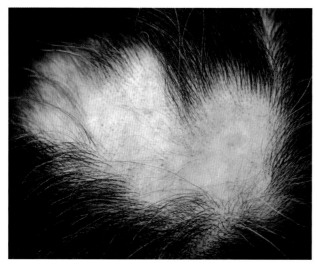

图 I -5　头皮盘状损害，由数个呈圆形的脱发斑融合而成，为假性斑秃。脱发区有红斑，表面有小的褐色毛囊角栓，头皮轻度萎缩

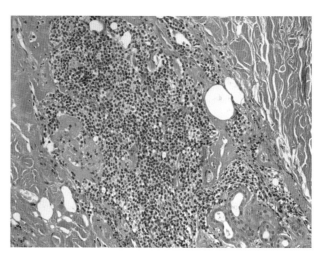

图 I -7　图 I -5同一患者皮损组织病理高倍镜下表现

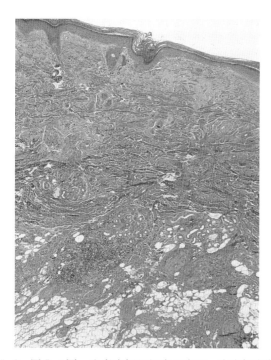

图 I -6　图 I -5同一患者皮损组织病理表现。表皮轻度角化过度伴毛囊角栓，表皮变薄，皮突消失，基底细胞液化变性，并可见少许色素失禁，真皮浅层弹性纤维呈嗜碱性变，真皮浅、中层血管及汗腺的附属器周围淋巴细胞为主的炎症细胞浸润，部分小血管壁纤维素样变性。真皮内毛囊消失

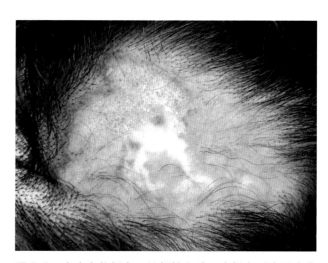

图 I -8　头皮盘状损害，呈假性斑秃。皮损主要表现为萎缩性瘢痕，部分表面有黏着性鳞屑，毛囊口扩张。有色素沉着、色素减退和毛细血管扩张

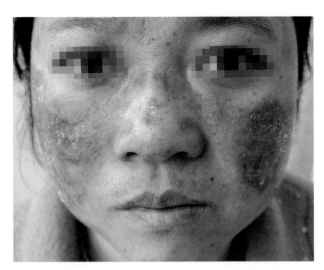

图 I-9   SLE 蝶形红斑，但其基本皮损是由盘状损害融合
而成，红斑表面有黏着性鳞屑、色素沉着和色素减退

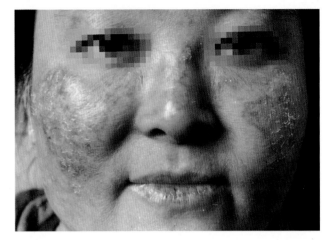

图 I-11   盘状损害呈蝶形分布，鼻背和下唇也受累。皮损
表面有黏着性鳞屑和萎缩性瘢痕，并有色素沉着和减退

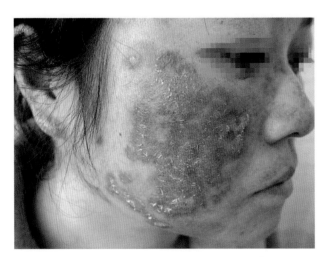

图 I-10   图 I-9 同一患者面部侧面观

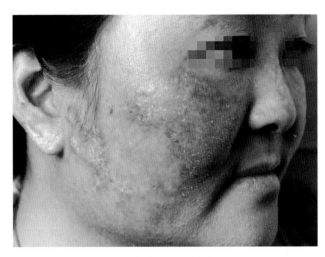

图 I-12   图 I-11 同一患者面部侧面观

2. 经典型盘状红斑狼疮皮损组织病理

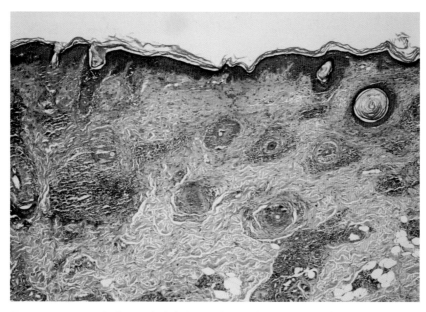

图 I-13　DLE 组织病理。表皮角化过度伴灶状角化不全，毛囊角栓形成，棘层厚薄不一，灶状基底细胞液化变性，真皮浅中层可见以淋巴细胞为主的炎症细胞围血管或附属器呈团块状浸润（HE 染色 ×4）

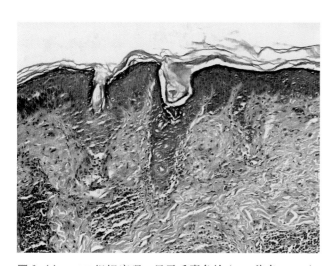

图 I-14　DLE 组织病理。显示毛囊角栓（HE 染色 ×10）

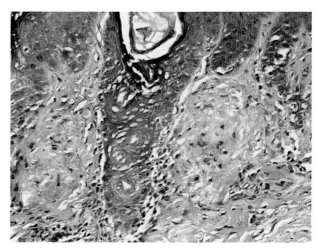

图 I-15　DLE 组织病理。显示毛囊上皮灶状基底细胞液化变性（HE 染色 ×20）

3. 经典型盘状红斑狼疮病例

病例 1

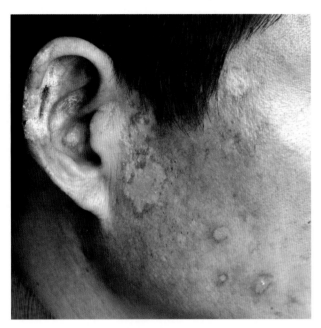

图 I-16　右耳、右颊部盘状损害，表面有黏着性鳞屑，边缘有色素沉着，耳轮皮损处轻度萎缩瘢痕

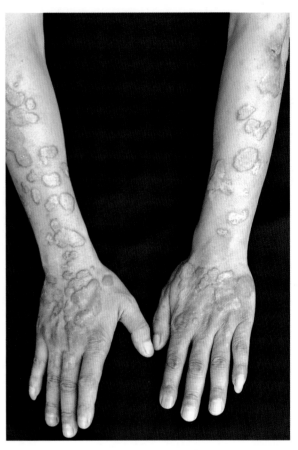

图 I-17　图 I-16 同一患者，双前臂伸侧、手背盘状损害，皮损边缘微隆起，色素沉着，皮损表面毛细血管扩张。部分皮损有萎缩性瘢痕，局部有色素减退斑

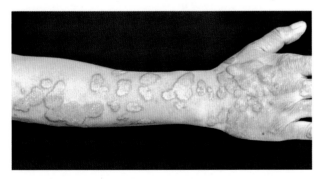

图 I-18　图 I-16 同一患者，右前臂伸侧、手背盘状损害，采用沙利度胺治疗前

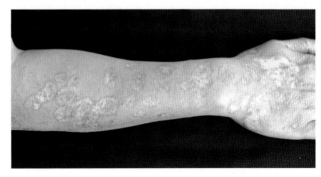

图 I-19　图 I-16 同一患者，右前臂伸侧盘状损害。用沙利度胺治疗 3 个月后，皮损消退，留有萎缩性瘢痕和色素减退斑

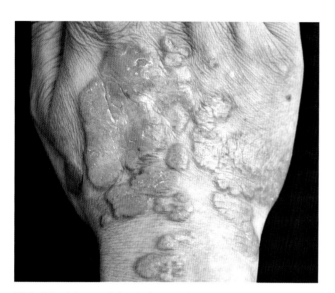

图Ⅰ-20　图Ⅰ-16同一患者，手背盘状损害

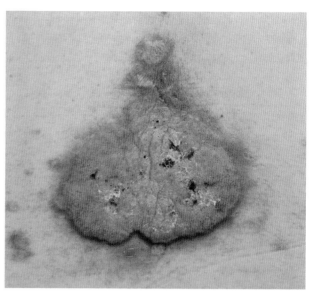

图Ⅰ-22　图Ⅰ-16同一患者，背部盘状损害，皮损肥厚，表面有黏着性鳞屑和毛细血管扩张

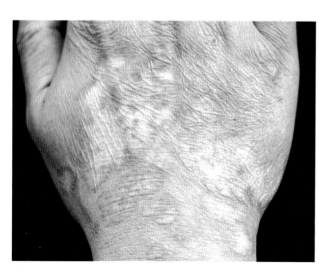

图Ⅰ-21　图Ⅰ-16同一患者，右手背盘状损害。用沙利度胺治疗3个月后，皮损消退，留有萎缩性瘢痕和色素减退斑

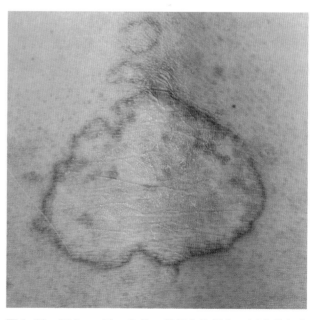

图Ⅰ-23　图Ⅰ-16同一患者，背部盘状损害。用沙利度胺治疗3个月后，皮损消退，留有萎缩性瘢痕和色素减退斑

病例 2

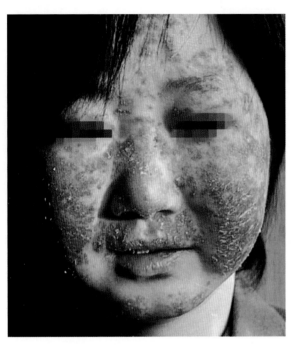

图 I-24 SLE 患者，面部盘状损害大致呈蝶形分布，鼻背和前额等处也累及。在发病早期盘状皮损不典型，与 SLE 面部蝶形红斑非常相似

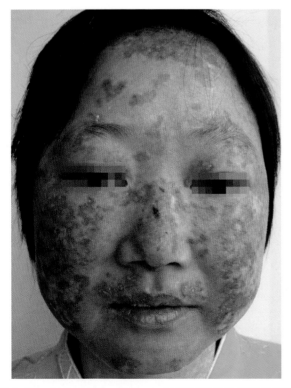

图 I-25 图 I-24 同一患者，6 年后面部盘状损害呈蝶形分布，此时的盘状损害已很典型

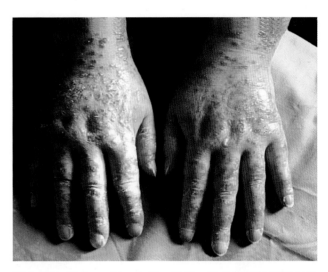

图 I-26 图 I-24 同一患者，手背、指背发病早期的盘状损害

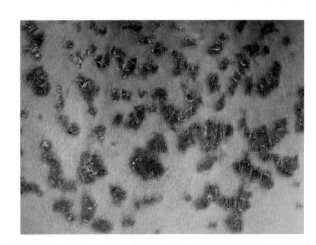

图 I-27 图 I-24 同一患者，6 年后背部盘状损害，红斑表面有黏着性鳞屑，与 SCLE 红斑和丘疹鳞屑型皮损非常相似

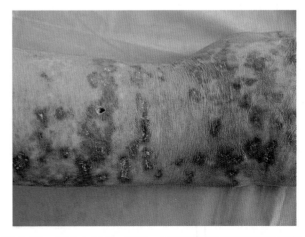

图 I-28 图 I-24 同一患者，6 年后前臂和手背盘状损害，遗留色素减退斑片和萎缩性瘢痕

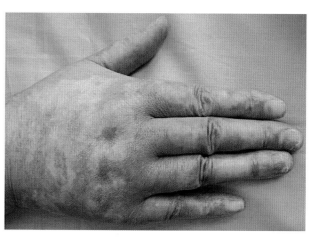

图Ⅰ-30 图Ⅰ-24同一患者8年后，手背盘状损害遗留的色素减退斑

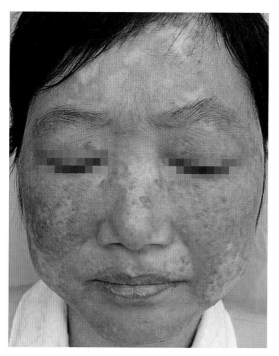

图Ⅰ-29 图Ⅰ-24同一患者8年后，面部盘状损害，遗留色素减退斑和萎缩性瘢痕

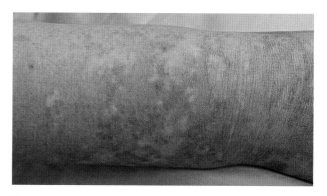

图Ⅰ-31 图Ⅰ-24同一患者8年后，前臂伸侧盘状损害遗留的色素减退斑片

病例 3

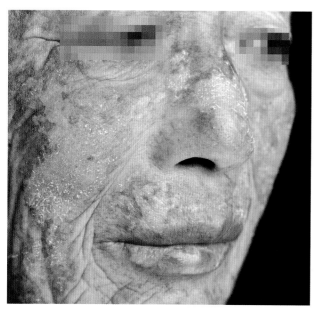

图Ⅰ-32 面部鼻背、两颧、口唇盘状损害，黏着性鳞屑明显。皮损周边色素沉着，中央色素减退

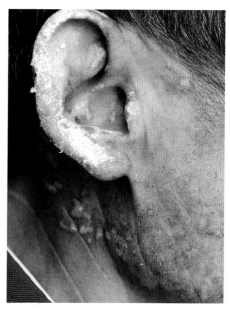

图Ⅰ-33 图Ⅰ-32同一患者，右耳和颊部盘状损害，表面有黏着性鳞屑，耳轮可见萎缩性瘢痕

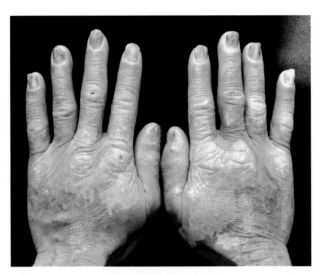

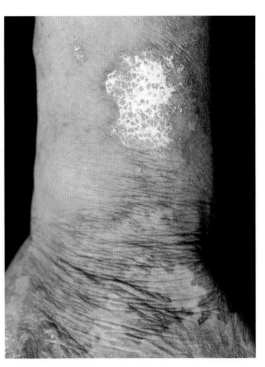

图Ⅰ-34　图Ⅰ-32同一患者，双手背、指背盘状损害融合成片，部分表面有黏着性鳞屑，部分呈萎缩性瘢痕和色素减退斑片

图Ⅰ-35　图Ⅰ-32同一患者，手腕背和手背盘状损害，手腕背皮损表面黏着性鳞屑明显

病例 4

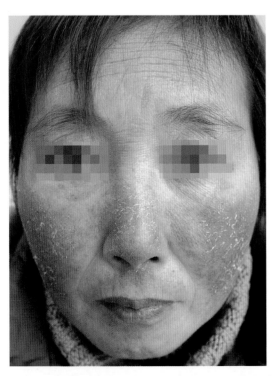

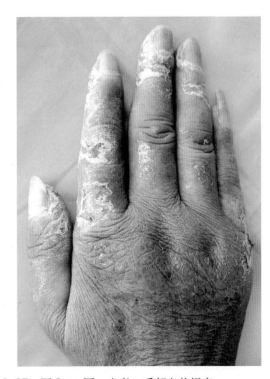

图Ⅰ-36　SLE蝶形红斑，其基本皮损是盘状损害融合而成，皮损表面有黏着性鳞屑

图Ⅰ-37　图Ⅰ-36同一患者，手部盘状损害

病例 5

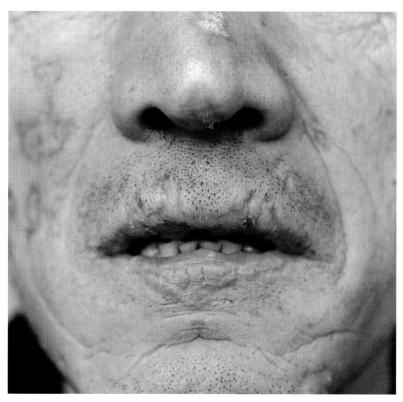

图 I-38　面部盘状损害累及口唇、鼻部和颧颊部，上下唇皮损处有萎缩性瘢痕

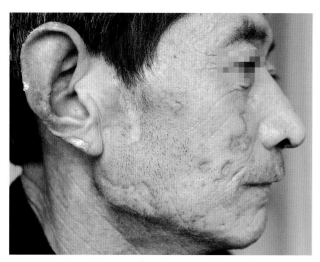

图 I-39　图 I-38 同一患者，右颧、耳部盘状损害，部分有萎缩性瘢痕

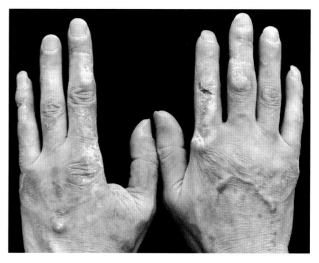

图 I-40　图 I-38 同一患者，双手背、指背盘状损害，部分呈萎缩性瘢痕。左示指因外伤截肢

病例 6

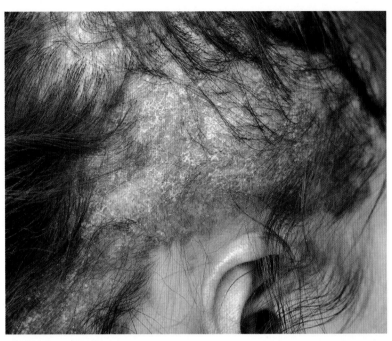

图 I-41　右颞、枕部盘状损害融合成片，脱发明显，皮损为暗红斑，边缘微隆起，有色素沉着，其间有黏着性鳞屑，毛细血管扩张，部分皮损有轻度萎缩性瘢痕

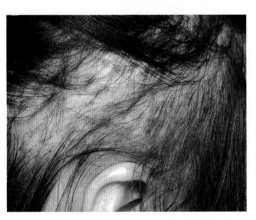

图 I-42　图 I-41 同一患者右颞和枕部盘状损害经沙利度胺治疗后皮损消退，局部仍有脱发，可见轻度萎缩性瘢痕和色素减退斑

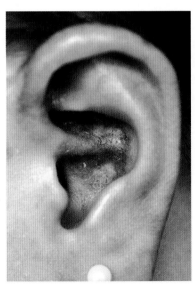

图 I-43　图 I-41 同一患者，左耳窝部盘状损害，表面边缘可见色素沉着，中央色素减退，表面有黏着性鳞屑

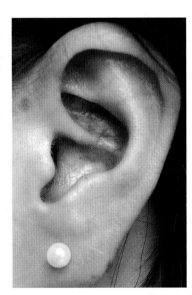

图 I-44　图 I-41 同一患者，左耳窝部盘状损害经沙利度胺治疗后皮损消退，局部轻度萎缩性瘢痕

病例 7

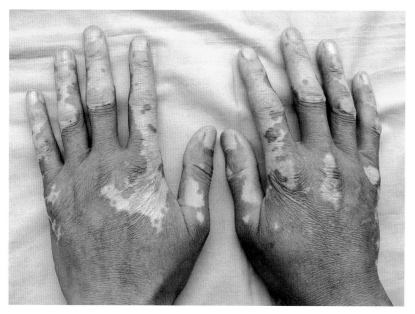

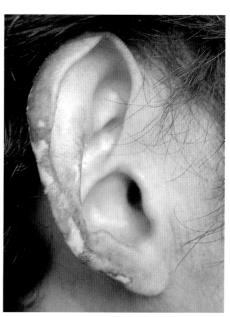

图 I -45 双手背、指背盘状损害消退后，局部见萎缩性瘢痕和色素减退斑

图 I -46 图 I -45 同一患者，右耳轮盘状损害消退后，局部有萎缩性瘢痕和色素减退斑

病例 8

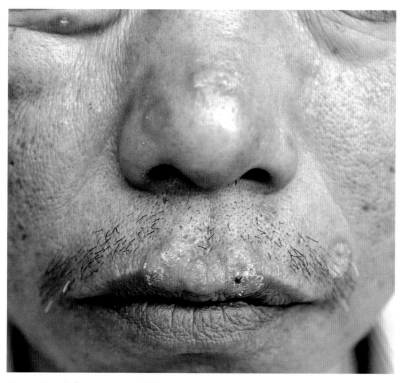

图 I -47 鼻背、上唇盘状损害，表面有黏着性鳞屑

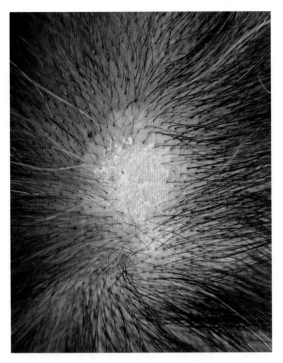

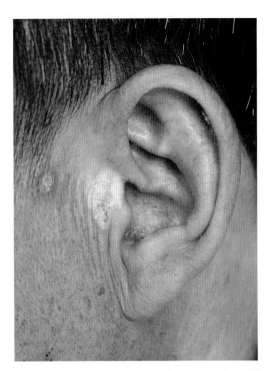

图Ⅰ-48　图Ⅰ-47同一患者，头皮盘状损害，表面有黏着性鳞屑，色素减退，局部头发脱失，呈假性斑秃

图Ⅰ-49　图Ⅰ-47同一患者，左耳窝、对耳屏和耳前盘状损害，表面有黏着性鳞屑

病例 9

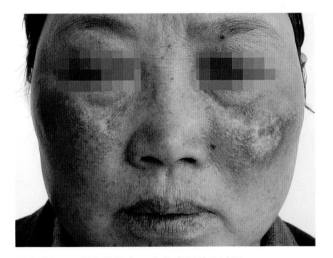

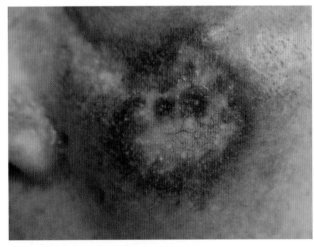

图Ⅰ-50　双颧盘状损害，有色素沉着和减退

图Ⅰ-51　图Ⅰ-50同一患者，左颧部放大图片。盘状损害呈圆形，其周边色素沉着明显，皮损表面也有色素沉着和减退斑，并有毛细血管扩张

病例 10

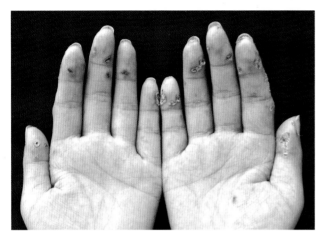

图 I-52　双手指盘状损害

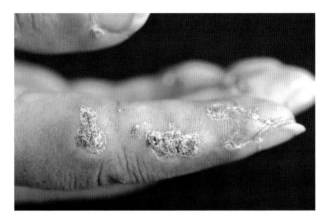

图 I-54　图 I-52 同一患者，右手示指外侧缘盘状损害，表面有黏着性鳞屑肥厚

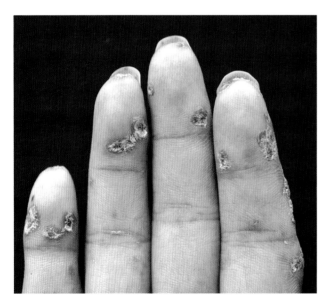

图 I-53　图 I-52 放大图片，手指腹和手指侧缘盘状损害，中间凹陷，表面有黏着性鳞屑

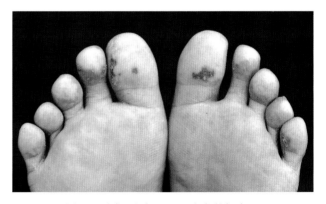

图 I-55　图 I-52 同一患者，足趾腹盘状损害

（二）肥厚型（疣状）盘状红斑狼疮

1. 肥厚型盘状红斑狼疮典型皮损

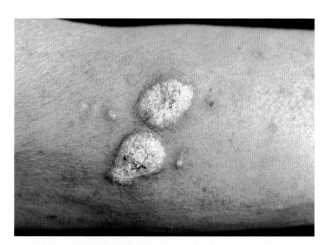

图 I -56 上臂伸侧肥厚型盘状损害，角化过度，呈疣状斑块，表面有黏着性鳞屑

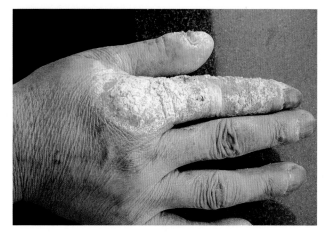

图 I -57 右示指及掌指关节伸侧的肥厚型（疣状）盘状损害，角化过度，有黏着性鳞屑

2. 肥厚型盘状红斑狼疮皮损组织病理

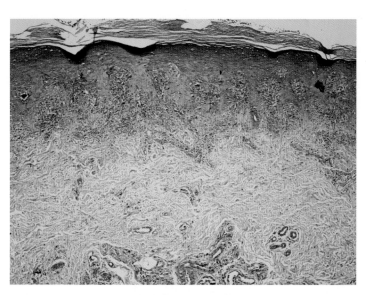

图 I -58 肥厚型 DLE。表皮角化过度，棘层增生肥厚，基底层细胞明显液化变性。真皮中浅层血管周围可见炎症细胞小灶状浸润（HE 染色 ×4）

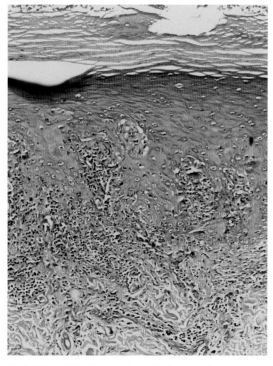

图 I -59 肥厚型 DLE（HE 染色 ×10）

3. 肥厚型（疣状）盘状红斑狼疮病例

病例 1

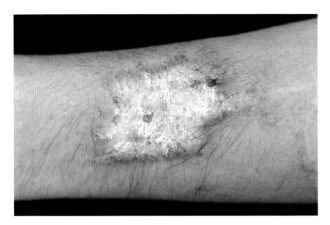

图 I-60 前臂伸侧肥厚型（疣状）盘状损害。角化过度，表面有黏着性鳞屑

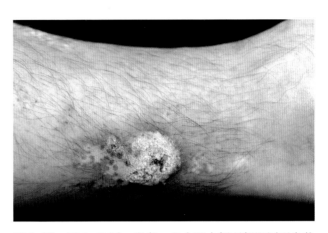

图 I-63 图 I-60同一患者，左小腿内侧下部肥厚型盘状损害，角化过度的皮损表面有黏着性鳞屑，并有色素沉着和减退

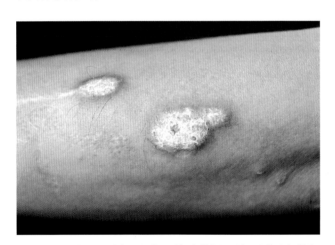

图 I-61 图 I-60同一患者，前臂伸侧两处肥厚型盘状损害。角化过度，表面有黏着性鳞屑

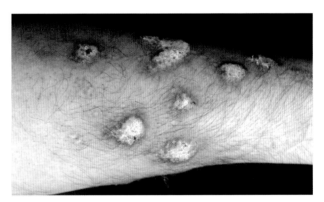

图 I-64 图 I-60同一患者，左胫前多发肥厚型盘状损害，角化过度明显，皮损表面有黏着性鳞屑，并有色素沉着和减退

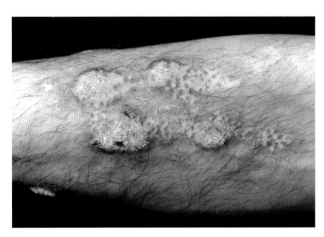

图 I-62 图 I-60同一患者，右胫前多发肥厚盘状损害。有黏着性鳞屑、色素沉着和减退

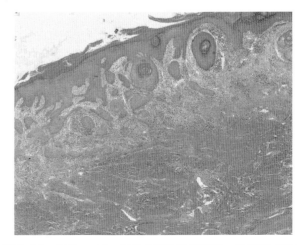

图 I-65 图 I-60同一患者皮损的组织病理。低倍镜下可见表皮明显增生肥厚，呈假上皮瘤样增生，角化过度，棘层肥厚。真皮浅、深部均见炎症细胞片状浸润（HE 染色 ×2）

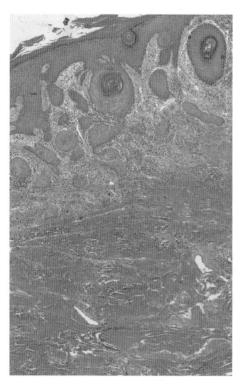

图Ⅰ-66　图Ⅰ-60同一患者皮损的组织病理。低倍镜下可见表皮明显角化过度，毛囊角栓，颗粒层增厚，棘层肥厚，基底细胞液化变性。真皮浅、深部血管周围及毛囊附属器周围见炎症细胞片状浸润（HE染色×5）

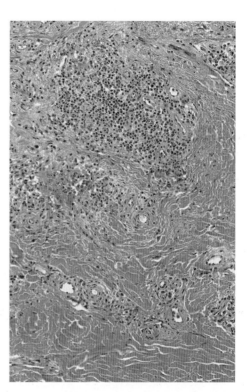

图Ⅰ-68　图Ⅰ-60同一患者皮损的组织病理。倍镜下可见真皮部分血管壁增厚，血管周围浸润的炎症细胞主要为淋巴细胞，并可见浆细胞（HE染色×20）

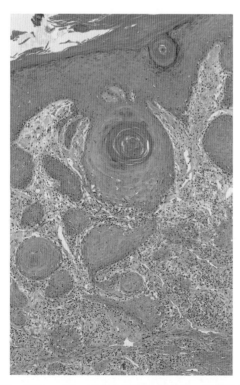

图Ⅰ-67　图Ⅰ-60同一患者皮损的组织病理。低倍镜下可见表皮明显角化过度，毛囊角栓，颗粒层增厚，棘层肥厚，基底细胞液化变性。真皮部分血管壁增厚，血管周围浸润的炎症细胞主要为淋巴细胞，并可见浆细胞（HE染色×10）

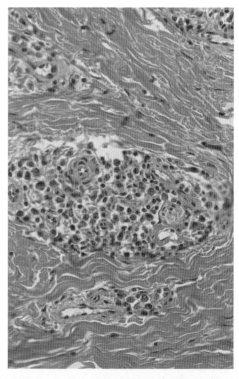

图Ⅰ-69　图Ⅰ-60同一患者皮损的组织病理。倍镜下可以更清楚地看见真皮部分血管壁增厚，血管周围浸润的炎症细胞主要为淋巴细胞，并可见浆细胞（HE染色×40）

病例 2

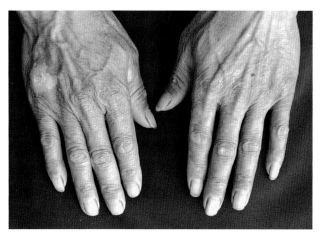

图Ⅰ-70 双手背、指背盘状损害，右手背内侧盘状损害肥厚

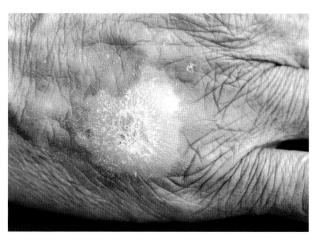

图Ⅰ-71 图Ⅰ-70放大图片。右手背内侧肥厚型盘状损害，呈疣状斑块，角化明显，有黏着性鳞屑。在同一患者普通盘状损害和肥厚型盘状损害可同时存在

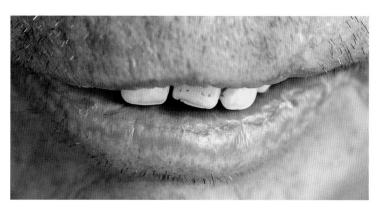

图Ⅰ-72 图Ⅰ-70同一患者口唇盘状损害。中央凹陷，边缘微隆起，周边有放射状白色条纹

病例 3

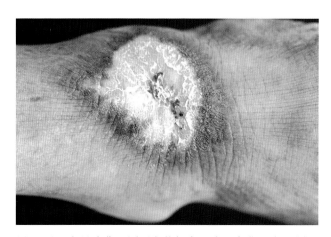

图Ⅰ-73 右足腕背肥厚型盘状损害，表面角化过度，周边微隆起，色素沉着明显，中央轻度凹陷，有黏着性鳞屑和色素减退

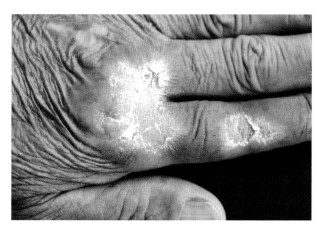

图Ⅰ-74 图Ⅰ-73同一患者，左手掌指关节伸侧盘状损害角化肥厚明显，有黏着性鳞屑

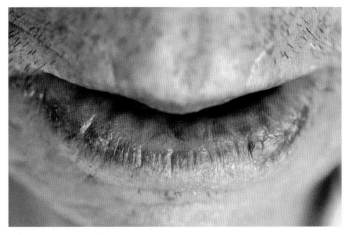

图 I -75   图 I -73 同一患者下唇盘状损害。中央轻度凹陷,边缘微隆起,色素沉着明显,有放射状条纹,似扇贝壳状

(三)深在性红斑狼疮

1. 深在性红斑狼疮典型皮损

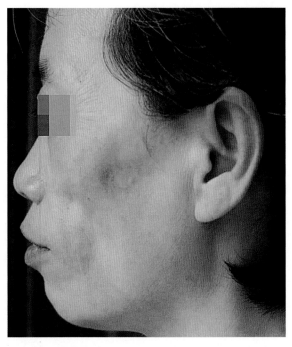

图 I -76   左颧颊部陈旧性 LEP,脂肪液化吸收后留有多发性皮肤凹陷

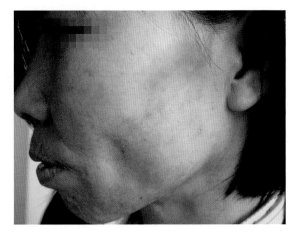

图 I -77   左颧颊部陈旧性 LEP,脂肪液化吸收后留巨大皮肤凹陷

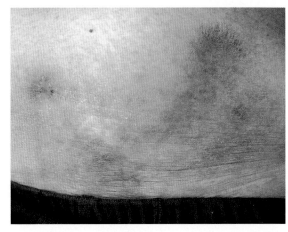

图 I -78   腹部 LEP 陈旧损害,可见不规则形皮肤凹陷

2. 深在性红斑狼疮皮损组织病理

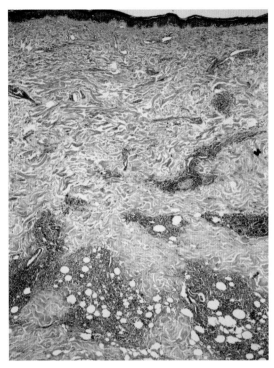

图Ⅰ-79 LEP组织病理。表皮变薄，灶状基底细胞液化变性，在真皮中浅层胶原纤维束间可见嗜碱性黏液样物质沉积，真皮下层及皮下脂肪小叶内可见炎症细胞团块状浸润（HE染色 ×4）

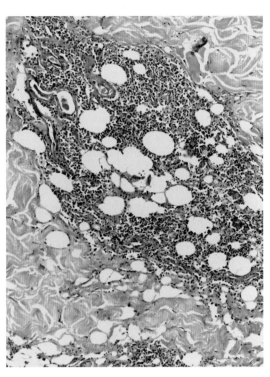

图Ⅰ-81 LEP组织病理。皮下脂肪小叶内可见淋巴细胞和浆细胞为主的炎症细胞浸润（HE染色 ×10）

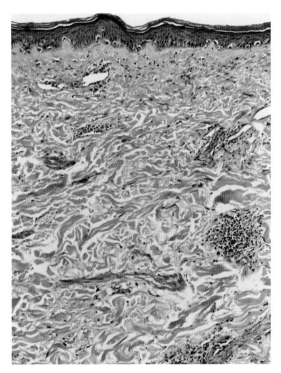

图Ⅰ-80 LEP组织病理。基底细胞灶状液化变性及真皮胶原束间嗜碱性黏液样物质沉积（HE染色 ×10）

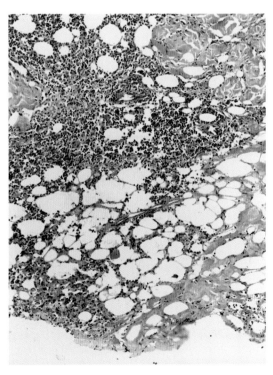

图Ⅰ-82 LEP组织病理。皮下脂肪小叶内可见淋巴细胞和浆细胞为主的炎症细胞浸润（HE染色 ×10）

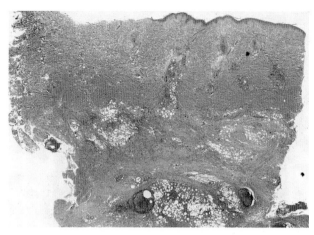

图Ⅰ-83　LEP组织病理。表皮基底细胞轻度空泡变性，真皮乳头基底膜带增宽，真皮中下部血管及附属器周围淋巴细胞为主的炎症细胞浸润。皮下脂肪间隔增宽，间隔内及部分脂肪小叶内密集慢性炎症细胞浸润，主要为淋巴细胞，少许为浆细胞和多核巨细胞，并可见淋巴样滤疱伴生发中心结构。部分胶原变性，灶性脂肪坏死，并见泡沫样细胞。部分中小血管壁纤维素样变性，血管壁破坏，炎症细胞浸润（HE染色×4）

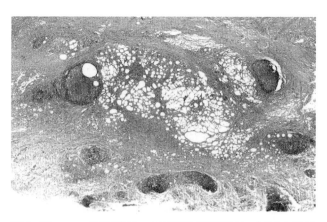

图Ⅰ-84　LEP组织病理。皮下脂肪间隔增宽，间隔内及部分脂肪小叶内密集的炎症细胞浸润，并可见淋巴样滤疱伴生发中心（HE染色×10）

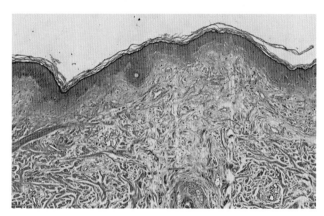

图Ⅰ-86　LEP组织病理。表皮基底细胞轻度空泡变性，真皮乳头基底膜带增厚（HE染色×10）

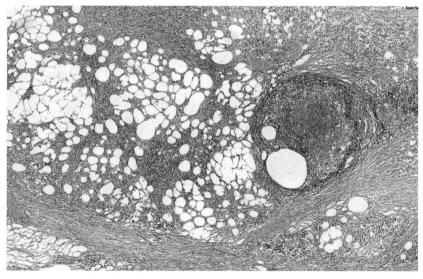

图Ⅰ-85　LEP组织病理。皮下脂肪间隔增宽，间隔内及部分脂肪小叶内密集炎症细胞浸润，并可见大的淋巴样滤疱伴生发中心（HE染色×20）

3. 深在性红斑狼疮病例

病例 1

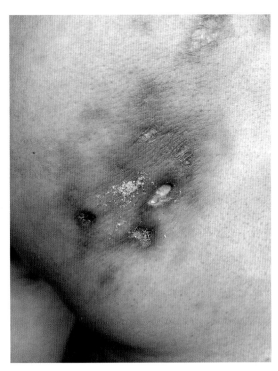

图 I-87 右侧臀部深在性红斑狼疮红色肿块，皮下脂肪液化后油状液体流出，穿透皮肤形成窦道

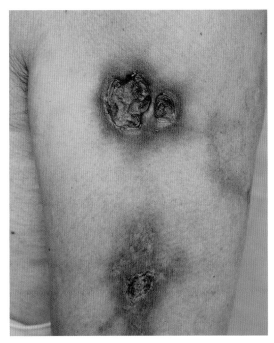

图 I-89 图 I-87同一患者，右上臂外侧深在性红斑狼疮红色肿块，皮下脂肪液化后油状液体流出，穿透皮肤形成窦道

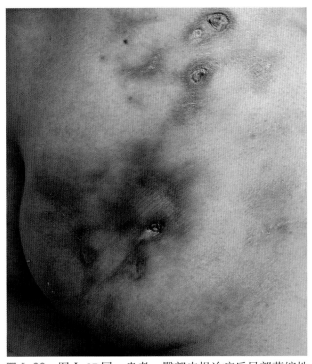

图 I-88 图 I-87同一患者，臀部皮损治疗后局部萎缩性瘢痕，可见多个有瘢痕的窦道口

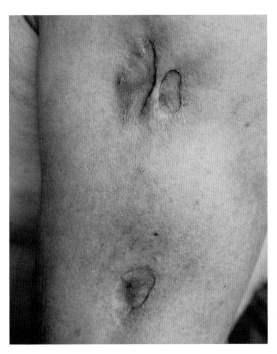

图 I-90 图 I-87同一患者，右上臂皮损治疗后局部留有萎缩性瘢痕

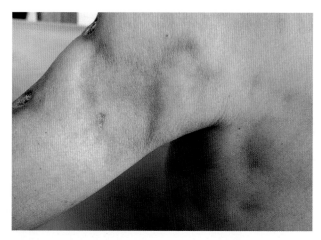

图 I -91　图 I -97同一患者，左肩胛及上臂后部深在性红斑狼疮皮损，脂肪液化吸收后形成凹陷。其上臂外侧仍有窦道未愈合。显示同一患者皮损可有凹陷和窦道形成两种结局

病例 2

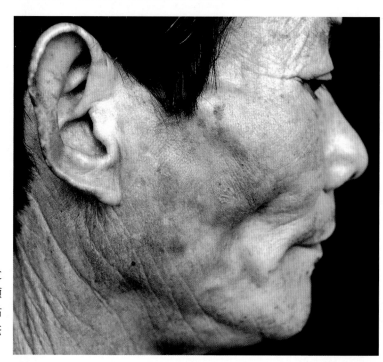

图 I -92　右侧颧颊部深在性红斑狼疮皮损，新发的红色结节和陈旧的皮肤杯状凹陷皮损并存。右颊红色结节的表面有边缘微隆起的红斑，其表面有黏着性鳞屑，结合组织病理，考虑为深在性红斑狼疮结节表面并发盘状损害。右耳轮见萎缩性瘢痕

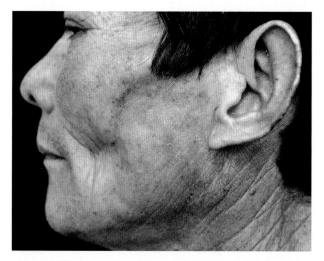

图 I -93　图 I -92同一患者，左颧颊部深在性红斑狼疮皮损，新发的红色结节和陈旧的皮肤杯状凹陷皮损并存

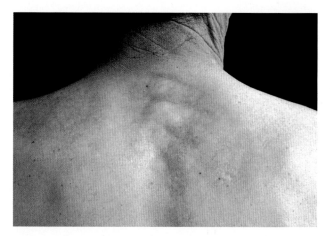

图 I -94　图 I -92同一患者，上背部脊柱及其偏右侧深在性红斑狼疮陈旧皮损，约巴掌大，凹陷明显

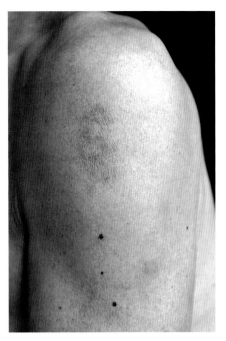

图 I -95　图 I -92 同一患者，左上臂外侧 LEP 皮损，可见皮肤凹陷，凹陷上方的红色结节正在消退中，轻度高出皮面

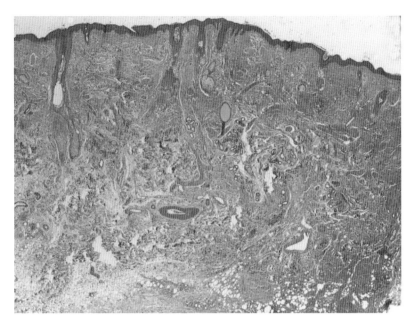

图 I -96　图 I -92 同一患者，右颊部皮损组织病理表现为毛囊角栓，表皮轻度肥厚，基底膜带增厚，毛囊基底细胞液化变性。真皮全层血管及附属器周围慢性炎症细胞浸润（以上符合 DLE）。皮下脂肪间隔增厚，脂肪小叶内大量淋巴细胞浸润。血管壁增厚，部分区域脂肪透明样变性（HE 染色 ×4）

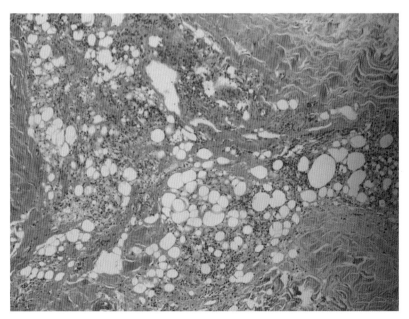

图 I -97　图 I -92 同一患者，右颊部皮损组织病理表现为皮下脂肪间隔增厚，脂肪小叶内大量淋巴细胞浸润（HE 染色 ×20）

病例 3

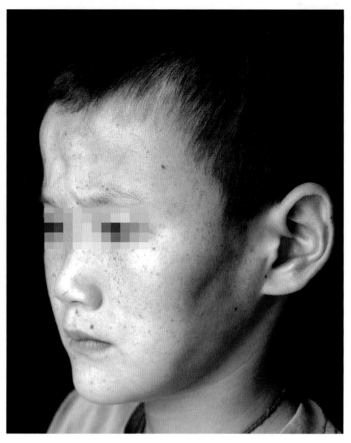

图Ⅰ-98 前额和左颧颊深在性红斑狼疮陈旧皮损，可见多发皮肤凹陷，系皮下脂肪液化吸收引起

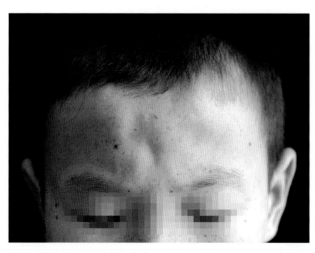

图Ⅰ-99 图Ⅰ-98同一患者，前额深在性红斑狼疮陈旧皮损，可见多发皮肤凹陷

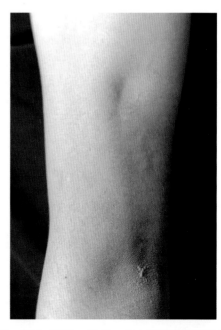

图Ⅰ-100 图Ⅰ-98同一患者，左上臂外侧深在性红斑狼疮陈旧皮损，可见多处皮肤凹陷

（四）黏膜型盘状红斑狼疮

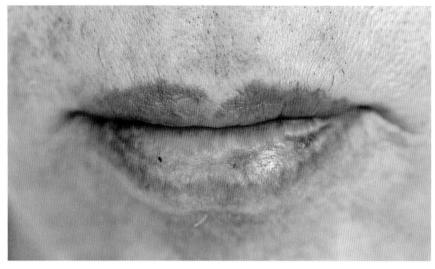

图 I-101 以下唇为主的盘状损害，呈浅盘状，周边有贝壳状放射状白色条纹

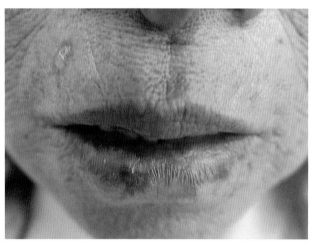

图 I-102 下唇盘状损害，中央轻度凹陷，有少许黏着性鳞屑，边缘微隆起，有色素沉着。上唇右上方可见典型皮肤盘状损害

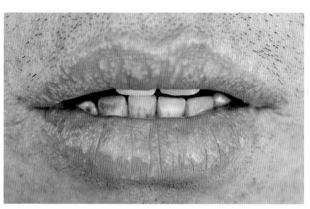

图 I-104 口唇扁平苔藓，上下唇白斑，点状、网状或羽状分布，微高起黏膜。需要与盘状损害鉴别的是该皮损不呈浅盘状，未见黏着性鳞屑，边缘无色素沉着以及放射状白色条纹

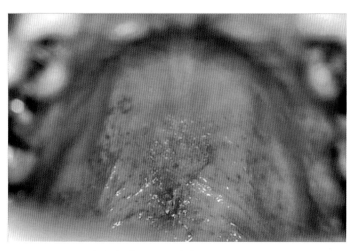

图 I-103 上腭盘状损害，可见密集分布的钉状凹陷，系蜂窝状分布的角化过度斑剥脱所致（本照片由上海市第九人民医院皮肤科陈向东主任惠赠）

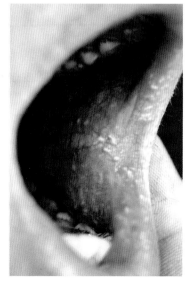

图 I-105 图 I-104 同一患者，颊黏膜扁平苔藓皮损，可见白斑和白色丘疹，融合成片，轻度苔藓化

（五）肿胀型红斑狼疮

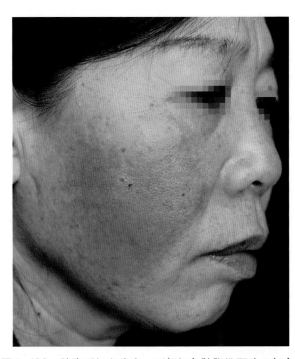

图 I -106　肿胀型红斑狼疮。面部红色肿胀性斑片 2 年余，抗核抗体 1:1000 阳性，抗 SS-A 抗体阳性。右颧颊部可见红色肿胀性斑片

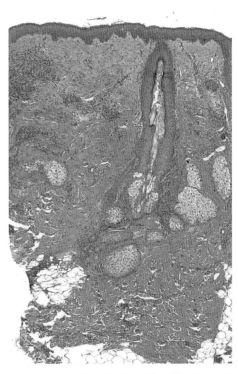

图 I -107　图 I -106 同一患者皮损组织病理。表皮大致正常，真皮浅、深层血管及毛囊等附属器周围灶状淋巴细胞、少许中性粒细胞浸润，部分小血管壁纤维素样变性（HE 染色 ×20）

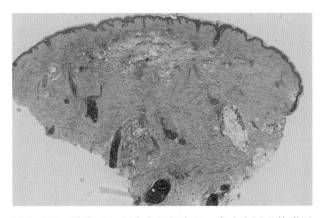

图 I -108　肿胀型红斑狼疮组织病理。真皮全层血管附属器周围可见灶状淋巴细胞浸润，伴有明显的黏蛋白沉积（HE 染色 ×20）

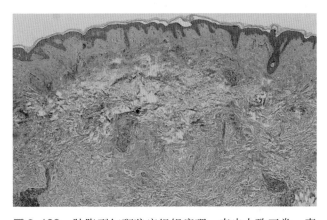

图 I -109　肿胀型红斑狼疮组织病理。表皮大致正常，真皮内胶原纤维间可见黏蛋白沉积，附属器周围小灶状淋巴细胞浸润（HE 染色 ×40）

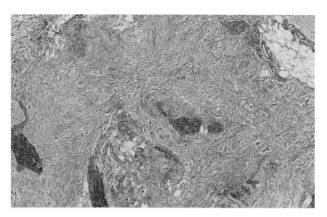

图Ⅰ-110　肿胀型红斑狼疮组织病理。表皮大致正常，真皮内胶原纤维间可见黏蛋白沉积，附属器周围小灶状淋巴细胞浸润（HE 染色 ×40）

图Ⅰ-111　肿胀型红斑狼疮组织病理。表皮大致正常，真皮内胶原纤维间可见黏蛋白沉积，附属器周围小灶状淋巴细胞浸润（HE 染色 ×200）

（六）冻疮样红斑狼疮

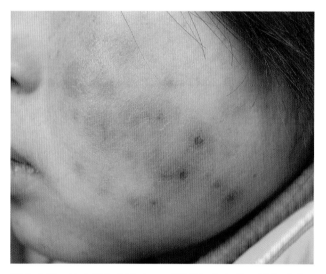

图Ⅰ-112　冻疮样红斑狼疮，面部紫红色斑片，类似冻疮

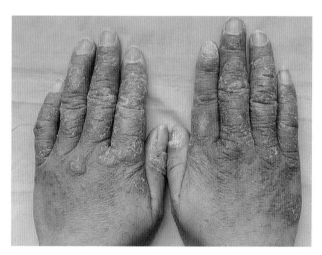

图Ⅰ-114　冻疮样红斑狼疮，双手指、手背弥漫性暗紫红色斑疹或斑片，类似冻疮

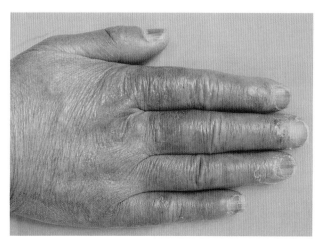

图Ⅰ-113　冻疮样红斑狼疮，手指、手背紫红色水肿性斑疹或斑片，类似冻疮

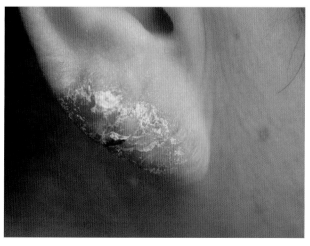

图Ⅰ-115　冻疮样红斑狼疮，耳垂红肿似冻疮，表面有白色黏着性鳞屑，为不典型盘状损害

（七）红斑狼疮扁平苔藓综合征

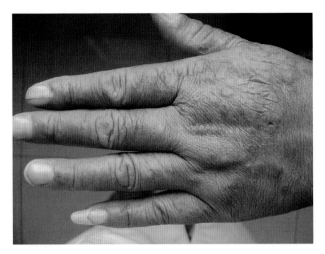

图 I -116　红斑狼疮扁平苔藓综合征，既有盘状损害，又有扁平苔藓皮损的特点

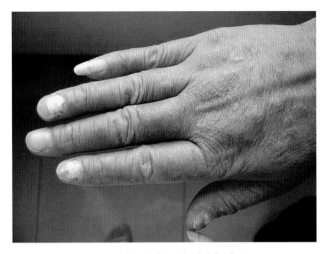

图 I -117　图 I -116 同一患者，右手皮损表现

二、亚急性皮肤型红斑狼疮皮损

（一）环形红斑型

1. 环形红斑型 SCLE 典型皮损

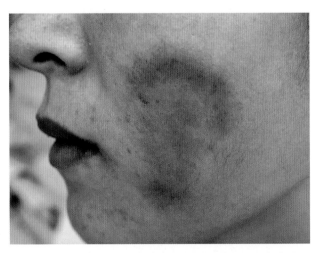

图 I -118　左颊亚急性皮肤红斑狼疮（SCLE）环形红斑型皮损，红斑边缘较宽，红肿明显，大致呈环形

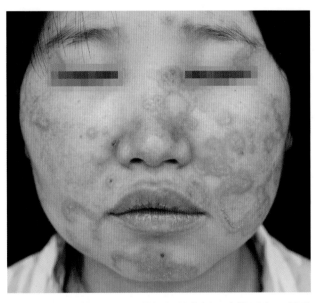

图 I -119　面部 SCLE 环形红斑型皮损，皮损泛发，累及整个面部，环形或弧形，水肿明显，部分皮损内侧缘有糠状鳞屑

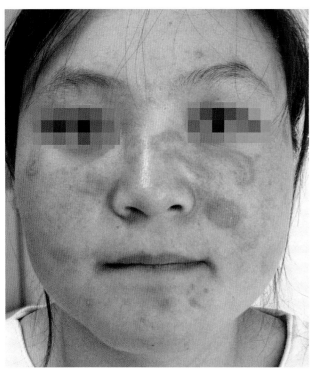

图 I-120 SCLE 环形红斑型皮损，红斑呈环形或弧形

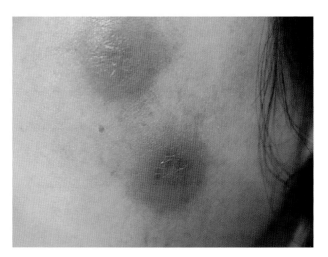

图 I-121 左侧面部 SCLE 环形红斑型皮损，初发皮损，呈红色斑丘疹，下方的皮损中央微凹，刚刚形成环形

2. 环形红斑型 SCLE 皮损组织病理

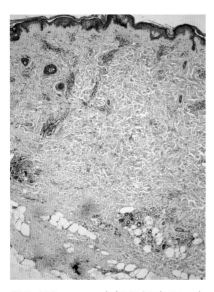

图 I-122 SCLE 皮损组织病理。表皮角化过度伴灶状角化不全，棘层厚薄不一，灶状基底细胞液化变性，真皮及皮下脂膜内血管和附属器周围也可见炎症细胞浸润（HE 染色 ×4）

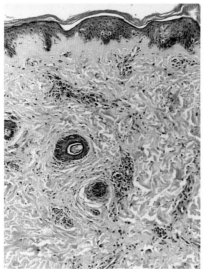

图 I-123 SCLE 皮损组织病理。显示灶状基底细胞液化变性，血管周围炎症细胞浸润，还可见真皮浅层胶原束间嗜碱性黏液状物质沉积（HE 染色 ×10）

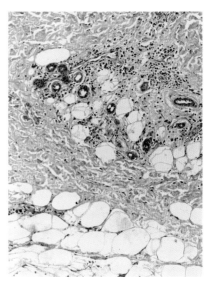

图 I-124 SCLE 皮损组织病理。显示脂肪小叶的改变（HE 染色 ×10）

3. 环形红斑型 SCLE 病例皮损

病例 1

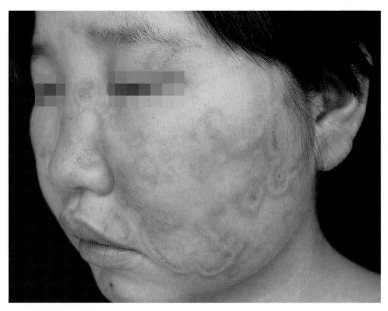

图 I-125　左侧面部环形红斑型 SCLE 皮损。皮损泛发，红斑呈环形或弧形，水肿明显，红斑内侧缘有糠状鳞屑

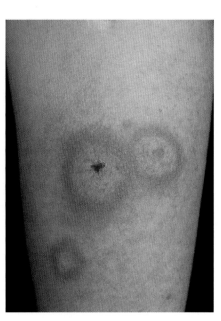

图 I-127　图 I-125 同一患者，上臂外侧环形红斑型 SCLE 皮损

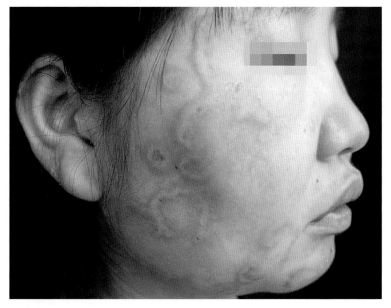

图 I-126　图 I-125 同一患者，右侧面部环形红斑型 SCLE 皮损

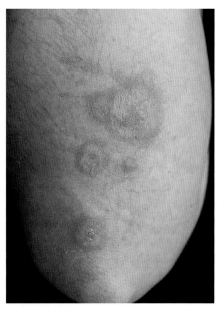

图 I-128　图 I-125 同一患者，前臂伸侧环形红斑型 SCLE 皮损

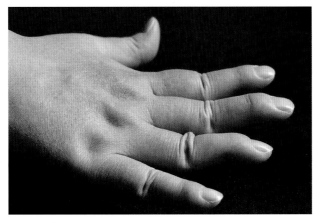

图 I -129　图 I -125同一患者，手部呈 Jaccoud 关节，近端指间关节过伸，远端指间关节屈曲

病例 2

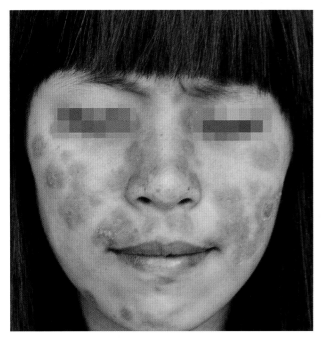

图 I -130　面部环形红斑型 SCLE 皮损。皮损泛发，呈环形或弧形

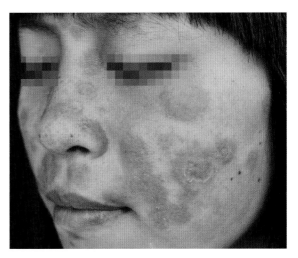

图 I -131　图 I -130同一患者，左侧面部环形红斑型 SCLE 皮损

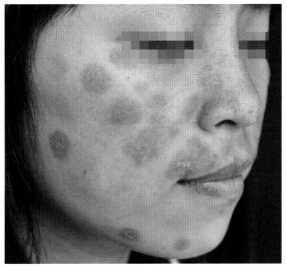

图 I -132　图 I -130同一患者，右侧面部环形红斑型 SCLE 皮损

病例 3

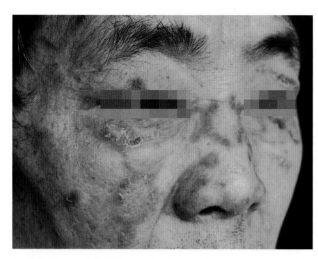

图 I-133　面部环形红斑型 SCLE 皮损，皮损泛发，红斑内侧缘糠状鳞屑明显

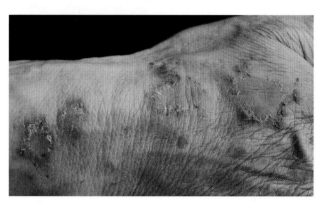

图 I-135　图 I-133 同一患者，右手背、手腕伸侧环形红斑型 SCLE 皮损，红斑内侧缘糠状鳞屑明显

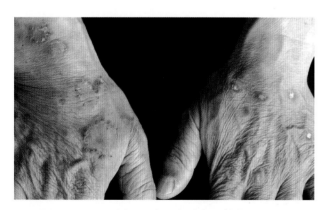

图 I-134　图 I-133 同一患者，右手背、手腕背环形红斑型 SCLE 皮损；左手背浅盘状红斑，有黏着性鳞屑，如同盘状损害

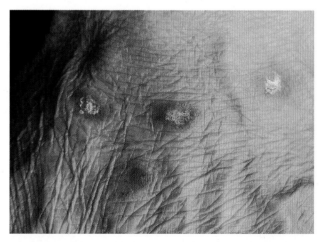

图 I-136　图 I-133 同一患者，左手背红斑虽呈环形，但表面黏着性鳞屑明显，不似典型环形红斑型 SCLE 皮损的鳞屑呈细碎的糠状，附着于环形红斑内侧缘。该皮损呈浅盘状，边缘隆起，红斑底部的鳞屑呈黏着性，有的呈片状，更像是盘状损害

病例 4

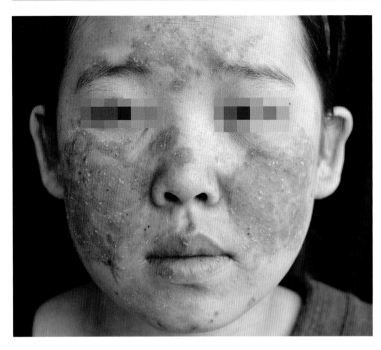

图Ⅰ-137 面部环形红斑型 SCLE 皮损，红斑内侧缘有糠状鳞屑

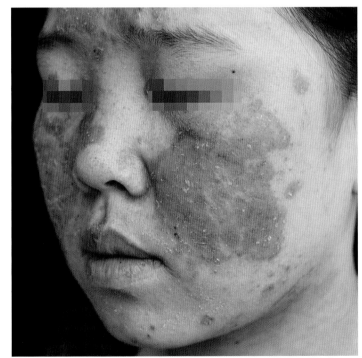

图Ⅰ-138 图Ⅰ-137 同一患者，左侧面部皮损

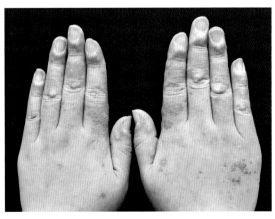

图Ⅰ-139 图Ⅰ-137 同一患者，双手指背和甲周红斑

病例 5

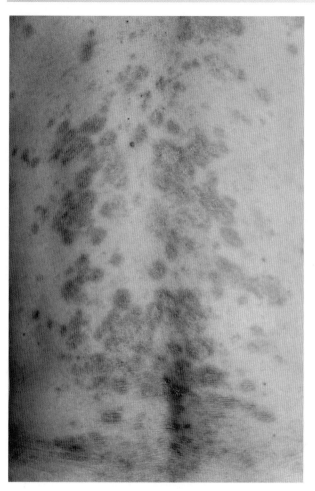

图Ⅰ-140　背部泛发环形红斑型 SCLE 皮损，红斑内侧缘糠状鳞屑明显

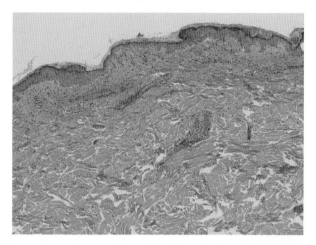

图Ⅰ-142　图Ⅰ-140 同一患者皮损组织病理。表皮角化过度，灶性角朊细胞坏死，基底细胞液化变性。真皮血管周围和附属器周围慢性炎症细胞浸润，以真皮中上部为主，真皮下部炎症细胞浸润明显减轻（HE 染色 ×20）

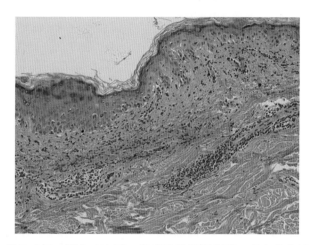

图Ⅰ-143　图Ⅰ-140 同一患者皮损组织病理。表皮角化过度，灶性角朊细胞坏死，基底细胞液化变性，真皮中上部血管周围、附属器周围慢性炎症细胞浸润（HE 染色 ×20）

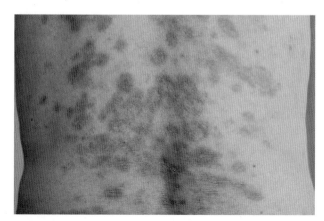

图Ⅰ-141　图Ⅰ-140 放大图片，环形红斑围绕的区域色素沉着明显

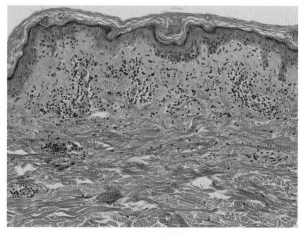

图Ⅰ-144　图Ⅰ-140 同一患者皮损组织病理。表皮角化过度，灶性角朊细胞坏死，基底细胞液化变性，真皮中上部血管、附属器周围慢性炎症细胞浸润（HE 染色 ×20）

病例 6

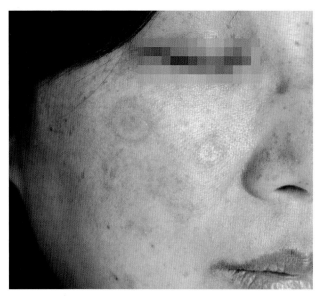

图 I-145 右颧部环形红斑型 SCLE 皮损

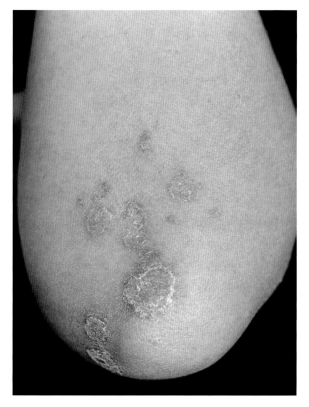

图 I-147 图 I-145 同一患者，肘部红斑，表面有白色鳞屑，如同寻常型银屑病皮损，结合病史和组织病理分析，考虑为红斑丘疹鳞屑型 SCLE 皮损。该患者既有面部的环形红斑型 SCLE 皮损，又有肘部的红斑丘疹鳞屑型 SCLE 皮损，还有肩胛部的兼有环形红斑型和红斑丘疹鳞屑型的皮损，说明红斑狼疮原本就是一个病谱性疾病，现今皮损的分型人为限定的因素很多，把原本应该是连续演变的皮损现象给分离了，而客观情况下几种皮损的表现是可以重叠在一起的

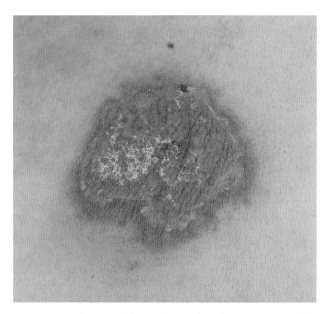

图 I-146 图 I-145 同一患者，左肩胛部环形红斑。其特点是环形红斑包绕区域内红斑不消退，表面有较多黏着性鳞屑

4. 环形红斑型亚急性红斑狼疮皮损鉴别诊断

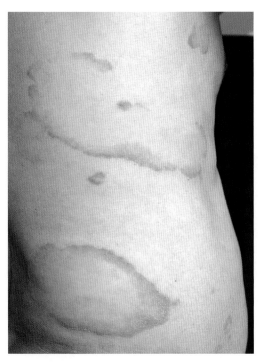

图 I -148　躯干部离心性环形红斑，红斑边缘较窄，浸润深度不及 SCLE 环形红斑

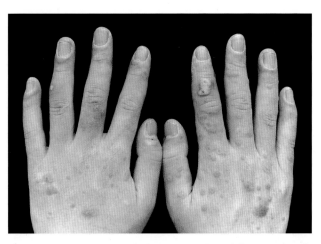

图 I -150　双手背、指背多形红斑，有些皮损呈环形，中央色暗，呈虹膜状。有的皮损中央坏死呈灰黑色，有水疱形成

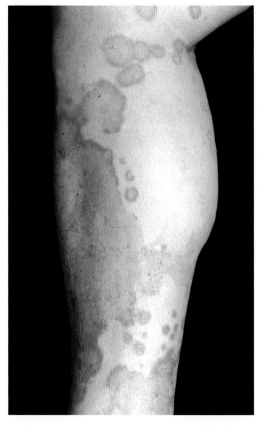

图 I -149　右下肢离心性环形红斑，红斑边缘较窄，浸润深度不及 SCLE 环形红斑

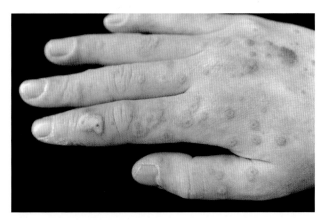

图 I -151　图 I -150 同一患者，右手背、指背多形红斑皮损，呈典型虹膜状

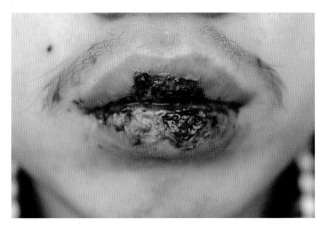

图 I -152　图 I -150 同一患者，口唇多形红斑皮损，糜烂渗液结痂

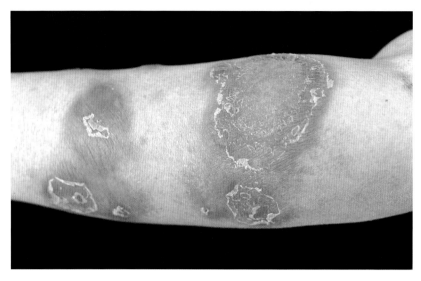

图Ⅰ-153 左前臂伸侧 Sweet 病，表现为环形红斑或红色斑丘疹，炎症明显，红斑表面有剥脱的鳞屑

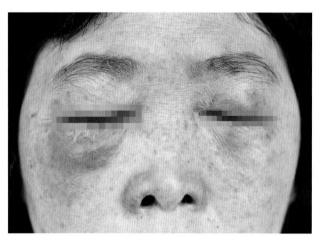

图Ⅰ-154 图Ⅰ-153 同一患者，眼睑部 Sweet 病，表现为弧形红斑，炎性水肿明显

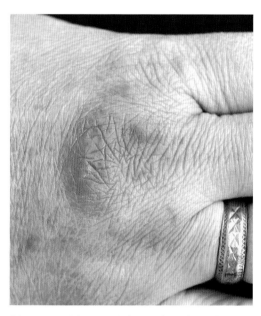

图Ⅰ-156 图Ⅰ-153 同一患者，右手背 Sweet 病，表现为弧形红斑

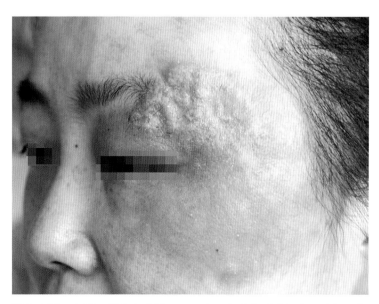

图Ⅰ-155 左颞、颧和上睑部 Sweet 病，表现为弧形红斑，皮损上部颗粒状假性水疱明显

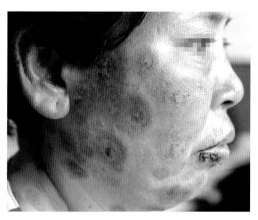

图Ⅰ-157 多形红斑型药疹，右侧面部红斑呈环形，中央色暗，口唇糜烂已结痂

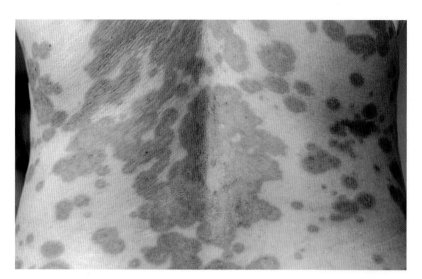

图Ⅰ-158　图Ⅰ-157同一患者，多形红斑型药疹背部皮损，红斑呈环形，中央色暗

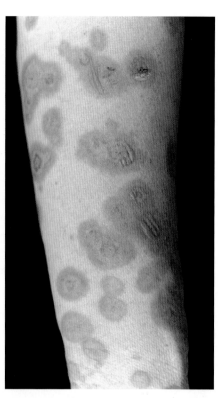

图Ⅰ-159　图Ⅰ-157同一患者，多形红斑型药疹前臂皮损，红斑呈环形，中央色暗，有的中央有水疱

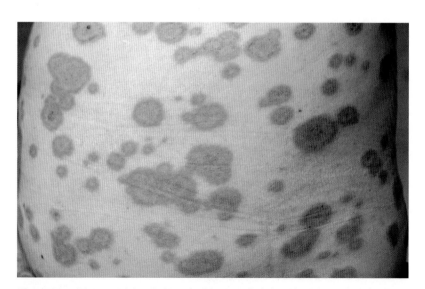

图Ⅰ-160　图Ⅰ-157同一患者，多形红斑型药疹躯干部皮损，红斑呈环形，中央色暗

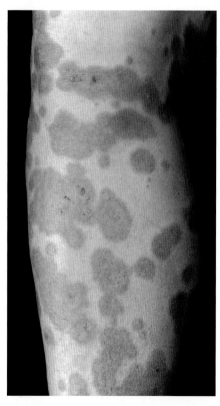

图Ⅰ-161　图Ⅰ-157同一患者，多形红斑型药疹右小腿皮损，红斑呈环形，中央色暗

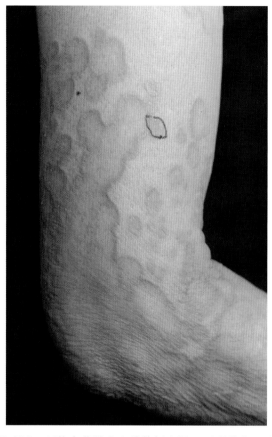

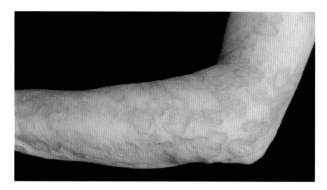

图 I -163　图 I -162同一患者，环状肉芽肿左上肢伸侧皮损，呈环形，边缘红色，质地坚实

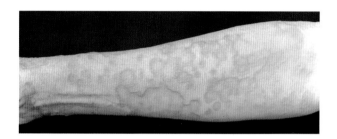

图 I -164　图 I -162同一患者，环状肉芽肿右上肢屈侧皮损，呈环形，边缘红色，质地坚实

图 I -162　环状肉芽肿右上肢伸侧皮损，环形分布，边缘窄，红色，质地坚实

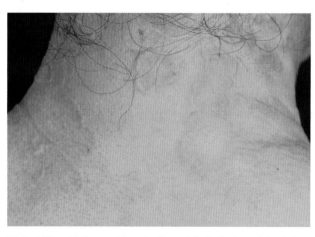

图 I -165　图 I -162同一患者，环状肉芽肿上背部皮损，呈环形，质地坚实

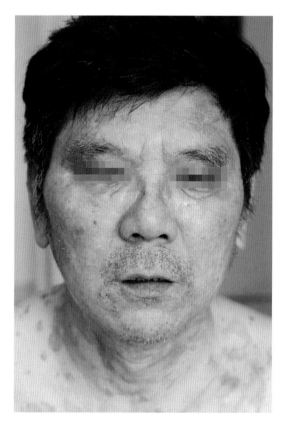

图 I -166　毛发红糠疹患者，面部弥漫性暗红色斑片，累及前额、颞部和颊部

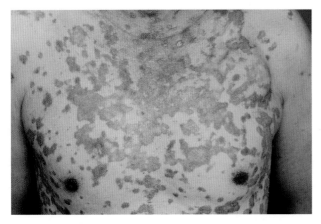

图 I -167　图 I -166同一患者，胸部泛发暗红色斑片，边界清楚，轻度肥厚，表面有糠状鳞屑

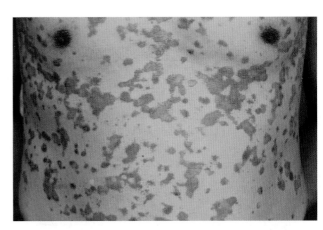

图 I -168　图 I -166同一患者，腹部泛发暗红色斑片，边界清楚，轻度肥厚，表面有糠状鳞屑

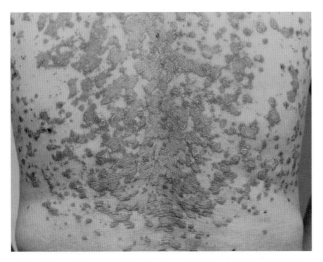

图 I -169　图 I -166同一患者，下背部泛发暗红色斑片，边界清楚，肥厚，表面有白色鳞屑

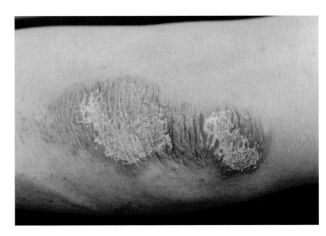

图 I -170　图 I -166同一患者，肘部暗红色斑片，局部肥厚，表面有白色鳞屑

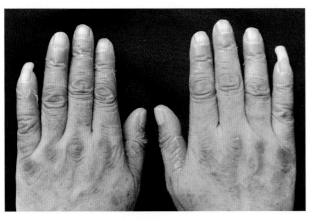

图 I -171　图 I -166同一患者，双手背暗红斑，掌指关节、指间关节伸侧皮损肥厚

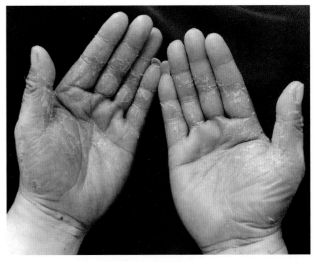

图 I -172　图 I -166同一患者，双手掌角化过度，手腕屈侧可见角化过度与正常皮肤界限分明

（二）红斑丘疹鳞屑型亚急性皮肤型红斑狼疮

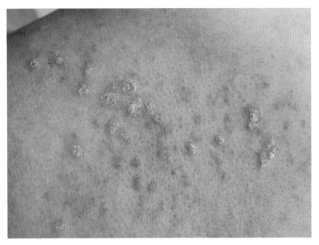

图Ⅰ-173 SCLE 红斑丘疹鳞屑型皮损，左侧肩胛部银屑病样皮损

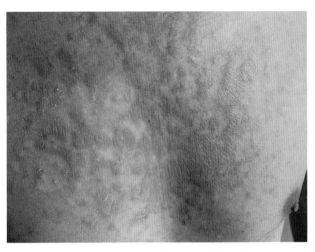

图Ⅰ-174 图Ⅰ-173 同一患者，胸前银屑病样皮损

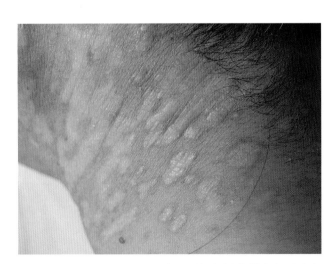

图Ⅰ-175 图Ⅰ-173 同一患者，颈部银屑病样皮损及遗留的色素减退斑

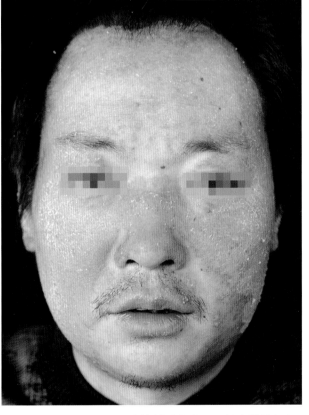

图Ⅰ-176 SCLE 红斑丘疹鳞屑型患者，面部弥漫性红斑，表面有白色鳞屑，如银屑病样。双颧颊部皮损跨过鼻背，呈蝶形分布

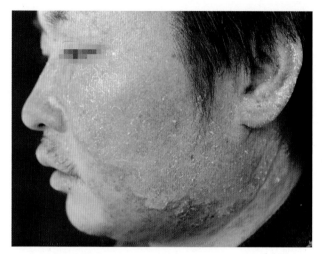

图Ⅰ-177   图Ⅰ-176同一患者，左侧面部、耳部皮损

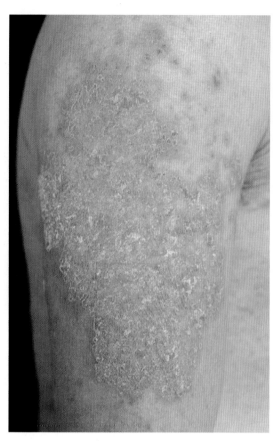

图Ⅰ-178   图Ⅰ-176同一患者，右上臂伸侧皮损

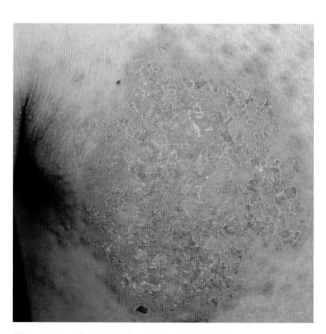

图Ⅰ-179   图Ⅰ-176同一患者，右胸前皮损

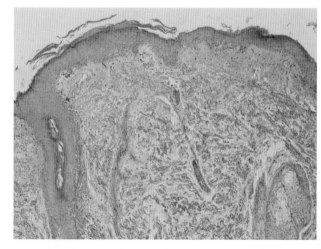

图Ⅰ-180   图Ⅰ-176同一患者皮损组织病理。表皮角化过度，灶性角化不全，毛囊角栓不明显。棘层轻度增生，灶性细胞间水肿，淋巴细胞移入表皮，基底细胞液化变性明显。真皮浅层、血管周围和毛囊周围少许慢性炎症细胞浸润，可见色素失禁（HE染色×20）

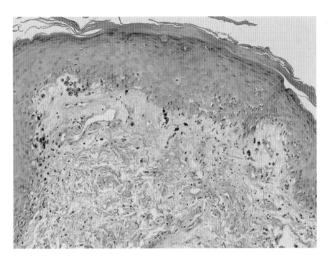

图 I -181 图 I -176 同一患者皮损组织病理。棘层轻度增生，灶性细胞间水肿，淋巴细胞移入表皮，基底细胞液化变性明显。真皮浅层、血管周围和毛囊周围少许慢性炎症细胞浸润，可见色素失禁（HE 染色 × 20）

（三）新生儿红斑狼疮

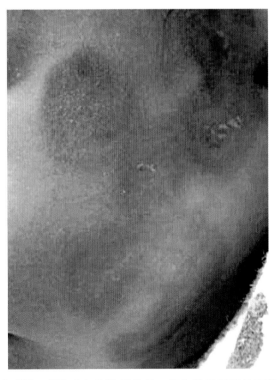

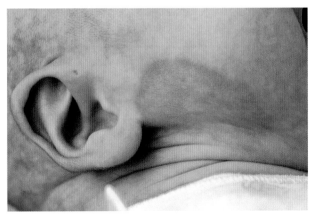

图 I -182 新生儿红斑狼疮患者，出生数日后可见面部环形红斑，鲜红色，内侧缘有糠状鳞屑，其皮损表现类似成人环形红斑型 SCLE

图 I -183 新生儿红斑狼疮患者，生后 4 个月，右侧面部环形红斑，头皮红斑已变淡

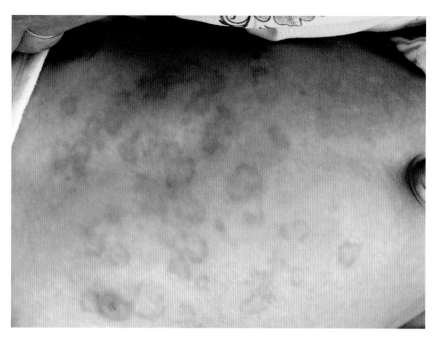

图 I -184　图 I -183 同一患者，胸腹部环形红斑，已较初发时变淡

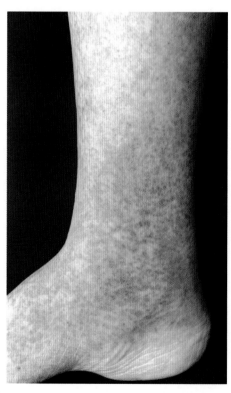

图 I -185　图 I -183 患儿母亲小腿和足部紫癜，紫癜较大，部分呈陈旧性，色素沉着明显，皮肤色黄，与出现紫癜后含铁血黄素沉积有关。患者分娩后查出有干燥综合征，血液中 γ 球蛋白明显升高，故诊断为高球蛋白血症性紫癜

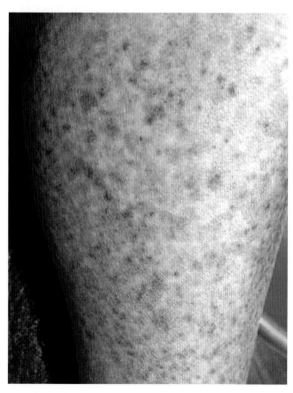

图 I -186　图 I -185 同一患者小腿新发皮损

三、系统性红斑狼疮皮损

（一）SLE 特异性皮损

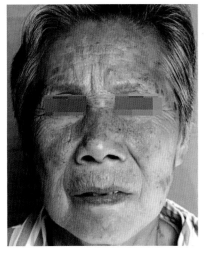

图 I-187　SLE 蝶形红斑，为小蝴蝶形，以两颧内侧累及为主

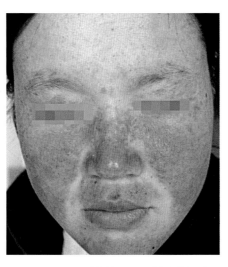

图 I-188　SLE 蝶形红斑，累及颧、颊、上睑、上唇和下颏

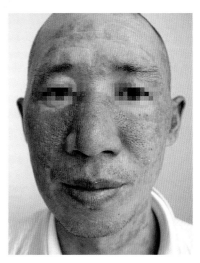

图 I-189　男性 SLE 蝶形红斑，前额和上唇也累及

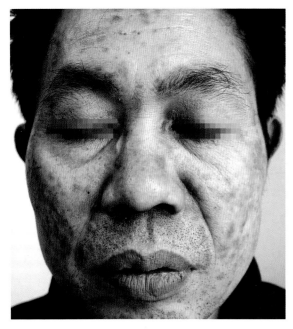

图 I-190　男性 SLE 面部红斑，皮损暗紫红色，累及内眦

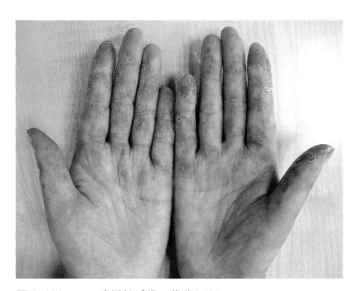

图 I-191　SLE 弥漫性手掌、指腹红斑

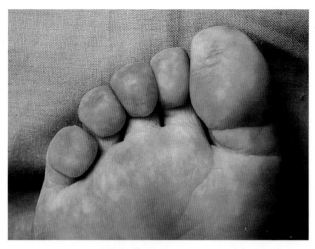

图Ⅰ-192　SLE 趾腹红斑，呈暗紫红色，部分区域压之不退色，为小血管炎引起的瘀斑

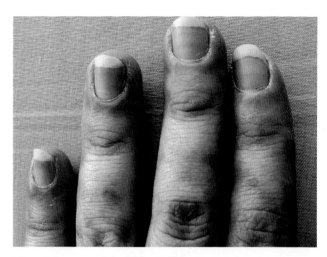

图Ⅰ-193　SLE 手指甲周和指背红斑

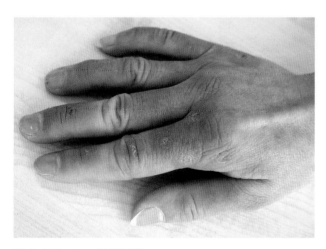

图Ⅰ-194　SLE 指背红斑

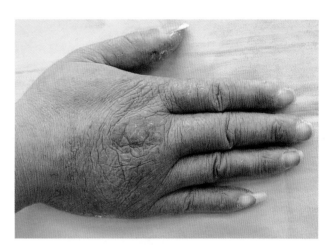

图Ⅰ-195　SLE 弥漫性手背、指背红斑

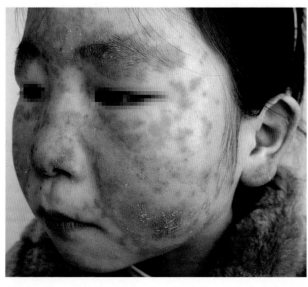

图Ⅰ-196　SLE 蝶形红斑，为大蝴蝶斑，累及整个面部光暴露区，耳垂和眉弓也累及

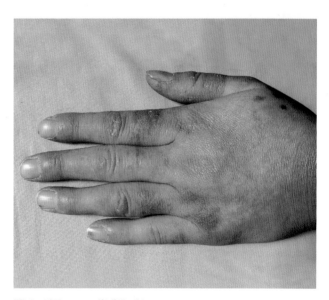

图Ⅰ-197　SLE 指背红斑

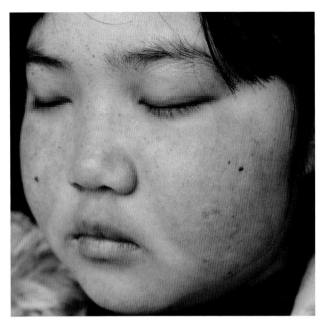

图Ⅰ-198 SLE 蝶形红斑，水肿性，双眼内眦也有红斑，该患者曾有狼疮脑病和血白细胞降低

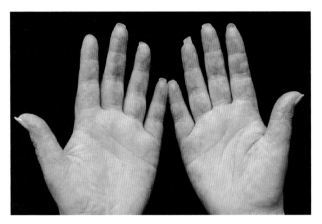

图Ⅰ-199 图Ⅰ-198 同一患者，双手指腹红斑，呈血管炎样

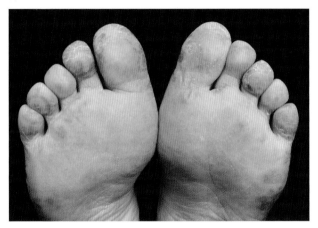

图Ⅰ-200 图Ⅰ-198 同一患者，双足趾和跖前部红斑，呈血管炎样，有瘀斑

（二）SLE 非特异性皮损

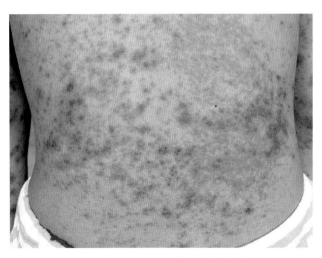

图Ⅰ-201 SLE 非特异性红斑，背部弥漫性皮损

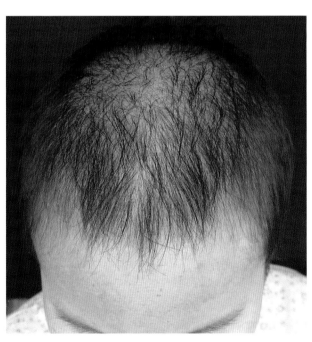

图Ⅰ-202 SLE 狼疮发，头顶弥漫性发稀疏、细软

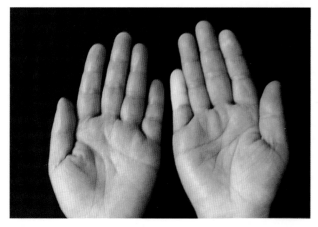

图 I-203 SLE 雷诺现象变白相。右小指中末节完全变白，右示指末节轻度变白

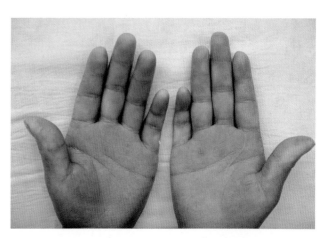

图 I-204 SLE 雷诺现象发绀相。整个手部变紫，双小指尖仍处于变白相，手掌部分区域已开始潮红

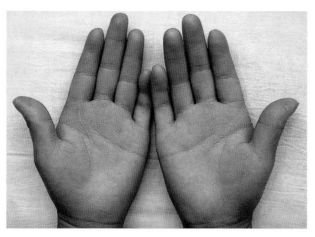

图 I-205 SLE 雷诺现象变红相，手掌、手指潮红，但双手指尖仍处于发绀相

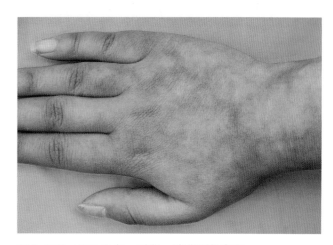

图 I-206 SLE 患者，手背、腕背网状青斑

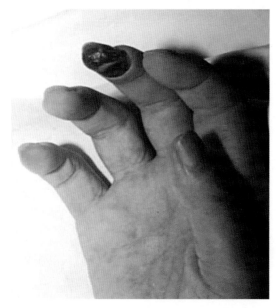

图 I-207 SLE 雷诺现象并右手中指末节干性坏疽

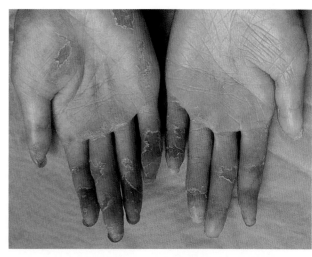

图 I-208 SLE 血管炎，手指萎缩变细，末节指腹瘪缩

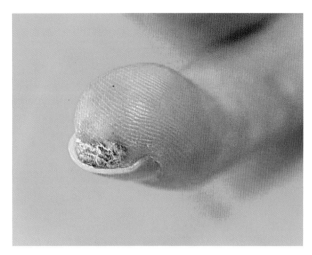

图Ⅰ-209　SLE 血管炎，小指尖血管梗死、坏疽

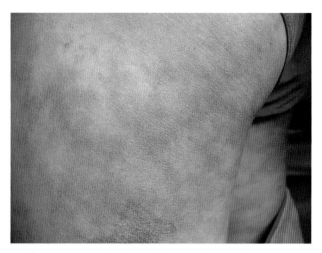

图Ⅰ-210　SLE 网状青斑血管炎，臀部、股部呈网状暗红色紫红斑疹、斑片或瘀斑

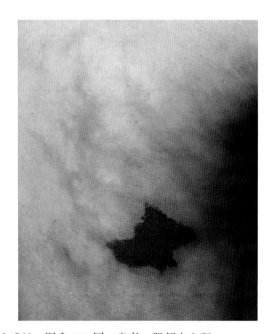

图Ⅰ-211　图Ⅰ-210 同一患者，股部出血斑

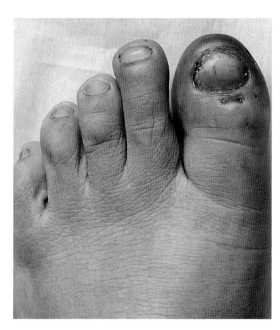

图Ⅰ-212　图Ⅰ-210 同一患者，左大足趾坏疽变黑，背面观

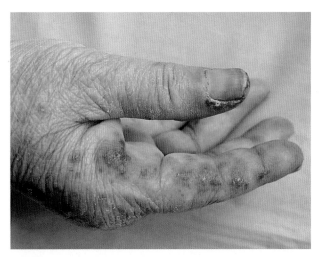

图Ⅰ-213　SLE血管炎，甲周、指侧缘红斑、瘀斑

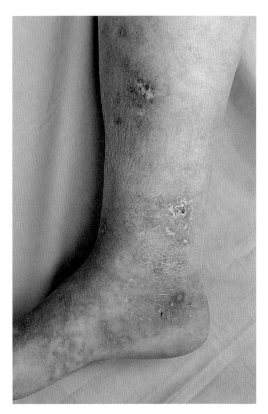

图Ⅰ-215　SLE小腿白色萎缩

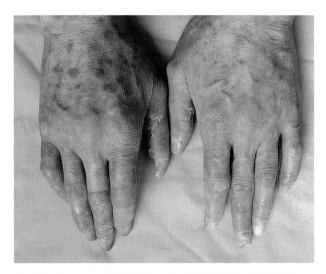

图Ⅰ-214　SLE手指血管炎，手指萎缩变细，手背红斑

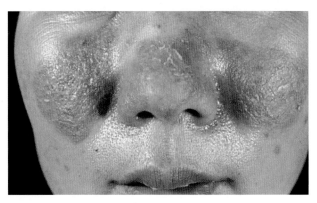

图Ⅰ-216　红斑型天疱疮，大致看皮损是呈蝶形分布的鳞屑性红斑，类似SLE的蝶形红斑。但与SLE蝶形红斑不同的是，红斑表面的鳞屑实为薄壁水疱，疱壁呈淡灰色，油腻状，有的疱壁已破裂，其下为糜烂面（本照片由北京大学第一医院皮肤科朱学骏教授惠赠）

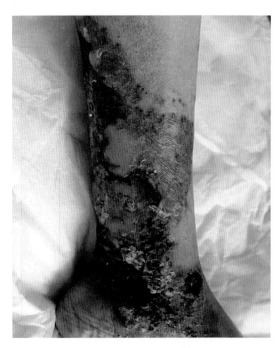

图Ⅰ-217　SLE小腿溃疡，显示小腿暗红斑片、坏死及溃疡

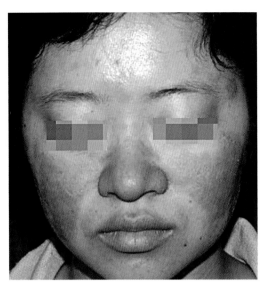

图Ⅰ-218 红斑型天疱疮，皮损为呈蝶形分布的鳞屑性红斑（本照片由北京大学第一医院皮肤科朱学骏教授惠赠）

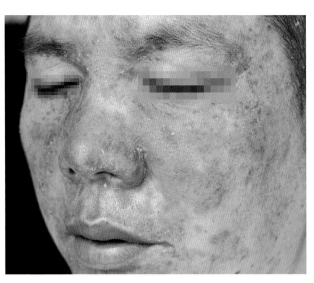

图Ⅰ-219 红斑型天疱疮，面部蝶形红斑，红斑表面的鳞屑实为薄壁水疱，疱壁呈淡灰色，油腻状

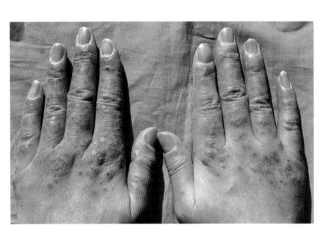

图Ⅰ-220 SLE，手背、指背多形红斑样皮疹

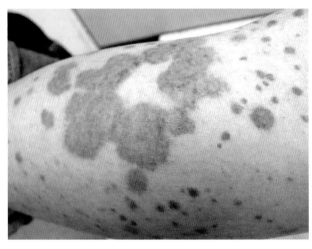

图Ⅰ-221 SLE 股部瘀点、瘀斑

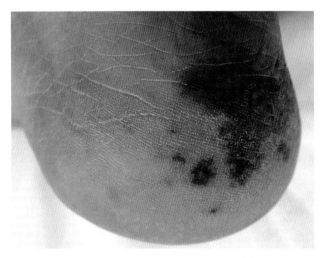

图Ⅰ-222 SLE 足跟瘀点、瘀斑，系血管炎引起

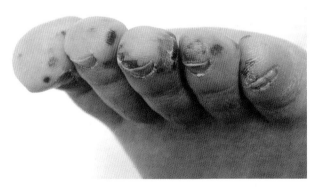

图Ⅰ-223 SLE 患者，趾腹、趾尖红斑、瘀斑，足趾摩擦部位明显，系足趾血管炎引起

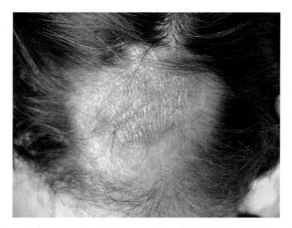

图 I -224　SLE 黏蛋白沉积，枕部头皮红色肿胀斑块，边界清楚，表面毛发脱失

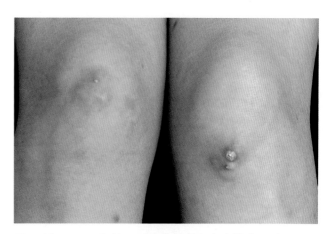

图 I -225　SLE 患者，双膝黄色花生米大结节，质硬，系钙沉积

（三）SLE 病例皮损图片汇集

病例 1

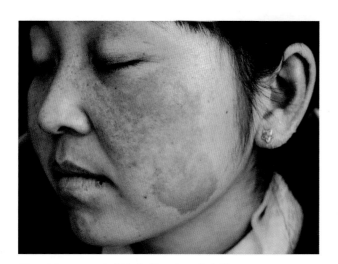

图 I -226　SLE 左颧颊部紫红斑，冻疮样

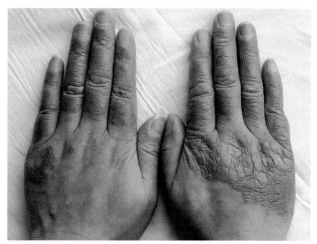

图 I -227　图 I -226 同一患者，双手指背、掌背冻疮样紫红斑

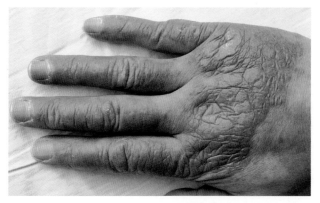

图 I -228　图 I -226 同一患者，右手背、指背冻疮样紫红斑放大图片

病例 2

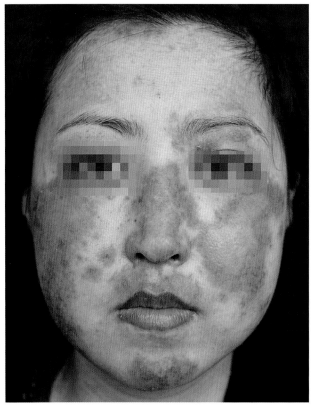

图 I-229　SLE 面部蝶形红斑跨过鼻背，上眼睑、上唇和下颏也有红斑

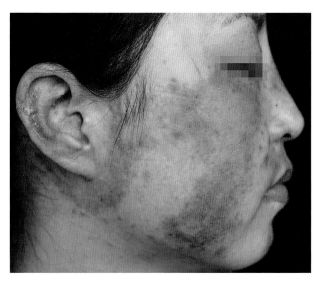

图 I-230　图 I-229 同一患者，右侧面部和耳部红斑

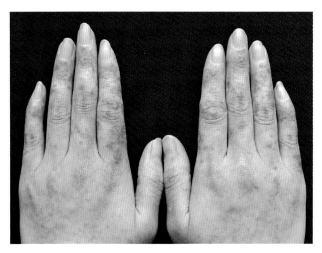

图 I-231　图 I-229 同一患者，双手指背红斑和色素减退斑。右手示指中、末节指间关节和右手中指末节指间关节背面都有豆粒大盘状损害，表面有黏着性鳞屑

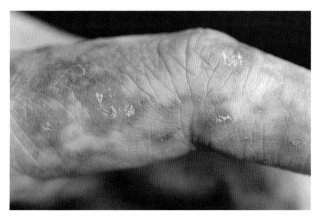

图 I-232　图 I-229 同一患者，右手小指内侧可见不典型盘状损害，表面有黏着性鳞屑

病例 3

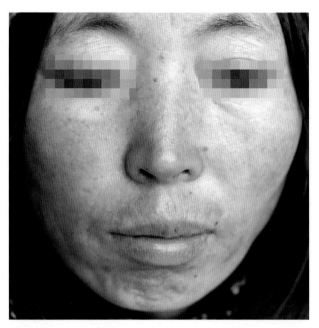

图Ⅰ-233　SLE 面部蝶形红斑跨过鼻背

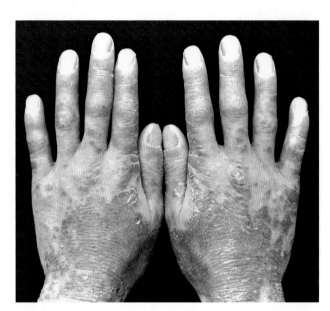

图Ⅰ-234　图Ⅰ-233 同一患者，双手背、指背暗紫红色斑疹，豆粒大，融合成片，边界清楚，表面有鳞屑

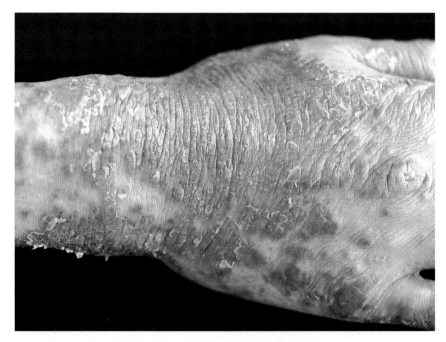

图Ⅰ-235　图Ⅰ-233 同一患者，右手背、腕背皮损放大图片

病例 4

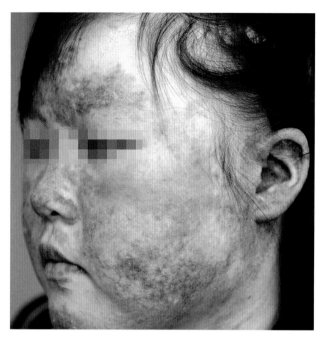

图 I-236 SLE 面部蝶形红斑跨过鼻背，前额、眉弓、上唇和下颏也有红斑。其间有色素沉着和色素减退斑片

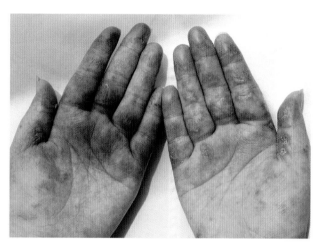

图 I-237 图 I-236 同一患者，双手指腹红斑，有些皮损为盘状损害

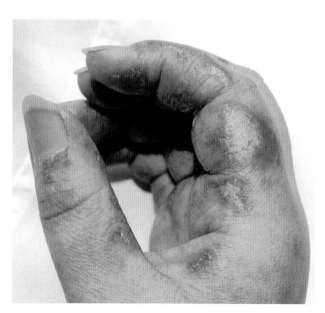

图 I-238 图 I-236 同一患者，右手拇指、示指侧缘盘状损害

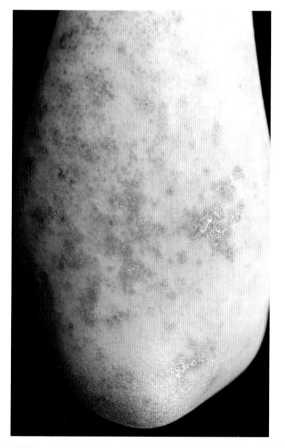

图 I-239 图 I-236 同一患者，前臂近肘部红斑，有些皮损表面有黏着性鳞屑

病例 5

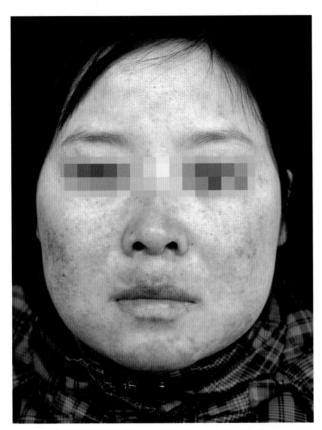

图 I-240　SLE 面部红斑累及颧颊、鼻部、口唇和下颌

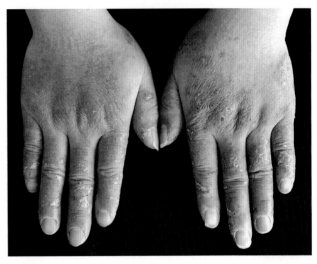

图 I-241　图 I-240 同一患者，双手背、指背红斑，部分为盘状损害，表面有黏着性鳞屑

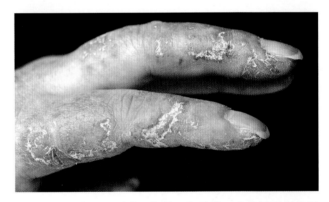

图 I-242　图 I-240 同一患者，左示指、中指侧面盘状损害，表面有黏着性鳞屑

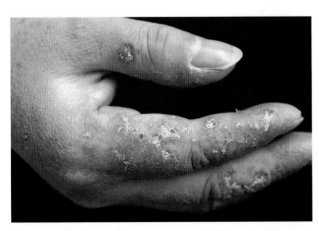

图 I-243　图 I-240 同一患者，右手示指、中指盘状损害

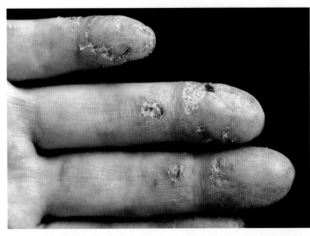

图 I-244　图 I-240 同一患者，右手第三、四、五指指腹红斑及盘状损害

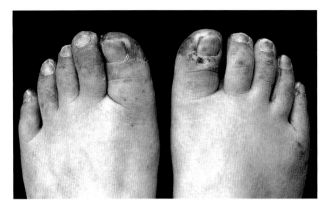

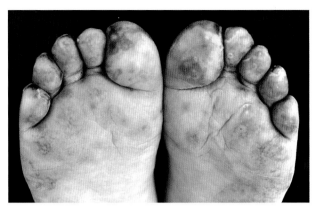

图Ⅰ-245 图Ⅰ-240同一患者，双足足趾趾背红斑，呈血管炎样

图Ⅰ-246 图Ⅰ-240同一患者，双足足趾趾腹红斑，呈血管炎样

病例6

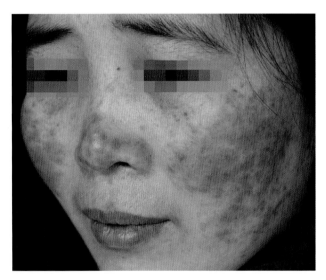

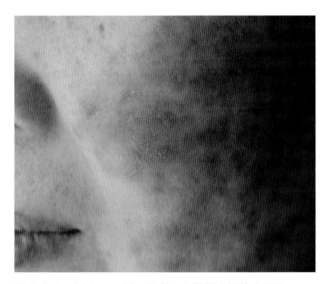

图Ⅰ-247 SLE面部蝶形红斑，部分皮损中央色暗，多形红斑样

图Ⅰ-248 图Ⅰ-247同一患者，左颧颊皮损放大图片

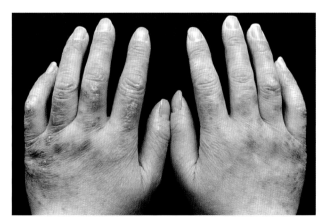

图Ⅰ-249 图Ⅰ-247同一患者，双手背、指背红斑

病例 7

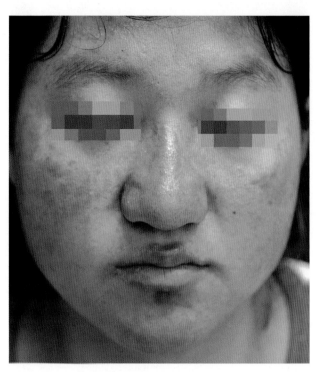

图Ⅰ-250　SLE 蝶形红斑跨过鼻背，该患者的眉弓、上唇和下颏比较隆起，受光照多，也有红斑

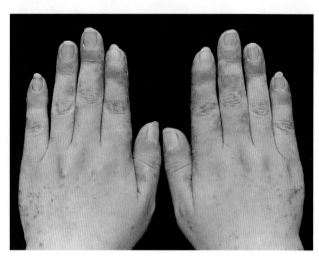

图Ⅰ-251　图Ⅰ-250 同一患者，双手背、指背红斑，甲周红斑明显

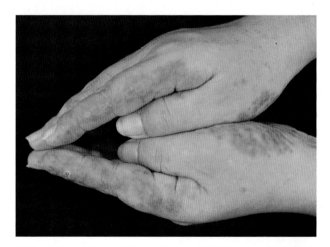

图Ⅰ-252　图Ⅰ-250 同一患者，双手示指、大鱼际外侧缘红斑

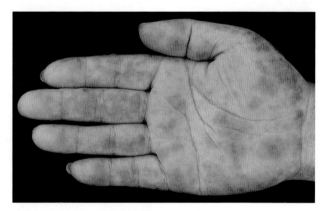

图Ⅰ-253　图Ⅰ-250 同一患者，右手掌、指腹红斑放大图片，有些红斑中央色暗，呈多形红斑样

病例 8

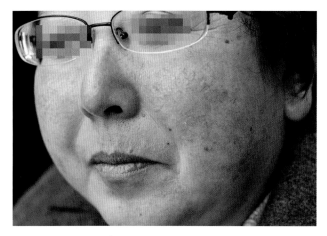

图Ⅰ-254 SLE面部蝶形红斑

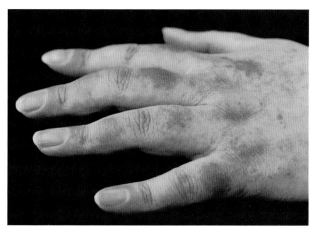

图Ⅰ-255 图Ⅰ-254同一患者，左手掌指关节伸侧、指背、甲周红斑

病例 9

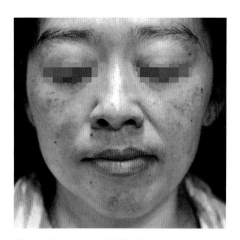

图Ⅰ-256 SLE面部蝶形红斑

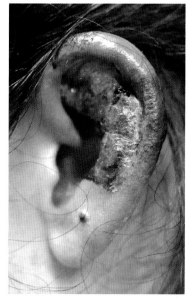

图Ⅰ-257 图Ⅰ-256同一患者，抗磷脂抗体综合征引起的左耳坏死变黑

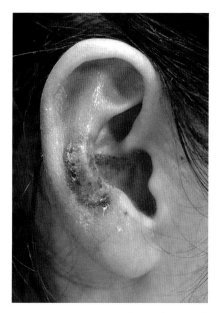

图Ⅰ-258 图Ⅰ-256同一患者，抗磷脂抗体综合征引起的右耳片状坏死变黑

病例 10

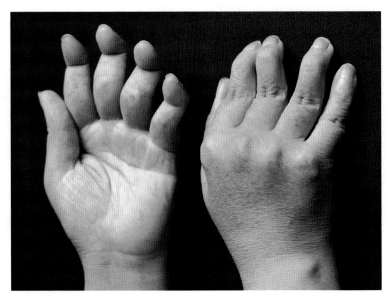

图Ⅰ-259　SLE 患者双手近端指间关节过屈，远端指间关节过伸，呈 Jaccoud 关节

病例 11

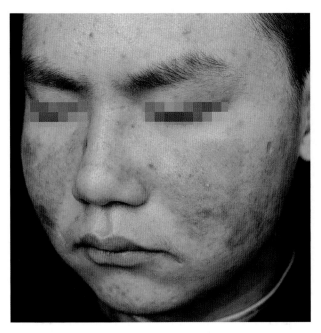

图Ⅰ-260　男性 SLE 患者面部暗红色蝶形红斑

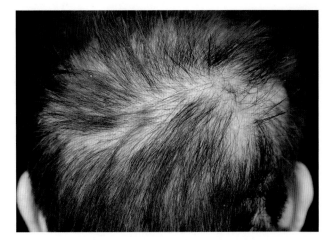

图Ⅰ-261　图Ⅰ-260 同一患者，头顶后部大片脱发，头发稀疏

病例 12

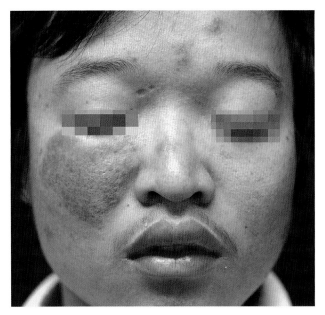

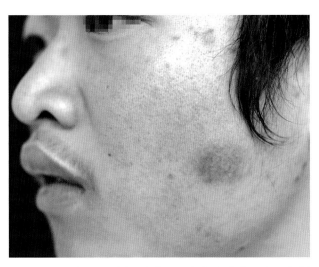

图 I -263　图 I -260 同一患者，左颊部斑片状红斑，左颧上方点状红斑

图 I -262　男性 SLE 患者右颧红斑，前额和鼻背部少许红斑。双颧颊红斑不对称，可能与右侧面部光照多有关。其母为系统性硬皮病患者

四、皮肤型红斑狼疮其他亚型皮损

（一）大疱性红斑狼疮
1. 大疱性红斑狼疮病例

病例 1

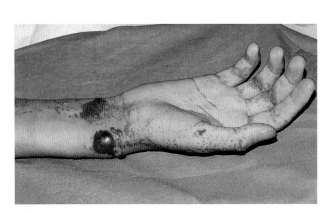

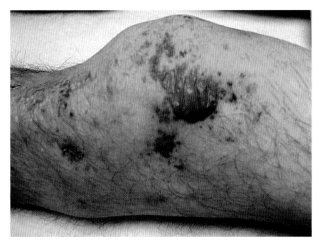

图 I -264　SLE 大疱性皮损，显示上肢大疱，疱壁紧张（本照片由上海市第六人民医院皮肤科袁定芬主任惠赠）

图 I -265　图 I -264 同一患者，膝关节周围大疱（本照片由上海市第六人民医院皮肤科袁定芬主任惠赠）

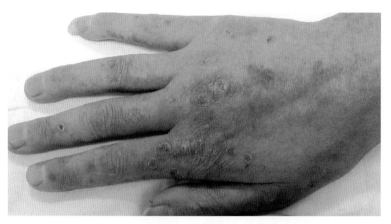

图Ⅰ-266　图Ⅰ-264同一患者，手背红斑，血管炎样皮损（本照片由上海市第六人民医院皮肤科袁定芬主任惠赠）

病例2

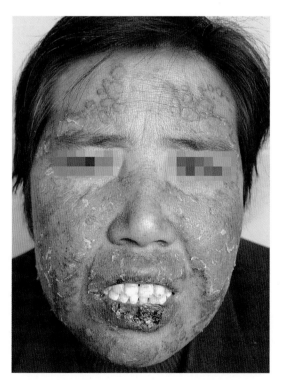

图Ⅰ-267　SLE面部蝶形红斑，前额、唇部和下颏也累及，下唇结痂

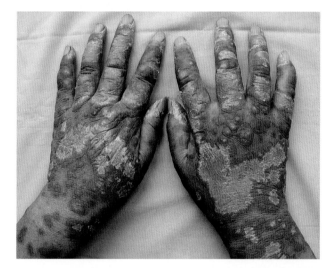

图Ⅰ-268　图Ⅰ-267同一患者，手背、腕背红斑、脱屑，脱屑处此前应为水疱处，腕背红斑上可见淡白色皱缩水疱

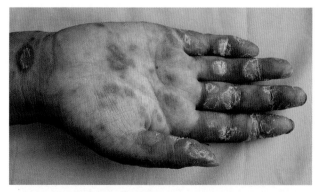

图Ⅰ-269　图Ⅰ-267同一患者，掌、指及腕屈侧红斑、脱屑，脱屑处此前应为水疱处，手掌红斑上可见淡白色皱缩水疱

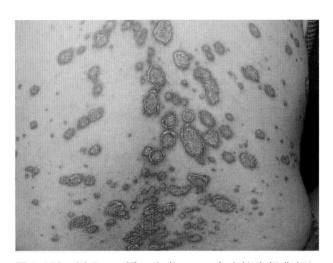

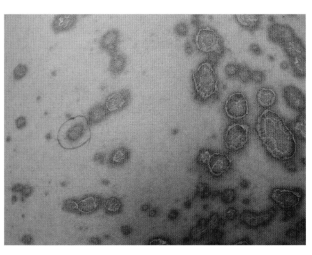

图Ⅰ-271　图Ⅰ-267同一患者，背部近距离照片，显示活检部位红斑水疱皮损（划圈者）

图Ⅰ-270　图Ⅰ-267同一患者，SLE大疱性皮损背部红斑，表面可见淡白色皱缩水疱，有的疱壁已脱落，但边缘仍留有残余疱壁，无糜烂面

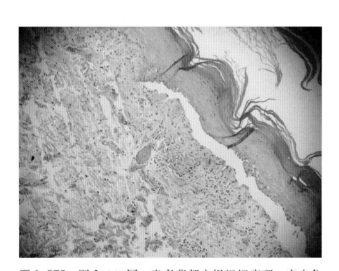

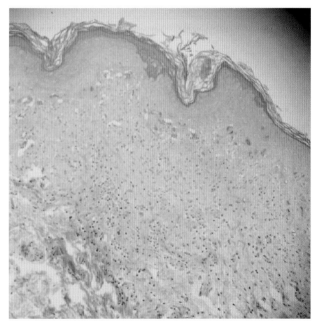

图Ⅰ-272　图Ⅰ-267同一患者背部皮损组织病理。表皮角化过度，基底细胞液化变性，表皮下疱，真皮浅层及血管周围淋巴细胞为主，少许中性粒细胞和嗜酸性粒细胞浸润（HE染色×10）

图Ⅰ-273　图Ⅰ-267同一患者，背部皮损组织病理，基底细胞液化变性明显，真皮与表皮交界处可见胶样小体及色素失禁（HE染色×10）

病例 3

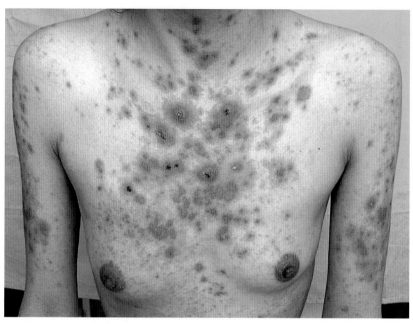

图 I-274　SLE 大疱性多形红斑，胸部多形红斑皮损，部分中央有水疱，水疱破裂后结痂

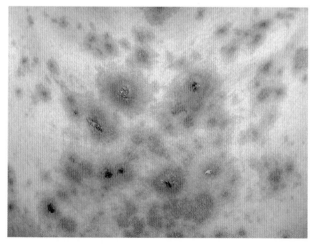

图 I-275　图 I-274 同一患者胸部放大图片，可见清晰的水疱和中央呈虹膜状的红斑

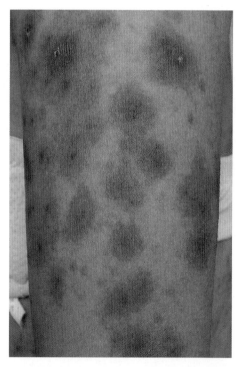

图 I-276　图 I-274 同一患者，上臂部多形红斑样皮损

2. 大疱性红斑狼疮皮损组织病理

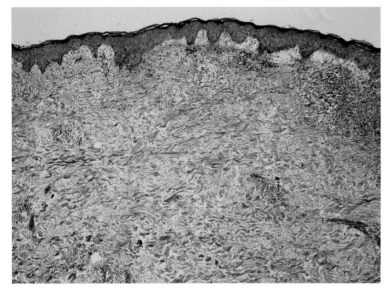

图 I-277 大疱性红斑狼疮组织病理。表皮大致正常。真皮乳头高度水肿，表皮下水疱形成，真皮血管周围见炎症细胞浸润（HE 染色 ×4）

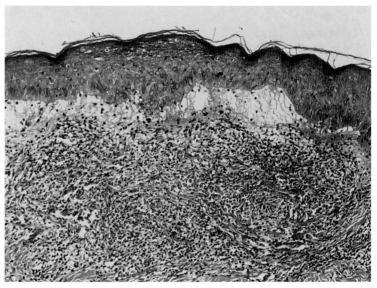

图 I-278 大疱性红斑狼疮组织病理。显示表皮下水疱形成。真皮内可见以中性粒细胞为主的炎症细胞浸润（HE 染色 ×10）

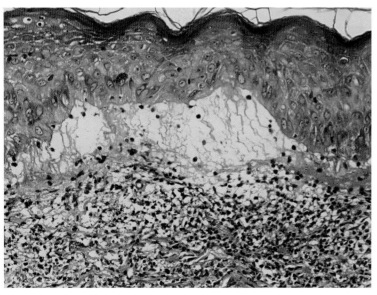

图 I-279 大疱性红斑狼疮组织病理。高倍镜下表现（HE 染色 ×20）

（二）Rowell 综合征

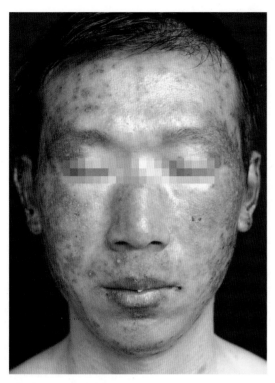

图 I -280　SLE 面部蝶形红斑，口唇、额部也有红斑

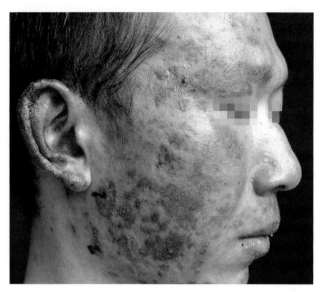

图 I -281　图 I -280 同一患者，右侧面部红斑

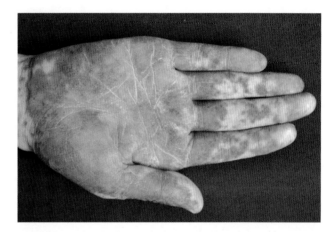

图 I -283　图 I -280 同一患者，右手掌红斑

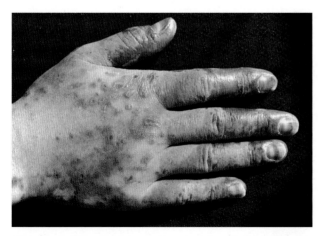

图 I -282　图 I -280 同一患者，右手背、指背红斑，许多红斑中央色暗，呈靶形

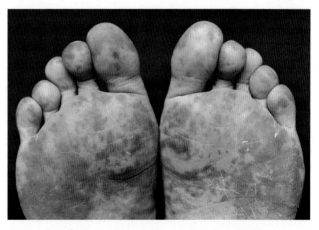

图 I -284　图 I -280 同一患者，双跖前部和趾腹红斑

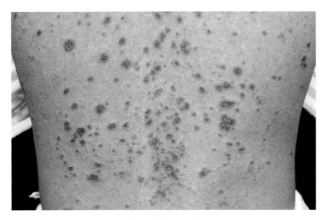

图 I -285 图 I -280 同一患者，下背部红斑

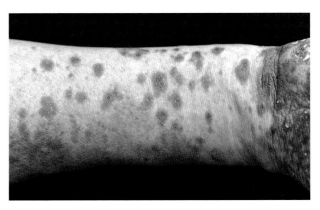

图 I -286 图 I -280 同一患者，右前臂屈侧红斑，许多红斑呈靶形

五、系统性红斑狼疮甲皱襞毛细血管镜图片

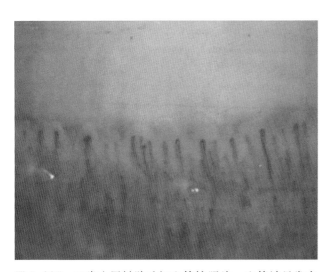

图 I -287 正常人甲皱襞毛细血管镜照片，血管袢呈发夹状，两侧粗细均匀，排列呈梳状

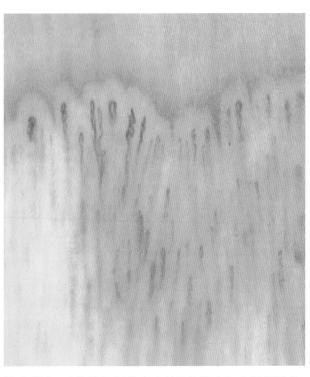

图 I -288 系统性红斑狼疮患者甲皱襞毛细血管镜图片，毛细血管袢轻度扩张，排列整齐，呈"蜂群"状

参考文献

1. Gilliam JN, Sontheimer RD. Distinctive cutaneous subsets in the spectrum of lupus erythematosus. J Am Acad Dermatol, 1981, 4: 471-475.

2. Gilliam JN, Sontheimer RD. Skin manifestations of SLE. Clin Rheum Dis, 1982, 8:207-218.

3. Costner MI, Sontheimer RD. Lupus-Nonspecific Skin Disease.// Dubois' Lupus Erythematosus. 7th ed. Philadelphia: Lippincott Williams & Wilkins, 2007: 622.

4. Wallace DJ, Hahn BH. Dubois' Lupus Erythematosus. 7th ed. Philadelphia: Lippincott Williams & Wilkins, 2007: 2.

5. 陈顺乐. 系统性红斑狼疮. 上海: 上海科学技术出版社. 2004: 11-17.

6. 王侠生, 廖康煌. 杨国亮皮肤病学. 上海: 上海科学技术文献出版社. 2005: 531.

7. Ji Yang, Yiwei Chu, Xue Yang, et al. Th17 and natural regulatory T cell population dynamics in systemic lupus erythematosus. Arthritis Rheum, 2009, 60 (5): 1472-1483.

8. Ji Yang, Xue Yang, Hejian Zou, et al. Identification of Baicalin as an immunoregulatory compound by controlling TH17 cell differentiation. Plos one, 2011, 6: e17164.

9. Ji Yang, Xue Yang, Yiwei Chu, et al. Recovering the immune balance between Th17 and regulatory T cells as a treatment for systemic lupus erythematosus. Rheumatology, 2011, 50 (8): 1366-1372.

10. Ji Yang, Xue Yang, Ming LI. Baicalin, a natural compound, promotes regulatory T cell differentiation. BMC complement Altern Med, 2012, 16; 12:64.

11. 杨骥, 杨雪, 张菊莉, et al. Th17在SLE的组织定位和外周血单一核细胞中的比例. 中华皮肤科杂志, 2009, 42(6): 380-383.

12. 杨骥, 储以微, 李明. SLE患者外周血单一核细胞介导T淋巴细胞对血管内皮细胞粘附的实验研究. 中华皮肤科杂志, 2009,43(7): 470-472.

13. 杨骥, 储以微, 李明. Th17细胞的研究进展. 国际免疫学杂志, 2009, 32(5): 375-379.

14. Jean L Bolognia 著, 朱学骏, 王宝玺, 孙建方等主译. 皮肤病学. 第2版. 北京: 北京大学医学出版社, 2011:706.

15. 蒋明, David Yu, 林孝义, 等. 中华风湿病学. 北京: 华夏出版社, 2004:901-907.

16. Firestein GS, Budd RC, Gabriel SF, et al. Kelley's Textbook of Rheumatology. 9th ed. Singapore: Elsevier Pte Ltd, 2012: 1292-1293.

17. ACR ad Hoc Committee on Neuropsychiatric Lupus Nomenclature. The American College of Rheumatology Nomenclature and Case Definitions for Neuropsychiatric Lupus Syndromes. Arthritis Rheum, 1999, 42: 599-608

18. Cohen AS, Reynolds WE, Franklin EC, et al. Preliminary criteria for the classification of systemic lupus erythematosus. Bull Rheum Dis, 1971, 21: 643-648.

19. Tan EM, Cohen AS, Fries JF, et al. The 1982 revised criteria for the classification of systemic lupus erythematosus. Arthritis Rheum, 1982, 25:1271-1277.

20. Hochberg MC. Updating the American College of Rheumatology revised criteria for the classification of systemic lupus erythematosus. Arthritis Rheum, 1997, 40: 1725.

21. Petri M, Orbai AM, Alarcon GS, et al. Derivation and validation of the Systemic Lupus visionInternational Collaborating Clinics classification criteria for systemic lupus erythematosus. Arthritis Rheum, 2012, 64: 2677-2686.

22. 李明. 红斑狼疮早期诊断要点. 皮肤病与性病, 2012, 34(5): 257-260.

23. James WD, Berger TG, Elston DM. Andrew's Disease of the Skin. Clinical Dermatology. 10th ed. Philadelphia: Saunders Elsevier, 2006:158.

24. Wolff K, Goldsmith LA, Katz SI, et al. Fitzpatrick's Dermatology in General Medicine. 7th ed. New York: McGraw-Hill Conpanies, 2008:1531.

25. Bombardier C, Gladman DD, Urowitz MB, et al. Derivation of the SLEDAI. A disease activity index for lupus patients. The committee on Prognosis Studies in SLE. Arthritis Rheum, 1992, 35(6): 630-640.

26. Gladman DD, Ibanez D, Urowitz MB. Systemic lupus erythematosus disease activity index 2000. J Rheumatol, 2002, 29(2): 288-291.

27. Liang MH, Socher SA, Larson MG, et al. Reliability and validity of six systems for the clinical assessment of disease activity in systemic lupus erythematosus. Arthritis Rheum, 1989, 32(9): 1107-1118.

28. Gladman DD, Ginzler E, Goldsmith CH, et al. The development and initial validation of the Systemic Lupus International Collaborating Clinics/American College of Rheumatology damage index for systemic lupus erythematosus. Arthritis Rheum, 1996, 39(3): 363-369.

29. Marmor MF, Carr RE, Easterbrook M, et al. Recommendations on screening for chloroquine and hydroxychloroquine retinopathy: a report by the American Academy of Ophthalmology. Ophthalmology, 2002, 109:1377–1382.

30. Mavrikakis I, Sfikakis PP, Mavrikakis E, et al. The incidence of irreversible retinal toxicity in patients treated with hydroxychloqouine: a reappraisal. Ophthalmology, 2003, 110:1321-1326.

31. Sfikakis PP, Mavrikakis M. Ophthalmologic monitoring for antimalarial toxicity. J Rheumatol, 2004: 31: 1011-1012.

32. 国家药典委员会. 临床用药须知(化学药和生物制品卷).

2010年版. 北京: 中国医药科技出版社, 2010:1013-1014.

33. 李明, 孙建方. 结缔组织病皮肤表现图鉴与诊疗精要. 北京: 北京大学医学出版社, 2009:24-25.

34. 李明. 红斑狼疮临床用药. 世界临床药物, 2003, 24(8): 467-471.

35. Austin HA 3rd, Klippel JH, Balow JE, et al. Therapy of lupus nephritis. Controlled trial of prednisone and cytotoxic drugs. N Engl J Med, 1986, 314: 614–619.

36. Bansal VK, Beto JA. Treatment of lupus nephritis: A meta-analysis of clinical trials. Am J Kidney Dis, 1997, 29:193.

37. Balow JE, Austin HA 3rd, Tsokos GC, et al. Lupus nephritis. Ann Intern Med, 1987,106:79.

38. Ginzler EM, Bollet AJ, Friedman EA. The natural history and response to therapy of lupus nephritis. Annu Rev Med, 1980, 31:463.

39. Kamanamool N, McEvoy M, Attia J, et al. Efficacy and adverse events of mycophenolate mofetil versus cyclophosphamide for induction therapy of lupus nephritis: systematic review and meta-analysis. Medicine (Baltimore) ,2010, 89: 227–235.

40. Radhakrishnan J, Moutzouris DA, Ginzler EM, et al. Mycophenolate mofetil and intravenous cyclophosphamide are similar as induction therapy for class V lupus nephritis. Kidney Int, 2010, 77:152-160.

41. Austin HA 3rd, Illei GG, Braun MJ, et al. Randomized, controlled trial of prednisone, cyclophosphamide, and cyclosporine in lupus membranous nephropathy. J Am Soc Nephrol, 2009, 20: 901-911.

42. Bao H, Liu ZH, Xie HL, et al. Successful treatment of class V+IV lupus nephritis with multitarget therapy.J Am Soc Nephrol, 2008, 19: 2001-2010.

43. Carneiro JR, Sato EI. Double blind, randomized, placebo controlled clinical trial of methotrexate in systemic lupus erythematosus.J Rheumatol,1999, 26:1275–1279.

44. Murray E, Perry M. Off-label use of rituximab in systemic lupus erythematosus: a systematic review. Clin Rheumatol, 2010, 29:707-716.

45. Ramos-Casals M, Garcia-Hernandez FJ, de Ramon E, et al. Off-label use of rituximab in 196 patients with severe, refractory systemic autoimmune diseases.Clin Exp Rheumatol, 2010, 28:468–476.

46. Tokunaga M, Saito K, Kawabata D, et al. Efficacy of rituximab (anti-CD20) for refractory systemic lupus erythematosus involving the central nervous system. Ann Rheum Dis, 2007, 66:470-475.

47. Terrier B, Amoura Z, Ravaud P, et al. Safety and efficacy of rituximab in systemic lupus erythematosus: results from 136 patients from the French AutoImmunity and Rituximab registry. Arthritis Rheum, 2010, 62:2458-2466.

48. Jonsdottir T, Gunnarsson I, Mourao AF, et al. Clinical improvements in proliferative vs membranous lupus nephritis following B-cell depletion: pooled data from two cohorts. Rheumatology (Oxford) , 2010, 49: 1502-1504.

49. Rovin BH, Furie R, Latinis K, et al. Efficacy and safety of rituximab in patients with active proliferative lupus nephritis: The Lupus Nephritis Assessment with Rituximab study. Arthritis Rheum, 2012, 64: 1215-1226.

50. 秦万章. 中西医结合研究丛书-皮肤病研究. 上海: 上海科学技术出版社. 1990: 148-155.

51. Gourley MF,Austin HA 3rd,Scott D,et al.Methylprednisolone and cyclophosphamide, alone or in combination, in patients with lupus nephritis. A randomized, controlled trial. Ann Intern Med, 1996, 125: 549–557.

52. Illei GG, Austin HA, Crane M, et al. Combination therapy with pulse cyclophosphamide plus pulse methylprednisolone improves long-term renal outcome without adding toxicity in patients with lupus nephritis. Ann Intern Med, 2001, 135:248-257.

53. Bertsias GK, Ioannidis JP, Aringer M, et al. EULAR recommendations for the management of systemic lupus erythematosus with neuropsychiatric manifestations: report of a task force of the EULAR standing committee for clinical affairs. Ann Rheum Dis, 2010, 69: 2074-2082.

54. Hepburn AL, Narat S, Mason JC. The management of peripheral blood cytopenias in systemic lupus erythematosus. Rheumatology (Oxford), 2010, 49: 2243-2254.

55. Empson M, Lassere M, Craig JC, et al. Recurrent pregnancy loss with antiphospholipid antibody: A systematic review of therapeutic trials. Obstet Gynecol, 2002, 99(1): 135-144.

56. Rai R, Cohen H, Dave M, et al. Randomised controlled trial of aspirin and aspirin plus heparin in pregnant women with recurrent miscarriage associated with phospholipid antibody. Br Med J, 1997, 25:314.

57. Cowchock FS, Reece EA, Balaban D, et al. Repeated fetal losses associated with antiphospholipid antibodies: A collaborative randomized trial comparing prednisome with low-dose heparin treatment. Am J Obstet Gynecol, 1992, 166:1318.

58. Moore LE, Martin JN Jr. When betamethasome and dexamethasone are unavailable:Hydrocortisone. J Perinatol, 2001, 21(7): 456-458.

59. Ginzler E, Diamond HS, Weiner M, et al. A multicenter study of outcome in systemic lupus erythematosus. Arthritis Rheum, 1982, 25:605.

60. Ginzler EM, Schorn K. Outcome and prognosis in systemic lupus erythematosus. Rheum Dis Clin North Am, 1988,

14:67.

61. Ward MM, Pyun E, Studenski S. Long-term survival in systemic lupus erythematosus: Patient characteristics associated with poorer outcomes. Arthritis Rheum, 1995, 38:274.

62. Jacobsen S, Petersen J, Ullman S, et al. A multicenter study of 513 Danish patients with SLE. II. Disease mortality and clinical factors of prognostic value. Clin Rheumatol, 1998, 17:478.

63. Nossent HC, Swaak TJG, Berden JHM, et al. Systemic lupus erythematosus after renal transplantation: Patients and graft survival and disease activity. Ann Intern Med, 1991, 114:183.

64. Urowitz MB, Gladman DD, Abu-Shakra M, et al. Mortality studies in SLE: Results from a single center. III. Improved survival over 24 years. J Rheumatol, 1997, 24:1061.

65. Namendys-Silva SA, Baltazar-Torres JA, Rivero-Sigarroa E, et al: Prognostic factors in patients with systemic lupus erythematosus admitted to the intensive care unit. Lupus , 2009, 18:1252–1258.

同义名

- 皮肌炎（dermatomyositis）/ 多发性肌炎（polymyositis）
- 异色性皮肌炎（poikilodermatomyositis）
- 炎症性肌病（inflammatory myopathies）
- 特发性炎症性皮肤肌肉疾病（idiopathic inflammatory dermatomyopathies）

要点

- 皮肌炎为自身免疫性结缔组织病，病因不明。
- 好发于儿童和成人，发病年龄呈双峰状分布。
- 为对称性四肢近端肩胛带和骨盆带肌群的炎症性肌病，以肌无力和肌痛为主要表现，多伴有肌浆酶异常。
- 皮肤异色症样皮损是皮肌炎最具诊断价值的皮疹，皮肌炎特异性皮损和相对特异性皮损大都是在该皮损的基础上发生的。特异性皮损有双上眼睑暗紫红色斑疹、Gottron 丘疹或 Gottron 征，相对特异性皮损有披肩征、胸前 V 字征和恶性红斑。
- 组织病理检查：皮损处可见界面皮炎伴黏蛋白沉积，受累肌肉显示淋巴细胞性肌炎。
- 高达 1/4 的成年患者可合并恶性肿瘤，定期查肿瘤很重要。
- 系统应用糖皮质激素仍是多数患者治疗的首选，较重的患者可合并应用其他免疫抑制剂。该病除伴有进展期恶性肿瘤、急性 / 亚急性间质性肺炎外，一般预后较好。

第一节 定 义

皮肌炎是一种可能由自身免疫紊乱引起的结缔组织病，主要表现为对称性四肢近端伸肌肌群的炎症性肌病和特异性皮损，无皮肤表现者称多发性肌炎。皮肌炎和多发性肌炎现归于炎性肌病范畴。炎性肌病是指以四肢近端肌无力和骨骼肌非化脓性炎症为特征的一组异质性疾病，包括成人或幼年型皮肌炎和多发性肌炎、伴发恶性肿瘤或胶原血管性疾病的皮肌炎和多发性肌炎、包涵体肌炎和其他疾病。由于人们迄今对炎性肌病的特点和病因尚不清楚，所以又称其为特发性炎性肌病。Bohan 和 Peter 把特发性炎性肌病分为五类：①原发性特发性多发性肌炎；②原发性特发性皮肌炎；③恶性肿瘤相关性皮肌炎或多发性肌炎；④伴发血管炎的儿童期皮肌炎和多发性肌炎；⑤其他与胶原血管性疾病相关的皮肌炎或多发性肌炎。皮肌炎或多发性肌炎都可能与其他自身免疫性结缔组织病如红斑狼疮、系统性硬皮病、类风湿关节炎和混合性结缔组织病重叠发生。皮肌炎的发病年龄呈双峰状，儿童和成人期是发病的两个高峰。高达 1/4 的成年患者可合并恶性肿瘤，幼年型皮肌炎患者发生恶性肿瘤的概率不高，但伴发小血管炎和皮肤钙沉积的概率较高。部分皮肌炎患者虽发病数年，但只有典型皮损而没有肌炎，有人称之为无肌病型皮肌炎。由于皮肌炎的皮肤表现常发生于恶性肿瘤之前，到皮肤科就诊的患者常能得到早期诊断，从而可对恶性肿瘤进行全面筛查和及时治疗，因此，常可挽救患者的生命。

第二节　历　　史

皮肌炎在临床上的诊断已经有 100 多年的历史。20 世纪初，第一例皮肌炎合并恶性肿瘤的成年患者被报道，但两者之间的联系直至 20 世纪 40年代才被提出。1975 年，Bohan 和 Peter 提出了皮肌炎或多发性肌炎分类标准，一直沿用至今。

第三节　流行病学

流行病学调查显示，特发性炎性肌病比较少见，发病率为（5～9.3）/10 万。国人发病率尚未见文献报道。随着人们对该组疾病认识和诊断水平的提高，发病率会增加。国外的研究显示，其发病率有种族差异。在美国，日本后裔的发病率最低，黑人最高。亚洲人和非洲人幼年型皮肌炎的发病率显著高于欧洲人和美洲人，美国黑人的发病率是白人的 2 倍。在欧洲，随着纬度的增高，皮肌炎或多发性肌炎的发病率也增加，因为皮肌炎在北方更为多见。特发性炎性肌病的发病率呈双峰状分布，第一个高峰在 10～15 岁，第二个高峰在 45～60 岁 [1]，但其中各类的平均发病年龄不同。伴发恶性肿瘤者多见于 50 岁以后。特发性炎性肌病女性多于男性，男女比例约为 1∶2。

第四节　发病机制

特发性炎性肌病的病因迄今尚不清楚，目前认为是在遗传易感性的前提下，由免疫介导和某些环境因素激发所引起的一类疾病。这种假设是基于其可伴发其他自身免疫病或胶原血管性疾病、血液中自身抗体出现的频率和类型、动物模型、遗传免疫的研究、肌肉的特异性炎症以及用免疫抑制剂治疗有效等。有资料显示，95% 的皮肌炎患者抗核抗体阳性，皮肌炎患者可有抗合成酶抗体，如抗 Jo-1 抗体、抗 PL-7 抗体、抗 PL-12 抗体、抗 OJ 抗体及抗 EJ 抗体等。抗合成酶抗体针对的是细胞质抗原，可以出现抗核抗体阴性的情况。抗合成酶抗体阳性的患者常有重叠综合征，还可有抗合成酶抗体综合征，是指患者在有抗合成酶抗体的同时，可有发热、侵蚀性关节炎、"机械手"、雷诺现象和肺间质病变等临床表现。

但也有证据显示特发性炎性肌病与病毒感染有很强的相关性，如从有的患者肌肉中分离出的柯萨奇病毒 A9 能引起肌炎；在某些幼年型皮肌炎患者抗柯萨奇病毒抗体滴度升高；包涵体肌炎患者肌肉中的包涵体含有流行性腮腺炎病毒抗体等。但也有人认为这些病毒感染仅仅是在疾病过程中伴发的。

第五节 皮肤表现

皮肌炎的皮损种类很多，可将其分为疾病特异性、相对特异性和非特异性三类。特异性皮损通常只见于皮肌炎患者，对疾病的诊断有重要价值；相对特异性皮损很少见于其他疾病，对皮肌炎诊断也具有重要价值；非特异性皮损虽多见于皮肌炎，也可见于其他疾病，对皮肌炎的诊断有提示价值。约55%的皮肌炎皮损出现在肌炎之前，25%与肌炎同时出现，15%出现在肌炎之后。皮损的类型和分布因人而异。即使是同一患者，病期不同，皮损也可有变化。有的患者皮损与肌炎相平行，有的则不相关。

一、皮肌炎的特异性皮损和相对特异性皮损

皮肤异色症样皮损是皮肌炎最具诊断价值的皮疹[2]，皮肌炎的另一同义名就是异色性皮肌炎。皮肤异色症样皮损具有色素沉着、色素减退、毛细血管扩张和表皮萎缩的特点。在皮肌炎患者这种皮损的发生率很高，如果仅统计典型的皮肤异色症样皮损，发生率在50%以上，这还不包括早期的不典型皮损。笔者统计了有各部位完整皮损照片的60例皮肌炎患者的皮损资料，显示皮肤异色症样皮损占92%，其中包括了早期和典型的皮肤异色症样皮损。皮肌炎皮肤异色症样皮损的颜色与粉红色和紫罗兰色（pinkish-violet）相像，这种紫红色类似天芥菜属植物（heliotrope）花的颜色，因此，早年也有人将皮肌炎的眶周红斑命名为heliotrope征（heliotrope sign）。

早期皮肌炎的皮肤异色症样皮损红斑的颜色较鲜艳（图Ⅱ-1、19~20、37~39、71~72、77、94、110~113、115、119~121、124~125、129、164~167、173、175、185、193~195、198~200、206~208、212、214~215），急性期过后，皮损肿胀消退，红斑却消退缓慢，颜色转暗，色素沉着和色素减退更为明显（图Ⅱ-21、62~63、66~67、81~91、97~104、146、151~152、158~159、161、176~177、

180~184、192、201~202、205、222~223、226~227、237、238~241）。少数患者皮肤异色症样皮损弥漫性分布全身，呈红皮病样或红皮病倾向（图Ⅱ-198~200，216~221），这些患者合并恶性肿瘤较多，要注意查找肿瘤。

系统性红斑狼疮和系统性硬皮病也可有皮肤异色症样皮损，但有别于皮肌炎的是，系统性红斑狼疮的此种皮损多呈红色而不是紫红色，系统性硬皮病的此种皮损多伴有皮肤肿胀硬化或以色素减退斑点为突出表现，特别是陈旧性皮损，往往以色素减退为主，毛囊处色素沉着，毛囊周围色素减退。

如果医师忽略了皮肤异色症样皮损的表现，皮肌炎也可被误诊为银屑病。因为皮肌炎患者的肘膝部常有红色的斑片，表面附着有细小鳞屑，容易与皮损好发于肘膝部的银屑病混淆。皮肌炎的皮肤异色症样皮损也要与皮肤淀粉样变性相鉴别，这是由于在前者的红色斑片上可见针尖或针头大小淡褐色或深褐色色素沉着斑，散在或密集分布成小片状、网状。色素沉着斑处可见高出皮面的小丘疹，灰褐色，串珠状排列，类似脂溢性皮炎样淀粉样变性表现。随病程演变，红斑和色素沉着斑处出现针头至粟粒大小的淡白色、瓷白色色素减退斑，并可见皮肤点状萎缩（图Ⅱ-192），至后期则呈羊皮纸样皱缩。

皮肌炎患者双上眼睑和眶周的暗紫红色斑疹、掌指关节和指间关节伸面等骨隆突部位的Gottron丘疹和Gottron征以及恶性红斑，是皮肌炎患者的特异性皮损；皮肌炎患者肩背部红斑（披肩征）、胸前Ⅴ字区红斑（胸前Ⅴ字征）以及"技工手"很少见于其他疾病，可视为皮肌炎患者的相对特异性皮损。以上皮损在该病的诊断中都具有重要价值。由于上述这些部位皮损的基本损害在大多数患者都是由皮肤异色症样皮损组成的，尽管有些患者的早期皮损仅见红斑，但随病程进展，多数会发展为典型的皮肤异色症样皮损，故将上述皮肌炎特异性皮损和相对特异性皮损统归在皮肤异色症样皮损项下进行叙述。

（一）特异性皮损

1. 双上眼睑及颜面部暗紫红色水肿性斑疹　双上眼睑及颜面部暗紫红色水肿性斑疹在皮肌炎中最为多见（图 2-1、2、3，以及 Ⅱ-5、9～13、16～17、30～31、34、68、74～75、105、209、242），发生率为 40%～80%，有的文献报道发生率可达 91.3%[3]。急性起病者，双上眼睑可明显肿胀，表现为粉红色和紫罗兰色斑疹或斑片。皮肤异色症样表现可不典型，但仔细观察，在红斑上可见针尖到针头大小的淡褐色或深褐色色素沉着斑。患者可有面部灼热、瘙痒或绷紧感。患者闭目时，上眼睑近睑缘处可见扩张的树枝状、弯曲的毛细血管，有的毛细血管顶端可见针尖大小的瘀点（图 2-4）。急性期红斑除眼睑外，还可见于颧、鼻背、颊、额、颞、耳后乃至整个面颈部，少数患者表现为眶周明显肿胀（图 2-5、6，以及 Ⅱ-92）。急性期后皮损肿胀消退，红斑却消退缓慢，颜色转暗，色素沉着和色素减退更为明显（图 Ⅱ-1～2、

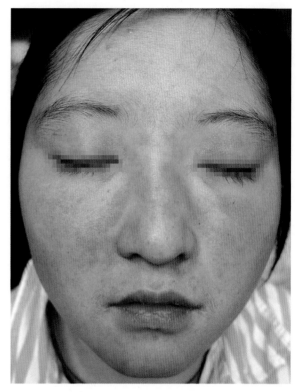

图 2-1　皮肌炎患者面部弥漫性粉红色或粉红色并带有紫罗兰色的水肿性斑疹，其双颧红斑需与 SLE 的面部蝶形红斑鉴别，但 SLE 红斑为红色，不呈紫红色

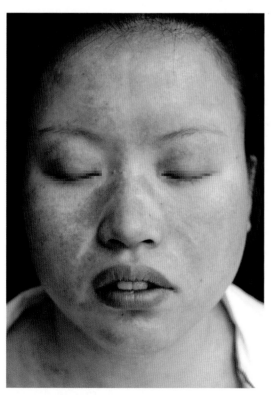

图 2-2　皮肌炎患者，双上眼睑紫红色斑疹，前额和双颧颊部弥漫性皮肤异色症样皮损

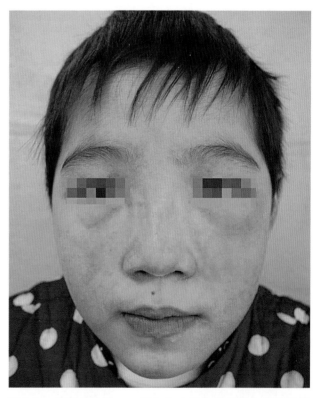

图 2-3　皮肌炎患者，双颧和上睑桃红色或粉红色水肿性斑片，红中带有紫色

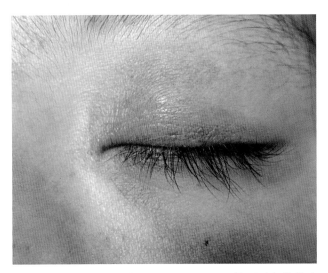

图2-4 图2-1同一患者，上眼睑红斑，睑缘可见弯曲的毛细血管扩张。图片放大后细看，其红斑表面有褐色针尖大的色素沉着，并有色素减退和轻微的皮肤萎缩，早期皮肤异色症样皮损的特征已开始显现

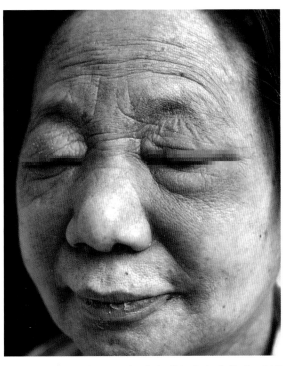

图2-5 皮肌炎患者，眶周、颧部紫红色斑疹伴明显肿胀，前额皮肤异色症样皮损

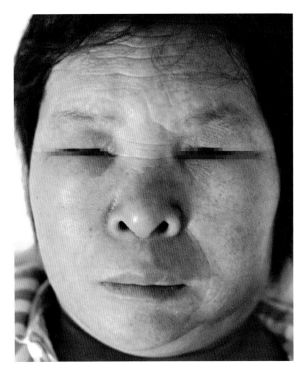

图2-6 皮肌炎患者，双侧眶周和面部明显肿胀，双上下眼睑暗紫红色斑疹，以双上眼睑更为明显。右上睑内侧近内眦处有一簇水疱

87）。有的甚至累及头皮和枕部。亚急性或慢性发作者，上眼睑肿胀可不明显，双上眼睑或睑缘处可见淡紫红色斑。少数患者上眼睑红斑起初可仅发生于单侧眼睑，以后可延及对侧眼睑。

约半数患者有光敏感，日晒后面部皮损加重或面积扩大，也可出现新的皮损，伴有灼热感，1~2天后皮损可恢复到日晒前的状态。也有患者在皮损加重的同时肌肉症状加重，或肌浆酶短期内明显升高。

该皮损有时要与SLE的蝶形红斑相鉴别，特别是当皮损最初发生于面颊部对称分布时。但该皮疹呈紫红色，SLE的蝶形红斑则呈红色。

具有该皮损者，大都会出现四肢近端肌无力和肌痛，主要累及的肌肉有肩胛带肌、颈肌、骨盆带肌、三角肌、肱二头肌、肱三头肌和股四头肌等。

该皮损消退缓慢。许多患者肌肉症状消失后，皮损仍持续存在很长时间，仅肿胀消退，颜色变淡，留有糠状细小的鳞屑和色素沉着及减退斑。

病情复发时，该皮疹可首先出现，然后再出现肌肉症状和肌浆酶升高。因此，该皮损是皮肌炎最重要的特异性皮损，而且与疾病的活动性相关，尤其当是皮损肿胀明显，累及眶周、面颊、前额和头皮时，往往呈急性发病，肌炎出现早而且严重。

2. Gottron 丘疹 和 Gottron 征 Gottron 丘

疹（Gottron's papules）在皮肌炎患者中的发生率为 60%～80%，皮疹分布于掌指关节、近端和远端指间关节的伸面（图 2-7、8、9 以及 II-24、26～27、33、130～131、228～230、260～261、263～264），也可见于肘（图 II-23、261）、膝、内外踝等关节的伸面。基本皮损为骨隆突处的暗紫红色粟粒至绿豆大多角形、不规则形扁平或尖顶的丘疹，簇集成群或融合成小的斑块。多数患者的皮损可同时见于掌指、近端和远端指间关节。疾病初期，丘疹呈紫红色，上覆细小糠状鳞屑，皮肤异色症样表现可不典型；以后皮疹颜色变淡，

丘疹也渐平伏，有点状凹陷和萎缩。除了色素沉着外，可见色素减退斑，呈淡白色或瓷白色（图 2-9），基底有毛细血管扩张，很多患者在局部可见到典型的皮肤异色症样改变。

Gottron 征（Gottron's sign）是指发生于掌指、近端和远端指间关节伸面（图 II-8、14、18、22、29、35、78、89、106～107、149、155～156、162、171、191、245）以及肘（图 2-10、11，以及 II-15、28、91、117、126、157、163、174、236、

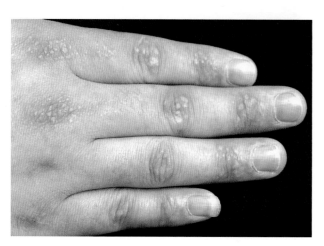

图 2-7　图 2-2 同一患者，右手掌指和关节伸面 Gottron 丘疹放大图片

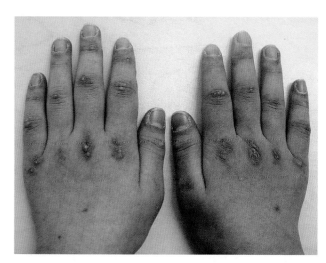

图 2-8　图 2-3 同一患者，掌指关节和指间关节伸面紫红色斑疹，其上有许多坚实的丘疹，轻度角化并有脱屑，系 Gottron 丘疹，患者甲周红斑明显

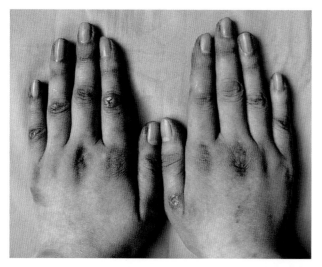

图 2-9　图 2-1 同一患者，掌指关节和近端指间关节伸面陈旧性 Gottron 丘疹，丘疹已萎缩，但还可以看到淡白色点状萎缩斑点。多处皮损表面有坏死性血管炎形成的溃疡和结痂，甲周红斑非常明显

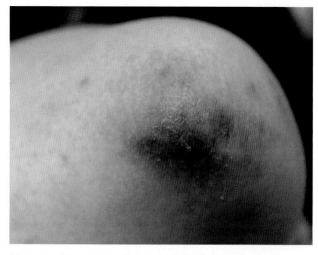

图 2-10　图 2-1 同一患者，肘部骨隆突处 Gottron 征，具有皮肤异色症样皮损特点

244）、膝（图Ⅱ-231）、内外踝等关节伸面的暗紫红色斑疹或斑片，可伴有苔藓样变，表面可有黄色厚的鳞屑（图2-9）。与陈旧的皮损相比，皮肤异色症样改变比较明显。部分皮肌炎患者，手足背和指（趾）背的紫红斑呈带状条纹样分布于伸肌腱的表面（图2-12，以及Ⅱ-25、32、213、232）。有的患者关节伸侧骨隆突处皮肤粗糙、增厚或色素沉着，类似黑棘皮病样。有的患者在肘部Gottron征的基础上出现坏死性血管炎样改变，局部红斑，表面结黑色痂（图Ⅱ-58）[4]，已见过多例有此表现者发生

急进性间质性肺炎，病情进展迅速，最后死亡。

Gottron丘疹或Gottron征很少单独出现，多伴随双上眼睑暗紫红色水肿性斑疹等其他皮肌炎皮疹。该征与肌肉症状和肌浆酶升高无明显联系，与疾病的活动性也不相关。

3. 恶性红斑 是一种特殊的皮肤异色症样皮损。与一般的皮肤异色症样皮损比较，疾病的部位更广泛，皮疹更严重，呈火红色或棕红色。皮损多见于头面、耳后、颈、躯干和四肢部位（图2-13～14，以及Ⅱ-41～47）。发生于面部的皮损颜色更深，呈弥漫性醉酒样，色素沉着更为明显，皮损表面有糠状鳞屑。皮损处的毛细血管扩张呈树枝状、蟠曲状或团块状。笔者所见过的多例恶性红斑患者肌炎症状往往较重，经糖皮质激素治

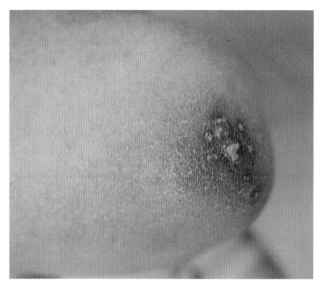

图2-11 图2-3同一患者，肘部骨隆突处紫红色斑疹，上覆厚的白色鳞屑，系Gottron征

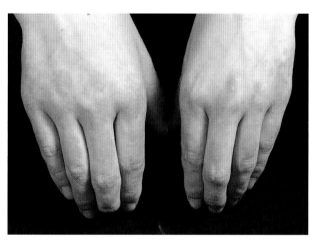

图2-12 皮肌炎患者，手部Gottron征。其特点是粉红色斑不仅见于掌指关节和指关节伸面，还从掌指关节伸面经指背延伸到指间关节伸面，呈条带状分布于手部伸肌腱表面

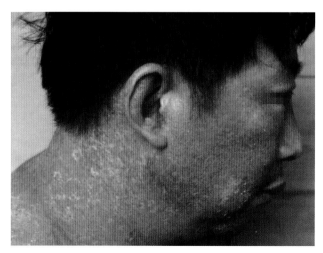

图2-13 皮肌炎患者，恶性红斑，棕红色，火焰状，皮肤异色症样皮损明显，表现为色素沉着、色素减退、毛细血管扩张和萎缩。死亡前腹部B超示肝有多发转移瘤，肿瘤原发部位不详

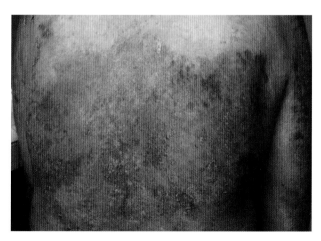

图2-14 图2-13同一患者，背部恶性红斑

疗后，肌炎症状可明显好转，但皮损好转不明显。在随后 1 年多的时间内分别发现有消化道恶性肿瘤和鼻咽癌。所以，恶性红斑是皮肌炎患者合并恶性肿瘤的特异性皮损，对恶性肿瘤具有提示作用。

（二）相对特异性皮损

1. 披肩征　皮肤异色症样皮损见于患者的颈后、上背、肩及上臂外侧，分布区域类似工人干活时使用的披肩形状，称披肩征（图 2-15 ~ 17，以及 Ⅱ -3、64、70、76、88、93、99、115、123、148、153、168、179、187、189 ~ 190、204、211、225、234 ~ 235、243）。不同患者肩部皮损的面积有大有小，前者累及整个颈后、上背部、肩部及上臂外侧；后者仅累及颈后下方和肩部中间部位。披肩征

常与面部皮肤异色症样皮损以及下述的胸前 V 字征同时存在。早期皮损红斑明显，随病程发展，红斑颜色变淡，色素沉着和色素减退日渐明显，并有毛细血管扩张，呈典型的皮肤异色症样改变。

2. 胸前 V 字征　皮肤异色症样皮损见于皮肌炎患者胸前 V 字区，称胸前 V 字征（图 2-18、19、20，以 及 Ⅱ -36、65、69、86、108、114、122、147、178、186、188、203、210、224），常与面部皮肤异色症样皮损和披肩征同时存在，发生原因与光暴露有关。其他皮肤病，尤其是光感性皮肤病，也可有胸前 V 字区的红斑，但往往没有皮

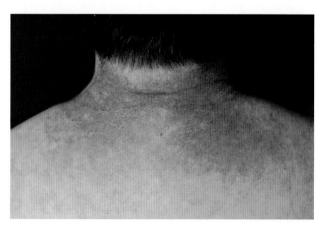

图 2-17　皮肌炎患者颈后、肩部内侧和上背部披肩征，系由皮肤异色症样红斑组成

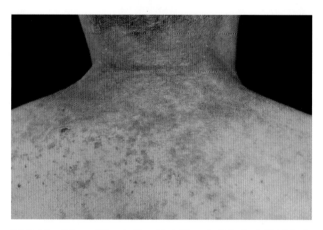

图 2-15　图 2-5 同一患者，披肩征，由紫红色皮肤异色症样红斑组成

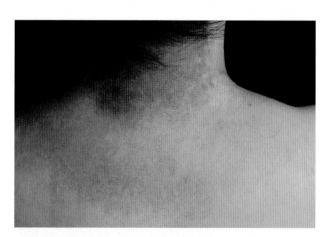

图 2-16　图 2-2 同一患者，披肩征。颈后、肩、上背部皮肤异色症样皮损，颈后部毛细血管扩张明显

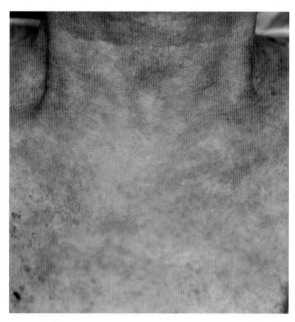

图 2-18　图 2-5 同一患者，胸前 V 字征，由紫红色皮肤异色症样红斑组成

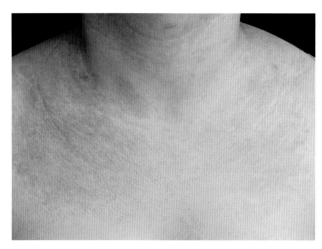

图 2-19　图 2-2 同一患者，胸前皮肤异色症样红斑

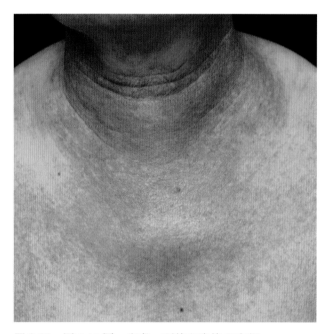

图 2-20　图 2-17 同一患者，颈前和胸前 V 字征

肌炎患者的紫红色和皮肤异色症样改变。

3. **技工手**　有的患者手指的掌面和侧面有深色、污秽的水平线横过手指，局部皮肤增厚、苔藓样变，类似长期从事手工劳动者的手，称"技工手"。

二、皮肌炎的非特异性皮损

（一）甲皱襞僵直性毛细血管扩张

该皮损也是皮肌炎最常见的皮损之一。在毛细血管镜或皮肤镜下，在皮肌炎患者的甲皱襞部位可见僵直的毛细血管扩张，排列整齐，呈暗紫红色或紫黑色，可见针尖大小的瘀点，有的融合成片（图Ⅱ-79、150）。

（二）甲小皮增生

皮肌炎患者的甲皱襞部位常有甲小皮增生，往往与甲皱襞僵直性毛细血管扩张同时发生（图Ⅱ-79、150）。系统性硬皮病患者也常有甲小皮增生，且增生程度往往较皮肌炎患者重。

（三）鳞屑性红斑

鳞屑性红斑主要见于面部和头皮。在红斑的基础上有较多干燥、灰白色鳞屑，类似脂溢性皮炎样（图Ⅱ-48～50、233、262），伴有瘙痒。个别患者的头颈部红斑上有多层鳞屑，如银屑病样（图Ⅱ-51、80）。有些皮肌炎患者头皮紫红斑较重，呈弥漫性（图Ⅱ-52～53）。

（四）坏死性血管炎

坏死性血管炎多见于关节伸面，如指关节、掌指关节、趾关节或肘关节等处，可能与此处易发生钙质沉着有关。起初为暗红色斑疹或斑片，血管炎样（图Ⅱ-54），以后中央坏死，出现溃疡，大小不一，形状不规则，基底干燥或有分泌物，多结黑色痂。掌指关节溃疡可发生在 Gottron 征的基础上，绿豆大小，边缘整齐，基底有坏死组织。由于关节活动等因素，溃疡不易愈合，周围绕以炎性红斑，严重的溃疡较深，可见到底部裸露的肌腱。有指（趾）溃疡者多有雷诺现象。雷诺现象严重时，可出现单个手指或多个手指的干性坏疽（图Ⅱ-55～57）。

（五）网状青斑

分布于股部、小腿和前臂等处，为网状、树枝状分布的青紫色或红色斑，两侧对称，压之退色。

（六）雷诺现象

皮肌炎有雷诺现象者占 10% ～20%。手指多见，遇冷或精神紧张时皮肤变白、变紫，然后变红，伴有刺痛或麻木，持续 10 余分钟或半小时以上。冬季多发，严重者可引起手指坏疽。少数患者可见于足趾等处。

（七）口腔溃疡

口腔溃疡比较少见，通常见于疾病初期，分布于颊黏膜、下唇和舌尖等处。起初为米粒至豆粒大红斑，1～2 天后出现小水疱，有疼痛，然后形成溃疡。溃疡基底深，边缘有红晕，1～2 周愈合，可反复发作。

（八）脱发

脱发可见于少数患者。主要表现为头顶片状头发稀疏，发质枯黄，长短不一（图Ⅱ-160）。有的患者头皮有斑状脱发（图Ⅱ-170），无自觉症状。

（九）类皮肤淀粉样变性

个别患者在前额、面颊、颈部和肩胛部位红斑的基础上发生淡褐色、深褐色针头大小的丘疹和色素沉着斑。有些丘疹呈串珠状排列，伴有剧烈瘙痒，类似皮肤淀粉样变性改变（图Ⅱ-95～96、109）。但组织病理符合皮肌炎的皮肤组织病理改变。

（十）钙沉积

儿童多发，国外资料显示，儿童皮肌炎钙沉积发生率可达 23%～70%，成人少见，仅有约 20% 的成人患者发生，国内成人皮肌炎发生钙沉积的更少见。一般来说，钙沉积的发生原因有营养障碍性钙化、迁徙性钙化（因系统性代谢性疾病引起，如肾衰竭、维生素 D 过多症、甲状旁腺功能亢进和肿瘤等）、特发性钙化和医源性钙化。皮肌炎钙沉积发生的原因主要是营养障

碍性钙化，主要是由局部组织的免疫损伤导致的炎症继发钙沉积引起的，好发于肘、膝、臀和肩部，也见于鼻背、前臂、手腕、手指和腰部等处。受累严重的肌群里也可出现较大的坚实团块（图Ⅱ-59～61、135～145）。挤压皮肤钙沉积处可引起剧痛或继发感染。为了减少这种严重并发症，在除外迁徙性钙化等可能引起皮肌炎其他原因钙化的前提下，应积极治疗皮肌炎，以减少免疫性炎症引起的营养不良性钙化。只有皮肤和肌肉的炎症得到控制，钙沉积才会减轻或不再发生。必要时，应根据病情活动性加大糖皮质激素或其他免疫抑制剂的用量。对引起剧烈疼痛或功能障碍的局部沉积物可行手术切除。

（十一）脂膜炎

皮肌炎患者发生脂膜炎少见。皮损好发于臀部坐骨结节处、股后部、股外侧（图Ⅱ-247）和肘部等骨隆突部位，也可见于腹部等处（图Ⅱ-266）。局部为红色的结节和肿块，位置较深，压痛明显，可对称发生，部分患者伴有发热。用糖皮质激素等免疫抑制剂治疗后红肿逐渐消退，局部皮肤有较深的凹陷，皮肤凹凸不平。也有的局部破溃，有油性液体流出形成窦道。

（十二）白癜风样斑片

少数患者的色素减退斑逐渐扩大，形成片状白斑，以前额、发际、面颊、胸背和上肢伸侧好发，如同白癜风样（图Ⅱ-254～258）。白斑呈淡白色，不像白癜风的牛乳样白。白斑处少有皮肤萎缩，有淡红色斑和毛细血管扩张，周边没有白癜风的色素斑环绕。

（十三）玫瑰糠疹样疹

个别患者的躯干部发生钱币大小的淡红色斑片，呈圆形或椭圆形，边缘有细小丘疹呈锯齿状排列。皮疹表面有细薄的黏着性鳞屑。皮疹长轴与皮纹一致，类似玫瑰糠疹样改变。但组织病理符合皮肌炎的皮肤组织病理改变。

（十四）黑变病样疹

个别患者的颧颊部、颈部和双上臂伸侧有明显的色素沉着，灰褐色或紫褐色，网状分布，边界不清，类似黑变病样改变。但组织病理符合皮肌炎的皮肤组织病理改变。

（十五）指端硬化

有雷诺现象的皮肌炎患者，双手指可肿胀、绷紧硬化、皮纹减少，不易捏起，并可见褐色色素沉着，可能与雷诺现象引起的手指局部组织缺氧，导致皮肤纤维组织增生有关。

第六节 其他临床表现

一、肌肉表现

多数患者的皮肤表现出现在肌肉症状之前；而当肌肉症状出现后，则与多发性肌炎患者的肌肉表现不易区分。肌病累及四肢近端肌群，如肩带肌群和骨盆带肌群，尤其是伸肌群（肱三头肌和股四头肌），一般对称发生。随着疾病进展，所有肌群均可被累及。此时患者主诉非常乏力，约半数患者的颈肌，特别是颈屈肌受累，表现为平卧时抬头困难，坐位时无力抬头。咽喉或食管上段横纹肌受累，可出现吞咽困难、声音嘶哑、发音困难、吃流质食物时从鼻孔流出或发生呛咳。消化道平滑肌受累少见，食管下段括约肌受累可引起胃酸反流和食管炎，慢性反复发生者可引起食管狭窄；小肠平滑肌受累可引起饭后腹胀和腹痛；大肠受累可发生便秘。肩胛带肌群受累可有抬臂困难，患者不能梳头和穿衣，呼吸肌受累可引起胸闷和呼吸困难，严重时需用呼吸肌辅助呼吸。骨盆带肌群受累时，患者下台阶困难，蹲下后不能自行站立，从座位上起立困难，步态蹒跚，行走时困难，双脚拖地。在大多数病例报道中，超过半数患者有肌痛。肌力的分级应该建立在对肌群的一系列检查之上（例如左、右肱三头肌 3/5 级，左、右股四头肌 4/5 级，等等）。肌力测定还有其他更正规的办法，比如用一种手提式拉力检测器。确定有吞咽困难时应想到与系统性硬皮病鉴别，进展期肌病患者可以出现环咽肌功能障碍和随之发生的吞咽开始阶段的困难，而系统性硬皮病患者主要是食管下段硬化、蠕动功能障碍及随之发生的食管反流引起的相应症状。

二、无肌病性皮肌炎

有的皮肌炎患者有典型的皮肤表现，如双上眼睑紫红色斑疹、Gottron 丘疹或 Gottron 征，并有典型的皮肤组织病理表现，但却没有肌炎的临床表现和肌浆酶异常。有人将皮肌炎典型皮损发生后一段时间（有人设定为 2 年）不出现肌炎临床表现和肌浆酶异常的疾病状态归类为无肌病性皮肌炎（dcrmatomyositis sine myositis）。此种情况约占所有皮肌炎患者的 10%。随着时间推移，其中部分患者皮疹可逐渐消退，部分患者出现肌炎表现，还有的患者出现恶性肿瘤，其中少数患者可发生严重的急性或亚急性肺间质病变。已有的文献显示，无肌病性皮肌炎发生急性/亚急性间质性肺炎者比有肌病的皮肌炎多见 [5]。

三、肺部表现

活动性呼吸困难是皮肌炎的一个非特异但较严重的表现，既可由呼吸肌无力、充血性心力衰竭和心律失常等肺外因素引起，也可由患者肺部本身的病变如肺泡炎、间质性肺炎和吸入性肺炎等引起。皮肌炎累及呼吸肌可引起呼吸肌无力，导致排痰困难，容易发生肺部感染。喉头肌肉麻痹、喉反射异常以及食管功能障碍可引起吸入性肺炎。患者长期用糖皮质激素等免疫抑制剂，容易引起一般细菌、真菌和结核分枝杆菌等微生物感染。在肺部受累的同时发生肺部感染，常是导致皮肌炎患者死亡的主要原因之一。

皮肌炎患者最严重的肺部表现是急性/亚急性

间质性肺炎，表现为干咳、气急、进展迅速的呼吸困难、Velcro 啰音，高分辨 CT 示肺内网状影、磨玻璃影、实变影、蜂窝影、一氧化碳弥散量降低伴或不伴限制性通气障碍，严重者发生呼吸窘迫综合征，血氧分压快速下降，死亡率很高。肺活检可见大量肺泡巨噬细胞及其他炎症细胞，肺间质炎症和纤维化，肺组织血管壁增厚。因其肺部表现突出，肌肉症状常被忽略。

皮肌炎患者更常见的肺部病变是慢性进展性肺间质纤维化，表现为进行性呼吸困难，起病隐匿，其症状常被肌肉受累的症状掩盖。还有的患者无明显肺部受累表现，只是在做肺部 X 线或 CT 检查时才观察到有肺部纤维化。X 线检查可见早期呈肺纹理增多，呈磨玻璃状，晚期呈网状或蜂窝状阴影。肺功能检查可见限制性通气障碍，一氧化碳弥散量降低。疾病后期可出现肺动脉高压、右心肥厚和右心衰竭。少数患者有胸膜炎和胸腔积液 [6-7]。

四、心脏表现

皮肌炎患者的心脏病变不常见，如果发生，最常见的是心律失常，如心悸、心律不齐，也可发生传导阻滞。晚期可出现充血性心力衰竭，由心肌炎或心肌纤维化引起。患者可有活动性气短或端坐呼吸，体检可有心动过速、颈静脉怒张、肝大伴压痛和下肢水肿。心脏超声检查，可观察到约 2/3 的患者有心室功能异常，其中不足 5% 的患者有心室肥大。左室射血分数降低和充血性心力衰竭。死亡后尸检可见心肌纤维化，少数可见心肌炎。然而，血清肌酸激酶（creatine kinase，CK）升高的患者，即使没有心脏疾病，也可见 CK-MB 升高，可能系由再生肌原纤维所产生。在最近的一项回顾性分析中，心脏受累已成为皮肌炎患者死亡的主要预测因素。

五、肾表现

皮肌炎患者的肾病变很少见，偶有蛋白尿和肾病综合征的报道。可有轻度局灶性系膜增生性肾小球肾炎，也有肌红蛋白尿伴急性肾衰竭的报道。

第七节　合并恶性肿瘤

皮肌炎是一种副肿瘤性疾病，成年皮肌炎患者内脏器官恶性肿瘤的患病率为 10% ~ 50%，儿童皮肌炎和多发性肌炎患者恶性肿瘤的患病率较低。无肌病性皮肌炎患者伴发恶性肿瘤的概率也较高。比较多见的恶性肿瘤是卵巢癌和直肠癌，其他常见的恶性肿瘤有乳腺癌、肺癌、胃癌、胰腺癌、鼻咽癌、淋巴瘤以及其他女性生殖系统恶性肿瘤。发病 2 ~ 3 年后，发生恶性肿瘤的风险会恢复正常。接诊皮肌炎患者时，除了安排治疗外，还要进行全面的肿瘤排查 [8]。有些患者在找到肿瘤并根治后，皮肌炎病情会逐步缓解。如初次检查未找到肿瘤，仍应提高警惕，一般过 3 ~ 6 个月可再进行复查。有学者提出在恶性肿瘤排查中，胸、腹、盆腔 CT 检查有价值。

第八节　组织病理检查

一、皮肤病理检查

皮肌炎患者的皮肤活检切片的特征性改变包括表皮萎缩、基底膜变性、基底层角质形成细胞空泡变性、真皮胶原间黏蛋白沉积和较少的淋巴细胞浸润，并可见噬色素细胞，真皮浅层血管周围有淋巴细胞浸润（图 Ⅱ -118、127 ~ 128、132 ~ 133）。在一些病例中，胶质金染色可以帮助突出显示黏蛋白。组织病理学改变可能与红斑狼疮的急性皮肤异色症难以鉴别。Gottron丘疹的病理切片显示苔藓样浸润，有棘层增生而没有表皮萎缩。

二、肌肉病理检查

肌肉活检切片也显示了特征性改变。常见Ⅱ型肌肉纤维萎缩、坏死、再生和肌束中心肌纤维核肥大，以及淋巴细胞在肌束周围和血管周围分布（图Ⅱ-134、275～276）。临床医师请外科医师采集肌肉样本时最好取肱三头肌而不是三角肌，因为后者常仅在疾病后期才显示特征。另一种观点认为，要依据MRI结果选择活检部位，尤其对于肌肉轻度受累的患者。

第九节　其他实验室检查

一、肌浆酶

肌酸激酶（CK）和醛缩酶是经典的肌酶，需检测其基础值并在整个治疗期间定期检测。天冬氨酸和丙氨酸转氨酶以及乳酸脱氢酶也常升高，因其也可从损伤肌肉组织中释放。95%的皮肌炎患者会出现CK水平升高。CK-MM从骨骼肌释放，CK-MB常来自心肌，在无心脏疾病的皮肌炎患者中也可升高，可能是因为肌肉再生出现了不同于MM的条带。肌红蛋白也是一种由损伤肌肉释放的蛋白质，即便是有轻度肌病的患者，也可在血清中检测出。检测尿液中的肌红蛋白也有意义，严重的肌红蛋白尿可导致急性肾衰竭，尽管这种情况少见。

二、肌电图

肌电图（electromyogram，EMG）是一项敏感但非特异性的检查。超过90%的患者有异常EMG结果。结合异常肌电图和典型皮损（临床表现和组织学表现）可基本明确皮肌炎的诊断。肌电图的异常对多发性肌炎的诊断帮助较小，因为要鉴别是否重叠其他肌病。

三、具有诊断意义的自身抗体

炎症性肌病是一组多样性的疾病，包括皮肌炎和多发性肌炎。该组疾病以针对胞质抗原的自身抗体反应为特征。总的来说，大约90%的炎症性肌病患者存在针对细胞内抗原的自身抗体[9]。这些自身抗体可分为两类：一类是几乎只在炎症性肌病中出现的肌炎特异性自身抗体，包括抗合成酶抗体、抗信号识别微粒抗体和抗Mi-2抗体等；另一类与合并肌炎的重叠综合征有关，包括抗sn-RNP抗体和抗PM-Scl抗体等。多发性肌炎患者以抗Jo 1抗体较常见，皮肌炎患者则以其他抗合成酶抗体较多见。但没有发现不同的抗合成酶抗体同时出现在同一患者身上的情况。这些抗合成酶抗体显示了这样一种独特的免疫学现象，即每一种自身抗原有着特有的细胞功能，每一种抗合成酶抗体相关的临床表现也不同，但这些联合在一起就组成了"抗合成酶抗体综合征"。它包括肺间质病变、关节炎、雷诺现象、技工手、指端硬化、面部毛细血管扩张、皮下钙质沉着、皮肤角化和干燥症状。下面将对这些抗体进行分述。

（一）抗核抗体

如以人体二倍体细胞为底物，40%～80%的皮肌炎患者抗核抗体阳性。儿童皮肌炎患者约60%为阳性。

（二）抗合成酶抗体

1. **抗Jo-1抗体**　抗原为组氨酰-tRNA合成酶，分子量50kD，为多发性肌炎的标记抗体，阳性率为20%～30%，皮肌炎患者少见（<10%）。

2. **抗PL-7抗体**　抗原为苏氨酰-tRNA合成

酶，分子量 80kD，皮肌炎或多发性肌炎患者的阳性率为 1%～5%，为肌炎特异性自身抗体。有一项研究认为该抗体与流产和严重的复发性肌炎有关。

3. 抗 PL-12 抗体 抗原为丙氨酰 -tRNA 合成酶，分子量 110kD，皮肌炎或多发性肌炎患者的阳性率为 1%～5%，为肌炎特异性自身抗体。

4. 抗 EJ 抗体 抗原为甘氨酰 -tRNA 合成酶，分子量 75kD，皮肌炎或多发性肌炎患者的阳性率为 1%～5%。为肌炎特异性自身抗体。

5. 抗 OJ 抗体 抗原为异亮氨酰 -tRNA 合成酶，分子量 150kD，特异性针对 I 型 tRNA 合成酶（异亮氨酸残基）而起作用。皮肌炎或多发性肌炎患者的阳性率为 1%～5%，为肌炎特异性自身抗体。

6. 抗 KS 抗体 抗原为天门冬氨酰 -tRNA 合成酶，分子量 65kD。为肌炎特异性自身抗体。与有些患者的肺间质病变、关节炎以及未分化结缔组织病（UCTD）相关。

（三）抗 Mi-2 抗体

抗 Mi-2 抗体为皮肌炎的标记抗体。抗原为组蛋白乙酰转移酶复合物的 CHO3 和 CHO4 的解旋酶成分，分子量为 240kD，能通过染色质改建控制细胞增生，在功能上与 Ikaros 基因家族成员和人类乳头瘤病毒 E7 等转化蛋白相关。其中前者是一组锌指蛋白，在淋巴系的认定和增殖中至关重要。其他如分子量为 150kD、72kD、65kD、63kD、50kD 和 34kD 的蛋白质最初被认为是该自身抗原的一部分，现已明确是这一复合物的亚单位成员。15%～20% 的皮肌炎患者阳性，但在该抗体阳性的患者中，95% 是皮肌炎患者而非多发性肌炎患者。该抗体与胸前 V 字区和肩背部红斑等皮疹的发生以及皮肤角化有关。

（四）抗 SRP 抗体

抗 SRP 抗体的抗原为信号识别微粒，分子量为 54kD、60kD 或 72kD，是细胞质内的核糖核蛋白，参与新生蛋白质在内质网中的转运。在皮肌炎或多发性肌炎患者中该抗体阳性率为 4%，与起病急、病情重、对治疗耐受、心脏受累以及较高的死亡率相关，但肺间质病变、关节炎的发生率低。

（五）与合并肌炎的重叠综合征相关的抗体

1. 抗 Ku 抗体 抗原为 DNA 结合蛋白，分子量为 86kD 和 66kD，与 PM/SSc 重叠综合征相关，也见于 SLE 和硬皮病。

2. 抗 PM-Scl 抗体 抗原为分子量 110～20 kD 的 11 种蛋白质的复合体，性质未知。PM/SSc 重叠综合征患者阳性率为 24%，多发性肌炎患者阳性率约为 8%。SSc 患者阳性率为 3%。与关节炎、皮肌炎皮肤病变、皮下钙质沉着、技工手及湿疹相关。

（六）其他抗体

皮肌炎或多发性肌炎患者还可出现抗 U_1 snRNP 抗体、抗 U_2 snRNP 抗体、抗 U_3 snRNP 抗体、抗 SS-A/Ro 抗体、抗组蛋白抗体、抗 KJ 抗体（可在体外实验中阻断翻译的过程）、抗 Fer 抗体（靶抗原是翻译延伸因子 -1α）、抗 Mas 抗体（靶抗原是一种携带硒代半胱氨酸的 UGA 抑制丝氨酸 tRNA，与色氨酸 -tRNA 不同）、抗碳酸酐酶抗体、抗 HSP60 抗体、抗 HSP73 抗体、抗 HSP90 抗体（这三种抗体对应的抗原参与细胞的应激反应）、抗转录因子抗体、抗蛋白酶体抗体和抗层粘连蛋白抗体和抗微丝抗体（这两种抗体对应的抗原是核内和胞质内的细胞骨架蛋白）。

第十节　诊　　断

皮肌炎和多发性肌炎的诊断标准较多，例如，有 Bohan 和 Peter 于 1975 年提出的诊断标准，Maddin 于 1982 年提出的诊断标准，日本厚生省 1976 年提出的诊断标准，WHO 诊断标准等，迄今尚没有一个公认的标准。但 Bohan 和 Peter 提出的诊断标准简明扼要，被多数医师所采纳并沿用至今[10]，详见表 2-1。

表2-1　Bohan和Peter提出的皮肌炎和多发性肌炎的诊断标准

1. 对称性近端肌无力　在数周至数月内，对称性肢带肌和颈屈肌进行性肌无力，可有咽下困难或呼吸肌受累。
2. 典型肌活检异常　骨骼肌组织病理检查显示，Ⅰ型和Ⅱ型肌肉纤维坏死、吞噬、再生伴嗜碱变性，肌肉膜细胞核变大，核仁明显，肌束膜萎缩，纤维大小不一，伴炎性渗出。
3. 血清肌酶升高　血清骨骼肌肌酶升高，如 CK、ALD、AST、ALT 和 LDH。
4. 典型肌电图异常　肌电图有三联征改变，即时限短、低波幅多相运动电位；纤颤电位，正锐波；插入性激惹和奇异的高频放电。
5. 特异性皮肌炎皮损　双上眼睑暗紫红色水肿性斑疹，Gottron 征。

确诊皮肌炎，需具备皮损和其他 3 条；
确诊多发性肌炎，除皮疹外需具备 1～4 条。

引自 Bohan A, Peter JB. Polymyositis and dermatomyositis (first of two parts). N Eng J Med, 1975, 292:344

第十一节　鉴别诊断

皮肌炎的鉴别诊断大致可分为两个方面：其一，皮疹方面的鉴别诊断；其二，肌炎方面的鉴别诊断。下面将分别予以描述。

一、皮损方面的鉴别诊断

易与皮肌炎皮损混淆的疾病很多，如 SLE、系统性硬皮病、混合性结缔组织病、脂溢性皮炎、银屑病、血管性水肿和药疹等。

（一）系统性红斑狼疮

皮肌炎面部的皮损需与 SLE 相鉴别，因为皮肌炎的面部皮损不一定仅累及双上眼睑，有时双侧整个眶周、颧部和额部等处都发生红斑（图

Ⅱ-154、156）。但皮肌炎的红斑颜色有特殊性，呈粉红色和紫罗兰色斑疹或斑片，有经验的皮肤科医师对此种颜色比较敏感，往往在第一时间就能有所感知；其次，皮肌炎的基本皮损多是皮肤异色症样皮损；另外，皮肌炎患者四肢的皮损，尤其是手指背的皮损好发于关节伸面；而 SLE 皮损好发于指间关节之间的手指背和指（趾）腹等处。需根据两种疾病的特异性皮损、全身表现以及实验室检查综合判断。

（二）系统性硬皮病

系统性硬皮病也可有皮肤异色症样皮损，需要与皮肌炎的皮肤异色症样皮损鉴别。两者在疾病早期都可有皮肤异色症样皮损，但系统性硬皮病

的皮肤异色症样皮损红斑颜色较淡，色素减退比较明显；而皮肌炎的皮肤异色症样皮损红斑鲜艳，色素减退不明显。两者的陈旧性皮肤异色症样皮损表现也不同，系统性硬皮病的陈旧性皮损红斑多已消失，以毛囊周围色素减退为主，但毛囊部仍有色素沉着，呈盐（毛囊周围色素减退）和胡椒（毛囊处色素沉着）征；而皮肌炎的陈旧性皮损颜色转暗，色素沉着、色素减退、毛细血管扩张和萎缩都可见到。两者手指的表现也有差异，系统性硬皮病雷诺现象的发生率几乎为百分之百，除手指硬化外，有的患者有指尖溃疡或萎缩性瘢痕；而皮肌炎的患者手指可有 Gottron 丘疹或 Gottron 征，少有手指硬化，指尖通常没有溃疡和萎缩性瘢痕。

（三）混合性结缔组织病

该病也可发生面部水肿性红斑，并可有严重的肌炎，也要与皮肌炎进行鉴别。但该病患者还有面部和手指肿胀，几乎百分之百有雷诺现象，有高滴度抗 U_1-RNP 抗体，而没有皮肌炎皮损特有的颜色，通过综合分析还是可以鉴别的。

（四）脂溢性皮炎

有的皮肌炎患者双上眼睑皮损不明显，头皮和面部，尤其是鼻部两侧在红斑基础上有较多干燥、灰白色鳞屑，类似脂溢性皮炎样，伴有瘙痒，需与脂溢性皮炎鉴别。

（五）银屑病

皮肌炎患者的肘膝部常有红色的斑片，表面附着有细小鳞屑，容易与皮损好发于肘膝部的银屑病混淆。但皮肌炎肘膝部红色斑片的基本损害是皮肤异色症样皮损，具有色素沉着、色素减退、毛细血管扩张和萎缩的表现。也要将皮肌炎头皮损害与银屑病相鉴别，银屑病头皮损害好发于前额发际，呈斑块状，红斑表面的鳞屑多呈层状白色鳞屑，有束状发。皮肌炎的头皮红斑多泛发，表面鳞屑通常较少，呈黏着性。另外，还要结合其他部位的皮损一起分析，有时仅凭几处头皮皮损很难鉴别。

（六）血管性水肿

在有红斑的情况下，发生于双上眼睑的血管性水肿需与皮肌炎鉴别。前者多可在短时间内消退。

（七）药疹

药疹可发生眶周红肿，面、颈、胸前 V 字区以及肩背部也可有红色斑片，并可有肌无力和肢端坏死性血管炎，需与皮肌炎进行鉴别。但药疹的皮损主要是水肿性红斑，不是粉红色和紫罗兰色皮肤异色症样皮损。

（八）其他

皮肌炎偶尔可发生皮肤淀粉样变性、玫瑰糠疹样以及黑变病样皮损，需结合全身表现和皮肤组织病理进行鉴别。

二、肌炎方面的鉴别诊断

可发生肌无力的疾病很多，主要有神经系统疾病、恶性肿瘤、药物诱导的肌病、感染、代谢性肌病和横纹肌溶解等。

（一）神经系统疾病

神经系统疾病多为非对称性肌无力，累及肢体远端肌肉较多，有感觉障碍和脑神经受累。皮肌炎和多发性肌炎主要表现为近端肌无力，但其他炎性肌病如线粒体肌病、包涵体肌病和抗信号识别颗粒抗体阳性的多发性肌炎患者也可有神经病变的表现。

最常与炎性肌病混淆的神经系统疾病有肌营养不良、失神经支配、神经肌肉接头疾病和近端神经病变。其中肌营养不良主要包括 Duchenne 肌营养不良、Becker 肌营养不良、面肩肱肌营养不良、肢带肌营养不良和肌强直性营养不良。肌营养不良常有家族史。例如，Duchenne 肌营养不良常在 5 岁前发病，患者除有肌无力和肌萎缩外，还可有翼状肩、脊柱高度前凸步态和腓肠肌假性肥大，多在 11 岁后即不能行走，20 岁前死于呼吸衰竭。Becker 肌营养不良与 Duchenne 肌营养不良临床表现相似但症状较轻，往往 16 岁时还可行走。面肩肱肌营养不良的肌无力最先见于面部，通常累及肩带肌后才来就诊，属常染色体显性遗传病，预后好。其中失神经支配主要包括脊肌萎缩和肌萎缩性侧索硬化。脊肌萎缩受累肌肉的分布与受累的脊髓节段有关，肌无力比较局限，可见于任何年龄，是常染色体隐性遗传引起的脊髓前角细胞变性疾病。肌萎缩性侧索硬化常见下运动神经元失神经支配、上运动神经元体征以及真性和假性延髓性麻痹。神经肌肉接头疾病包括重症肌无力和 Eaton-Lambert 综合征。重症肌无力虽也累及近端肌，尤其是上肢肌，但主要表现为眼外肌的易疲劳感。注射新斯的明可使肌无力暂时好转，血清肌浆酶正常。Eaton-Lambert 综合征也表现为近端肌无力，约 2/3 的患者特别是 40 岁前起病者可伴有恶性肿瘤。近端神经病变包括糖尿病性肌萎缩、吉兰 - 巴雷综合征、自身免疫性多神经病变以及急性间歇性卟啉病，这些疾病也要与多发性肌炎相鉴别。

（二）恶性肿瘤

恶性肿瘤患者可出现肌无力，可能与肿瘤细胞释放的细胞因子引起的全身反应或是对恶性肿瘤产生免疫反应的结果。副癌综合征可有明显的神经肌肉病变，Eaton-Lambert 综合征就是其一。患者用力时过度疲劳，有明显的近端肌无力，休息时肌力下降，重复运动时第一次肌力增加，以后逐渐下降。肌电图检查可与重症肌无力以及多发性肌炎进行鉴别。

（三）药物诱导的肌病

很多药物可引起肌肉病变。其确切的发病机制尚不清楚，可能是通过影响肌肉纤维、肌膜和神经肌肉接头等部位导致病变。人们对有些药物引起肌病的机制已有初步了解。例如，秋水仙碱、氯喹和羟氯喹可引起伴有空泡的轴突神经疾病；D- 青霉胺、肼屈嗪和普鲁卡因等引起的肌病可能是免疫介导的；酒精性肌病是由酒精毒性直接引起的；他汀类药物、氯贝丁酯和烟酸可能通过改变肌肉能量代谢或电解质紊乱而导致肌病。糖皮质激素，如曲安西龙（去炎松）、倍他米松和地塞米松最易引起类

固醇肌病，长期使用大剂量氢化可的松和泼尼松时也可出现，临床表现为四肢近端肌无力和肌萎缩。在炎性肌病患者的治疗过程中，需根据患者的用药情况和肌炎的发展过程仔细分析鉴别，激素减量后症状即减轻。

（四）感染

炎性肌病要与细菌和病毒感染引起的肌病鉴别。流感病毒 A 或 B 感染者，尤其是儿童，可有严重的肌痛，CK 也可明显升高，肌活检也可有肌纤维坏死和炎症细胞浸润。风疹病毒感染或风疹疫苗接种也可引起亚急性肌炎。艾滋病患者肌无力也很多见，可能与患者一般情况差、恶病质、中枢和周围神经受累、免疫功能紊乱引起的肌炎有关。其他可引起肌炎的病毒还有腺病毒（2、21）、柯萨奇病毒（A9、B1、B2、B3、B4、B5）、巨细胞病毒、埃可病毒（A9）、EB 病毒、乙型肝炎病毒、人类 I 型 T 淋巴细胞病毒、麻疹病毒和水痘 - 带状疱疹病毒等。

细菌（链球菌、葡萄球菌、结核分枝杆菌、麻风分枝杆菌和产气荚膜梭状芽胞杆菌）、真菌（念珠菌和隐球菌）、莱姆螺旋体、立克次体、肺炎支原体和寄生虫（鼠弓形虫、血吸虫、克氏锥虫、棘球绦虫和毛线虫属蠕虫）等感染也可引起不同程度的肌炎。

（五）代谢性肌病

代谢性肌病是肌肉能量代谢异常引起的肌肉功能障碍性疾病，有很多种，是一组异质性疾病，可分为原发性和继发性两大类。原发性代谢性肌病患者具有已知或可能的生化缺陷，从而影响正常 ATP 的产生。主要可分为糖原代谢性疾病、脂肪代谢紊乱引起的肌病、肌腺苷酸脱氨酶缺乏引起的肌病和线粒体肌病。糖原代谢性疾病也称糖原贮积症，有 11 个类型。其在糖原合成、糖原分解和糖酵解过程中存在缺陷。由于各自酶的缺陷，导致糖原在骨骼肌出现异常沉淀和堆积，所引起的临床表现与炎性肌病难以区分。糖原贮积症典型的表现为运动耐量下降。患者休息时肌力可正常，可完成轻微动作，但短时间剧烈运动或长时间低强度运动后可出现症状。多数患者从儿童期发病，

到十几岁时可出现严重的症状，如肌肉疼痛性痉挛以及活动引起的横纹肌溶解。糖耐量和组织酶测定可见异常。脂肪代谢紊乱引起的肌病可由肉毒碱缺乏、脂肪酰辅酶A脱氢酶缺乏、肉毒碱棕榈酰转移酶缺乏、磷酸甘油酸激酶缺乏、磷酸甘油酸变位酶缺乏和酸性麦芽糖酶缺乏引起。患者可有肌痛、肌萎缩和肌浆酶升高。肌活检有异常脂质沉积，生化测定有相应的酶降低。

继发性代谢性肌病主要包括内分泌疾病，如库欣综合征、甲状腺功能亢进症、甲状腺功能减退症、甲状旁腺功能亢进症、艾迪生病、醛固酮增多症、类癌综合征以及糖尿病等。库欣综合征有近端肌无力，甲状腺功能亢进症和甲状腺功能减退症也都可有近端肌无力，并可有肌酸激酶（CK）升高。甲状旁腺功能亢进症除可有近端肌无力和CK升高

外，还可有肌电图肌原性改变。这些疾病的肌无力可能与激素影响了肌肉的收缩过程有关。另外，疾病导致的电解质紊乱也是引起肌无力的重要原因。其实，任何形式的电解质紊乱都能引起肌肉症状。糖尿病患者则可有骨骼肌梗死的表现。

（六）横纹肌溶解

横纹肌溶解是由多种原因引起的广泛性肌肉坏死所导致的疾病，最常见于严重的肌肉创伤（挤压伤、运动过度、电休克、肌肉强直、高热和缺血性损伤），也可由药物或中毒、感染、代谢性原因和胶原血管疾病等原因引起。主要表现为剧烈肌痛，伴有肌压痛和肌肉肿胀。CK值可高达正常的2000倍以上。去除病因后能很快恢复，几乎不留后遗症。

第十二节 治 疗

一、治疗前的准备

（一）体征的记录

治疗前要尽可能详细地记录患者的临床体征，如皮疹的分布和类型；哪些肌肉有压痛，程度如何；不同肌肉的肌力情况、有无吞咽困难、呼吸有无影响等，都要详细记录在案。因为经过一段时间的治疗，要比较各种临床表现有无改善，就要凭借治疗前的记录，否则只能笼统地估计，既不确切，也不严格。细致的记录要精确到每一条大的肌肉或一组肌肉。这些体征的变化对确定主要药物治疗的剂量和时间是很重要的。

（二）实验室检测

各种肌浆酶如CK、AST、ALT、LDH以及尿肌酸定量都应检测，这对于以后判定病情很重要。血和尿常规、电解质、肌酐及血糖等指标可能会受到糖皮质激素的影响，应测定其基础值以备以后比较。

（三）肿瘤的检查

应进行全面的体检以查找肿瘤，特别是年龄较大的患者。如能找到肿瘤并及早治疗，对患者是很有利的。如未能找到肿瘤，应嘱患者过3~6个月再查。

（四）解释工作

应对患者及其家属解释病情和治疗过程，对药物如糖皮质激素和免疫抑制剂可能发生的副作用及转归也要事先说明，以打消其疑虑，便于配合医师治疗。

二、皮肌炎常用的药物治疗

（一）糖皮质激素的应用

糖皮质激素至今仍是治疗本病的首选药物。通常在开始时剂量要大，病情较重时，泼尼松（强的松）每天用1mg/kg体重，成人每日剂量约相当于

泼尼松 50mg，儿童剂量为泼尼松每天 1.5～2.5mg/kg 体重。剂量较大时每日剂量分次给予，病情严重者可换算成等量甲泼尼龙静脉给予。但具体的糖皮质激素用量要视患者的病情程度、疾病类型、以往是否经过糖皮质激素治疗、是否耐药、是否合并使用其他免疫抑制剂，患者有无糖尿病、消化道溃疡病、高血压以及是否合并感染等情况综合评估，因人而异，没有一个固定的剂量。在患者情况不允许用大剂量糖皮质激素时，也可用中小剂量，但起效时间较长，许多患者也可达到满意的疗效。血清肌浆酶和尿肌酸排出量可作为糖皮质激素增减剂量的参考指标。肌力的恢复较肌浆酶和尿肌酸的好转推迟数周。采用足量的糖皮质激素治疗后，肌浆酶接近正常才可以减少糖皮质激素用量。许多学者认为 CK 对反映肌病活动的特异性较好，并以其升降作为皮肌炎疗效评定和皮肌炎复发的指征。一般在出现肌肉症状前 3～4 周可观察到 CK 的升高。经过治疗，约半数患者在 1 个月左右下降，3～4 个月恢复正常，但不少患者在疾病过程中 CK 始终都是正常的。罗燕对 116 例患者的观察显示，CK 升高者仅占 38.53%，低于 LDH（54.95%）和 AST（47.79%），与施守义对 136 例皮肌炎的分析报告中 LDH 升高病例最多相符合。但 LDH 的敏感性虽高，特异性却较低。该酶的同工酶较多，可反映多个脏器的变化，其升高不一定就是横纹肌有病变。另外，有的学者观察到，有 10% 的患者，尽管有皮肌炎的其他指标，但血清肌浆酶始终是正常的。因此，最好同时测定 24h 尿肌酸和肌酐的排泄，作为判断皮肌炎的另一参考。另有学者认为，治疗期间应定期检查肌力和肌浆酶。一旦开始大剂量糖皮质激素治疗，其剂量必须持续到肌力改善，并认为，理想的情况是糖皮质激素的初始剂量要维持到肌力和 CK 恢复到正常后 4～8 周；还提出，肌力和 CK 作为撤减糖皮质激素的指标，前者比后者更重要。因为有时糖皮质激素等的非特异性作用可使 CK 降低，但皮肌炎并未明显改善；也有时肌力虽已恢复正常，但由于细胞膜存在渗漏，CK 仍然很高，会误以为皮肌炎未控制。此外，诊治延误的慢性肌炎患者时，由于存在肌萎缩和肌纤维化，肌力难以恢复到正常水平，此时不应仅以肌力未改善为依据而增加糖皮质激素的用量。在治疗过程中，如病情好转后又出现肌力减弱，且肌浆酶正常，要考虑

到糖皮质激素性肌病的可能，此时减少糖皮质激素的用量可使肌力改善。由于含氟的糖皮质激素引起该肌病的可能性大，故临床上一般不用其治疗皮肌炎和多发性肌炎。皮肌炎的皮疹有多种，有的对糖皮质激素治疗反应敏感，如水肿性红斑等；有的不敏感，如 Gottron 丘疹和 Gottron 征、皮肤异色症样皮损以及恶性红斑等。有时皮肤病变与皮肌炎损害的轻重不平行，如有的患者皮损加重但肌力很好，此时可主要根据皮损用药，不一定加大糖皮质激素用量。

许多学者认为，在该病急性期应给予较大剂量的糖皮质激素治疗，不仅可使病情改善快，而且副作用及后遗症可较开始用低剂量者少。有的学者观察到，对于病情较重的儿童皮肌炎患者，如果在治疗初期给予较大剂量的泼尼松治疗，例如剂量为每日 1.5mg/kg 体重，其死亡率可较起初用较低剂量的患者降低。而且尽管剂量大，但远期并发症不一定多。有的学者观察到成人皮肌炎患者在治疗中也有类似的情况。

撤减糖皮质激素时应控制在每 3～4 周减少一片泼尼松日用量，每次减糖皮质激素前都应测定血清肌浆酶等指标并检测患者肌力等临床变化。在糖皮质激素减至最初用量的一半时，需巩固治疗 2～3 个月。由半量减至维持量（泼尼松日用量为 15mg 左右）时减量要慢，通常每 2 个月减少一片泼尼松日用量，使用维持量应不少于 1～2 年，整个疗程一般不少于 2 年。剂量较小时可于早饭后一次给药甚至隔日一次给药。有些患者需终身服用某一维持量的糖皮质激素才能使病情不致反复。

糖皮质激素耐药通常是指泼尼松日用量为 40～80mg 并持续 2～4 个月，患者的肌力和肌浆酶均无改善。有的文献显示，CK 水平高的患者用糖皮质激素疗效较好。也有报道，有些患者 CK 虽正常，但预后差。

对伴有严重吞咽困难、心肌受累或急性肺泡炎的患者，如用常规剂量糖皮质激素无效，改用甲泼尼龙冲击治疗常可获得好的疗效。具体剂量视病情决定，如每日 240～360mg 甲泼尼龙静脉滴注，连用 3～5 天，然后改回原来剂量，过一段时间可视病情重复使用。文献报道的每日用 1g 甲泼尼龙静脉冲击治疗，连用 3 天的方案，虽有一些成功的病例，但治疗后很容易引起严重的感染，迄今未见到关于该疗法的大样本多中心阳性药对照的临床研究

以支持其有效性和安全性，故在临床上应慎用或不用。

（二）其他免疫抑制剂的应用

大约 1/3 的患者对糖皮质激素治疗效果不好，如治疗 6 周后无效或仅有部分改善，或者患者发生了消化道溃疡和高血糖等严重的禁忌证，可考虑增加其他免疫抑制剂的使用，皮肌炎常用的几种免疫抑制剂如下：

1. **甲氨蝶呤（MTX）**　对该病疗效较好[11]。通常采用静脉滴注，成人一般从每周 5mg 起，逐渐加量至每周 15～25mg，需 3～4 次可见效果。此时可先减少糖皮质激素用量，然后将甲氨蝶呤的用药周期延长至每 10～15 天一次。甲氨蝶呤也可口服，成人每周 10～15mg 顿服。甲氨蝶呤的副作用主要是肝损害，其次是口腔溃疡、胃肠道反应、脱发、白细胞减少以及感染等。治疗前应检查肝功能和血常规等，以了解是否有潜在的病变，并决定是否用药。转氨酶的升高有个体易感性，在治疗的第 1 个月，最好每周查肝功能，以后可每 2～4 周查一次。

2. **环磷酰胺（CTX）**　对儿童皮肌炎的疗效比成人要好。有的学者认为可作为儿童皮肌炎的首选药物。成人一般每次用 200mg 静脉滴注，每周 2 次，总量 8～10g。该药与泼尼松合用治疗本病伴有肺间质纤维化者疗效较好。但该药的副作用可见于 40% 的患者，常见的有胃肠道反应、脱发、白细胞减少、口腔溃疡和感染等。用该药静脉大剂量冲击治疗的报道疗效不一，尚难以肯定。

3. **硫唑嘌呤（AZA）**　一般为口服，剂量为每日 2mg/kg 体重或 100～150mg，最高剂量为 150mg。一项随机交叉试验显示，硫唑嘌呤（每日一次）合用甲氨蝶呤（每周一次）对那些仅用泼尼松或单用两者之一无效的患者仍然有效。

4. **环孢素（CsA）**　为钙调神经磷酸酶抑制剂，主要抑制 T 细胞介导的免疫反应。每日 2.5～7.5mg/kg 体重对其他方法治疗无效的儿童和成人患者仍然有效而且比较安全。该药最大的副作用是肾毒性，此外还有高血压、多毛症和神经系统副作用，也有环孢素与甲氨蝶呤合用的报道。

5. **他克莫司（tacrolimus）**　该药与环孢素同为钙调神经磷酸酶抑制剂，主要抑制 T 细胞介导的免疫反应，其作用强度高于环孢素 10～100 倍。他克莫司目前主要用于皮肌炎合并急性和亚急性间质性肺炎患者[12]，可代替环孢菌素治疗。成人他克莫司的剂量通常为 2～3mg/d，分两次服用。副作用主要有剂量相关的可复性肾毒性、高血压、神经毒性、感染及潜在的致癌性等，但比环孢素的副作用轻。

6. **雷公藤制剂**　雷公藤治疗该病有确切的疗效，配合糖皮质激素使用，可减少糖皮质激素的用量[13]。该药可长期使用，即使突然停药，反跳也较轻。但雷公藤的副作用较多，涉及消化、造血、生殖、泌尿、循环和皮肤等多个系统，其中以对生殖系统、造血系统和消化系统的影响更为多见。可有月经减少甚至闭经，生殖器官萎缩及不孕、睾丸萎缩、精子数量减少，血白细胞或血小板减少，胃肠道反应、肝和肾功能受损及皮肤色素沉着等。

（三）丙种球蛋白静脉滴注

近年来，国内外用丙种球蛋白静脉滴注治疗该病成功的报道很多。根据治疗的理论机制，该药应对皮肌炎最有效。国外一项对照临床试验和一些非对照临床试验都显示丙种球蛋白对皮肌炎有效，对部分多发性肌炎也有效。用法是每日 400mg/kg 体重，连续 5 天为一个疗程。滴注速度要慢，滴速少于每分钟 30 滴。丙种球蛋白的半衰期为 21 天左右，可重复使用 2～3 个疗程。但该药物的价格较昂贵。该疗法通常用于需加大糖皮质激素用量但有禁忌证的病情危重患者，如合并严重感染、糖尿病以及消化道溃疡时[14]。

三、皮肌炎急性/亚急性间质性肺炎的治疗

急性/亚急性间质性肺炎（acute/subacute interstitial pneumonia，A/SIP）病情进展快，很快发生呼吸衰竭，对大剂量糖皮质激素的治疗反应差，有很高的死亡率。无肌病皮肌炎（clinically amyopathic dermatomyositis，CADM）并发急性/亚急性间质性肺炎的比例高于有肌病的皮肌炎。急性间质性肺炎是指 1 个月内患者出现呼吸衰竭或一氧化碳弥散量下降≥50%；亚急性间质性肺炎是指 1 个月后患

者出现呼吸衰竭或 3 个月内一氧化碳弥散量下降 ≥30%。A/SIP 临床上主要有干咳、气急、Velcro 啰音；高分辨 CT 检查示肺内网状影、磨玻璃影、实变影、蜂窝影、一氧化碳弥散量降低伴或不伴限制性通气障碍。

综合近年来该方面的研究文献，该病的治疗以早期使用中低剂量糖皮质激素联合环磷酰胺静脉冲击治疗（每次用 800～1000mg，加入 250ml 生理盐水中静脉滴注，每月 1 次，连用 6 次）和环孢素 A［成人 2～4mg/(kg·d)］治疗，死亡率可降至 30%～40%[15-16]。近年也有用他克莫司（成人 2～3mg/d）代替环孢素 A 取得满意疗效的。环孢素 A 和他克莫司都属于钙调神经磷酸酶抑制剂，主要抑制 T 细胞介导的免疫反应，而皮肌炎急性/亚急性间质性肺炎由 T 细胞介导的免疫反应引起的可能性大[17-18]。如上述治疗在患者发生低氧血症之前使用，则死亡率低，而并发感染或者接受大剂量糖皮质激素冲击治疗为预后不良因素。在应用该方案之前，多以大剂量糖皮质激素冲击治疗，即使使用其他免疫抑制剂，也比较单一，患者死亡率可达 75% 以上，而且存活者多是亚急性间质性肺炎患者，急性者死亡率更高。

四、皮肌炎皮损的治疗

（一）抗疟药

抗疟药对于皮肌炎的皮疹治疗，尤其是红斑类皮损的治疗以及一些皮肤血管炎的治疗有较好的疗效，但其对某些类型的皮疹如皮肤异色症样皮损、Gottron 丘疹或 Gottron 征皮损等效果较差。抗疟药对肌炎无明显效果。

（二）沙利度胺

沙利度胺对皮肌炎皮损治疗有特殊疗效，尤其是皮肌炎皮肤异色症样皮损。用糖皮质激素、雷公藤和抗疟药等治疗疗效不佳者可用其治疗，常可收到满意效果，并可改善临床症状。日用量 100～150mg，皮损消退后逐渐减量。用药时需注意该药嗜睡、便秘、末梢神经炎和深静脉血栓等副作用的发生。

五、中医中药

中医中药对改善临床症状有效，但应辨证施治，通常采用分期辨证论治。皮肌炎可分为急性活动期、亚急性活动期和慢性期。急性活动期又可分为热毒炽盛型和湿热郁蒸型。前者治以清热解毒、凉血养阴，用清营解毒汤或清瘟败毒饮加减；后者治以清热解毒、利湿消肿，用茵陈蒿汤合萆薢渗湿汤加减。亚急性活动期又可分为肺热伤津型和脾虚湿热型，前者治以清热润燥、养肺生津，用清燥救肺汤加减；后者治以健脾益胃、清热利湿，用参苓白术散和二妙散加减。慢性期又可分为四种类型：气阴两虚型治以益气养阴，用补中益气汤合六味地黄丸加减；气虚血亏型治以养血益气，用十全大补汤加减；肝肾阴虚型治以补肝益肾、滋阴清热，用虎潜丸加减；脾肾阳虚型治以温补脾肾，用右归丸和二仙汤加减。

六、其他治疗

近年来，生物制剂也开始被用于皮肌炎的治疗。其中英夫利息单抗[19-20]和利妥昔单抗使用得较多，但其近期和远期临床疗效及安全性仍有待于今后长期的临床观察。

能量合剂和蛋白同化激素可作为辅助治疗。也曾使用血浆置换、淋巴细胞清除和全身放射治疗等，但似乎无明显疗效。有光敏感的患者应避免日晒并使用遮光剂。

七、预后

该病自使用糖皮质激素等免疫抑制剂治疗后，预后已有显著改善。对成年患者的研究显示，使用糖皮质激素前，患者的 5 年生存率为 60%。1947—1968 年成年患者的生存率为 68%，最近报道为 80%。一般来说，儿童皮肌炎患者的预后比成人好。90% 的儿童皮肌炎患者在确诊后 10 年仍能正常生活。儿童患者的死因主要是心肌炎、内脏穿孔和感染。病程越长，开始治疗时肌无力越重，则死亡率越高。有吞咽困难、吸入性肺炎和肺间质纤维化者预后差。伴有恶性肿瘤的患者预后最差。抗 Mi-2 抗体阳性的患者治疗效果好，而抗合成酶抗体或抗 SRP 抗体阳性的患者治疗效果差。

第十三节　皮肌炎皮损和组织病理图片

一、特异性皮损

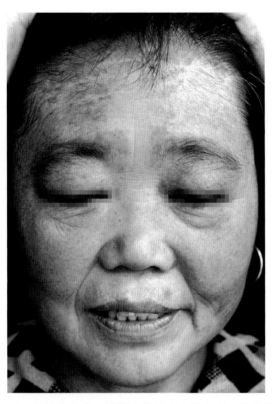

图Ⅱ-1　皮肌炎患者，面部皮肤异色症样改变，具有色素沉着、色素减退、皮肤萎缩和毛细血管扩张的表现，双上眼睑暗紫红色斑疹由皮肤异色症样皮损组成

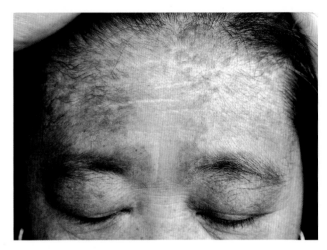

图Ⅱ-2　图Ⅱ-1同一患者前额部放大图片，显示皮肤异色症样皮损和双上眼睑暗紫红色斑疹

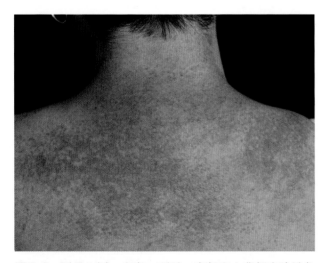

图Ⅱ-3　图Ⅱ-1同一患者，颈后、肩部和上背部皮肤异色症样皮损，呈典型的披肩征

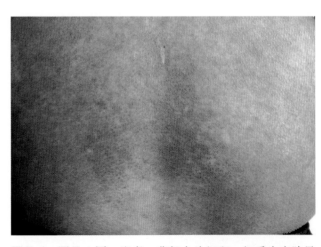

图Ⅱ-4　图Ⅱ-1同一患者，背部大片红斑，细看为皮肤异色症样皮损

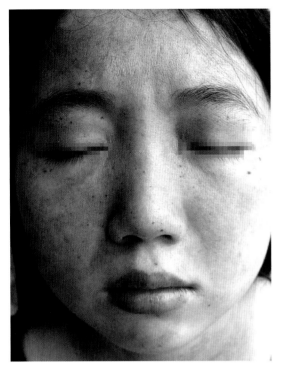

图Ⅱ-5 皮肌炎患者，面部暗紫红色水肿性斑疹，累及前额、双上眼睑、双颧和下颏。该患者的红斑颜色偏暗。前额部已有轻度皮肤异色症样皮损

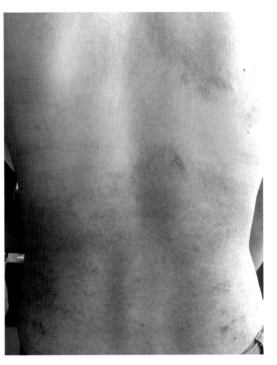

图Ⅱ-6 图Ⅱ-5同一患者，背部弥漫性暗紫红色斑疹和斑片

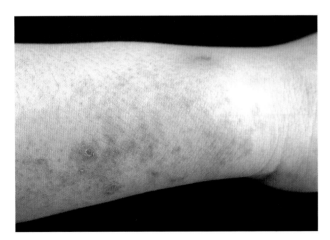

图Ⅱ-7 图Ⅱ-5同一患者，前臂伸侧近手腕部暗紫红色斑疹

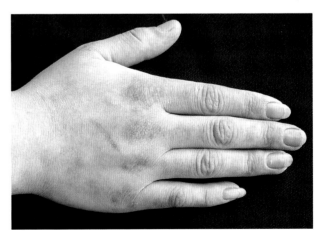

图Ⅱ-8 图Ⅱ-5同一患者，手部掌指关节、近端和远端指间关节伸侧红斑，局部皮肤粗糙，呈苔藓样变，系典型的Gottron征，红斑处已有皮肤异色症样特点

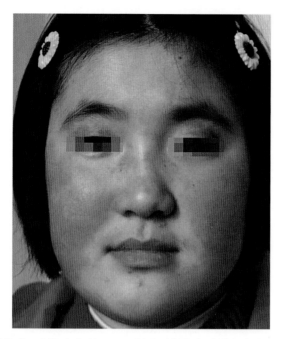

图Ⅱ-9 皮肌炎患者，双上眼睑及颧颊部暗紫红色水肿性斑片

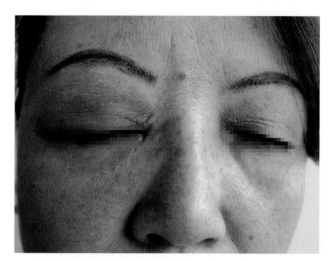

图Ⅱ-10 皮肌炎患者，右上眼睑暗紫红色水肿性斑疹，左上睑正常，呈不对称性

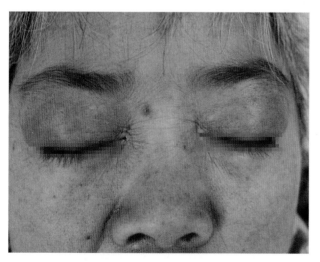

图Ⅱ-11 皮肌炎患者，双上眼睑暗紫红色水肿性斑疹，已有早期皮肤异色症样改变

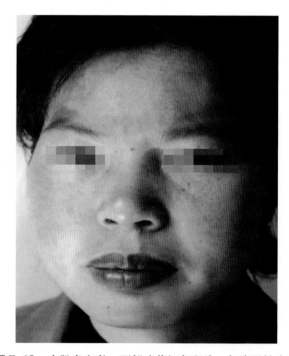

图Ⅱ-12 皮肌炎患者，面部暗紫红色斑片，如脂溢性皮炎样

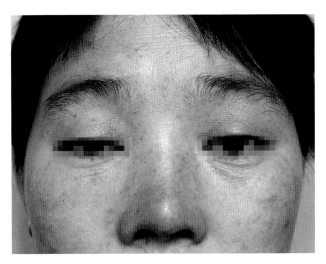

图Ⅱ-13 皮肌炎患者，双上眼睑暗紫红色水肿性斑疹

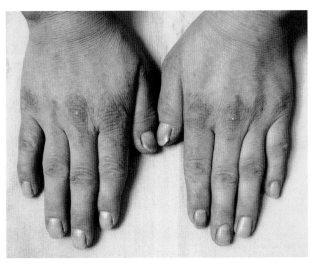

图Ⅱ-14 图Ⅱ-13 同一患者，掌指关节和近端指间关节伸面皮肤红斑，苔藓样变，系 Gottron 征

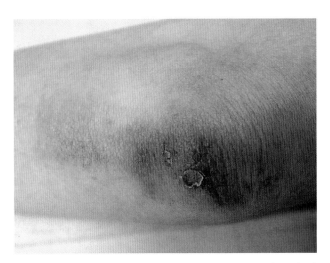

图Ⅱ-15 图Ⅱ-13 同一患者，肘部 Gottron 征，表现为肘部红斑，苔藓样变

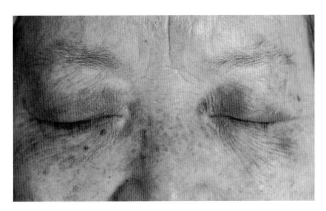

图Ⅱ-16 皮肌炎患者，双上眼睑紫红色斑疹，已有早期皮肤异色症样表现

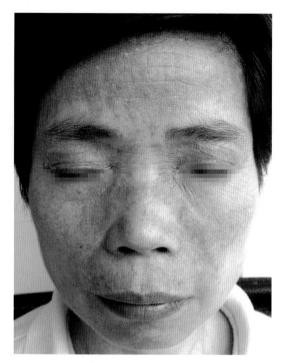

图Ⅱ-17 皮肌炎患者，前额、上眼睑和颧部等处暗紫红色斑片

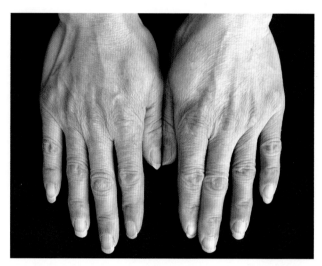

图Ⅱ-18 图Ⅱ-17同一患者，手部Gottron征，掌指关节和指间关节伸面紫红斑疹，局部皮肤粗糙，苔藓样变

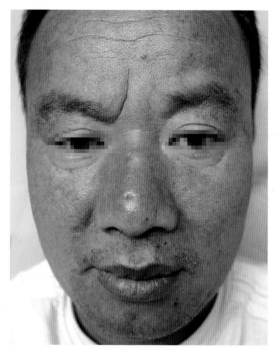

图Ⅱ-19 皮肌炎患者，面部弥漫性暗紫红色斑片，呈皮肤异色症样皮损

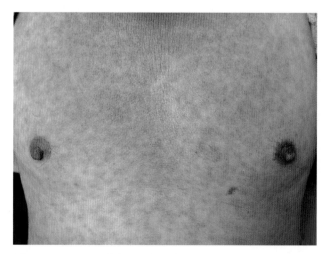

图Ⅱ-20 图Ⅱ-19同一患者，胸腹部红斑，呈皮肤异色症样皮损

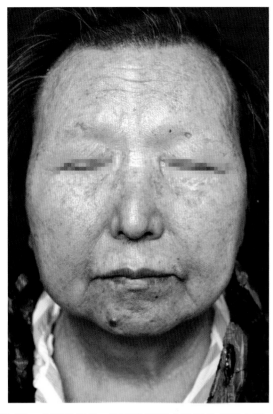

图Ⅱ-21 皮肌炎患者，面部弥漫性皮肤异色症样皮损

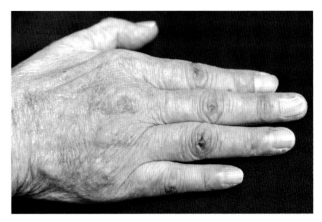

图Ⅱ-22 图Ⅱ-21同一患者，右手掌指关节、指间关节伸侧Gottron征，近端指间关节伸侧有血管炎引起的皮肤浅溃疡

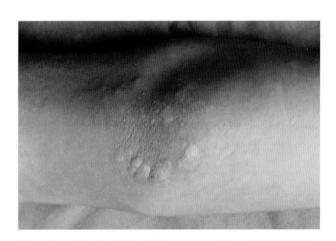

图Ⅱ-23 皮肌炎患者，肘部Gottron丘疹，扁平丘疹呈豆粒至花生米大小

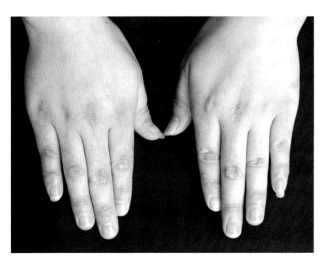

图Ⅱ-24 皮肌炎患者，双手掌指关节、指间关节伸面Gottron丘疹，扁平的丘疹已有萎缩，局部色素减退

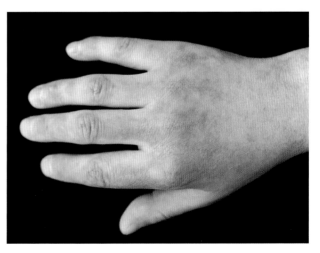

图Ⅱ-25 皮肌炎患者，手部Gottron征。其特点是暗紫红斑不仅见于掌指关节和指关节伸面，还见于指背，呈条带状分布，该患者的皮损比较陈旧

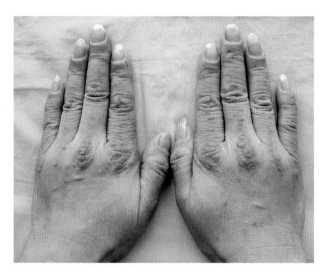

图Ⅱ-26　皮肌炎患者，手部 Gottron 丘疹。表现为掌指关节和近端指间关节伸面暗紫红色的丘疹和斑块，局部皮肤粗糙呈苔藓样变

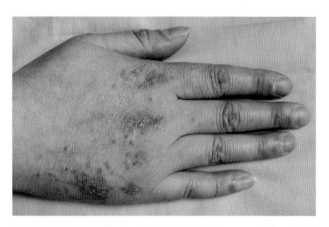

图Ⅱ-27　皮肌炎患者，掌指关节伸面 Gottron 丘疹，丘疹表面有少许黏着性鳞屑

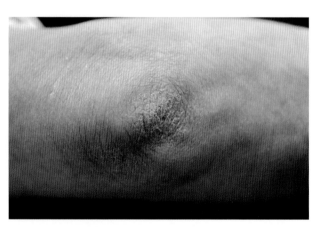

图Ⅱ-28　皮肌炎患者，肘部 Gottron 征。肘部暗红斑，皮肤粗糙，呈苔藓样变

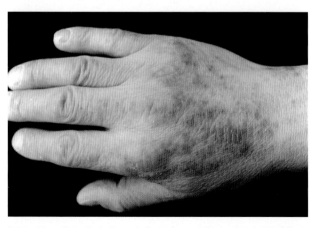

图Ⅱ-29　皮肌炎患者，有鼻咽癌，手背红斑呈皮肤异色症样。掌指关节和近端指间关节伸侧 Gottron 征，局部红斑，苔藓样变

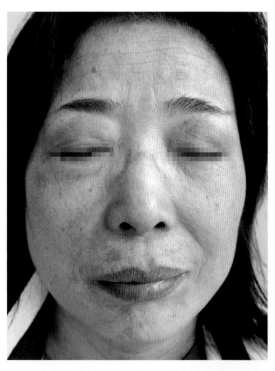

图Ⅱ-30　皮肌炎患者，双上眼睑、前额、颧部和鼻部周围紫红色斑疹，鼻周红斑需要与脂溢性皮炎的面部皮损鉴别，主要是颜色不同

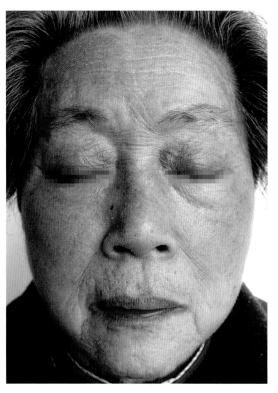

图Ⅱ-31 皮肌炎患者，双上眼睑、前额和颧部暗紫红色斑疹，皮肤异色症样疹已很明显

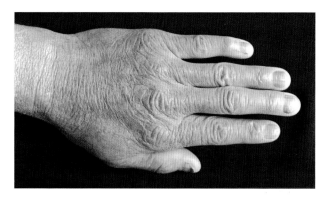

图Ⅱ-32 皮肌炎患者，手背、指背皮肤异色症样红斑，呈带状，从手背经由掌指关节伸面、指背延伸到指间关节伸面。这也是 Gottron 征的一种表现

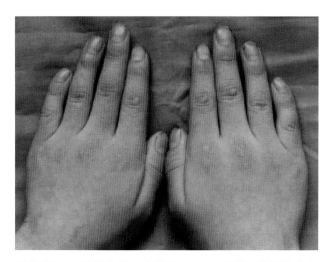

图Ⅱ-33 皮肌炎患者，典型的 Gottron 丘疹，掌指关节和指间关节伸侧坚实的扁平丘疹，粟粒到豆粒大，部分已萎缩扁平

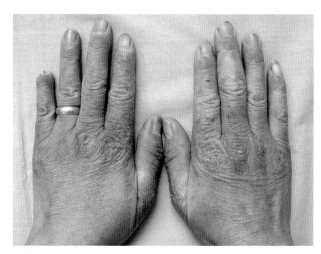

图Ⅱ-34 皮肌炎患者，手部 Gottron 征，掌指关节和指间关节伸面紫红斑疹，局部皮肤粗糙，苔藓样变

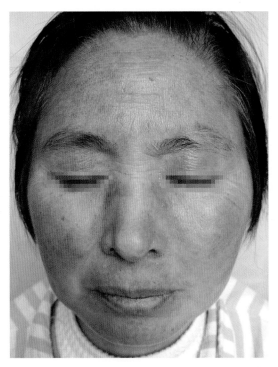

图Ⅱ-35　图Ⅱ-34同一患者,前额、上眼睑和颧部等处暗紫红色斑片

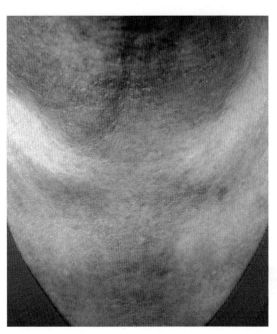

图Ⅱ-36　皮肌炎患者,颈、胸前V字区红斑,称胸前V字征

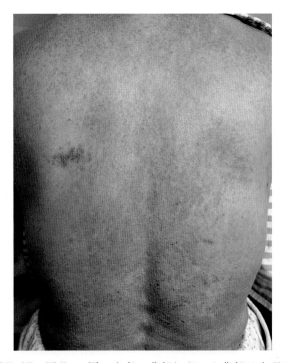

图Ⅱ-37　图Ⅱ-36同一患者,背部红斑。上背部已出现皮肤异色症样早期皮损,局部色素沉着、色素减退、毛细血管扩张和萎缩已较明显

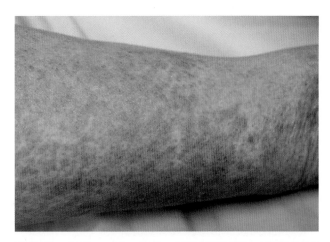

图Ⅱ-38　图Ⅱ-36同一患者,前臂屈侧红斑,其间可见到针尖或针头大小的色素沉着,为早期皮肤异色症样皮损

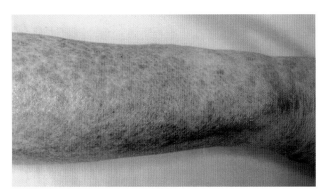

图Ⅱ-39 图Ⅱ-36同一患者，前臂伸侧红斑，其间可见到点状色素沉着，为早期皮肤异色症样皮损

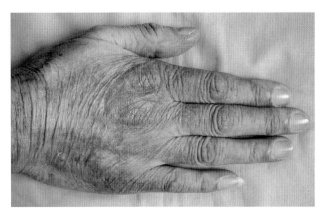

图Ⅱ-40 图Ⅱ-36同一患者，手背、指背红斑，掌指和近端指间关节伸面Gottron征

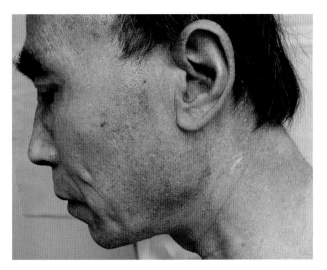

图Ⅱ-41 皮肌炎患者，左侧面颈部皮肤异色症样皮损

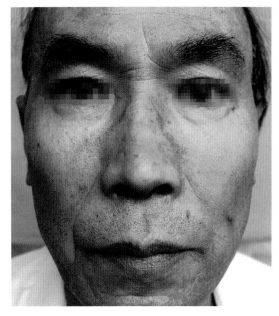

图Ⅱ-42 图Ⅱ-41同一患者，鼻背及颧部暗紫红色斑片

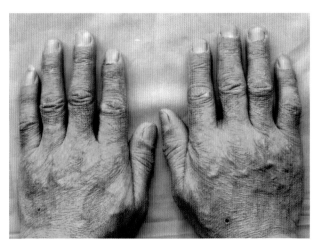

图Ⅱ-43 图Ⅱ-41同一患者，掌指、近端和远端指间关节伸面皮肤粗糙、增厚，苔藓样变，色素沉着

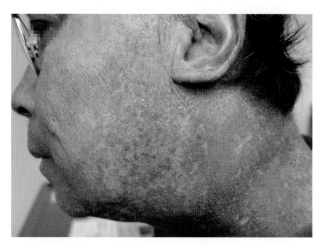

图Ⅱ-44　图Ⅱ-41同一患者，发生鼻咽癌后，在皮肤异色症样皮损的基础上发生的面颈部恶性红斑。红斑呈棕红色，色深，色素沉着和色素减退斑明显，其间有瓷白色萎缩斑，全身弥漫性红斑，已有红皮病

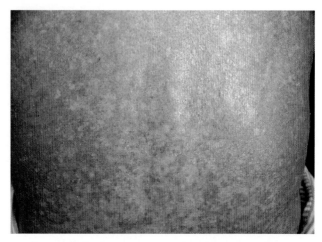

图Ⅱ-45　图Ⅱ-41同一患者，背部恶性红斑，红皮病

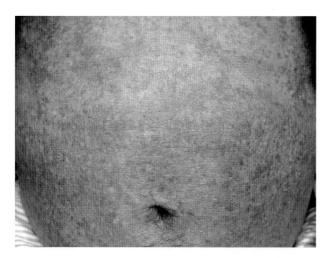

图Ⅱ-46　图Ⅱ-41同一患者，腹部恶性红斑，红皮病

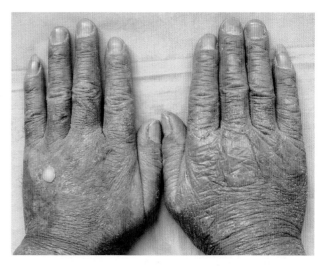

图Ⅱ-47　图Ⅱ-41同一患者，手背恶性红斑

二、非特异性皮损

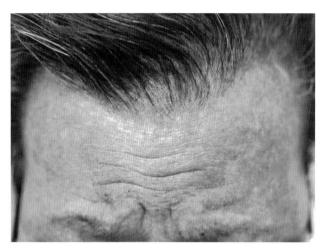

图Ⅱ-48 皮肌炎患者，前额皮肤异色症样皮损，似脂溢性皮炎样

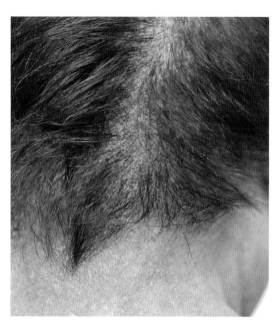

图Ⅱ-49 图Ⅱ-48同一患者，头皮、颈后红斑，如脂溢性皮炎样

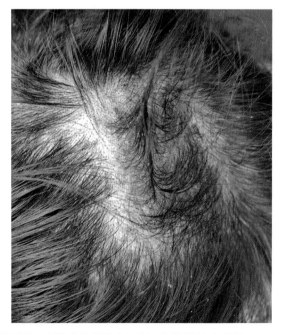

图Ⅱ-50 皮肌炎患者头皮红斑，如脂溢性皮炎样

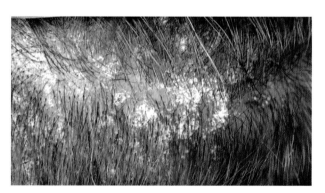

图Ⅱ-51 皮肌炎患者头皮红斑，表面白色鳞屑，如脂溢性皮炎样或银屑病样

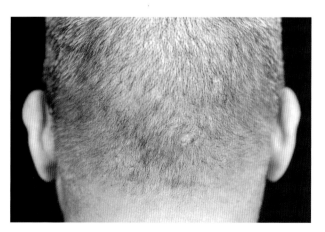

图Ⅱ-52 皮肌炎患者头皮红斑，如脂溢性皮炎样

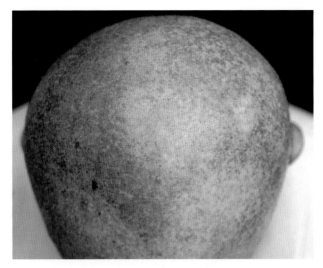

图Ⅱ-53 皮肌炎患者头皮异色症样皮损

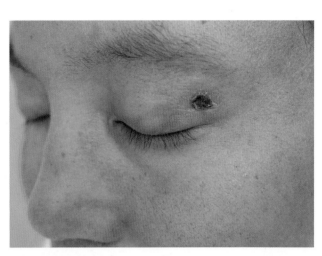

图Ⅱ-54 皮肌炎患者，上眼睑暗紫红色水肿性斑疹，左上睑外侧血管炎样斑疹，结褐色痂

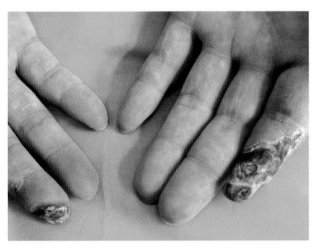

图Ⅱ-55 图Ⅱ-54同一患者，手指干性坏疽，患者有严重的雷诺现象

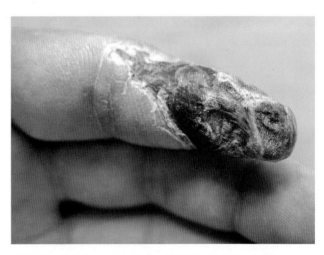

图Ⅱ-56 图Ⅱ-54同一患者，手指干性坏疽放大图片

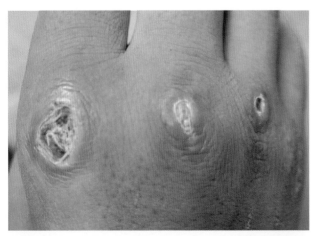

图Ⅱ-57 图Ⅱ-54同一患者，掌指关节伸面血管炎引起的溃疡和结痂，位于Gottron征基础上

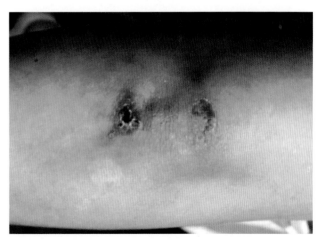

图Ⅱ-58 皮肌炎患者，肘部血管炎皮损，其中央坏死，结黑痂。该患者最后死于皮肌炎引起的急进性肺间质病变导致的呼吸衰竭

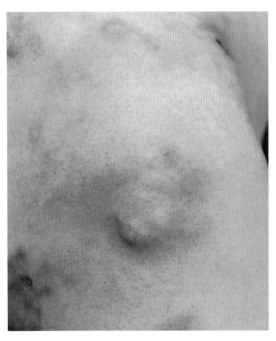

图Ⅱ-59　皮肌炎患者，右侧股上部外侧钙沉积，系营养障碍性钙化

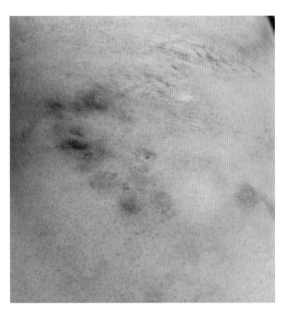

图Ⅱ-60　皮肌炎患者，右侧腰部钙沉积，系营养障碍性钙化

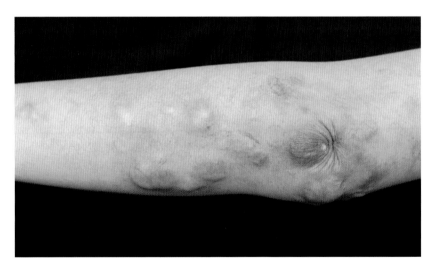

图Ⅱ-61　皮肌炎患者，左前臂伸侧钙沉积

三、皮肌炎病例皮损图片汇集

病例 1

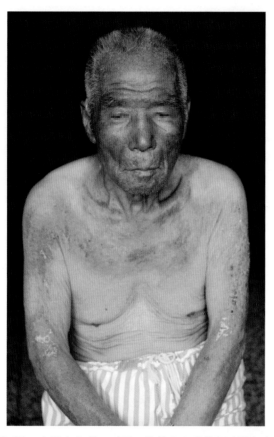

图Ⅱ-62　皮肌炎患者，面颈、胸前和上肢伸侧暗紫红色斑片

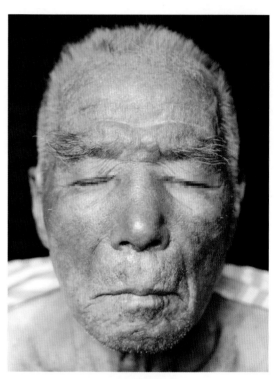

图Ⅱ-63　图Ⅱ-62同一患者，前额、双上眼睑、鼻背和双颧颊部暗紫红色皮肤异色症样红斑

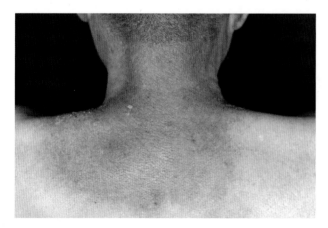

图Ⅱ-64　图Ⅱ-62同一患者，披肩征，颈后、肩部棕红色皮肤异色症样红斑

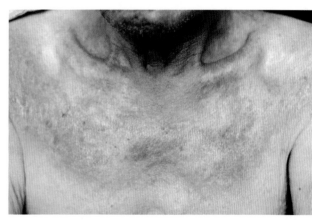

图Ⅱ-65　图Ⅱ-62同一患者，扩大的胸前 V 字征，局部棕红色皮肤异色症样红斑

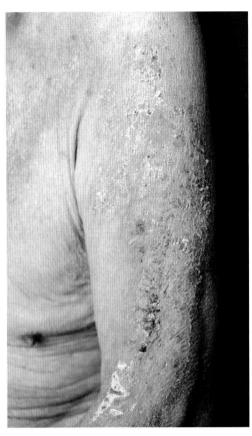

图Ⅱ-66　图Ⅱ-62 同一患者，左上臂外侧皮肤异色症样红斑，也是披肩征的一部分

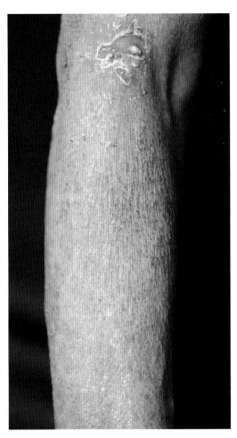

图Ⅱ-67　图Ⅱ-62 同一患者，右前臂伸侧皮肤异色症样红斑

病例 2

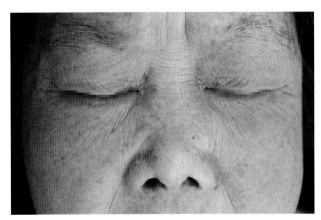

图Ⅱ-68　皮肌炎患者，双上眼睑和颧部紫红色斑疹，已有典型的皮肤异色症样表现

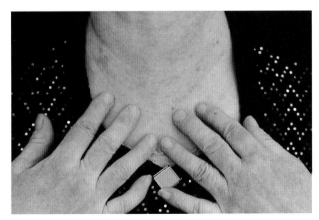

图Ⅱ-69　图Ⅱ-68 同一患者，胸前 V 字征，局部紫红色皮肤异色症样斑疹

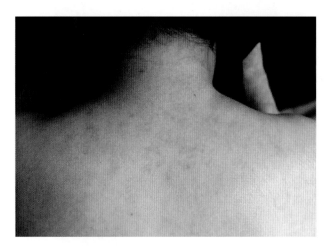

图Ⅱ-70　图Ⅱ-68 同一患者，披肩征

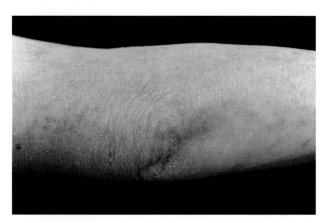

图Ⅱ-71　图Ⅱ-68 同一患者，右肘部及其附近皮肤异色症样皮损

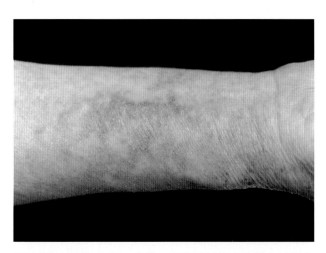

图Ⅱ-72　图Ⅱ-68 同一患者，有前臂屈侧皮肤异色症样皮损，红斑内侧边界清楚

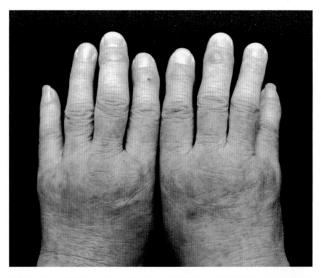

图Ⅱ-73　图Ⅱ-68 同一患者，双手背、指背紫红色皮肤异色症样斑疹

病例 3

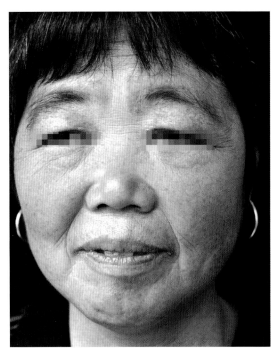

图Ⅱ-74　皮肌炎患者，面部弥漫性暗紫红色皮肤异色症样红斑，双上眼睑肿胀

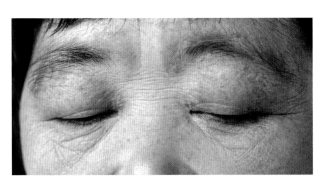

图Ⅱ-75　图Ⅱ-74同一患者，双上眼睑暗紫红色皮肤异色症样斑疹放大图片，眼睑处可见色素沉着、色素减退、毛细血管扩张和萎缩

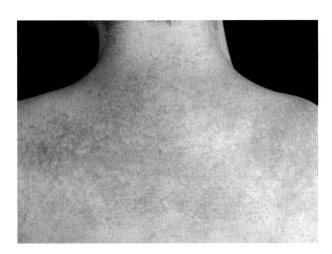

图Ⅱ-76　图Ⅱ-74同一患者，披肩征，皮损为紫红色皮肤异色症样斑疹

图Ⅱ-77　图Ⅱ-74同一患者，下背部紫红色皮肤异色症样皮损

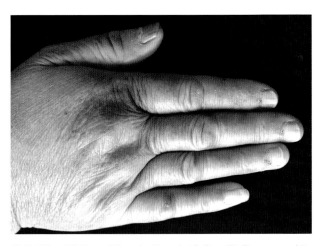

图Ⅱ-78　图Ⅱ-74同一患者，右手背、指背Gottron征，指关节伸侧皮肤苔藓化

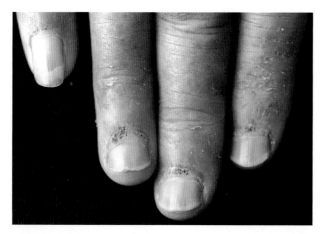

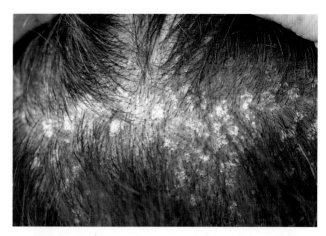

图Ⅱ-79　图Ⅱ-74同一患者，右手指甲小皮增生，甲皱襞有僵直排列的瘀点，聚集呈片

图Ⅱ-80　图Ⅱ-74同一患者，头皮红斑，表面有白色鳞屑，如脂溢性皮炎样或银屑病样

病例 4

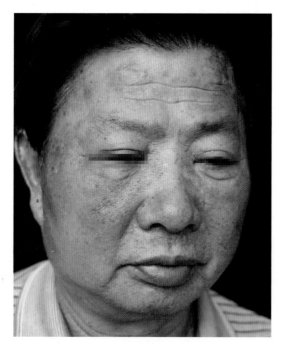

图Ⅱ-81　皮肌炎患者，面部弥漫性暗紫红色皮肤异色症样皮损

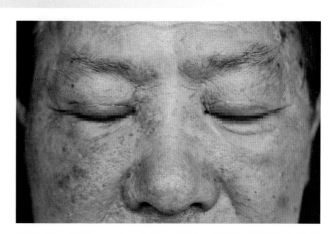

图Ⅱ-82　图Ⅱ-81同一患者，前额、双颧和上唇皮肤异色症样皮损色素减退明显，淡白色

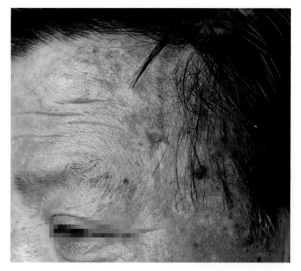

图Ⅱ-83　图Ⅱ-81同一患者，前额、左颞部皮肤异色症样皮损色素减退明显

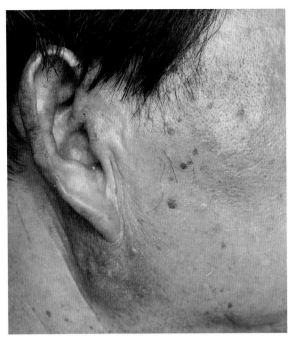

图Ⅱ-84 图Ⅱ-81 同一患者，右颧及下颌角皮肤异色症样皮损色素减退明显

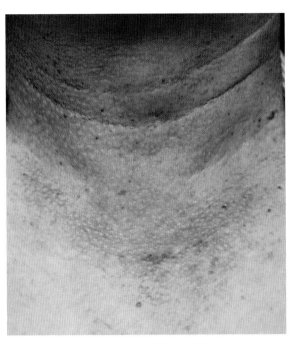

图Ⅱ-85 图Ⅱ-81 同一患者，胸前 V 字征

病例 5

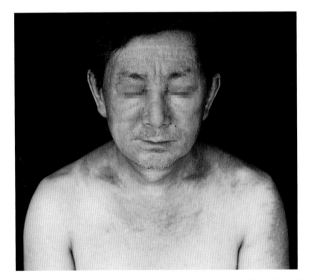

图Ⅱ-86 皮肌炎患者，面颈部、胸前 V 字区棕红色皮肤异色症样皮损

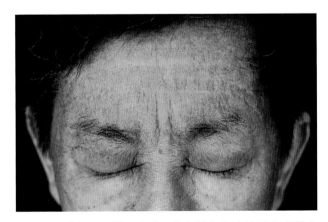

图Ⅱ-87 图Ⅱ-86 同一患者，前额棕红色皮肤异色症样皮损

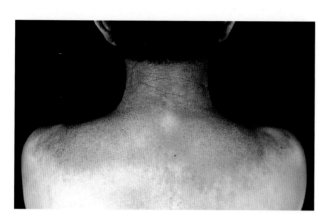

图Ⅱ-88　图Ⅱ-86同一患者，披肩征，局部为棕红色皮肤异色症样皮损

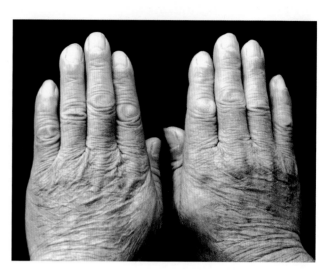

图Ⅱ-89　图Ⅱ-86同一患者，双手Gottron征，指关节伸面苔藓样变

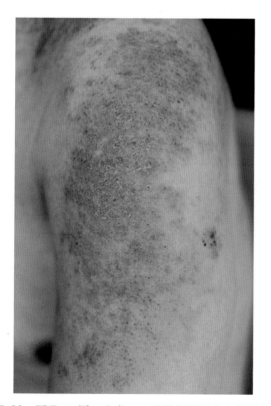

图Ⅱ-90　图Ⅱ-86同一患者，上臂外侧棕红色皮肤异色症样皮损，为披肩征的一部分

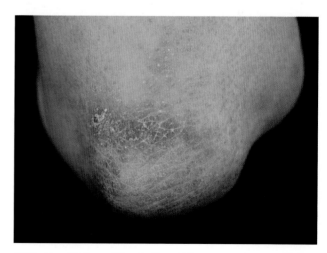

图Ⅱ-91　图Ⅱ-86同一患者，肘部Gottron征，局部为皮肤异色症样皮损

病例 6

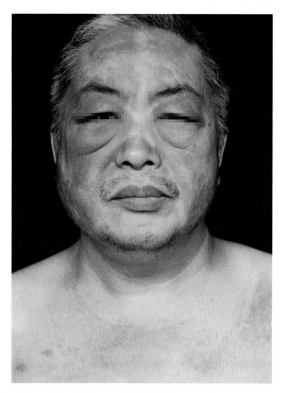

图Ⅱ-92 皮肌炎患者，面部弥漫性暗紫红色斑疹，眶周肿胀明显。胸前 V 字征较轻

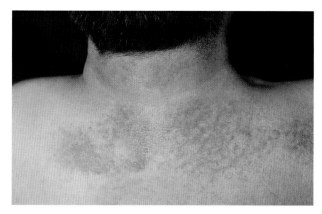

图Ⅱ-93 图Ⅱ-92 同一患者，披肩征，局部为紫红色皮肤异色症样斑疹

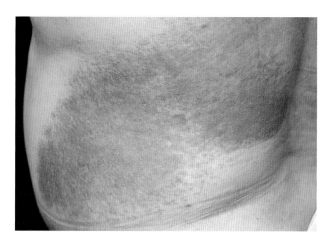

图Ⅱ-94 图Ⅱ-92 同一患者，下背部、腹部大片紫红色皮肤异色症样皮损

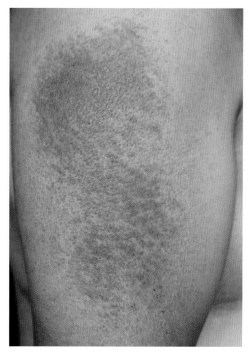

图Ⅱ-95 图Ⅱ-92 同一患者，上臂外侧在皮肤异色症样皮疹的基础上，有紫红色坚实的粟粒大丘疹，呈串珠状排列，如皮肤淀粉样变皮损

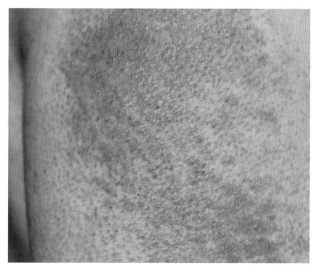

图Ⅱ-96 图Ⅱ-92 同一患者，上臂外侧皮肤淀粉样变样皮损放大图片

病例 7

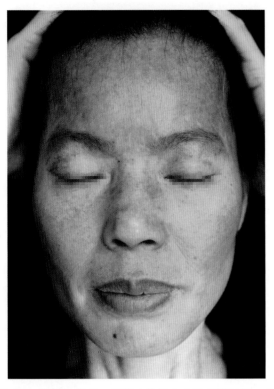

图Ⅱ-97　皮肌炎患者，面部皮肤异色症样暗紫红斑，色素沉着明显，前额、上眼睑明显

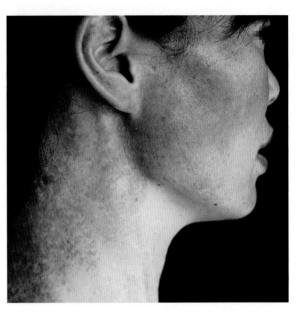

图Ⅱ-98　图Ⅱ-97同一患者，右面颊、颈部皮肤异色症样暗紫红斑，色素沉着明显

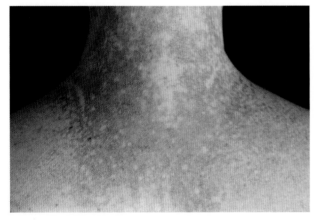

图Ⅱ-99　图Ⅱ-97同一患者，披肩征，颈后、肩背部暗紫红色皮肤异色症样斑疹，色素沉着明显，服用羟基氯喹不能消退

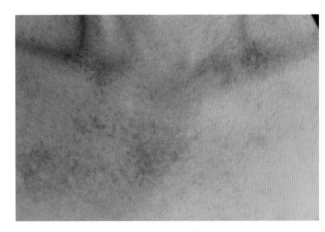

图Ⅱ-100　图Ⅱ-97同一患者，胸前 V 字征

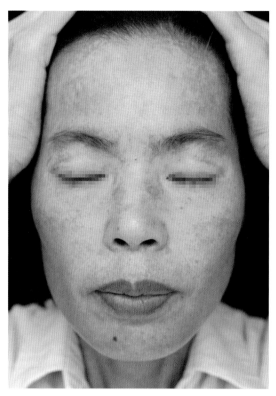

图 II-101　图 II-97 同一患者，服用小剂量沙利度胺 5 个月后，面部皮损几乎全部消退

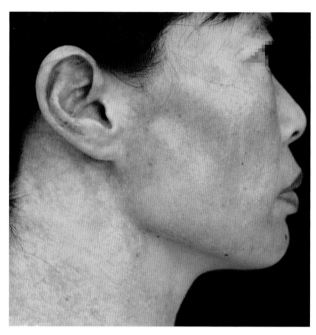

图 II-102　图 II-97 同一患者，服用沙利度胺 5 个月后，右面颊和颈部皮损几乎全部消退

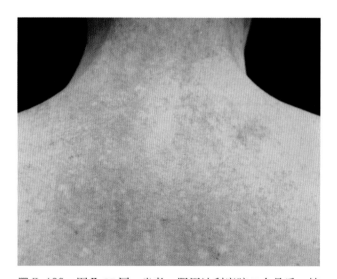

图 II-103　图 II-97 同一患者，服用沙利度胺 5 个月后，披肩征大部分消退

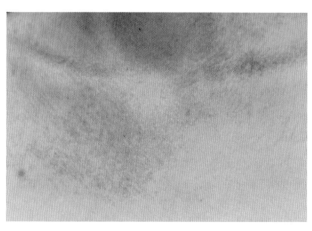

图 II-104　图 II-97 同一患者，服用沙利度胺 5 个月后，胸前 V 字征几乎全部消退

病例 8

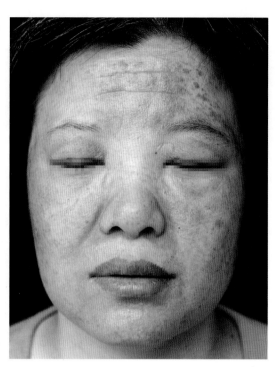

图Ⅱ-105　皮肌炎患者，面部暗紫红色皮肤异色症样斑疹主要见于前额、双上睑和鼻周。鼻旁沟红斑类似脂溢性皮炎样

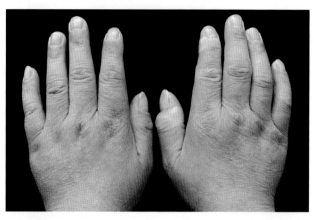

图Ⅱ-106　图Ⅱ-105 同一患者，双手掌指关节、指间关节伸侧 Gottron 征

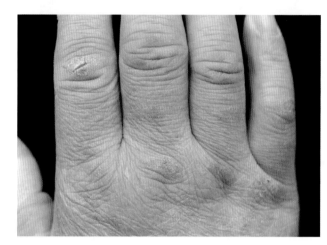

图Ⅱ-107　图Ⅱ-105 同一患者，右手掌指关节、指间关节伸侧 Gottron 征放大图片

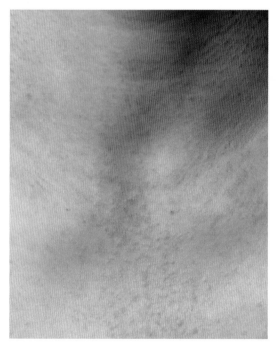

图Ⅱ-108　图Ⅱ-105 同一患者，胸前 V 字区紫红色粟粒大丘疹

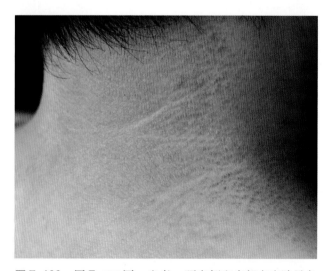

图Ⅱ-109　图Ⅱ-105 同一患者，颈右侧和肩部在皮肤异色症样皮损的基础上可见紫红色粟粒大丘疹，质地坚实，表面色素沉着，排列成串珠状，如皮肤淀粉样变性皮损

病例 9

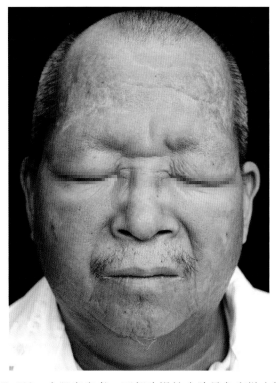

图Ⅱ-110　皮肌炎患者，面部弥漫性皮肤异色症样皮损，眉弓、眉间和双颧部紫红色斑明显。该患者有鼻咽癌，其红斑似醉酒样，似恶性红斑

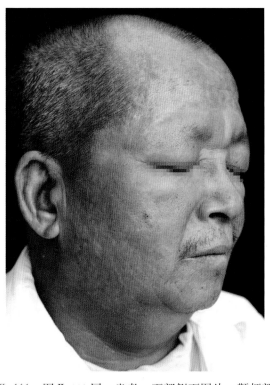

图Ⅱ-111　图Ⅱ-110同一患者，面部侧面图片，颧颊部紫红斑明显，似醉酒样

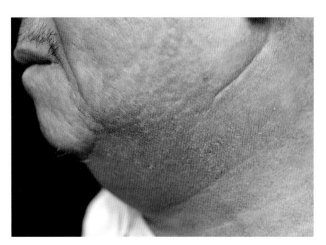

图Ⅱ-112　图Ⅱ-110同一患者，颈上部皮肤异色症样红斑呈火红色，颜色深，结合其伴有鼻咽癌，考虑为恶性红斑

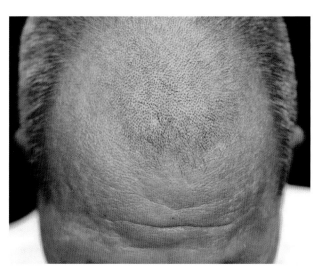

图Ⅱ-113　图Ⅱ-110同一患者，头皮红斑，如脂溢性皮炎样

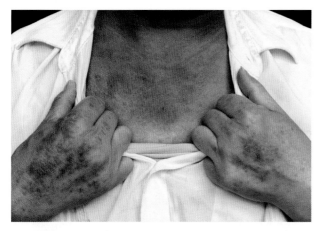

图Ⅱ-114 图Ⅱ-110同一患者，胸前V字征和手背红斑

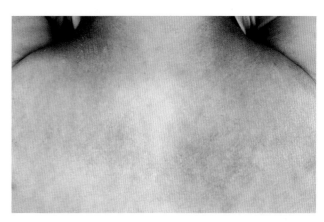

图Ⅱ-115 图Ⅱ-110同一患者，披肩征

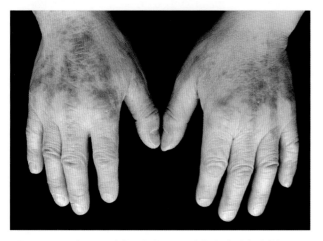

图Ⅱ-116 图Ⅱ-110同一患者，双手背皮肤异色症样红斑，颜色较深

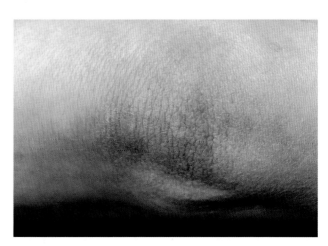

图Ⅱ-117 图Ⅱ-110同一患者，肘部暗红斑，苔藓化，系Gottron征

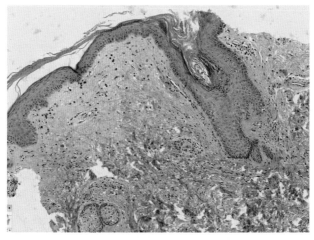

图Ⅱ-118 图Ⅱ-110同一患者皮损组织病理表现。表皮角化过度，皮突变平，灶性基底细胞液化变性，真皮浅层水肿，可见少许噬色素细胞。真皮浅层血管周围淋巴细胞浸润，胶原间有黏蛋白样物质沉积（HE染色×20）

病例 10

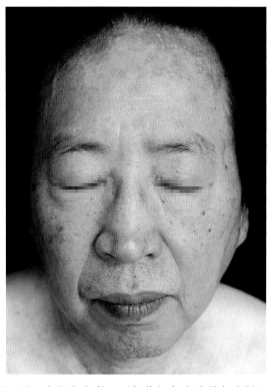

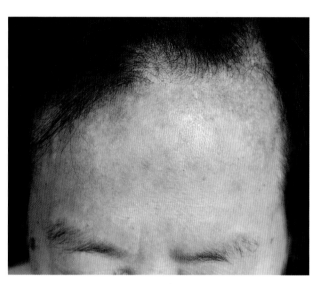

图Ⅱ-120 图Ⅱ-119同一患者前额部放大图片,前额近发际、眉弓部皮损明显

图Ⅱ-119 皮肌炎患者,面部紫红色皮肤异色症样斑疹,前额、眉弓、左上眼睑和鼻旁比较明显

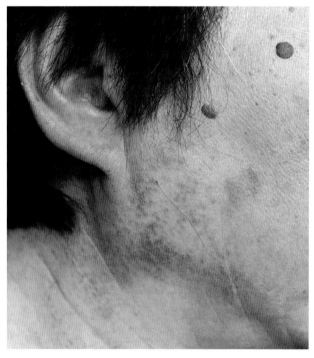

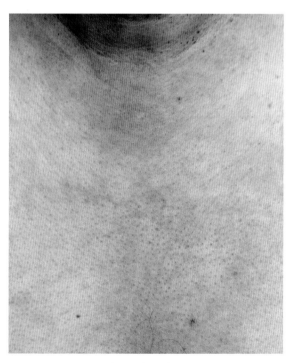

图Ⅱ-121 图Ⅱ-119同一患者,右下颌角紫红色皮肤异色症样斑疹

图Ⅱ-122 图Ⅱ-119同一患者,胸前Ⅴ字征,显示紫红色皮肤异色症样斑疹

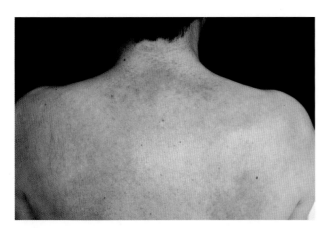

图Ⅱ-123　图Ⅱ-119同一患者，披肩征，由紫红色皮肤异色症样斑疹组成

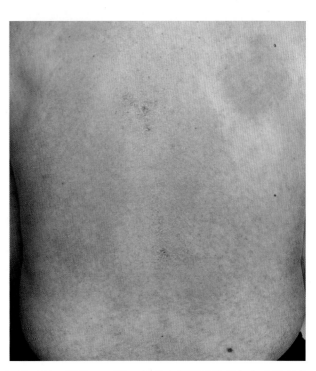

图Ⅱ-124　图Ⅱ-119同一患者，背部泛发紫红色皮肤异色症样斑疹

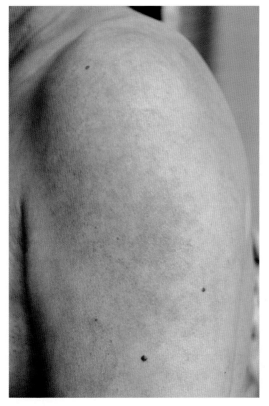

图Ⅱ-125　图Ⅱ-119同一患者，左上臂外侧紫红色皮肤异色症样斑疹

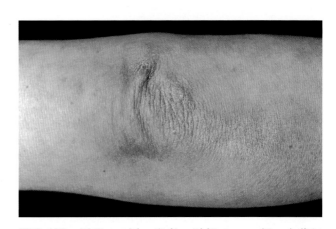

图Ⅱ-126　图Ⅱ-119同一患者，肘部Gottron征，在紫红色皮肤异色症样斑疹的基础上，肘关节伸侧骨隆突处皮肤粗糙、增厚、色素沉着，呈苔藓样变

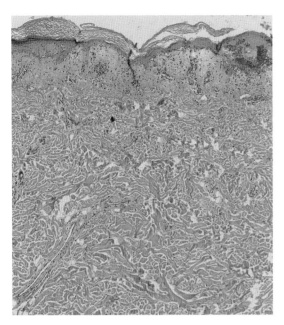 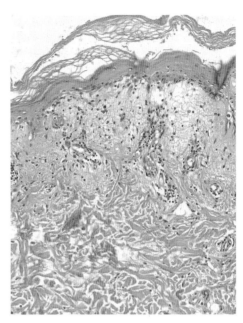

图Ⅱ-127 图Ⅱ-119同一患者皮损组织病理。表皮角化过度，局部表皮缺损，炎性结痂。局部表皮萎缩，基底细胞液化变性，真皮乳头水肿，可见少许胶样小体及噬色素细胞。真皮浅层血管周围淋巴细胞浸润，胶原间见黏蛋白沉积（HE染色 ×20）

图Ⅱ-128 图Ⅱ-119同一患者皮损组织病理表现。表皮角化过度，基底细胞液化变性，真皮乳头水肿，可见少许胶样小体及噬色素细胞。真皮浅层血管周围淋巴细胞浸润，胶原间见黏蛋白沉积（HE染色 ×20）

病例 11

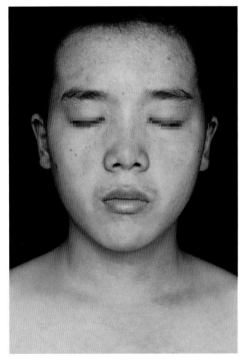 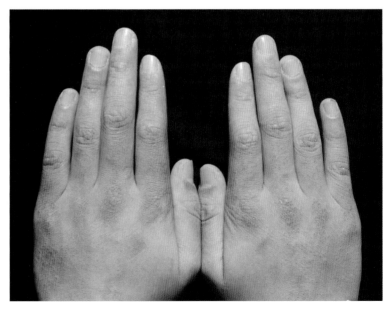

图Ⅱ-129 皮肌炎患者，双上睑、颧部粉红偏紫色红斑，颧部鼻周的红斑类似脂溢性皮炎样

图Ⅱ-130 图Ⅱ-129同一患者，双手掌指关节、指间关节伸侧Gottron丘疹，有的丘疹顶端凹陷，底部有黏着性鳞屑

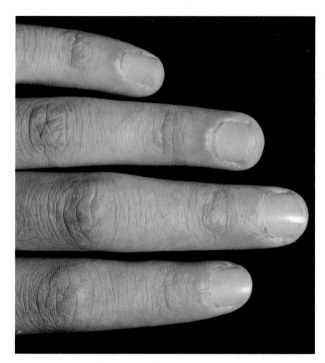

图Ⅱ-131　图Ⅱ-129同一患者，指关节伸面 Gottron 丘疹，中指甲皱襞有瘀点

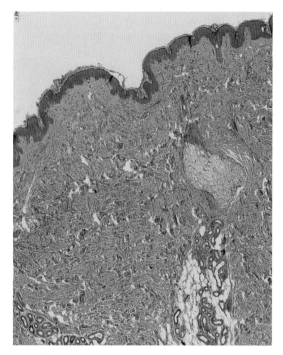

图Ⅱ-132　图Ⅱ-129同一患者皮损组织病理。表皮轻度角化过度，真皮乳头水肿，可见少许噬色素细胞。真皮浅层血管周围淋巴细胞浸润，胶原间见黏蛋白沉积（HE 染色 ×20）

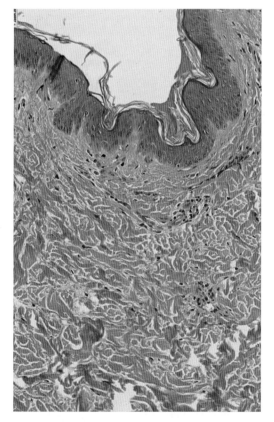

图Ⅱ-133　图Ⅱ-129同一患者皮损组织病理组织表现。表皮角化过度，真皮乳头水肿。真皮浅层血管周围淋巴细胞浸润，胶原间见黏蛋白沉积（HE 染色 ×40）

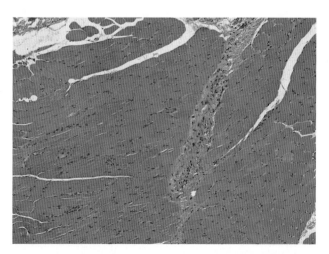

图Ⅱ-134　图Ⅱ-129同一患者肌肉组织病理。横纹肌束间隔内血管周围淋巴细胞浸润，肌纤维肿胀，局部空泡变性，横纹消失，肌纤维内炎症细胞浸润（HE 染色 ×40）

病例 12

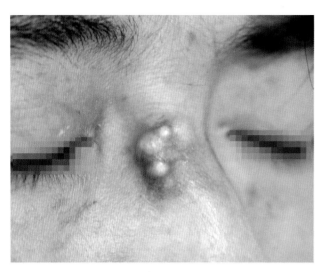

图 II-135 皮肌炎患者，鼻背多发豆粒至花生米大半球形黄白色钙沉积，质硬，表面可见色素沉着和毛细血管扩张。该病患者有肺间质炎症和肺动脉高压，肺 CO 弥散功能明显下降，病情处于活动期。患者的肾功能正常，未发现肿瘤，也无其他全身代谢性病变，也不存在血钙和甲状旁腺功能等能引起迁移性钙化的因素，故考虑为皮肤营养障碍性钙化

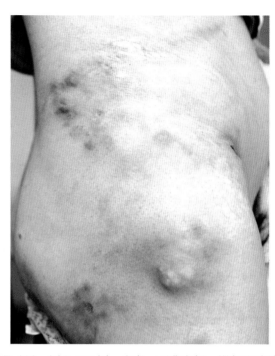

图 II-136 图 II-135 同一患者，下背右侧、臀部和髋关节伸面钙沉积，髋关节表面皮肤多发花生米大黄色钙沉积聚合成鸭蛋大团块

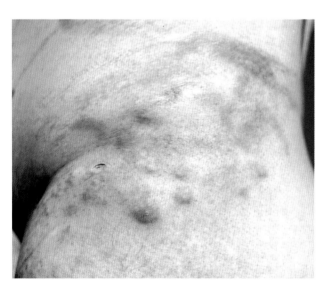

图 II-137 图 II-135 同一患者，左髂部多发花生米至小枣大黄色钙沉积

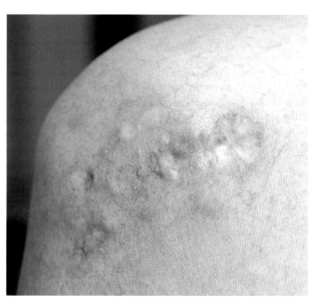

图 II-138 图 II-135 同一患者，左肩胛部多发花生米大黄色钙沉积。

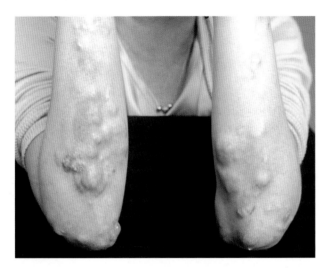

图Ⅱ-139　图Ⅱ-135同一患者，双肘关节和前臂伸面多发密集花生米至大枣大黄色钙沉积。大的钙沉积系由小的聚集而成

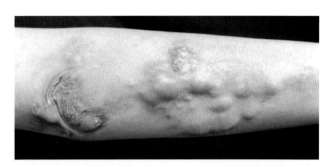

图Ⅱ-140　图Ⅱ-135同一患者，右肘部和前臂伸侧钙沉积放大图片

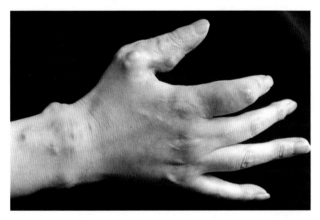

图Ⅱ-141　图Ⅱ-135同一患者，右手腕和手指豆粒至花生米大小的黄色钙沉积

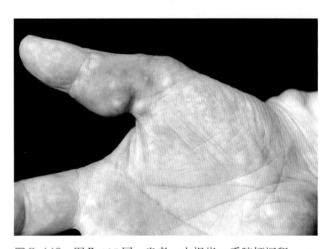

图Ⅱ-142　图Ⅱ-135同一患者，右拇指、手腕钙沉积

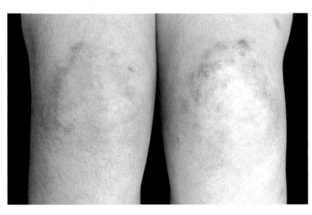

图Ⅱ-143　图Ⅱ-135同一患者，双膝关节伸面米粒至豆粒大钙沉积

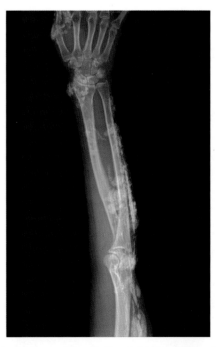

图Ⅱ-144　图Ⅱ-135同一患者，右肘部、前臂X线片，组织中大量钙沉积

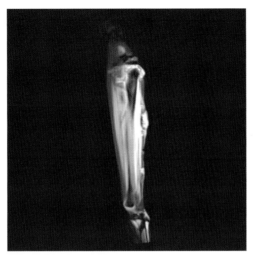

图Ⅱ-145 图Ⅱ-135同一患者，右前臂MRI图像，皮肤组织中有大量钙沉积，但肌肉中无钙沉积

病例 13

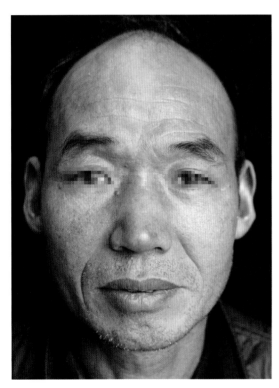

图Ⅱ-146 皮肌炎患者，面部紫红色皮肤异色症样斑疹，双上睑、颧部明显，跨过鼻背

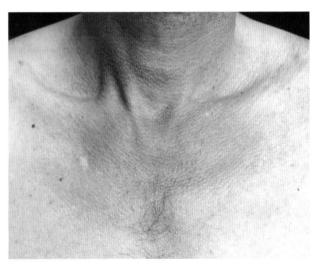

图Ⅱ-147 图Ⅱ-146同一患者，典型的胸前V字征，由紫红色皮肤异色症样斑疹组成

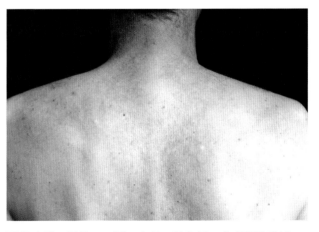

图Ⅱ-148 图Ⅱ-146同一患者，披肩征，皮疹颜色较淡

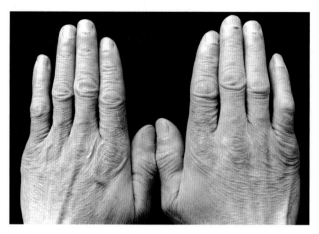

图Ⅱ-149　图Ⅱ-146 同一患者，双手掌指关节、指间关节 Gottron 征

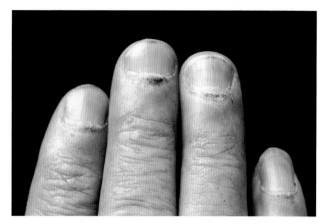

图Ⅱ-150　图Ⅱ-146 同一患者，甲小皮增生，甲皱襞瘀点，密集排列

病例 14

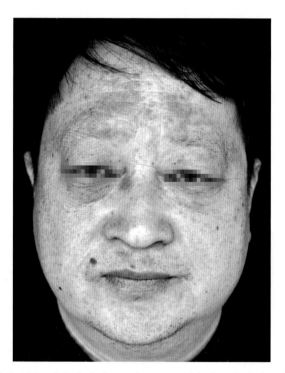

图Ⅱ-151　皮肌炎患者，双侧眼睑、前额紫红色皮肤异色症样斑疹

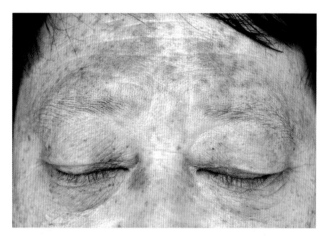

图Ⅱ-152　图Ⅱ-151 同一患者，双侧眼睑、前额紫红色皮肤异色症样斑疹放大图片

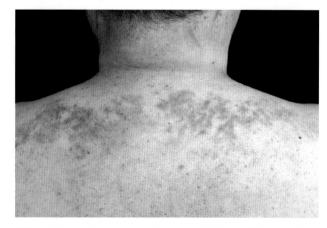

图Ⅱ-153　图Ⅱ-151 同一患者，披肩征，由紫红色皮肤异色症样斑疹组成

病例 15

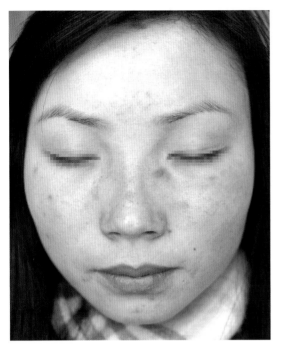

图Ⅱ-154 皮肌炎患者，双颧呈粉红色或呈桃红色，带有紫色的红斑，跨过鼻背，要与 SLE 面部蝶形红斑鉴别，但 SLE 红斑不呈紫色

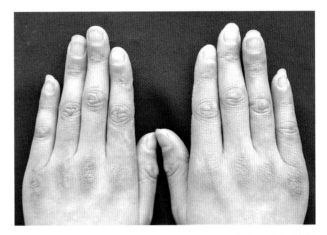

图Ⅱ-155 图Ⅱ-154 同一患者，双手掌指关节和指间关节伸面的 Gottron 征。皮损处基底为紫红斑，表面皮肤粗糙，苔藓样变

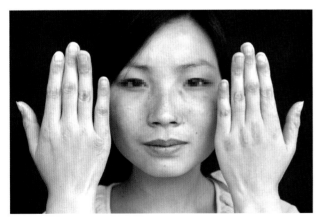

图Ⅱ-156 图Ⅱ-154 同一患者，显示面部红斑和手部 Gottron 征

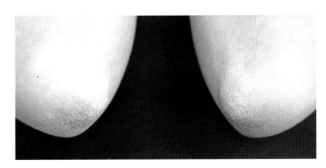

图Ⅱ-157 图Ⅱ-154 同一患者，双肘部 Gottron 征，紫红斑表面脱屑

病例 16

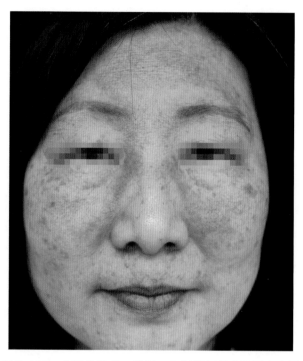

图Ⅱ-158　皮肌炎患者，前额、双颧紫红色皮肤异色症样疹，双上睑没有红斑

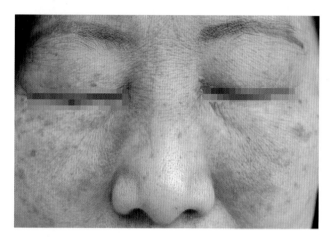

图Ⅱ-159　图Ⅱ-158同一患者，显示双颧紫红斑

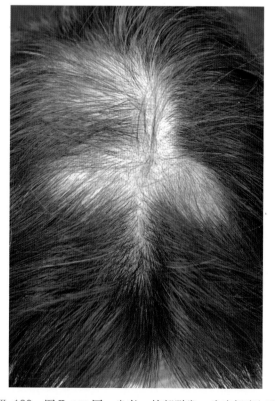

图Ⅱ-160　图Ⅱ-158同一患者，枕部脱发，头皮轻度红斑

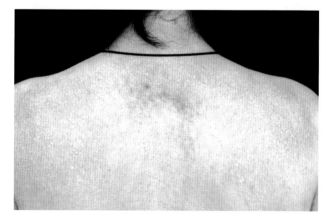

图Ⅱ-161　图Ⅱ-158同一患者，披肩征，典型皮肤异色症样皮损，色素沉着、色素减退明显

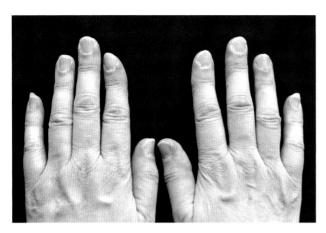

图Ⅱ-162 图Ⅱ-158同一患者，掌指关节、指间关节伸面Gottron征，甲周红斑且伴有肿胀明显

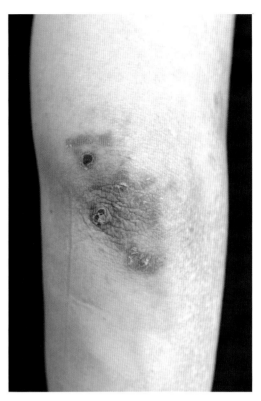

图Ⅱ-163 图Ⅱ-158同一患者，肘部伸面Gottron征，皮肤异色症样紫红色斑疹，有血管炎，可见浅溃疡和结痂

病例 17

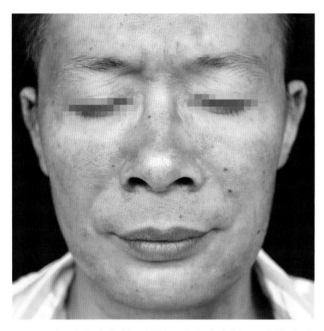

图Ⅱ-164 皮肌炎患者，眉间、右上睑内侧、双颧部和鼻背紫红色斑疹

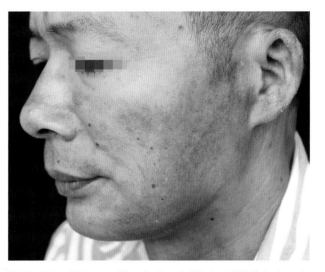

图Ⅱ-165 图Ⅱ-164同一患者，左颧颊、耳部紫红斑，左颊皮肤异色症样皮损明显

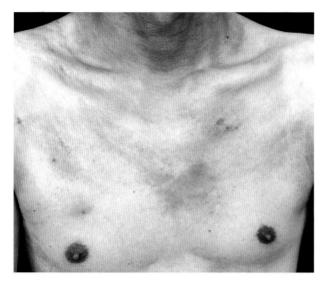

图Ⅱ-166 图Ⅱ-164 同一患者，胸前 V 字征

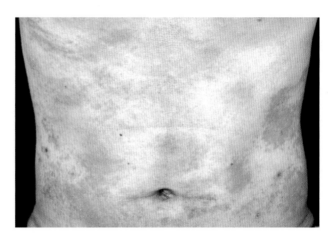

图Ⅱ-167 图Ⅱ-164 同一患者，腹部紫红斑

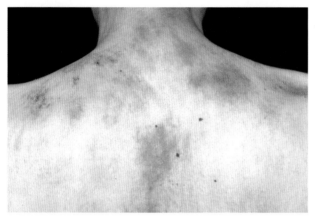

图Ⅱ-168 图Ⅱ-164 同一患者，披肩征

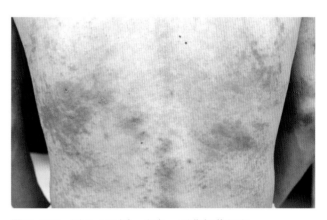

图Ⅱ-169 图Ⅱ-164 同一患者，下背部紫红斑

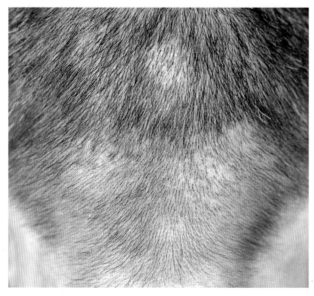

图Ⅱ-170 图Ⅱ-164 同一患者，枕后紫红斑，如脂溢性皮炎样，并有数处圆形头发稀疏斑片

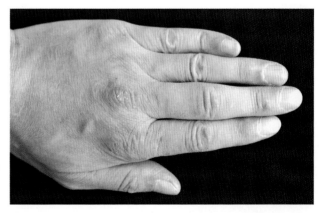

图Ⅱ-171 图Ⅱ-164 同一患者，左手掌指关节伸侧 Gottron 征，紫红斑上有少许白色鳞屑

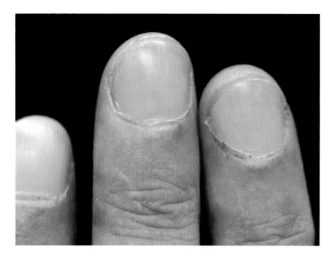

图Ⅱ-172　图Ⅱ-164 同一患者，甲皱襞瘀点

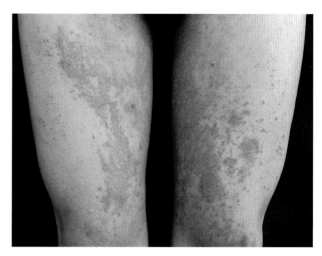

图Ⅱ-173　图Ⅱ-164 同一患者，双股内侧红斑

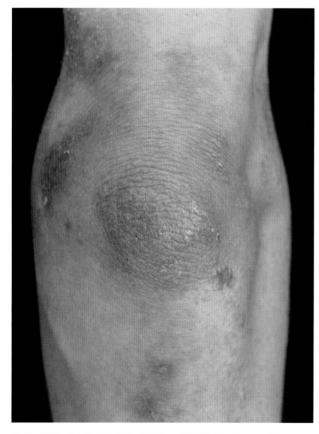

图Ⅱ-174　图Ⅱ-164 同一患者，肘部伸侧 Gottron 征

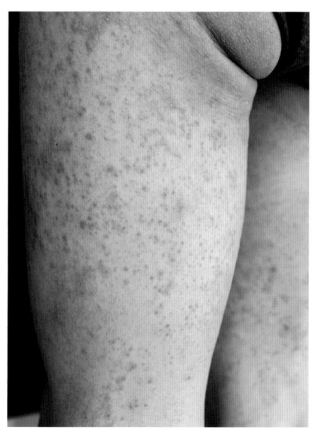

图Ⅱ-175　图Ⅱ-164 同一患者，左股后部红斑

病例 18

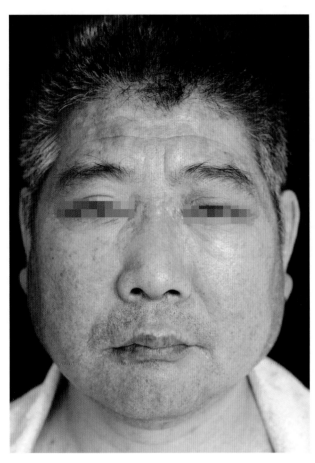

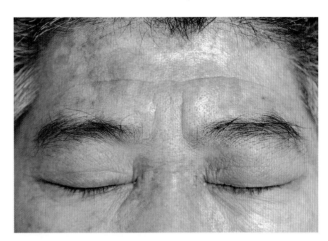

图Ⅱ-177　图Ⅱ-176同一患者，前额、上睑皮肤异色症样紫红斑放大图片

图Ⅱ-176　皮肌炎患者，面部弥漫性皮肤异色症样紫红斑，前额、左上睑、双颧颊和下颏明显，前额发际、眉间和双眼内眦近鼻背处色素减退斑，呈淡白色

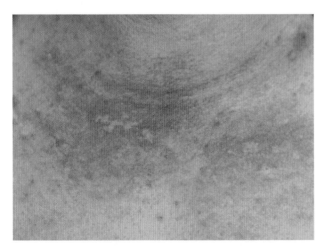

图Ⅱ-178　图Ⅱ-176同一患者，胸前 V 字征

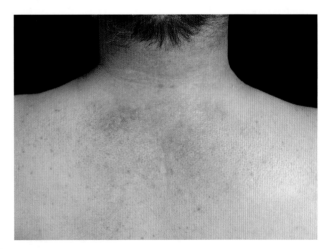

图Ⅱ-179　图Ⅱ-176同一患者，披肩征

病例 19

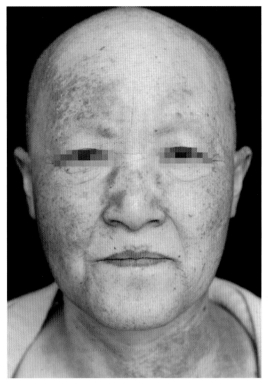

图Ⅱ-180　皮肌炎患者，面部皮肤异色症样皮损，皮损较陈旧，色素沉着和减退较明显

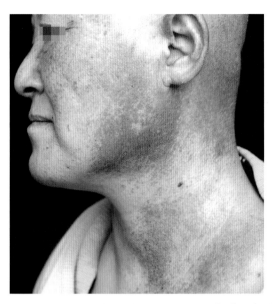

图Ⅱ-181　图Ⅱ-180同一患者，左颊、颈左侧紫红色皮肤异色症样斑疹

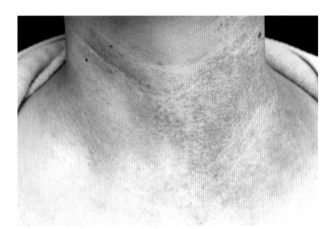

图Ⅱ-182　图Ⅱ-180同一患者，颈前、颈侧和肩内侧紫红色皮肤异色症样斑疹

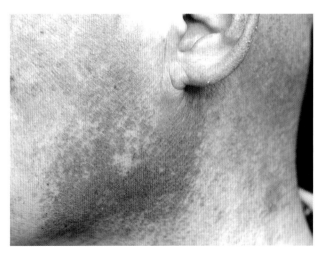

图Ⅱ-183　图Ⅱ-200同一患者，左颊紫红色皮肤异色症样斑疹放大图片

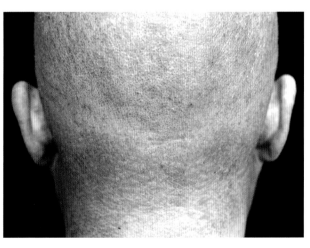

图Ⅱ-184　图Ⅱ-180同一患者，头皮脂溢性皮炎样红斑

病例 20

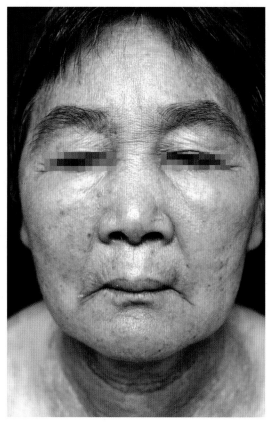

图Ⅱ-185　皮肌炎患者，面部弥漫性紫红色皮肤异色症样斑疹，双颊、鼻背和下颏明显

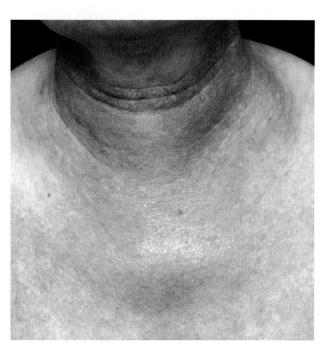

图Ⅱ-186　图Ⅱ-185同一患者，典型的胸前 V 字征，由紫红色皮肤异色症样斑疹组成

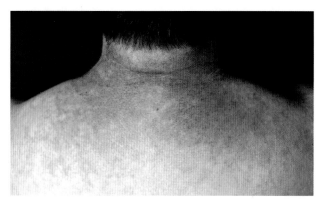

图Ⅱ-187　图Ⅱ-185同一患者，典型的披肩征，由紫红色皮肤异色症样斑疹组成

病例 21

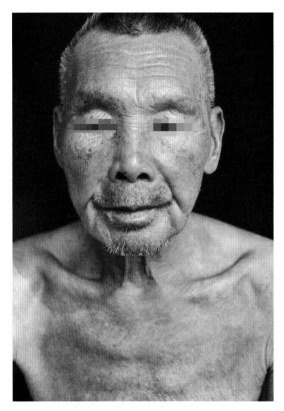

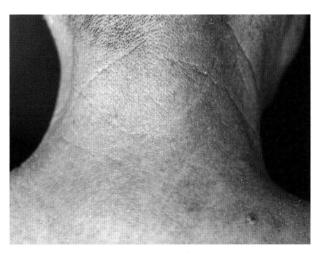

图Ⅱ-189 图Ⅱ-188 同一患者，颈后深紫红色皮肤异色症样斑疹

图Ⅱ-188 皮肌炎患者，面部、胸前暗紫红色皮肤异色症样斑疹，双颧红斑跨过鼻背，分布似 SLE 蝶形红斑，但呈紫红色。皮肌炎患者的红斑分布与曝光部位有关，也与患者的面部轮廓有关，面部隆凸部位易发生皮损

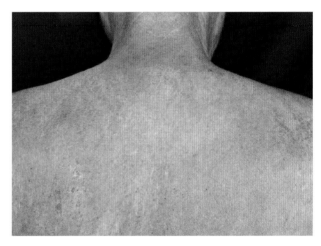

图Ⅱ-190 图Ⅱ-188 同一患者，披肩征，由紫红色皮肤异色症样斑疹组成

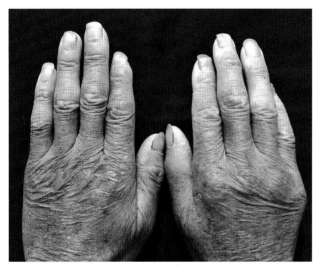

图Ⅱ-191 图Ⅱ-188 同一患者，手背、指背紫红斑，掌指关节、指间关节伸面皮肤粗糙、苔藓样变，呈 Gottron 征表现

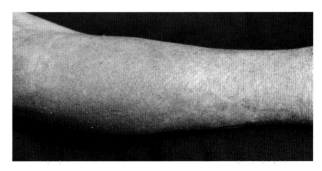

图Ⅱ-192 图Ⅱ-188 同一患者，右前臂伸侧紫红色皮肤异色症样斑疹

病例 22

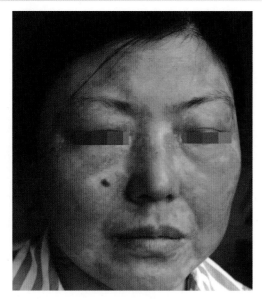

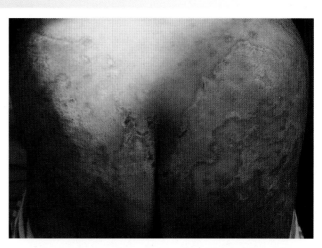

图Ⅱ-194 图Ⅱ-193同一患者，臀部呈地图状分布的紫红色皮肤异色症样皮损，边界清楚，皮损中有大片色素减退斑，淡白色，其间有血管炎引起的溃疡，已结痂

图Ⅱ-193 皮肌炎患者，面部弥漫性紫红色皮肤异色样皮损，累及前额、双上眼睑、颧颊部和下颏

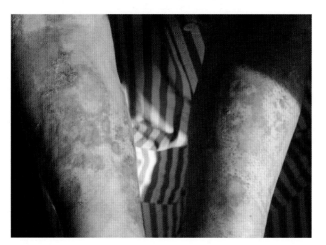

图Ⅱ-195 图Ⅱ-193同一患者，双前臂紫红色皮肤异色症样皮损

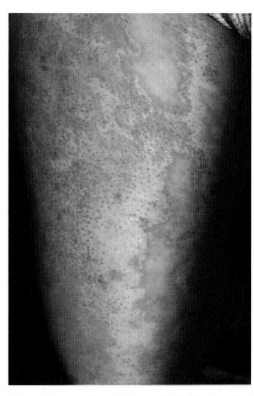

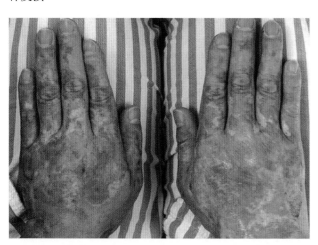

图Ⅱ-196 图Ⅱ-193同一患者，双手背、指背紫红色皮肤异色症样斑疹

图Ⅱ-197 图Ⅱ-193同一患者，右股前紫红色皮肤异色症样斑疹，地图状分布的皮损中有大片色素减退斑片，淡白色，是其特点

病例 23

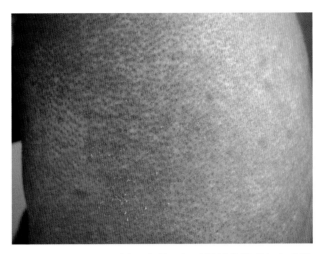

图Ⅱ-199 图Ⅱ-198同一患者，躯干部泛发性紫红色皮肤异色症样斑片，已有红皮病样

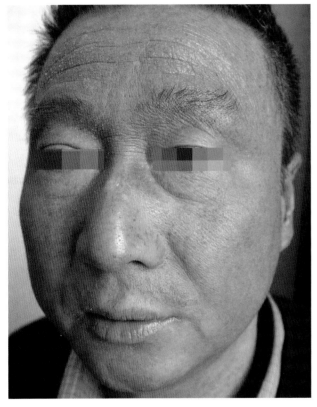

图Ⅱ-198 皮肌炎患者，全身泛发性紫红色皮肤异色症样斑片，已有红皮病样

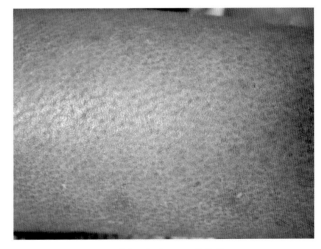

图Ⅱ-200 图Ⅱ-198同一患者，上肢皮损

病例 24

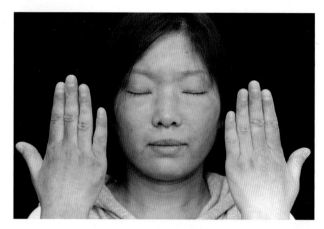

图Ⅱ-201 皮肌炎患者，面部弥漫性紫红色斑疹，双上眼睑、颧颊部和鼻旁明显，双手背、指背紫红斑

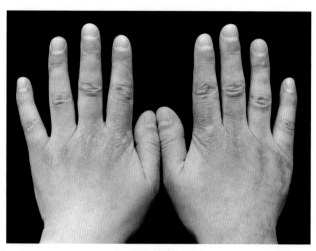

图Ⅱ-202 图Ⅱ-201同一患者，双手Gottron征，掌指关节和指间关节伸面在紫红色斑疹的基础上有苔藓样变，紫红斑还从掌指关节向指背延伸，条带状分布于手指伸肌腱表面

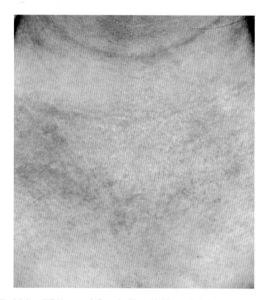

图Ⅱ-203 图Ⅱ-201同一患者，胸前 V 字征

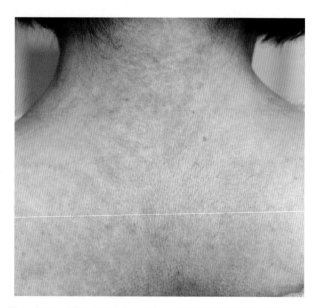

图Ⅱ-204 图Ⅱ-201同一患者，颈后和肩背部披肩征

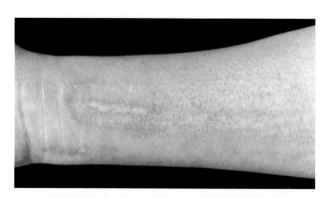

图Ⅱ-205 图Ⅱ-201同一患者，右前臂屈侧皮肤异色症样皮损，呈带状分布，其间有淡白色色素减退斑片。尺侧可见呈条形分布的紫红色斑疹，其下方是手腕屈肌腱所在部位

病例 25

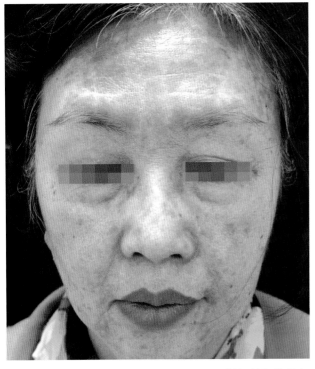

图Ⅱ-206 皮肌炎患者，前额、双上睑和颧部粉红偏紫红色斑片

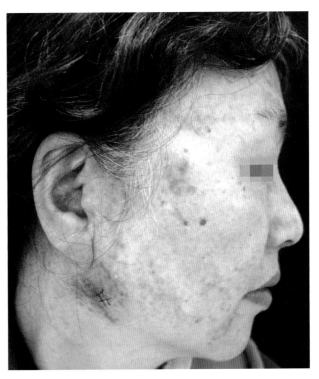

图Ⅱ-207 图Ⅱ-206同一患者，右耳及下颌角红斑

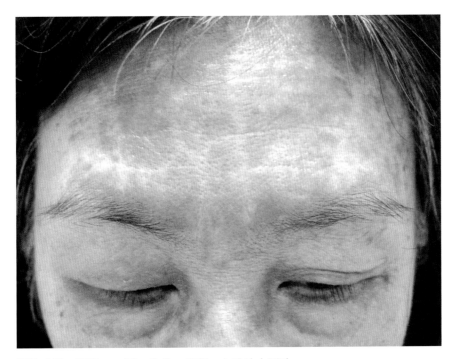

图Ⅱ-208 图Ⅱ-206同一患者，前额、上睑放大图片

病例 26

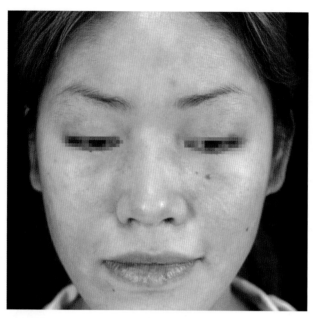

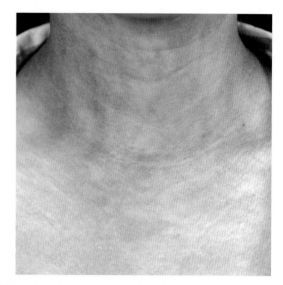

图Ⅱ-210　图Ⅱ-209 同一患者，胸前 V 字征

图Ⅱ-209　皮肌炎患者，面部弥漫性粉红带紫色红斑，双上睑明显

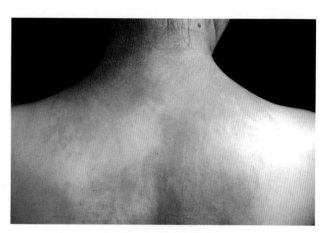

图Ⅱ-211　图Ⅱ-209 同一患者，披肩征

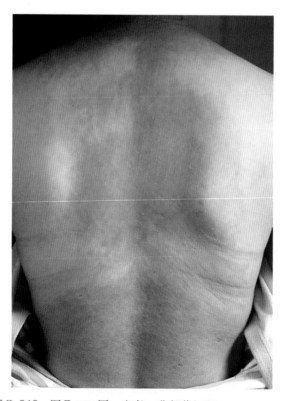

图Ⅱ-212　图Ⅱ-209 同一患者，背部紫红斑

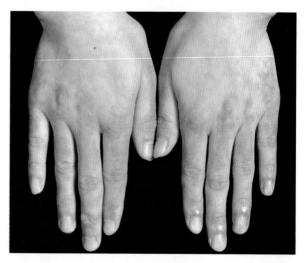

图Ⅱ-213　图Ⅱ-209 同一患者，双手 Gottron 征，掌指红斑向指背延伸呈条带状

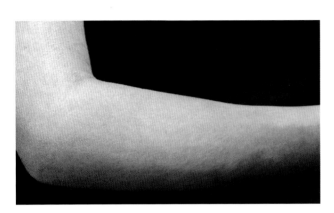

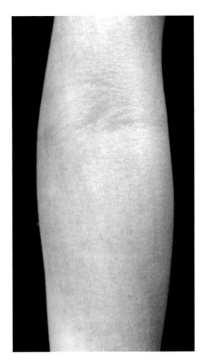

图Ⅱ-214　图Ⅱ-209同一患者，右前臂伸侧红斑

图Ⅱ-215　图Ⅱ-209同一患者，肘部屈侧红斑

病例 27

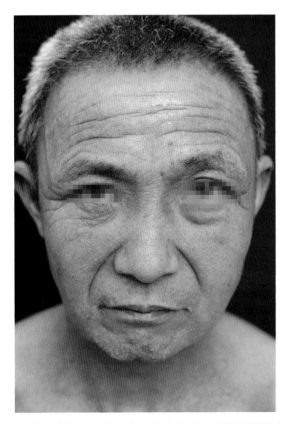

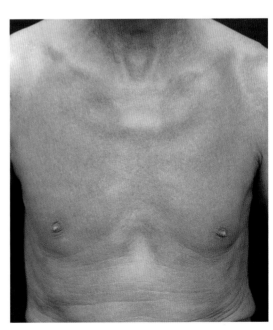

图Ⅱ-216　皮肌炎患者，有红皮病倾向，面部弥漫性皮肤异色症样紫红斑

图Ⅱ-217　图Ⅱ-216同一患者，胸腹部弥漫性皮肤异色症样紫红斑

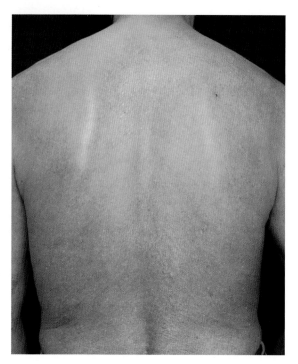

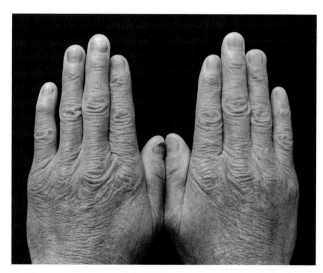

图Ⅱ-219　图Ⅱ-216同一患者，双手掌背、指背弥漫性暗紫红色皮肤异色症样斑疹

图Ⅱ-218　图Ⅱ-216同一患者，整个肩背部弥漫性皮肤异色症样紫红斑，患者有红皮病倾向

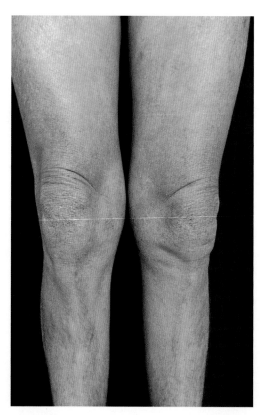

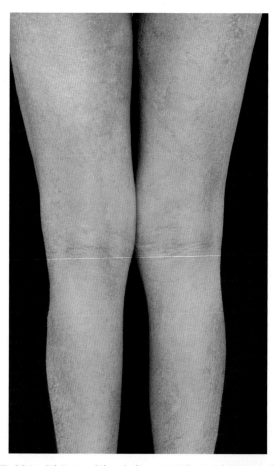

图Ⅱ-220　图Ⅱ-216同一患者，双下肢前面弥漫性暗紫红色皮肤异色症样斑疹

图Ⅱ-221　图Ⅱ-216同一患者，双下肢后面弥漫性暗紫红色皮肤异色症样斑疹

病例 28

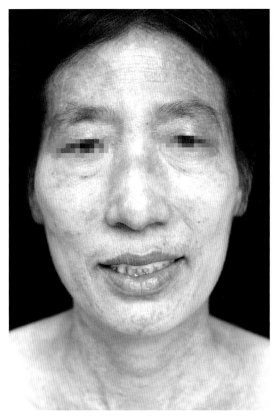

图Ⅱ-222　皮肌炎患者，面部弥漫性紫红色皮肤异色症样斑疹

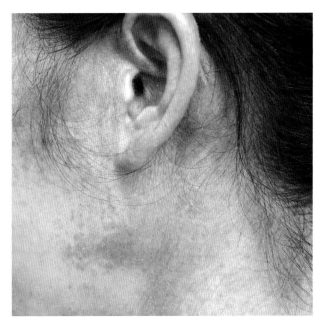

图Ⅱ-223　图Ⅱ-222 同一患者，耳部、耳前、耳后、下颌角及颈上部紫红色皮肤异色症样斑疹

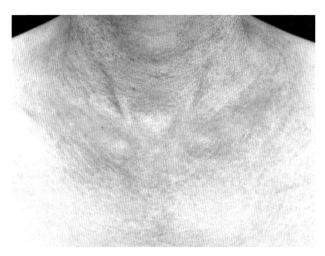

图Ⅱ-224　图Ⅱ-222 同一患者，胸前 V 字征，系由紫红色皮肤异色症样斑疹组成

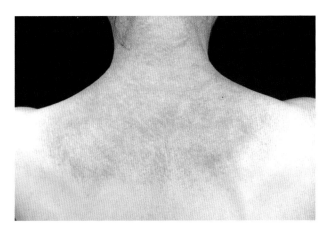

图Ⅱ-225　图Ⅱ-222 同一患者，披肩征，系由紫红色皮肤异色症样斑疹组成

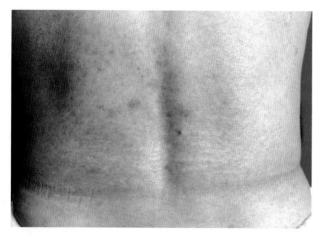

图Ⅱ-226 图Ⅱ-222 同一患者，下背部紫红斑

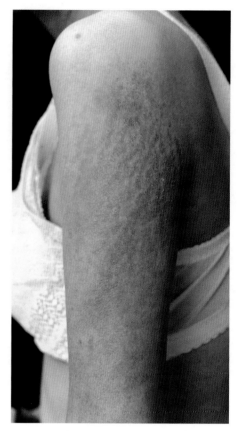

图Ⅱ-227 图Ⅱ-222 同一患者，左上臂外侧紫红斑

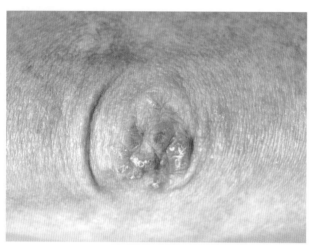

图Ⅱ-228 图Ⅱ-222 同一患者，肘部 Gottron 丘疹，有的丘疹中央凹陷，有的丘疹表面有白色黏着性鳞屑

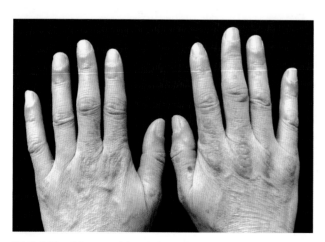

图Ⅱ-229 图Ⅱ-222 同一患者，手部 Gottron 丘疹

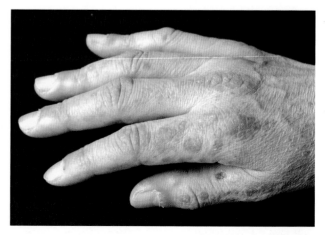

图Ⅱ-230 图Ⅱ-222 同一患者，掌指关节伸面的 Gottron 丘疹，示指的皮损延及示指背，中指处掌指关节伸面皮肤粗糙，色素沉着，呈苔藓样变

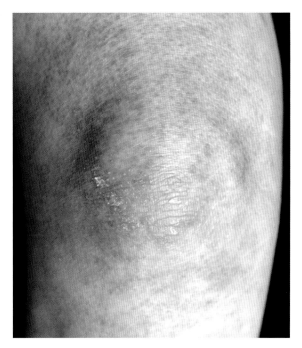

图Ⅱ-231　图Ⅱ-222同一患者，膝部Gottron征

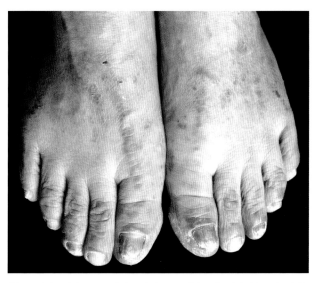

图Ⅱ-232　图Ⅱ-222同一患者，双侧𧿹指后方的红斑呈条带状延及足背，该处下方为𧿹伸肌腱所在位置

病例29

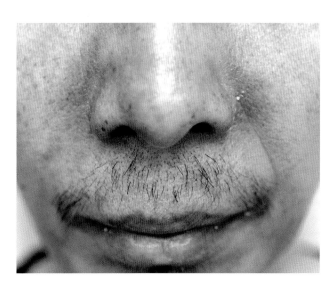

图Ⅱ-233　皮肌炎患者，鼻部及鼻旁紫红色斑片，类似脂溢性皮炎样

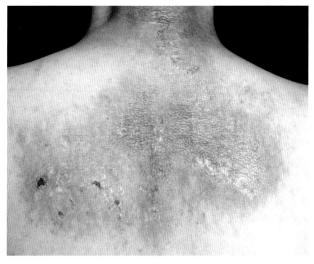

图Ⅱ-234　图Ⅱ-233同一患者，上背部皮肤异色症样紫红色斑疹，呈苔藓样变，色素沉着和减退都很明显

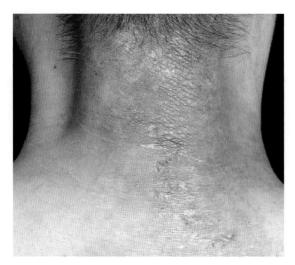

图Ⅱ-235　图Ⅱ-233同一患者，颈后部皮肤异色症样紫红色斑疹，呈苔藓样变

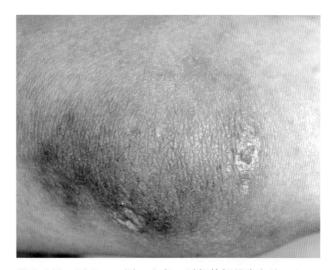

图Ⅱ-236　图Ⅱ-233同一患者，肘部伸侧骨隆突处Gottron征

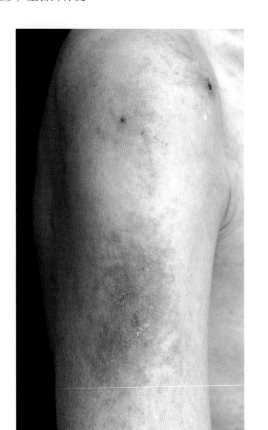

图Ⅱ-237　图Ⅱ-233同一患者，上臂外侧紫红色斑疹

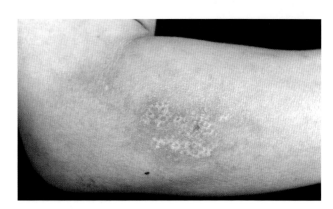

图Ⅱ-238　图Ⅱ-233同一患者，前臂伸侧皮肤异色症样皮损，色素减退斑明显

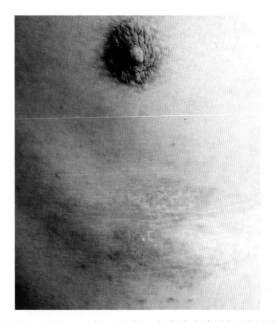

图Ⅱ-239　图Ⅱ-233同一患者，右胸前皮肤异色症样皮损，色素减退斑明显

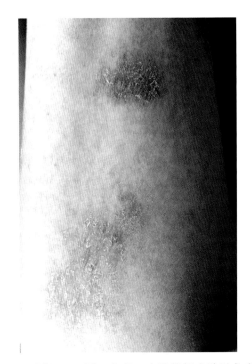

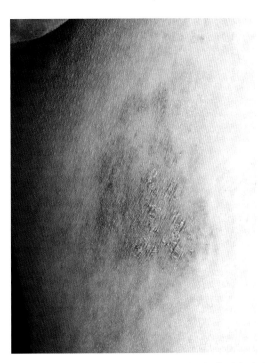

图Ⅱ-240　图Ⅱ-233同一患者，右股外侧皮肤异色症样皮损

图Ⅱ-241　图Ⅱ-233同一患者，左股内侧皮肤异色症样皮损

病例 30

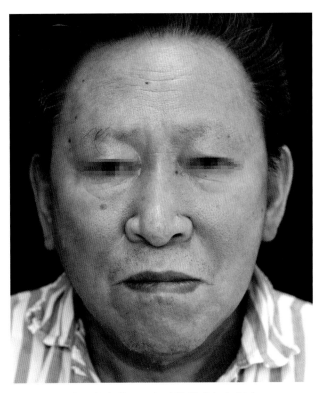

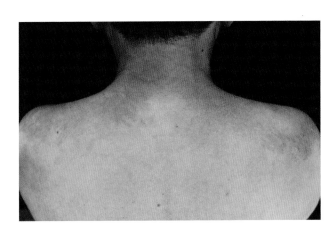

图Ⅱ-242　皮肌炎患者，面部弥漫性紫红色斑疹

图Ⅱ-243　图Ⅱ-242同一患者，披肩征

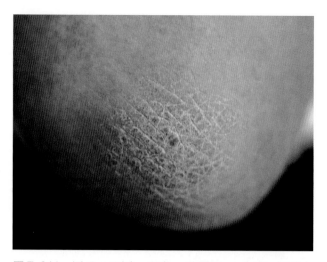

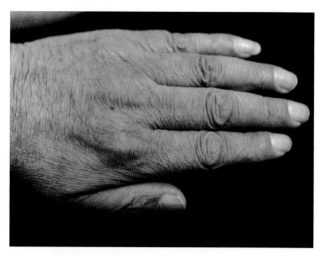

图 Ⅱ-244　图 Ⅱ-242 同一患者，肘部 Gottron 征，局部皮肤粗糙，苔藓样变明显

图 Ⅱ-245　图 Ⅱ-242 同一患者，手部 Gottron 征，掌指关节、指间关节伸面皮肤粗糙，苔藓样变明显

病例 31

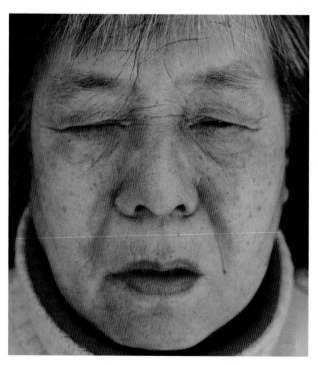

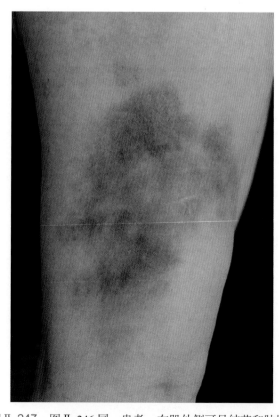

图 Ⅱ-246　皮肌炎患者，双上眼睑、颧部和鼻旁紫红色斑疹

图 Ⅱ-247　图 Ⅱ-246 同一患者，右股外侧可见结节和肿块，位置深，结节表面呈暗红色，有压痛，皮损区凹凸不平。病理报告为右股外侧硬化性脂膜炎

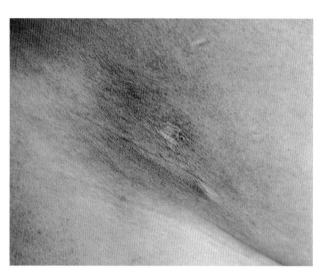

图Ⅱ-248 图Ⅱ-246同一患者，右下腹红色肿块、压痛，与股外侧皮损性质类似

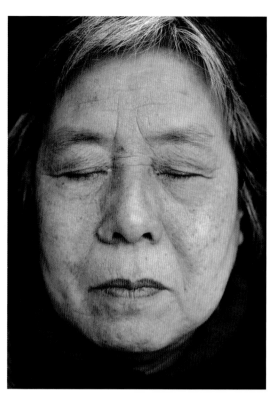

图Ⅱ-249 图Ⅱ-246同一患者，治疗后半个月面部红斑消退

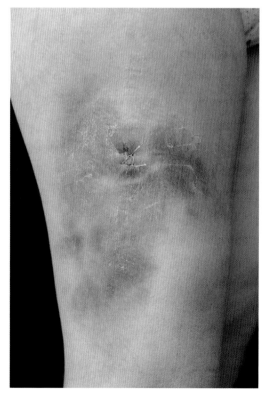

图Ⅱ-250 图Ⅱ-246同一患者，治疗后半个月结节和红肿明显消退

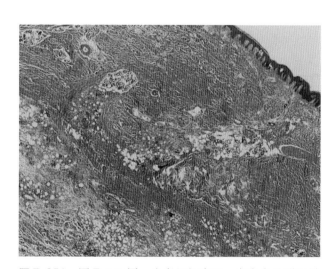

图Ⅱ-251 图Ⅱ-246同一患者组织病理。表皮未见明显异常，真皮血管周围淋巴细胞浸润。皮下脂肪间隔明显增厚，局部透明样变性，血管周围及脂肪小叶内大量淋巴细胞浸润。血管壁增厚，纤维素样变性，炎症细胞浸润，呈淋巴细胞性血管炎改变

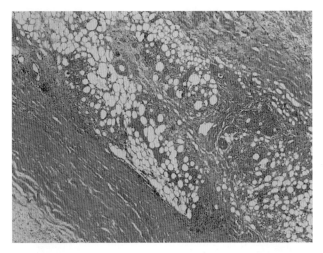

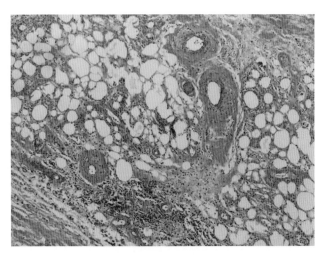

图Ⅱ-252　图Ⅱ-246同一患者组织病理。皮下脂肪间隔明显增厚，局部透明样变性，血管周围及脂肪小叶内大量淋巴细胞浸润（HE 染色 ×20）

图Ⅱ-253　图Ⅱ-246同一患者组织病理。血管壁增厚，纤维素样变性，炎症细胞浸润，呈淋巴细胞性血管炎改变（HE 染色 ×40）

病例 32

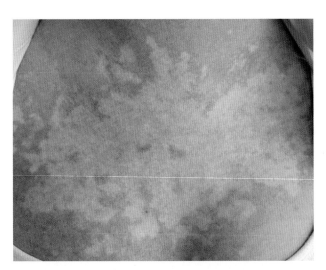

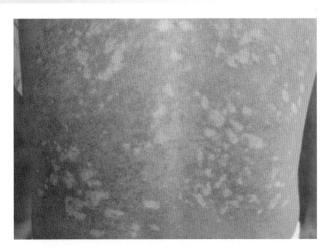

图Ⅱ-255　图Ⅱ-254同一患者，背部同样皮损

图Ⅱ-254　皮肌炎患者，颈部和胸部色素减退斑，呈白癜风样，但白斑颜色较淡。白斑处有淡红色斑和毛细血管扩张

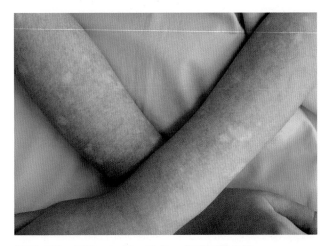

图Ⅱ-256　图Ⅱ-254同一患者，前臂同样皮损

病例 33

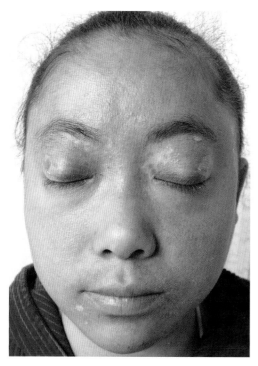

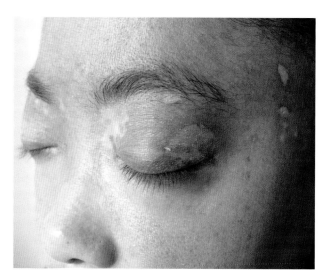

图Ⅱ-257　皮肌炎患者，双上睑等处色素减退斑片，呈白癜风样，但颜色较淡

图Ⅱ-258　图Ⅱ-257同一患者，近距离观

病例 34

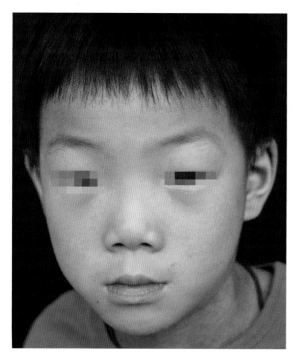

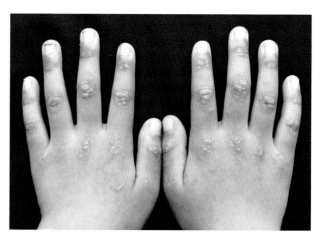

图Ⅱ-259　儿童皮肌炎患者，前额和上眼睑少许红斑

图Ⅱ-260　图Ⅱ-259同一患者，双手掌指关节、指间关节伸面典型的Gottron丘疹

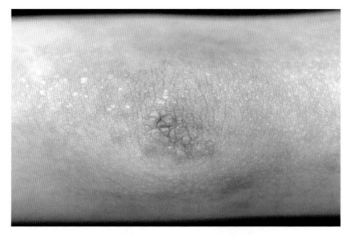

图Ⅱ-261　图Ⅱ-259同一患者，肘关节伸面 Gottron 丘疹

病例 35

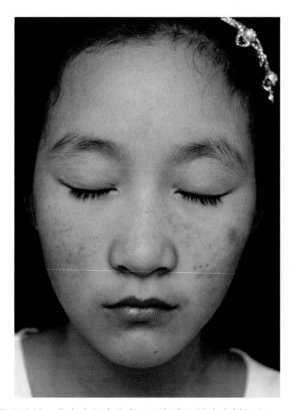

图Ⅱ-262　儿童皮肌炎患者，面部脂溢性皮炎样红斑

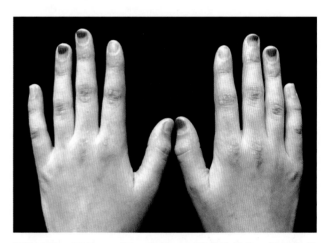

图Ⅱ-263　图Ⅱ-262同一患者，双手掌指关节、指间关节伸面 Gottron 丘疹

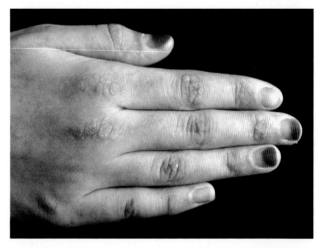

图Ⅱ-264　图Ⅱ-262同一患者，手部 Gottron 丘疹放大图片

病例 36

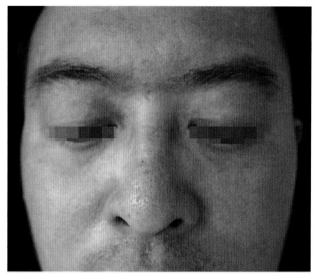

图Ⅱ-265 皮肌炎并脂膜炎患者，双上眼睑、鼻周暗紫红色斑片

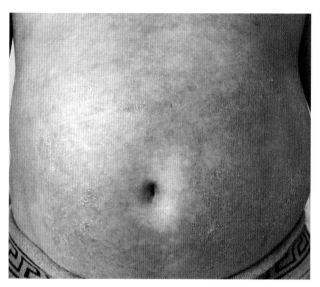

图Ⅱ-266 图Ⅱ-265同一患者，腹部暗紫红色斑片

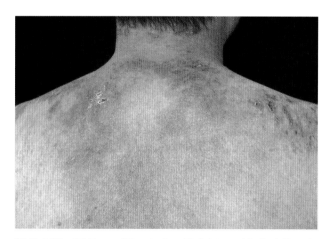

图Ⅱ-267 图Ⅱ-265同一患者，披肩征，颈肩大片紫红色斑片

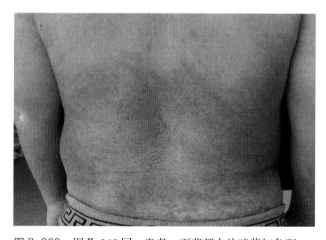

图Ⅱ-268 图Ⅱ-265同一患者，下背部大片暗紫红色斑片

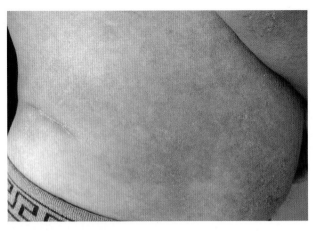

图Ⅱ-269　图Ⅱ-265 同一患者，右侧腹部大片暗紫红色斑，其深部可扪及拳头大肿块

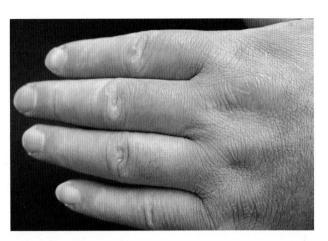

图Ⅱ-270　图Ⅱ-265 同一患者，左手掌指关节、近端指间关节伸侧紫红色斑疹，局部皮肤增厚，苔藓样变，其间有色素减退和萎缩，系 Gottron 征

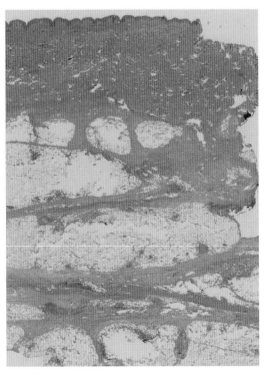

图Ⅱ-271　图Ⅱ-265 同一患者，右侧腹部肿块部位组织病理。表皮角化过度，基底细胞液化变性，真皮浅层见噬色素细胞，真皮血管周围慢性炎症细胞浸润。皮下脂肪间隔增宽，间隔内血管周围灶性慢性炎症细胞浸润，以淋巴细胞为主，少许为浆细胞。部分小血管壁纤维素样变性，炎症细胞浸润，管腔狭窄（HE 染色 ×4）

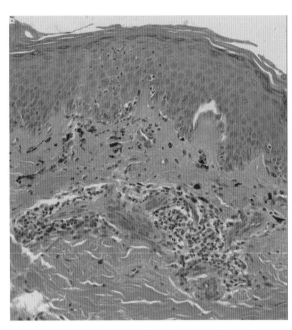

图Ⅱ-272　图Ⅱ-265 同一患者，右侧腹部肿块部位组织病理。表皮角化过度，基底细胞液化变性，真皮浅层见噬色素细胞（HE 染色 ×20）

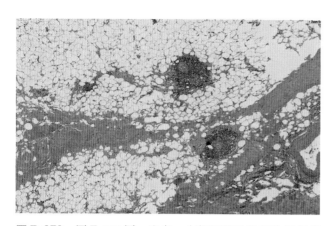 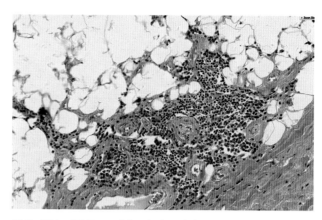

图Ⅱ-273 图Ⅱ-265同一患者，右侧腹部肿块部位组织病理。皮下脂肪间隔增宽，间隔内血管周围灶性慢性炎症细胞浸润，以淋巴细胞为主，少许为浆细胞。部分小血管壁纤维素样变性，炎症细胞浸润，管腔狭窄（HE 染色 ×20）

图Ⅱ-274 图Ⅱ-265同一患者，右侧腹部肿块部位组织病理。皮下脂肪间隔血管周围灶性慢性炎症细胞浸润，以淋巴细胞为主，少许为浆细胞。部分小血管壁纤维素样变性，炎症细胞浸润，管腔狭窄（HE 染色 ×40）

四、皮损和肌肉组织病理

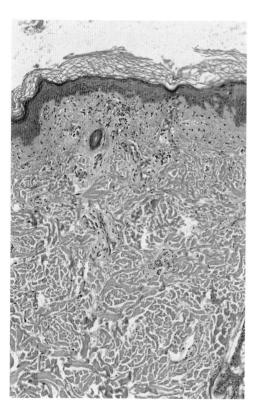 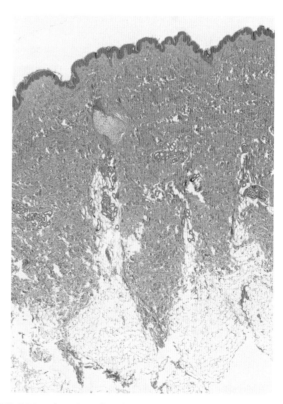

图Ⅱ-275 皮肌炎患者皮损组织病理。表皮角化过度，局部表皮萎缩，基底细胞液化变性，真皮乳头水肿，可见少许胶样小体及噬色素细胞。真皮浅层血管周围淋巴细胞浸润，胶原间见黏蛋白沉积（HE 染色 ×20）

图Ⅱ-276 皮肌炎患者皮损组织病理。表皮轻度角化过度，真皮乳头水肿，可见少许噬色素细胞。真皮浅层血管周围淋巴细胞浸润，胶原间见黏蛋白沉积（HE 染色 ×40）

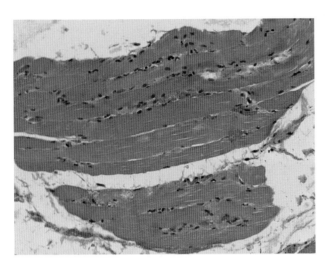

图 II-277　图 II-276 同一患者肌肉组织病理。肌纤维肿胀，局部空泡变性，肌纤维内炎症细胞浸润（HE 染色 ×40）

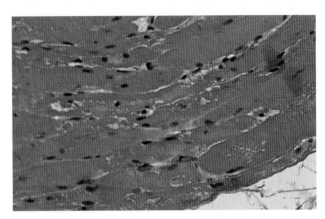

图 II-278　图 II-276 同一患者肌肉组织病理。肌纤维肿胀，局部空泡变性，横纹消失（HE 染色 ×40）

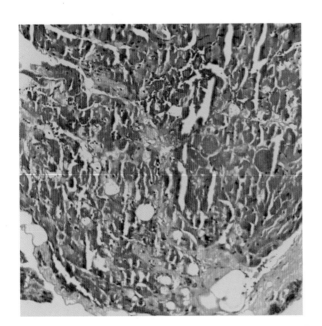

图 II-279　皮肌炎肌肉组织病理。部分肌纤维束淡染，横纹消失，部分肌纤维肌核增多，可见淋巴细胞浸润（HE 染色 ×10）

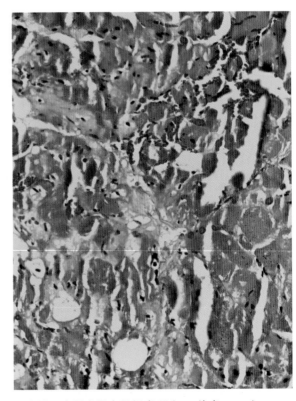

图 II-280　皮肌炎肌肉组织病理（HE 染色 ×20）

五、甲皱襞毛细血管镜图片

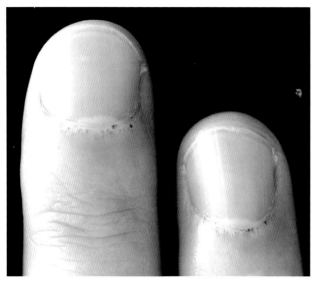

图Ⅱ-281 皮肌炎患者甲皱襞照片，局部毛细血管扩张，排列成栅栏状，有瘀点

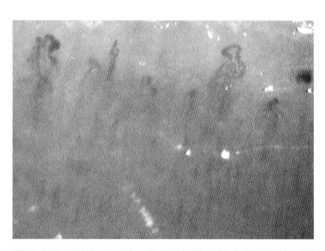

图Ⅱ-282 图Ⅱ-281同一患者甲皱襞毛细血管镜图片，甲皱襞毛细血管扩张，排列成栅栏状，部分扩张的毛细血管远端扭曲，呈多枝状，有瘀点

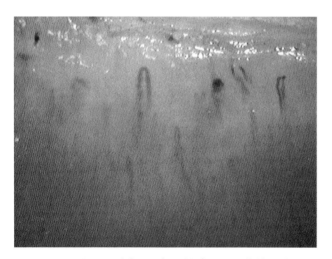

图Ⅱ-283 图Ⅱ-281同一患者甲皱襞毛细血管镜图片，甲皱襞毛细血管中度扩张，排列成栅栏状，毛细血管祥两侧粗细均等、对称、僵直，有多个瘀点

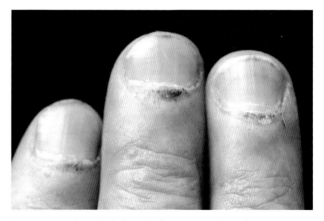

图Ⅱ-284 皮肌炎患者甲皱襞照片，局部很多瘀点，排列密集，有的呈栅栏状

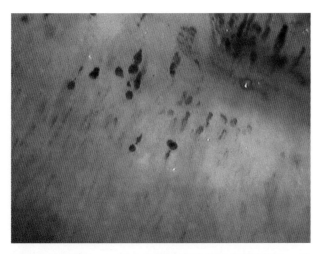

图Ⅱ-285　图Ⅱ-284同一患者甲皱襞毛细血管镜图片。甲皱襞毛细血管袢扩张，有很多瘀点，排列密集，大致呈栅栏状

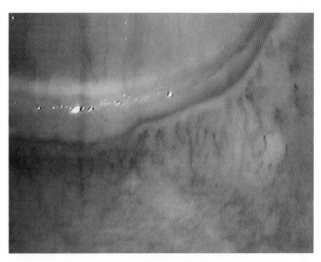

图Ⅱ-286　皮肌炎患者甲皱襞毛细血管镜图片。甲皱襞毛细血管袢扩张

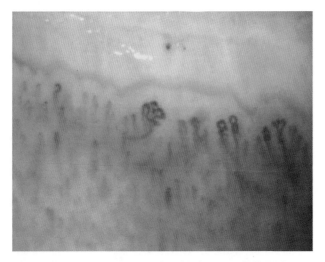

图Ⅱ-287　图Ⅱ-286同一患者甲皱襞毛细血管镜图片。毛细血管袢扩张，远端呈多枝状

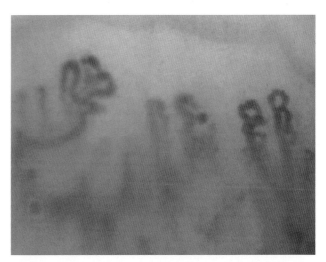

图Ⅱ-288　图Ⅱ-286同一患者甲皱襞毛细血管镜图片。毛细血管袢扩张，远端呈多枝状

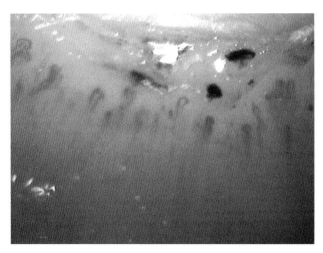

图Ⅱ-289 皮肌炎患者甲皱襞毛细血管镜图片。甲皱毛细血管袢扩张，呈栅栏状，有的血管袢远端呈多枝状，有较多瘀点

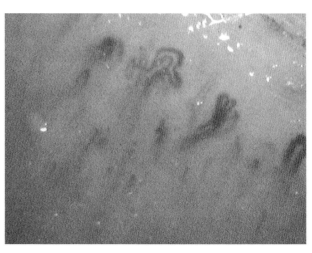

图Ⅱ-290 图Ⅱ-289同一患者甲皱襞毛细血管镜图片，毛细血管袢扩张呈多枝状，甲皱襞部分区域毛细血管袢数量减少

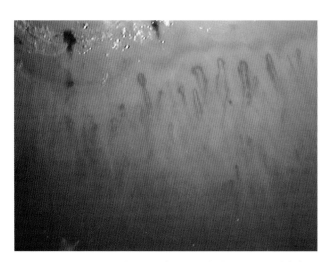

图Ⅱ-291 皮肌炎患者甲皱襞毛细血管镜图片，甲皱襞毛细血管袢扩张，排列呈栅栏状，有较多瘀点

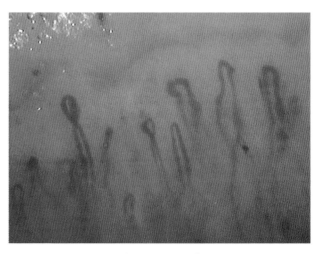

图Ⅱ-292 图Ⅱ-291同一患者甲皱襞毛细血管镜图片。甲皱襞毛细血管袢扩张，有的迂曲，有的僵直

参考文献

1. 蒋明, David Yu, 林孝义, 等. 中华风湿病学. 北京: 华夏出版社, 2004:1091.

2. Jeal L Bologhia 著. 朱学骏, 王宝玺, 孙建方等主译. 皮肤病学. 第2版. 北京: 北京大学医学出版社, 2011:722.

3. 王侠生, 廖康煌. 杨国亮皮肤病学. 上海: 上海科学技术文献出版社, 2005:549.

4. 李明, 孙建方. 结缔组织病皮肤表现图鉴与诊疗精要. 北京: 北京大学医学出版社, 2009:66.

5. Gerami P, Schope JM, McDonald L, et al. A systematic review of adult-onset clinically amyopathic dermatomyositis(dermatomyositis sine myositis): a missing link within the spectrum of the idiopathic inflammatory myopathies. J Am Acad Dermatol, 2006, 54:597-613.

6. Firestein GS, Budd RC, Gabriel SF, et al. Kelley's Textbook of Rheumatology. 9th ed. Singapore: Elsevier Pte Ltd. 2012:1414.

7. Fathi M, Dastmalchi M, Rasmussen E, et al. Interstitial lung disease, a common manifestation of newly diagnosed polymyositis and dermatomyositis. Ann Rheum Dis, 2004, 63:297-301.

8. Andras C, Ponyi A, Constantin T, et al. Dermatomyositis and polymyositis associated with malignancy: a 21-year retrospective study. J Rheumatol, 2008, 35(3):438-444.

9. Targoff IN. Update on myositis-specific and myositis-associated autoantibodies. Curr Opin Rheumatol, 2000, 12:475-481.

10. Bohan A, Peter JB. Polymyositis and dermatomyositis (first of two parts). N Engl J Med, 1975, 292:344-347.

11. Vencovsky J. Cyclosporine A versus methotrexate in the treatment of polymyositis and dermatomyositis. Scand J Rheumatol, 2000, 29:95-102.

12. Oddis CV, Sciurba FC, Elmagd KA, et al. Tacrolimus in refractory polymyositis with interstitial lung disease. Lancet, 1999, 353:1762-1763.

13. 秦万章. 中西医结合研究丛书-皮肤病研究. 上海: 上海科学技术出版社, 1990:185.

14. Dalakas MC, Illa I, Dambrosia JM, et al. A controlled trial of high-dose intravenous immune globulin infusions as treatment for dermatomyositis. N Engl J Med,1993, 329:1993-2000.

15. 叶霜, 黄文群, 吴美芳, 等. 以急进性肺间质病变为突出表现的无肌炎的皮肌炎. 中华风湿病学杂志, 2006, 10(9): 527-33.

16. 施善芬, 陈光亮, 丁慧华, 等. 并发间质性肺炎的临床无肌病皮肌炎生存分析——13年数据回顾. 诊断学理论与实践, 2013, 12(2):157-62.

17. Dong Jin Go, Jin Kyun Park, Eun Ha Kang, et al.Survival benefit associated with early cyclosporine treatment for dermatomyositis-associated interstitial lung disease. Rheumatol Int, 2015, DOI 10.1007/s00296-015-3328-8.

18. Kurita T, Yasuda Y, Amcngual O, et al. The efficacy of calcineurin inhibitors for the treatment of interstitial lung disease associated with polymyositis/dermatomyositis. Lupus , 2015, 24, 3-9.

19. Riley P, McCann LJ, Maillard SM, et al. Effectiveness of infliximab in the treatment of refractory juvenile dermatomyositis with calcinosis. Rheumatology (Oxford) , 2008, 47(6):877-880.

20. Dastmalchi M, Grundtman C, Alexanderson H, et al. A high incidence of disease flares in an open pilot study of infliximab in patients with refractory inflammatory myopathies. Ann Rheum Dis, 2008, 67(12): 1670-1677.

第三章

系统性硬皮病

同义名

- 系统性硬化病（systemic sclerosis）。
- 进行性系统性硬化病（progressive systemic sclerosis, PSS）。
- 泛发性硬皮病（generalized scleroderma）。

要点

- 系统性硬皮病为一种病因尚未完全明确的自身免疫性结缔组织病。
- 表现为对称性手指、手背和面部等处皮肤肿胀、增厚和硬化，并可累及全身皮肤。
- 几乎都有雷诺现象，指腹可有萎缩，指尖可有溃疡和萎缩性瘢痕。
- 可有食管、肺、心和肾等多个内脏器官累及，肺累及是首要的致死原因。
- 抗 Scl-70 抗体、抗着丝点抗体和抗 RNA 多聚酶Ⅲ抗体是重要的标志抗体。
- 早期诊断、早期治疗可延长患者的生命，中西医结合治疗有独特的优点。

第一节 定 义

系统性硬皮病（systemic scleroderma，SSc）是一种以皮肤硬化和内脏器官纤维化为主要特征的病因尚不完全明确的自身免疫性结缔组织病（autoimmune connective tissue disease，AICTD）。在自身免疫病范畴，其与系统性红斑狼疮（SLE）、皮肌炎（DM）等都归类于系统性或全身性自身免疫病一类。鉴于 SSc 不仅有皮肤的硬化，也有其他多个系统的硬化，故称为系统性硬化病更为恰当。SSc 在临床上主要分为弥漫皮肤型（with diffuse cutaneous scleroderma）和局限皮肤型（with limited cutaneous scleroderma）。前者除面部、肢体近端和远端受累外，皮肤硬化还见于躯干。后者的皮肤硬化局限于肘、膝远端部位，也可累及面、颈部，该型即 CREST 综合征［钙质沉积（calcinosis）、雷诺现象（Raynaud phenomenon）、食管功能障碍（esophageal dysfunction）、指硬化（sclerodactyly）和毛细血管扩张（telangiectasia），即取这 5 种表现英文的首字母］。

该病与硬斑病（局限性硬皮病）是否为同一种疾病，目前仍有争论。一种观点认为是两种不同的疾病，主要依据是两种疾病患者的发病年龄趋势、临床表现、病程长短和疾病预后等方面都明显不同。与硬斑病截然不同的是，SSc 患者有雷诺现象、对称性肢端皮肤硬化和内脏器官受累的表现。另一种观点认为，两种疾病为同一种疾病，依据是两者皮肤的大体组织病理表现基本相同。Christianson 等（1956 年）和 Jablonska（1975 年）分别对此进行过较大样本的研究，显示由局限性硬皮病转化为 SSc 患者的概率分别为 0.85% 和 1.58%。

第二节　历　　史

硬皮病的命名源自希腊文"skleros"（硬化）和"derma"（皮肤）。1752 年，硬皮病被认为是一种皮肤病[1]。但以后人们逐渐认识到，该病不仅累及皮肤，也可引起多个内脏器官的损害。1945 年，Goetz 将同时具有多脏器损害的类型命名为进行性系统性硬化病。

第三节　流行病学

硬皮病确切的发病情况尚不清楚。根据现代设计合理的研究，每百万人口每年的发病率为 18～20 人，而且此发病率比较稳定[2-3]。死亡率的研究显示，局限皮肤型 SSc（CREST 综合征）的 7 年存活率为 81%，弥漫皮肤型 SSc 为 72%[4]。美国现有 7.5 万 ~10 万名 SSc 患者。可能还有许多起初被漏诊或误诊为单纯雷诺现象或其他结缔组织病的患者[5]。SSc 可见于世界各地各个种族的人群。虽然各年龄段人群都可发病，但 30～50 岁发病率最高。女性发病为男性的 3～4 倍，育龄期妇女发病率最高[6]。多数患者发病与季节、地域、职业和社会经济状况无关。

第四节　病因和发病机制

该病目前比较公认的病因和发病机制主要是在遗传等内环境紊乱的基础上，自身免疫发生紊乱，导致血管病变和炎症细胞外渗到结缔组织的细胞间质，释放能引起胶原等细胞外基质合成增加的细胞因子，从而引起皮肤硬化和内脏器官纤维化。关于该病的病因和发病机制，归纳起来，主要有以下三种学说。

一、自身免疫紊乱学说

SSc 有许多自身免疫紊乱表现，例如，可以与 SLE、皮肌炎、多发性肌炎和类风湿关节炎（RA）等结缔组织病合并出现，还可与桥本甲状腺炎、原发性胆汁性肝硬化等器官特异性自身免疫病重叠发生，并可检测到许多体液或细胞免疫异常。

（一）体液免疫紊乱

SSc 患者所具有的体液免疫紊乱有许多是非特异性的。90% 以上的患者血清抗核抗体阳性，核型包括均质型、斑点型和核仁型。抗 nRNP 抗体的阳性率约为 20%，类风湿因子的阳性率约为 30%，血清冷球蛋白弱阳性者约占 50%。有的患者有低滴度的 IgM 型抗心磷脂抗体。多克隆高 γ 球蛋白血症也见于该病患者。

（二）具有特异性自身抗体

除了非特异性体液免疫紊乱外，SSc 患者还具有一些特异性自身抗体。其中抗着丝点抗体在 CREST 综合征患者的阳性率为 50% ~90%，是该病的标志抗体。在弥漫型 SSc 患者中该抗体阳性率低于 10%，而其他结缔组织病则罕见。该抗体阳性者皮肤毛细血管扩张和钙化的发生率高，限制性肺疾病的发生率低，预后较好。回顾性调查显示，该抗体血清滴度不随时间和病期而改变。对于仅有雷诺现象的患者，则提示今后发展为 CREST 综合征的可能性较大。因而，该抗体是早期硬皮病分类与评价的重要指标。SSc 患者抗 Scl-70 抗体的阳性率为 40%～50%，其抗原是 DNA 拓扑异构酶 I。该酶位于细胞内，对转录前超螺旋状态 DNA 松解的启动过程有催化作用。该抗体对该酶具有抑制作用，并能调节 SSc 患者的胶原合成量。Scl-70 是分子量为 96kD 的拓扑异构酶的降解片段，其抗原性包含于 11 个氨基酸的多肽中。其中 6 个氨基酸的序列与生长于哺乳动物体内的逆转录病毒中的组群特异的某些氨基酸序列具有同一性[7]。

（三）细胞免疫紊乱

例如，在该病早期阶段，真皮有淋巴细胞浸润。单个核细胞的浸润与局部皮肤增厚的程度成正比，在疾病早期阶段尤为常见。由于淋巴细胞因子和单核细胞因子能刺激成纤维细胞合成胶原增加，因此，这些迁徙来的炎症细胞在疾病的发生中起着重要的作用。从整体上看，外周血淋巴细胞计数正常，在未经治疗的患者轻度降低。但 T 细胞亚群分析显示，T 辅助细胞绝对数增高而 T 抑制细胞绝对数减少。

Th17 辅助细胞 /T 调节性细胞（Th17/Treg 细胞）在某些结缔组织病如 SLE 发病中有重要作用，其中 Th17 细胞占优势，Treg 功能受到抑制，但在 SSc 中的作用尚不清楚，相关研究甚少。我们近期检测了 SSc 患者外周血 Th17/Treg 细胞、转录因子及相关细胞因子的水平，并分析了其与 SSc 病情活动的相关性[8]。结果观察到 SSc 患者外周血 Th17 细胞水平升高，其重要转录因子 RoRγt 和细胞因子 IL-17 水平也升高，并且与 SSc 病情活动度评分呈明显正相关。但活动组 SSc 患者外周血 Treg 细胞水平及其重要的转录因子 FoxP3 水平和非活动组 SSc 患者以及正常人比较均无明显差异。本研究证实了 Th17 细胞在 SSc 发病中的作用类似于其在其他结缔组织病如 SLE 和银屑病等疾病中的作用。但 Treg 细胞在 SSc 发病中的作用与其在其他结缔组织病如 SLE、银屑病等疾病中的作用可能存在差异。对 13 例早期 SSc 的皮肤组织开展的免疫组化研究显示，皮损组织中分别有大量炎症细胞浸润，包括有 Th17 和 Treg 细胞的浸润[9]。细胞培养结果显示，SSc 患者 Th17 细胞产生的 IL-17 可促进成纤维细胞增殖和胶原合成，用 IL-17 中和

抗体作用后这一结果消失。上述研究显示，SSc 患者血液循环和皮肤组织中的 Th17 细胞与 SSc 患者的病情进展有关联，Th17 细胞来源的 IL-17 能够促进成纤维细胞增殖和胶原合成增加，使用 IL-17 中和抗体对 SSc 患者的纤维化过程可能有阻断作用。SSc 患者血清或血浆中可溶性 IL-2 受体水平升高，而且与病情程度、进展以及死亡率相关。血清 IL-2 水平也升高，并且与皮肤受累及范围及病情活动度相关。有的报告显示，IL-4、IL-6 和 TNF 也可一过性增多。因此，在 SSc 早期，有 T 细胞活化的足够证据。这个过程是由抗原驱动抑或是特异的细胞因子的作用尚不清楚。

该病患者体内存在细胞因子异常。有关细胞外基质代谢的研究显示，在结缔组织活化之前，已有许多细胞因子和生长因子参与作用。已知 SSc 活动期患者的血清能刺激患者和正常人的成纤维细胞合成胶原增加[10]，抗原或丝裂原刺激 T 细胞释放的因子可使成纤维细胞趋化，并增加其胶原的合成量。许多细胞因子对胶原合成有调节作用，这些因子与因子之间的作用，形成严格的调节网络，决定了一般情况下胶原的沉积量，细胞因子对胶原合成的上调作用揭示了硬皮病的部分发病机制。

转化生长因子β（transforming growth factor-β，TGF-β）能刺激成纤维细胞的增殖和细胞间质的合成。将该因子注射到皮下组织，可引起局部单个核细胞的浸润、血管增生和组织纤维化。组胺在硬皮病的发生中也具有一定作用。组织中肥大细胞浸润和脱颗粒往往在硬皮病皮肤发生显著硬化之前就已存在。在硬皮病鼠、慢性移植物抗宿主病以及其他纤维化疾病的患者也可观察到这一现象。肥大细胞释放组胺，确实可刺激成纤维细胞增生，在 SSc 患者可测得组胺水平的升高。血小板衍生生长因子（platelet derived growth factor，PDGFs）的受体在 SSc 患者的皮肤切片中表达增强，虽然它不能直接刺激胶原合成，但它是成纤维细胞的一个强有丝分裂原，可使细胞分裂生长加快，从而使胶原合成增加。γ 干扰素（IFN-γ）能抑制 SSc 患者成纤维细胞合成胶原，并能使 I 型和Ⅲ型前胶原 mRNA 产量降低。这一现象是在 IFN-γ 浓度很低时观察到的。其他促进胶原表达的因子还有 TNF-α、白细胞介素 -1β（IL-1β）、白细胞介素 -2（IL-2）、白细胞介素 -4（IL-4）以及基本成纤维细胞生长因子（basic fibroblast growth factor）等。此

外，抑制成纤维细胞合成胶原的因子还有表皮细胞生长因子（epidermal growth factor，EGF）等。

二、细胞外间质代谢异常学说

SSc 患者的皮肤硬化和内脏器官纤维化主要是由胶原纤维等细胞外间质合成增加引起的[11-13]。LeRoy 等对患者的皮肤成纤维细胞进行了培养，结果显示其胶原（以羟脯氨酸表示）和糖蛋白（以己糖胺和唾液酸表示）的合成皆增加。合成速度较同年龄对照组平均增加了 2～3 倍，临床活动期患者的胶原合成更为增加。将患者的成纤维细胞培养至 15 代，则显示其胶原合成量仍高于正常人。Ⅰ型和Ⅲ型这两种皮肤主要的前胶原的合成均增加，而且其前胶原 mRNA 的合成也增加，但两种前胶原的相对比例与正常人相同，SSc 患者的胶原降解也正常。SSc 患者与胶原翻译后修饰有关的细胞内酶如脯氨酸羟化酶（prolylhydroxylase）和赖氨酸羟化酶（lysylhydroxylase）的活性增加，患者的皮肤成纤维细胞对胶原氨基前肽的反馈调节也正常。所有的资料均支持这样一个假设，即 SSc 患者细胞外间质的过度合成和组织内沉积是继发的，是由迄今尚不能完全确定的作用于转录水平的信号引起的。

三、血管病变学说

许多临床和实验室的研究都支持 SSc 的发病机制与血管病变有密切的关系。该病患者在疾病的最早期阶段就有小动脉和微血管特征性的结构变化，反映血管异常的临床表现可见于疾病的整个过程。

（一）皮肤雷诺现象

雷诺现象是 SSc 最典型的临床表现。患者指动脉内膜显著增厚，主要含有胶原，其次是其他细胞外基质。中膜的改变不明显，但外膜纤维化可见于 40% 的患者。动脉管腔严重变细与雷诺现象发病密切相关，寒冷或情感刺激所引起的正常的缩血管效应作用于有病变的血管上，可引起动脉管腔完全或接近完全的闭塞。受累内脏器官的小动脉和微动脉也有相似的组织病理学改变。该病患

者某些重要的临床表现如肾衰竭和肺动脉高压的发生主要与这种血管病变和动脉硬化有关。

（二）内脏器官雷诺现象

很多年前，就有人对 SSc 患者的内脏器官雷诺现象进行过研究。对 SSc 患者的尸解资料显示，许多人的左、右心室壁有灶状收缩带性坏死（contraction band necrosis）和继发性心肌纤维化。这种特征性的病理改变是由心肌缺血继而重新灌注引起的。因而推测这种坏死是由反复发生于冠状动脉某些分支的痉挛和舒张，即心脏雷诺现象引起的。随之进行的一些研究也支持这种看法。用同位素铊（TI）心肌平面显像显示，SSc 患者在冷刺激诱发出手部雷诺现象时，其心肌也可出现血流灌注降低，在患者肢端雷诺现象缓解后，这些血流灌注降低区可以恢复。与此同时，超声心动图检查显示，诱发出手部雷诺现象时，上述心肌缺血区出现了室壁运动障碍。由于室壁运动障碍是心肌缺血的特征表现之一，从而进一步证实在冷刺激诱发肢端雷诺现象时，心肌也有一过性缺血。对 SSc 患者肺的研究显示，在冷刺激诱发出手部雷诺现象时，同位素氪（Kr）扫描和一氧化碳弥散量（膜弥散）检测均提示肺部也有一过性缺血。采用同位素氙（Xe）肾血流灌注测定对 SSc 患者的肾进行了研究，结果显示，在冷刺激诱发出手部雷诺现象时，其肾皮质血流量也有一过性降低。笔者用同位素锝进行脑血流灌注断层显像研究，首次观察到 SSc 患者在冷刺激诱发出手部雷诺现象时，其脑血流灌注也有一过性减低。上述研究均提示，SSc 患者的内脏器官亦可发生雷诺现象样反应。

（三）雷诺现象的发病机制

引起雷诺现象的因素很多，但其发病机制迄今尚不清楚。寒冷能诱导各种雷诺现象的发生，但目前尚没有一种病理生理学原理可圆满地解释这种血管痉挛的发生机制。目前认为雷诺现象的发病机制与血管病变、血管活性物质、免疫学改变以及神经源性异常等因素有关。

（四）微血管异常

与细动脉异常同时或先于其发生的是具有特殊表现的微血管异常。通过广视野甲皱襞毛细血管镜可观察到甲皱襞毛细血管床的变化。在SSc患者的甲皱襞毛细血管袢可见扩张、扭曲或散在缺失，其形成机制尚不清楚。毛细血管袢近端组织压力升高引起的流体动力学的变化与其毛细血管的扩张有关。超维结构研究可观察到微血管内皮的脱失和基底膜增厚。许多患者的血液中有免疫复合物，但缺乏组织中免疫复合物沉积的证据。有的患者甲皱襞毛细血管床有散在抗体的沉积。

（五）Th17细胞与血管病变发生

近年来，我们的多项研究提示，血管内皮细胞、血管平滑肌细胞和成纤维细胞同各种免疫细胞之间复杂的交互作用可能导致了SSc血管病的发病，病变的血管组织典型的病理变化表现为血管壁内膜、中膜增厚和纤维化。

首先我们观察到，Th17细胞可能参与了SSc血管内皮炎症损伤的发生[14]。其分泌的IL-17A在SSc发病过程中可能起到重要作用。主要依据是SSc患者血清中IL-17A mRNA及其蛋白表达增加，患者的皮损组织中血管周围Th17细胞浸润增多。患者的血清可引起人脐静脉内皮细胞（human umbilical vein endothelial cell，HUVECs）产生趋化因子和黏附分子增加，这一作用可被IL-17A单抗中和而消除。单用IL-17A也能引起HUVECs产生趋化因子和黏附分子增加，并能促进T细胞黏附到HUVECs表面。对细胞外信号调节激酶（extracellular signal-regulated kinase，ERK）进行阻滞并对IL-17A进行中和能显著抑制HUVECs趋化因子和黏附分子的产生，并能阻断T细胞向HUVECs的黏附。这些依据提示SSc血清能通过上调血管内皮细胞趋化和黏附分子的表达导致炎症。该过程可通过抑制ERK来消除，提示ERK信号通路在SSc患者IL-17A引起的血管内皮细胞损伤过程中发挥了重要作用。

然后我们又观察到Th17细胞可能参与SSc血管平滑肌细胞的增殖和胶原合成增加。我们以SSc患者的皮损组织为标本分离出皮肤血管平滑肌细胞，以SSc患者和健康对照者的血液标本和外源性IL-17A为材料，观察了IL-17A对于SSc患者皮肤血管平滑肌细胞增殖、胶原合成和分泌、细胞迁移作用及其作用机制。结果显示，源自于SSc患者血清的IL-17A可诱导皮肤血管平滑肌细胞的功能活化，促进其增殖、胶原合成和分泌以及细胞迁移。ERK信号通路可能是IL-17A诱发皮肤血管平滑肌细胞功能失调相关的重要信号通路[15-16]。

总之，上述有关SSc的病因和发病机制的学说究竟以何种为主，相互间的关系如何，尚有待于深入研究。

第五节 临床分类

目前SSc的临床分类主要是以皮肤受累的范围作为主要标准，比较公认的SSc分类是由LeRoy EC于1988年提出并沿用至今[17]，详见表3-1。

上述SSc分型中的前两型除皮肤硬化的特点外，其中弥漫皮肤型SSc患者还有以下特点：雷诺现象多发生于皮肤硬化1年以内；肺间质病变、肾衰竭和胃肠道病变出现早，发生率高，常有抗Scl-70抗体阳性，少有抗着丝点抗体阳性。局限皮肤型SSc患者也有雷诺现象，多见于皮肤硬化出现前多年，疾病后期常发生严重的肺动脉高压和肺间质病变，也可有三叉神经痛，常有抗着丝点抗体阳性，阳性率可达50%～96%，但抗Scl-70抗体阳性很少见。此处所指的未分化结缔组织病（UCTD）意义不同于一般的UCTD，其临床特征和血清学异常都与SSc密切相关，可以认为其所指的是尚不能确诊的早期SSc。

LeRoy EC的分类比目前国内皮肤科学界经常使用的SSc分类标准（分为弥漫型和肢端型两个主要大类，CREST综合征是其亚型）更前进了一步。因为前瞻性研究显示，CREST综合征就是发展缓慢的SSc。在起病的前10年，可仅有雷诺现

表3-1 系统性硬皮病的分类

弥漫皮肤型
除面部、肢体近端和远端受累外，皮肤硬化还见于躯干。

局限皮肤型
皮肤硬化局限于肘、膝远端部位，也可累及面、颈部。该型即CREST综合征。

Sine硬皮病
有典型的SSc内脏、血管和血清学异常，但无临床可查见的皮肤变化。

重叠发生
前三种分型的任一型与系统性红斑狼疮、炎性肌病或类风湿关节炎同时出现。

未分化结缔组织病（UCTD）
有雷诺现象、SSc的临床特征（指端溃疡、甲皱襞毛细血管袢异常、手指肿胀）和血清学表现（抗着丝点抗体阳性），但无SSc皮肤硬化和内脏器官受累表现。

象和指硬化等表现而没有内脏器官累及。但第二及第三个10年，则可有内脏器官受累，如间质性肺病变和进行性肺动脉高压，部分患者可并发原发性胆汁性肝硬化以及三叉神经受累等。以前认为CREST综合征的皮肤硬化只累及指（趾），如皮肤硬化超过掌指或跖趾关节即要诊断肢端型SSc的看法尚欠妥当，因其脱离了从该病皮损的发展规律进行分型。CREST综合征的指（趾）硬化仅是疾病的早期表现，很多患者以后的皮肤硬化都超越掌指或跖趾关节向肢体近端发展。但LeRoy EC的分类也有不足之处，主要在于不是基于长期、前瞻性的临床调查资料而进行的分类。我们在临床实践中观察到很多LeRoy EC分类中局限皮肤型的患者在多年后或疾病晚期，除肢体外也有躯干等处的皮肤硬化以及多脏器受累，所以LeRoy EC的分类仅仅反映了该病早期或其后一段时间内患者临床表现的一种趋势。我们的观察认为，就同一个患者而言，在疾病早期，按LeRoy

EC的分类，可归类在局限皮肤型；但随着病程延长，其皮肤硬化累及四肢近端或躯干等处，则可将其归类于弥漫皮肤型[18]。但SSc发病初期病情的一些特点往往可反映该病今后相当长一段时间病情进展的规律。例如，弥漫皮肤型SSc患者，早期皮肤硬化的程度和范围常进行性加重，容易发生内脏器官受累。在该型晚期，则皮肤病变进展缓慢。如不加干预，该型皮损累及的范围和严重程度通常在起病3年内达到高峰。又如，在局限皮肤型SSc患者，早期皮肤硬化呈隐匿性进展，可数年难以察觉变化，内脏器官累及较轻，病变进展较慢。除了弥漫皮肤型SSc与肾疾病、局限皮肤型SSc与肺动脉高压密切相关外，这两个亚型在疾病终末期的表现几乎没有差别。总之，各型SSc在疾病早期差别较大，而在晚期临床表现趋于一致。2001年，LeRoy和Medsger对其1988年的SSc分类标准进行了补充，加入了局限型SSc（limited SSc，lSSc）这一亚型。该型主要有雷诺现象、甲皱襞毛细血管袢异常或有SSc特有的自身抗体（抗着丝点抗体、抗Scl-70抗体、抗原纤维蛋白抗体、抗PM-Scl抗体、抗RNA多聚酶Ⅰ或Ⅲ抗体）阳性。该型可没有皮肤硬化，是早期SSc，但也可能以后不发展成局限皮肤型SSc。新提出的SSc分类标准强调雷诺现象、甲皱襞毛细血管袢异常以及SSc特有的自身抗体在分类中的重要性，但由于新提出的局限型SSc亚型容易与局限皮肤型SSc混淆，所以这一新的SSc分类标准并未被广泛采用。

Barnett AF于1978年曾提出过SSc的四型分类，系根据患者发病1年内皮肤受累的范围进行分型：①Ⅰ型，仅有指（趾）皮肤受累；②Ⅱ型，皮肤受累在掌指或跖趾关节近端，主要在四肢，躯干很少累及；③Ⅲ型，躯干的胸、背和腹呈弥漫性皮肤受累；④Ⅳ型，无皮肤硬化，仅有SSc典型内脏器官受累的表现。但这一分类显然也没有从皮损的发展规律进行分型，只是发病1年内的皮肤变化，是一个时间横断面的分型，现已少用。

第六节 皮肤表现

一、弥漫皮肤型与局限皮肤型的累及范围和演变

从皮肤硬化累及的范围和进展规律来看，弥漫皮肤型 SSc 除了面部、肢体近端和远端受累外，皮肤硬化还见于躯干。早期弥漫皮肤型 SSc 皮肤硬化的程度和范围常进行性加重。在该型晚期，典型皮肤病变发展缓慢，皮损累及的范围和严重程度通常在起病 3 年内达到高峰。而局限皮肤型 SSc 皮肤硬化局限于肘和膝的远端部位，也可累及面颈部。皮肤硬化多呈隐匿性进展，可数年难以察觉变化。但两个亚型在疾病终末期的表现几乎没有差别。局限皮肤型 SSc 患者在多年后或疾病晚期，除了肢体外也可有躯干等处的皮肤硬化以及多脏器的受累。局限皮肤型 SSc 即是 CREST 综合征。1964 年，Winterbauter 将同时具有钙质沉积（calcinosis）、雷诺现象（Raynaud phenomenon）、指硬化（sclerodactyly）和毛细血管扩张（telangiectasia）四个特征的疾病，称为 CRST 综合征（即取这四个英文单词的首字母）。以后，Frayha 等又观察到该综合征患者常有食管功能障碍（esophageal dysfunction），故称该病为 CREST 综合征。

二、首发症状

（一）雷诺现象

约 70% 的 SSc 患者以雷诺现象为首发症状，可于皮损发生前数年或与皮损同时出现。在 SSc 患者雷诺现象最为多见，局限皮肤型 SSc 患者雷诺现象的发生率为 100%，弥漫皮肤型 SSc 患者也几乎都有雷诺现象。雷诺现象是由肢端小动脉阵发性痉挛引起的一种临床表现。患者遇冷或精神紧张时，手指、足趾等处阵发性变白、变紫和变红（图 3-1，以及 III -75、98~100、171~173），可伴有麻木和疼痛感。每次发作持续 10 余分钟至半小时不等，少数患者也可持续近 1h。部分患者只有

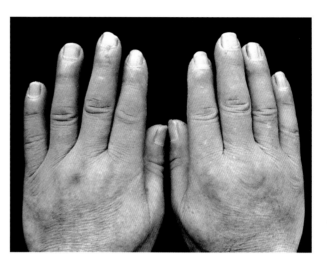

图 3-1 SSc 患者，双手指、手背皮肤肿胀、硬化，雷诺现象发作，手指、手背处于发绀相和变红相，双手指末节发绀相明显

变白、变紫，或变白、变红两相表现，另一相不明显。在同一只手上，发作的时相可不一致。有的手指为变白相，有的手指则呈变紫相或变红相，也可三相同时见于同一只手，系因手部不同部位的小动脉发生痉挛的先后次序不同所致。有的患者雷诺现象不仅见于手指和足趾，还可累及手和足背，甚至前臂。还有的患者累及口唇、舌和耳等其他肢端部位。雷诺现象冬季加重，表现为发作频率和严重程度加重，天暖后减轻。夏季发作减轻，表现为发作频率和严重程度减轻。个别患者的雷诺现象严重，可出现一个或多个手指的末节或整个手指的缺血性干性坏疽，过后手指变短（图 III -125、198~201）或整个手指脱落。虽然 SLE 患者雷诺现象的轻重程度可随患者病情轻重而变化，甚至短期消失，但即使 SSc 的雷诺现象病情缓解，雷诺现象仍不会消失。已有的文献显示，同位素灌注显像等检查显示，在冷刺激诱发肢端雷诺现象的同时，SSc 患者的心、肺、脑和肾也出现暂时性或一过性缺血。如前所述，有的脏器如心脏，在手部诱发出雷诺现象时，超声心动图检查显示心脏缺血区出现了室壁运动障碍。这些实验

提示 SSc 患者的内脏器官也可发生雷诺现象样的改变。

少数不发生雷诺现象的患者则以男性为多见，他们发生肾和心肌损害的危险性较高，预后较差。

（二）皮肤肿胀

有的患者首发症状表现为手指、手背、上臂和面部甚至躯干部的凹陷性水肿，发生水肿的部分原因是由于亲水性的氨基葡聚糖（glycosaminoglycan）在真皮中沉积，此外，也与局部组织炎症、流体静力学效应以及微血管破裂有关。

三、皮肤硬化的表现

SSc 患者的皮损一般也都经过水肿、硬化和萎缩三个时期。早期皮肤肿胀、增厚，皮肤横纹模糊，并可有红斑（图 3-2、3，以及 Ⅲ -4 ~ 6、84 ~ 90）。随后皮肤逐渐硬化、绷紧，有蜡样光泽，难以用手指捏起（图 Ⅲ -53 ~ 59、94 ~ 96、

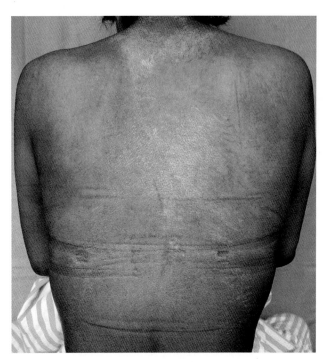

图 3-3　图 3-2 同一患者，背部弥漫性皮肤肿胀、硬化和以色素减退为主的皮肤异色症样皮损

112 ~ 115、138 ~ 140、145 ~ 158、197）。胸部皮肤受累时有紧束感，甚至影响呼吸。皮肤萎缩可延及皮下组织和肌肉，有时皮肤可紧贴于骨面。随之皮肤萎缩，面部和五官都有特殊表现。SSc 早期皮损需与硬肿病相鉴别，但后者无雷诺现象，皮损累及面部和肩背部为主，手指无萎缩、凹陷和瘢痕，组织病理检查也易鉴别。

（一）手指表现

手指受累时，早期手指皮肤肿胀，横纹模糊，随之皮肤硬化、绷紧（图 3-4、5，以及 Ⅲ -7、11、24、31、34、37、46、56、72、75、78、81、96、106、110、116、150、152、166、182、183、187、191、198、203、209），可有蜡样光泽或呈蜡黄色（图 Ⅲ -86）。指（趾）关节常见屈曲畸形，掌指关节、指（趾）间关节都可发生（图 3-6、7、8，以及 Ⅲ -2、11、120 ~ 123、135、170、180、194、203、209），手指可挛缩呈爪形手。手指可变细，指腹可瘪缩。指（趾）尖或指（趾）腹凹陷（图 3-9，以及 Ⅲ -13、32、73、83、93、108、111、152、162、171、180、183、185、200 ~ 201、204、210）或有溃疡，难以愈合，愈后留有萎缩性

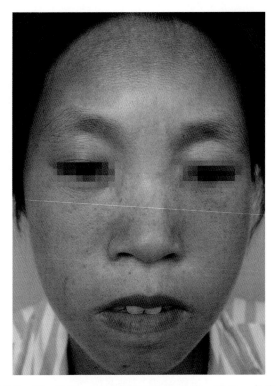

图 3-2　SSc 患者，面部皮肤弥漫性肿胀、硬化，色素沉着，面部有以色素减退为主的皮肤异色症样改变，前额、眉间、鼻部和鼻周色素减退明显

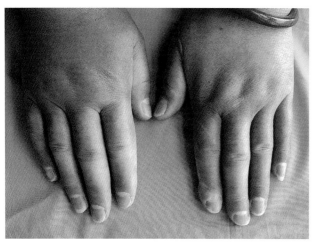

图 3-4 SSc 早期，手指、手背皮肤肿胀向硬化过渡阶段，皮肤呈蜡黄色，轻度硬化，手指背皮肤横纹模糊，难以用手指捏起

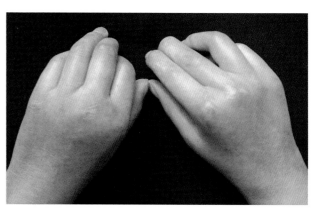

图 3-7 SSc 患者，双手背、指背皮肤硬化，手背部分皮肤硬化处呈蜡黄色，掌指和指间关节屈曲畸形

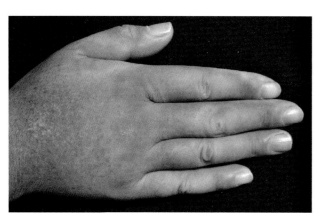

图 3-5 弥漫型 SSc 患者，右手背、手指皮肤肿胀、硬化，手背皮肤呈蜡黄色，雷诺现象发作，正处于变红相，手指有的部位变红

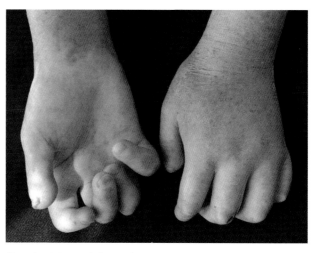

图 3-8 图 3-20 同一患者，双手指屈曲畸形，腕背、手背和指背皮肤硬化，手指皮肤横纹消失，难以捏起，手背色素沉着。双手指末节，尤其是双拇指末节，因手指血管病变，反复发生雷诺现象、组织缺血而使手指末节缩短

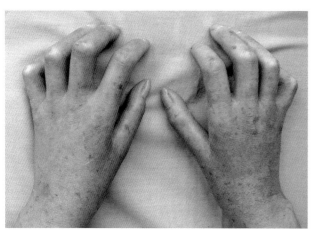

图 3-6 局限皮肤型 SSc 患者，手背、指背小片状毛细血管扩张，近端指间关节屈曲畸形

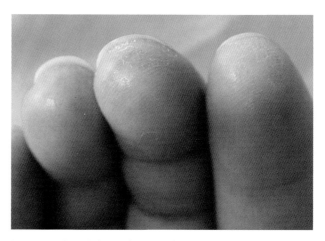

图 3-9 图 3-4 同一患者，指尖轻度凹陷，指腹尚饱满

瘢痕（图 3-10～11，Ⅲ -79、167、204）。指间及指关节伸面也可发生溃疡，不易愈合或愈后留有凹陷性瘢痕。由于指（趾）长期慢性缺血，可引起肢端骨溶解，指骨变短变细。日久末节手指指骨可吸收，末节手指可短缩（图 3-12、13～14，以及Ⅲ -15～18、73、135～136、191～192）。

（二）面部表现

1. 面具貌 面部皮肤硬化使面部缺乏表情而呈假面具样（图 3-2、15、16、17，以及Ⅲ -23、80、117、119、132、168）。

2. 眼部表现 皮肤萎缩可引起下眼睑外翻（图 3-15，以及Ⅲ -132）。

3. 鼻部表现 皮肤萎缩可引起鼻背如削，鼻尖如鹰嘴，鼻翼萎缩和鼻孔狭窄（图 3-15、16，

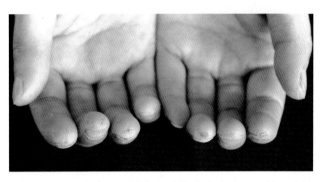

图 3-10 SSc 患者，双手指多个指尖有大小不一的凹陷性瘢痕

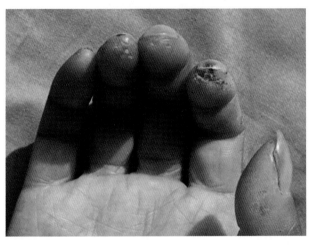

图 3-11 SSc 患者，手指指尖点状萎缩，右示指有明显萎缩性瘢痕，右拇指指腹萎缩

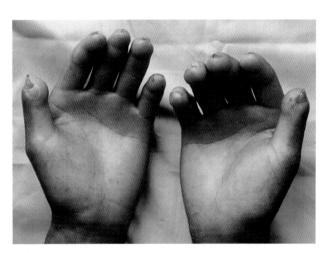

图 3-12 SSc 患者，因长期反复发生雷诺现象，手指末节因缺血和骨质吸收而缩短

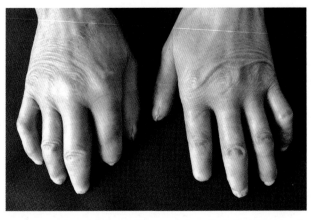

图 3-13 图 3-12 同一患者，双手背、指背色素沉着，皮肤硬化或增厚，末节手指缩短

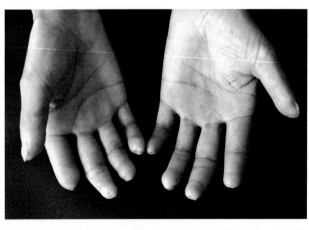

图 3-14 图 3-12 同一患者，双手指末节手指缩短，右示指末节手指几近消失。手指尖有萎缩性瘢痕

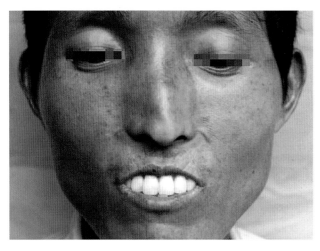

图 3-15 SSc 患者面具脸，面部皮肤硬化，缺乏表情。眼睑轻度外翻，鼻背如削，鼻翼萎缩，口唇变薄，口唇周围放射状条纹，牙龈萎缩。面部色素沉着明显，黝黑状，毛细血管扩张呈点状

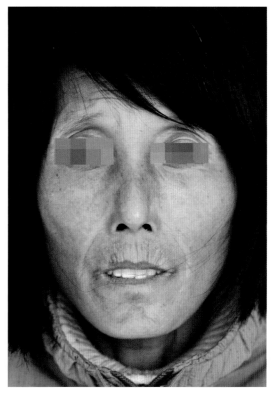

图 3-16 图 3-12 同一患者，面具貌，面部肤色黝黑，鼻背瘦削，口唇萎缩，唇周有放射状条纹

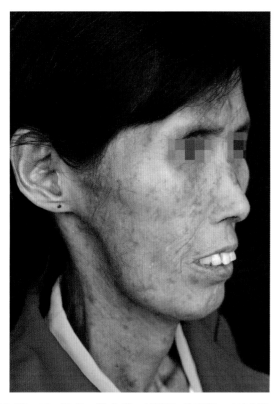

图 3-17 SSc 患者，肤色黑，面颊和鼻瘦削，口唇薄，有放射纹，面部毛细血管扩张明显

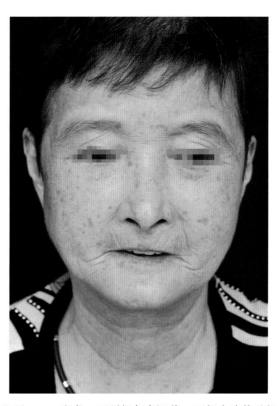

图 3-18 SSc 患者，面颈部色素沉着，面部小片状毛细血管扩张，口唇变薄，唇周有放射状条纹

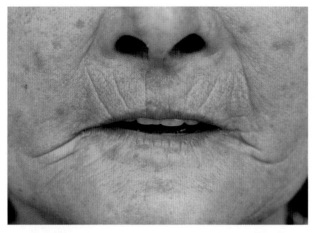

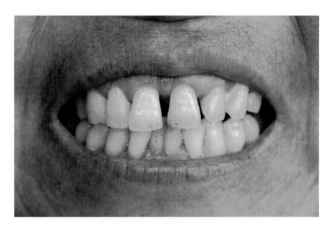

图 3-20 图 3-19 同一患者，口唇变薄，牙龈退缩

图 3-19 图 3-20 同一患者，口唇萎缩变薄，唇周放射状条纹明显。颊部毛细血管扩张

Ⅲ -132、168)。

4.口部表现 皮肤硬化或萎缩可引起口唇和口腔黏膜部位的多种改变，如口唇变薄、收缩及唇周放射状条纹（图 3-15 ~ 19、Ⅲ -1、9，23、36、70 ~ 76、80、117、119、132、190、197、202)，张口困难，口腔黏膜硬化、萎缩，牙周间隙增宽，牙周膜增厚，齿龈退缩（图 3-20，Ⅲ -3、9、115、168)，牙齿脱落，牙槽突骨萎缩，舌系带硬化、挛缩，伸舌受限（图 3-21，以及Ⅲ -26)，舌乳头萎缩消失，舌肌萎缩变薄，口干，加之张口困难以及手功能障碍，使口腔卫生操作发生困难。

四、皮肤异色症样皮损

很多患者的皮肤有色素沉着、色素减退、毛细血管扩张以及皮肤萎缩的表现，即皮肤异色症样皮损。早期 SSc 患者的皮肤异色症样表现可发生于皮肤肿胀、皮肤弥漫性红色斑片的基础上（图3-2、22，以及Ⅲ-10)，晚期患者则多以色素减退为 主（ 图Ⅲ-63 ~ 69、85 ~ 86、88 ~ 89、94 ~ 95、101 ~ 106、112、113、114、125 ~ 126、137、146 ~ 147、168、176 ~ 178、205 ~ 208、211)，有的则以色素沉着为主。毛囊处色素沉着呈褐色（胡椒色），毛囊周围色素减退呈淡白色（盐的颜色），有人称之为盐和胡椒征（图Ⅲ -14、45、

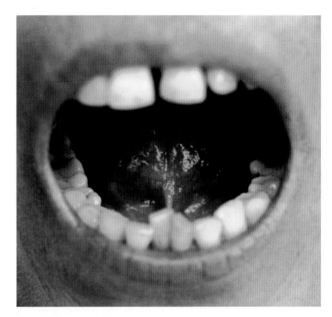

图 3-21 SSc 患者，舌系带挛缩

103 ~ 104)。

五、皮肤毛细血管扩张

毛细血管扩张在局限皮肤型 SSc 患者尤为多见，是其基本的皮肤表现之一。在面部等处，毛

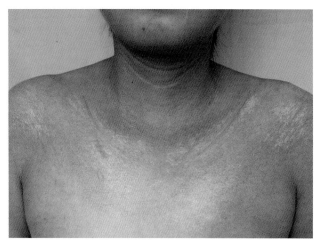

图 3-22 图 3-21同一患者，颈、胸部皮肤硬化和以色素减退为主的皮肤异色症样皮损

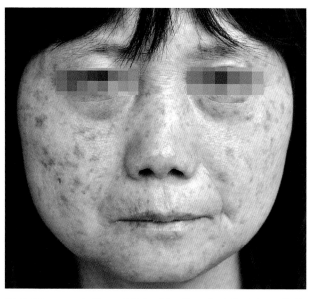

图 3-23 SSc 患者，面部色素沉着，点片状毛细血管扩张，口唇轻度变薄，上唇周有放射状条纹

细血管扩张呈点状、片状或云朵状，密集或疏散分布，是诊断 SSc 的重要线索（图 3-6、15、17、18、20、23，以及 Ⅲ -12 ~ 13、23、39 ~ 42、74、119、128 ~ 131、141 ~ 144，165、168 ~ 169、176、181、186、193、197、202）。

六、皮肤色素沉着或减退

　　SSc 患者的全身都可发生色素沉着斑，多弥漫发生，也可局限在面部和肢端等处。肤色大片黝黑状，是该病皮肤特征之一（图 3-15、16、17，以 及 Ⅲ -15 ~ 16、19 ~ 22、45、53 ~ 59、77、80、84 ~ 90、94 ~ 95、97、118、138 ~ 140、145 ~ 150、163 ~ 164、168、186、197、202）。SSc 患者常有色素减退斑，淡白色，斑点状，常融合成大小不一的色素减退斑片，其间毛囊处肤色仍可正常，称为盐（色素减退）和胡椒（色素沉着）征（图 3-24，以及 Ⅲ -29 ~ 30、43 ~ 44）。

七、甲皱襞毛细血管变化

　　肉眼仔细观察，即可见到 SSc 患者甲皱襞部位的皮肤的出血点和扩张的毛细血管（图 3-25，以

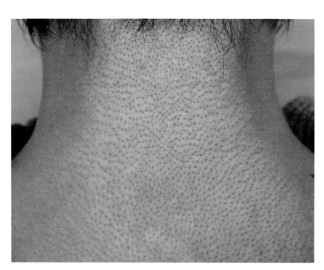

图 3-24 5Sc 患者，颈后、上背色素减退斑片，毛囊处色素沉着，毛囊周围色素减退，呈盐和胡椒征

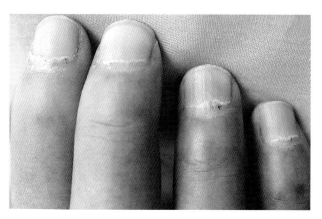

图 3-25 5Sc 患者，多个手指甲小皮增生显著，甲皱襞有瘀点

及 Ⅲ-8、25、33、38、82、92、151、188）。如用甲皱毛细血管镜或皮肤镜检查，可见异常管袢数目增多，管袢明显扩张，迂曲畸形，袢顶增宽，呈巨型毛细血管袢，为血管缺氧损伤的表现。也可见丛状毛细血管，系毛细血管缺血后再生形成的结构异常。点状出血多见，单发或多发。毛细血管袢数目可显著减少，甚至有无血管区，为 SSc 甲皱襞变化的晚期表现，如短期内无血管区明显增多，常提示病情进展迅速。

笔者观察过 SSc 患者雷诺现象发生前后甲皱襞毛细血管的变化。雷诺现象发生前，管袢尚清晰，但粗大、盘曲、扩张及排列不整。动脉支较静脉支细，两者之比为 1∶3。血色暗红，有出血和渗出，血流为线流、粒线流或粒流。雷诺现象发生后的变白相，动、静脉支明显变细，严重者动脉支或整个管袢消失、管袢缩短或只见袢顶。管袢密度降低，视野较模糊，血流停滞或呈粒缓流和粒摆流。发绀相静脉支扩张、充盈差，其余与变白相近似。转红相动、静脉支扩张，充盈好，大致等粗。血流快，为线流或粒线流。管袢密度明显增加而且清晰。

八、其他表现

（一）皮肤钙质沉着

国外资料报道，约 40% 的患者有皮下钙质沉积，主要发生在手指、鹰嘴前区、鹰嘴区、髌骨前滑囊、下肢前侧和头皮等处（图Ⅲ-127），但国人钙质沉积者少见。

（二）皮肤毳毛脱失

皮肤硬化后真皮胶原等细胞外基质增生，毛囊萎缩或消失，故皮损处毳毛脱失。

（三）甲小皮增生

很多结缔组织病都有甲小皮增生的表现，可能与手指缺氧有关。SSc 患者表现得尤为突出，可能与该病手指缺氧严重有关。在增生的甲小皮表面，可看到甲皱毛细血管袢的出血点，为 SSc 皮肤表现的特点之一（图 3-25，以及Ⅲ-38、92、195）。

（四）皮肤出汗减少、干燥

皮肤硬化后皮肤中的汗腺、毛囊和皮脂腺萎缩或消失，故出汗减少，皮肤干燥。此外，SSc 患者中有 20%～30% 伴有干燥综合征。小腺体活检示纤维化，但缺乏单核细胞浸润。约半数患者抗 SS-A 抗体和（或）抗 SS-B 抗体阳性。临床表现为口干和眼干，但唾液腺肿大并不多见。

（五）血管炎

有些患者指尖等处有暗红色斑疹，触痛明显，系小血管炎所致（图Ⅲ-27）。有些患者的小腿下段及足背可见白色萎缩样皮损。

（六）甲改变

由于患者肢端缺血、缺氧，导致皮肤营养不良，患者指（趾）甲易碎、变薄或脱落。

（七）胆汁性肝硬化皮肤改变

少数局限皮肤型 SSc 患者合并胆汁性肝硬化，其皮肤和巩膜黄染，肝、脾大。该类患者有的头皮可见多发黄色结节，局部毛发脱落，可能系胆汁和钙质沉积所致（图Ⅲ-124～127）。

第七节 其他临床表现

一、骨和关节病变

多关节炎和晨僵是 SSc 的典型症状，可与早期的类风湿关节炎混淆。

29% 的 SSc 患者有侵蚀性关节病，但临床上较严重的关节炎并不常见。由于皮肤增厚并与其下的关节紧贴，限制了关节的运动，手功能的丧失是不可避免的。指（趾）、腕和肘关节最常受累。由于指（趾）长期慢性缺血，可引起肢端骨溶解，指骨变短、变细。腱鞘的炎症性和纤维蛋白样病变可与关节炎十分相像。病变部位运动时，如果触摸，可有皮革样摩擦感，偶尔可以听到声音，尤其是在腕、踝和膝部。在肩胛骨下滑囊处，有时可有类似听诊中的胸膜摩擦音。围绕髋带的深部组织受累时，患者在负重时可发生股前侧疼痛，提示可能存在右髋关节无菌性坏死。骨质减少很常见，与患者肠道病变吸收功能受损和灌注减少有关。

二、肌肉病变

许多患者由于失用性萎缩可引起肢体近端和远端肌肉潜在的肌无力。有的可有原发性肌病，表现为肢体近端轻度肌无力以及血清肌浆酶轻度升高。肌电图示多项电位增加，波幅和时相正常或降低，但没有皮肌炎和多发性肌炎特有的插入性应激和纤颤。肌活检示肌间质纤维化和肌纤维萎缩，但炎症细胞浸润和肌纤维变性不明显。如肌痛不明显，对糖皮质激素治疗反应差，又具有上述实验特征，则提示为 SSc 伴有的单纯性肌病，并可与重叠综合征的炎症性肌病相鉴别。

三、消化系统病变

胃肠道受累是继皮肤病变和雷诺现象之后的第三种常见的表现。病变可累及口腔、食管、胃、小肠和大肠。

（一）口腔

黏膜可硬化、萎缩。牙周间隙可增宽，牙周膜可增厚，齿龈可退缩。牙齿脱落和牙槽突骨萎缩也很常见。舌系带可硬化、挛缩，伸舌受限。舌乳头可萎缩消失，舌肌可萎缩变薄。

（二）食管

食管受累多见。有时吞咽困难发生在皮肤硬化之前。在没有皮肤损害的系统性硬化病患者，食管累及则是最突出的表现。吞钡检查可见食管蠕动减弱甚至消失，食管下 1/3 狭窄和食管扩张。食管下端括约肌受累导致的贲门关闭不全可引起反流性食管炎。可有酸苦液体反流，并可有胸骨后间歇性烧灼痛，常向头部放射。食管下 2/3 蠕动异常，可使固体食物咽下困难，并有吞咽痛。患者常诉说在食管的某一部位有程度不等且反复发生的黏住感。虽然患者可通过小量进食、反复咀嚼并辅以液体使吞咽困难得以改善，但仍有许多患者为了最大限度地减轻症状而减少进食量。食管下段蠕动异常可使胃酸反流至食管而加重反流症状。慢性食管反流的并发症包括伴有出血的糜烂性食管炎、Barrett 综合征以及食管下段狭窄。后者则可加重固体食物的吞咽困难。食管下段蠕动异常是导致糜烂性食管炎的主要因素。这种食管炎有时很严重，有时症状不明显。食管上段的蠕动异常及由此引起的吞咽困难很少发生。

SSc 患者很少发生吸入性肺炎，但如果患者反复咳嗽并有肺部浸润，则应怀疑其发生。组织病理检查示疾病后期食管平滑肌萎缩，被纤维组织替代，黏膜下层和黏膜固有层呈现萎缩，黏膜呈不同程度的变薄和糜烂。约半数患者合并食管裂孔疝。

（三）胃

临床上表现为饱胀感，偶尔表现为功能性胃

出口阻塞或胃扩张。胃肠道毛细血管扩张偶尔可引起上或下消化道出血。

(四)小肠

小肠受累的症状是 SSc 患者最恼人的表现之一，通常见于慢性肢端型患者，可有间歇性腹痛、慢性或间歇性腹泻以及肠梗阻的症状。少数患者有吸收不良，可表现为 D- 木糖吸收试验受损或粪便脂肪排泄量增加。小肠功能异常的发病机制与食管受累时相似。在小肠壁可查见散在或弥漫性分布的纤维化和平滑肌萎缩。肠内容淤积的部位可有细菌过度增生，口服广谱抗生素如四环素、万古霉素或甲硝唑常能奏效。有的患者也可并发肠扭转或肠穿孔。

(五)大肠

大多数患者可有大肠受累，但症状通常不突出，可有便秘、顽固性便秘、假性肠梗阻和广口憩室。肛门括约肌受累可引起直肠脱垂和大便失禁。

(六)胆管

SSc 患者可与原发性胆汁性肝硬化重叠发生，主要见于慢性肢端型患者。肝胆管纤维化不常见。

四、肺病变

肺病变在 SSc 的死亡原因中占第一位，也是致残的主要原因。病变通常呈渐进性，典型的表现为进行性活动后气短、活动耐受量受限以及间断性咳嗽。胸痛、胸膜症状和多痰少见。有间质性肺纤维化者，肺部可听到吸气早期的细小捻发音，或者是反映肺动脉高压的体征，如肺动脉瓣第二心音、右心室奔马律、肺动脉瓣和三尖瓣关闭不全的杂音、颈静脉扩张、肝颈静脉回流征阳性和下肢水肿。胸廓皮肤广泛硬化能限制胸部扩张而加重肺病变。组织病理检查显示肺泡、肺间质及支气管周围组织呈弥漫性纤维化和不同程度的炎症浸润。尸检资料显示，29% ~ 47% 的患者有小到中等大小肺动脉的内膜增生和中膜黏液瘤样改变。胸部 X 线检查显示肺间质纹理增加，主要见于肺底部，严重者可见于全肺野，呈网状、小结节状或小囊状改变等。但胸部 X 线片虽能显示肺纹理增加，在双肺基底部显著，但检测的敏感程度较低。高分辨 CT 是检查肺纤维化比较敏感的方法，但尚不能标准化，用于鉴别肺纤维化和肺间质性感染的可靠性较差。肺功能检查显示限制性通气功能障碍和弥散功能降低。前者表现为肺活量和肺顺应性降低，最大呼气量和肺活量之比增加；后者如单独发生或不成比例地降低，提示肺血管受累。肺弥散功能反映了吸入肺泡的氧气穿过肺泡壁进入肺间质结缔组织，并通过血管壁进入血管腔这一过程的难易程度。如果肺间质纤维化加重，肺结缔组织中血管壁的厚度增加，吸入的氧气由肺泡进入血管的难度就增加，肺弥散功能就降低。笔者在诊治 SSc 时，常规随访患者的肺功能（包括弥散功能），如肺弥散功能呈进行性降低，提示肺间质血管受累程度进行性加重，必要时就需要采取积极的干预治疗。多数研究显示，一旦发生肺病变，将进行性发展，且发生率与病程长短成正比。偶有肺容量和肺弥散功能改善者，仅有肺弥散功能降低者预后不良 [19-20]。

五、心脏病变

体检可查见心室奔马律、窦性心动过速和充血性心力衰竭的体征，偶尔可有心包摩擦音。约半数患者在进行超声心动图检查时见有心包增厚或积液，但临床上心包炎和心包填塞并不多见。静息状态时，50% 的患者可有心电图异常，表现为房性和室性心律失常或传导阻滞。运动时，有较大比例的患者心电图异常表现为室上性和室性快速心律失常。后者与该病总的死亡率和猝死综合征有很强的相关性。病理资料显示，81% 的患者有斑点状心肌纤维化。这种纤维化与反复发作的心肌微血管的缺血密切相关 [21-22]。大样本回顾性临床分析提示，心脏病变是决定该病存活的主要因素之一 [23]。但在临床上，心肌病变单独发生的少见，多数情况下是与肺、心包或肾病变合并发生。

六、肾病变

临床上可分为急性和慢性肾病变。急性者主

要见于早期弥漫性 SSc 患者，且处于皮肤硬化的进展期，寒冷季节尤易发生[24-25]。往往突然起病，迅速出现恶性高血压和进行性肾功能不全，并有高肾素血症和微血管病性溶血。这些表现都提示肾危象综合征的发生。临床检查可见血红蛋白和血小板显著降低。周围血涂片可见到破碎的红细胞，这往往是早期诊断的重要线索。可发现纤维素降解产物。尿常规可查见少量蛋白质和红细胞，但管型少见。组织病理表现为 SSc 典型的血管内膜增生伴有中膜纤维蛋白样坏死，在小叶间和弓状动脉处最明显，此处是肾皮质坏死的好发部位。在血管壁可见到补体和免疫球蛋白的沉积，但血管炎并不多见。如不能马上作出诊断并控制高血压，将发展为无尿性肾衰竭。这些患者在出现高血压之初，血浆肾素活性都显著升高，可能是肾血管痉挛以及肾血管内膜增生导致的血管腔狭窄使肾皮质血液灌注降低而引起的肾素释放，进而可引起血管紧张素 II 的缩血管作用使肾皮质缺血持续存在，引起恶性高血压，导致血管中层损伤和肾皮质血流灌注持续降低和坏死。在冬季该病发生肾危象的概率较高，可能与寒冷季节肾雷诺现象发生严重有关。慢性者常在多年后出现轻度蛋白尿和镜下血尿，并可有高血压和氮质血症，但发展缓慢。国人以慢性型多见。

七、内分泌系统病变

SSc 尸解资料显示，14% 的患者有甲状腺纤维化，约 25% 的患者有甲状腺功能减退，常呈隐匿性。血清抗甲状腺抗体、腺体淋巴细胞浸润以及自身免疫性甲状腺炎的临床表现并不多见。由于阴茎血管功能异常，在 SSc 早期可有阳痿。

八、外分泌腺表现

20% ~ 30% 的 SSc 患者伴有干燥综合征。小腺体活检示纤维化，但缺乏单核细胞浸润。约半数患者抗 SS-A 抗体和抗 SS-B 抗体阳性。临床表现为口干和眼干，但唾液腺肿大并不多见。口干加上张口困难和手功能障碍使进行口腔卫生操作较为困难。有 SSc 患者发生胰腺功能不全的报告，但缺乏胰腺纤维化的病理依据。

九、神经系统病变

尚无 SSc 患者发生中枢神经系统病变的报道。但由组织压迫引起的神经病变如腕管综合征、感觉异常性股痛、三叉神经病和面神经麻痹的发生已为人们所熟知，也可发生亚临床自主神经功能失调。生理学研究显示，胃肠道胆碱能和周围肾上腺素能神经功能可以受损，也有周围神经感觉缺失的报道。

十、妊娠

SSc 患者受孕较难，可出现胎儿宫内发育迟缓和低体重儿。通常妊娠不会加重病情，但可使反流性食管炎和心、肺症状加重。重症 SSc 患者可发生月经不调和闭经。

十一、硬皮病和恶性肿瘤

SSc 患者并发肺癌的危险性升高，可能与慢性肺间质病变有关。乳腺癌的发生率不升高。食管癌罕见，与该病似无相关性。

第八节　组织病理和免疫病理

一、组织病理

主要表现为胶原纤维和小动脉的改变，可分为早期（炎症期）和晚期（硬化和萎缩）损害。早期皮损见真皮胶原纤维肿胀和均一化，胶原纤维间和血管周围有以淋巴细胞为主的浸润（图 III -47 ~ 52、196）。血管壁水肿，弹性纤维断裂。晚期皮损可见真皮胶原纤维硬化增厚，真皮血管壁也增厚，其中尤以血管内膜增厚显著，管腔狭窄甚至闭塞。汗腺及皮脂腺萎缩，脂肪层变薄,可有钙质沉积。上述变化,尤其是结缔组织及血管壁的胶原纤维增生和硬化也可发生在肺、肾、心、消化道及骨骼肌等处。电子显微镜下可见皮肤合成胶原增多,细胶原纤维的比例明显增加。

二、免疫病理

直接免疫荧光检查显示,少数患者皮损处表皮与真皮结合部有免疫球蛋白沉积;正常皮肤表皮细胞核有 IgG 沉积,呈斑点或颗粒型,但均无诊断意义。

第九节 实验室检查

一、一般检查

对 SSc 患者行血常规检查时,可见嗜酸性粒细胞增多,有的患者有缺铁性贫血。

尿常规检查,可有蛋白质阳性、镜下血尿和管型尿。红细胞沉降率可加快。血清白蛋白可降低,球蛋白可升高。尿 17 羟、17 酮皮质醇含量可降低。

二、一般免疫学检查

采用 Hep-2 细胞为底物,SSc 患者抗核抗体的阳性率为 90% 以上,核型为均质型、颗粒型和核仁型。抗核抗体检查虽是初步的筛查,但根据核型的表现,可初步了解所拥有的特异性抗体的种类。除了少数特例,这些抗核抗体不是补体结合抗体,在核糖核酸酶和脱氧核糖核酸酶使抗原变性后仍能持续存在。25% ~33% 的患者类风湿因子阳性,10% 的患者狼疮细胞阳性,50% 的患者循环免疫复合物升高,C3、C4 降低,蛋白电泳常见 γ 球蛋白升高,约 50% 的患者有低滴度的冷球蛋白血症,抗 ds-DNA 抗体阴性或滴度很低,抗 Sm 抗体阴性,约 20% 的患者抗 nRNP 抗体阳性。有些患者 IgM 型抗心磷脂抗体阳性,但呈低滴度。

三、具有诊断意义的自身抗体

SSc 是一种自身免疫病,患者有很多种特异性和非特异性自身抗体。SSc 具有诊断意义的自身抗体如下。

(一) 抗 Scl-70 抗体

本抗体是 SSc 标记抗体,阳性率为 20% ~40%,在弥漫皮肤型 SSc 患者尤为常见,在局限皮肤型 SSc 患者很少见。其抗原是 DNA 拓扑异构酶 I。该酶位于细胞内,对转录前超螺旋状态 DNA 松解的启动过程有催化作用。该抗体对该酶具有抑制作用,并能调节 SSc 患者的胶原合成量。Scl-70 是分子量为 96kD 的拓扑异构酶的降解片段,其抗原性包含于 11 个氨基酸的多肽之中。其中 6 个氨基酸的序列与生长于哺乳动物体内的逆转录病毒中组群特异的某些氨基酸序列具有同一性。但已证明 DNA 拓扑异构酶 I 至少有两个独立的表位与逆转录病毒同源性区域无关。美国风湿病学学会(ACR)建议采用免疫扩散法或免疫印迹法检测抗 Scl-70 抗体,因其检测的特异性高。

(二) 抗着丝点抗体(ACAs)

本抗体是局限皮肤型 SSc 的标记抗体,阳性率为 60% ~96%,在弥漫皮肤型 SSc 该抗体的阳性率低于 10%,而在其他结缔组织病则罕见。该抗体阳性的患者毛细血管扩张和钙化发生率高,限制性肺病变发生率低,预后较好。回顾性调查显示,该抗体血清滴度不随时间和病期而改变。对于仅有雷诺现象的患者,则提示今后发展为局限皮肤型 SSc 的可能性较大。因而,该抗体是早期硬皮病分类与评价的重要指标。上述两种抗体的滴度与疾病的活动度无关。抗 Scl-70 抗体与抗着丝点抗体是相互排斥的,即在一个患者身上通常只能检测到其中一种抗体。笔者科室曾对 204 例

SSc 患者血清进行检测，显示同时具有抗 Scl-70 抗体与抗着丝点抗体阳性的患者只有 1 例。

（三）抗 RNA 多聚酶 I 或 III 抗体

抗 RNA 多聚酶 I 或 III 抗体在 SSc 的阳性率为 20%，其阳性率接近抗 Scl-70 抗体，也是 SSc 的特异性抗体。缺乏抗 Scl-70 抗体的弥漫皮肤型 SSc 患者常有抗 RNA 多聚酶 I 或 III 抗体。该抗体与 SSc 患者的肾危象相关。

（四）抗核仁纤维蛋白抗体

该抗体的抗原为核仁纤维蛋白，即 U3 RNP。该抗体在 SSc 患者的阳性率约为 10%，是 SSc 的特异性抗体，主要见于弥漫皮肤型 SSc 患者。

（五）抗 Ku 抗体

该抗体的抗原为 DNA 结合蛋白，分子量为 86kD 和 66kD，与 PM/SSc 重叠综合征有关。SSc 患者的阳性率为 1% ~ 14%，也见于 SLE 和硬皮病患者。

（六）抗 PM/Scl 抗体

该抗体的抗原为分子量 110 ~ 20 kD 的 11 种蛋白质的复合体，性质未知。该抗体在 PM/SSc 重叠综合征的阳性率为 24%，在多发性肌炎的阳性率约为 8%，在 SSc 的阳性率为 3%。该抗体与关节炎、皮肌炎皮肤病变、皮下钙质沉着、技工手及湿疹相关。

（七）抗 Th/To 抗体

该抗体在 SSc 患者的阳性率为 2% ~ 5%，该抗体阳性者皮损较轻，但肺纤维化较严重。该抗体与 SSc 分类中的 Sine 硬皮病关系密切，在肺纤维化患者该抗体阳性者确定为 Sine 硬皮病的比例很高。

（八）抗原纤维蛋白 1 抗体

其抗原为细胞外间质原纤维 1，主要见于弥漫皮肤型 SSc 患者，也见于局限皮肤型 SSc 患者以及其他结缔组织病，其临床意义尚不能确定。

（九）抗线粒体抗体

该抗体是原发性胆汁性肝硬化（primary biliary cirrhosis，PBC）的特异性抗体，在 SSc 患者该抗体的阳性率为 8%，主要见于局限皮肤型 SSc 患者。而 PBC 患者抗着丝点抗体的阳性率为 9% ~ 29%，据此认为 PBC 与局限皮肤型 SSc 患者易于重叠发生。Rigamonti 等分析了 580 例 PBC 患者，其中 43 例重叠有 SSc。43 例中局限皮肤型 SSc 患者占 93%，该抗体均为阳性。PBC 重叠 SSc 的患者肝损害进展比单纯 PBC 缓慢。

四、血流图检查

血流图检查可显示肢端血流速度减慢，血流量减少，血管弹性较差。血液流变学检测显示全血比黏度（高、低切）、全血还原黏度和血浆比黏度升高，红细胞沉降率加快，红细胞沉降率方程 K 值增大，红细胞电泳时间延长。血浆比黏度的升高与免疫球蛋白的水平相关。

第十节　诊　　断

目前在国际上公认并广泛使用的 SSc 分类标准主要有以下两个：

一、1980 年 Masi 等美国风湿病学会 SSc 分类标准

该标准现被广泛采用，其优点是比较简捷、容易掌握，缺点是对早期 SSc 和局限皮肤型 SSc 缺乏敏感性。如符合下述一个主要标准或两个次要标准即可成立诊断[26]。该标准对 SSc 的特异性为 97%，在对照研究的 SLE、皮肌炎 / 多发性肌炎或雷诺现象患者中阳性率仅为 2%。

（一）主要标准

主要标准为对称性手指及掌指关节或跖趾关节近端的皮肤增厚、绷紧及硬化。这种皮肤改变可波及整个肢体、面部、颈部和躯干（敏感性为 91%，特异性＞99%）。

（二）次要标准

1. 手指硬化　指上述皮损仅限于手指。
2. 指端凹陷性瘢痕或指垫实质丧失。
3. 双侧肺底纤维化。

二、2013 年美国风湿病学学会和欧洲抗风湿病联盟系统性硬皮病分类标准

在 1980 年 Masi 等制订的美国风湿病学学会（ACR）SSc 分类标准应用 33 年后，2013 年 ACR/欧洲抗风湿病联盟（EULAR）又推出了新的 SSc 分类标准[27]（表 3-2）。该标准的特点是更加重视早期皮肤表现，如手指肿胀、毛细血管扩张、甲皱毛细血管的变化和雷诺现象等表现，对于早期

表3-2　美国风湿病学学会（ACR）和欧洲抗风湿病联盟（EULAR）系统性硬皮病分类标准

项目	亚项	权重 / 得分
双手手指皮肤增厚并累及掌指关节的近端（充分条件）		9
手指皮肤增厚或硬化（只计算较高分）	手指肿胀	2
	手指硬化（近侧指间关节近端至掌指关节）	4
指尖病变（只计算较高分）	指尖溃疡	2
	指尖凹陷性瘢痕	3
毛细血管扩张		2
甲皱襞毛细血管异常		2
肺动脉高压和（或）间质性肺病变（最高得分为2）	肺动脉高压	2
	间质性肺病变	2
雷诺现象		3
SSc 相关自身抗体（最高得分为3）	抗着丝点抗体	3
	抗 Scl-70 抗体	3
	抗 RNA 多聚酶Ⅲ抗体	3

摘自：Frank van Hoogen, Dinesh Khanna, Jaap Fransen, et al. 2013 classification criteria for systemic sclerosis. An American College of Rheumatology/European Leageu Against Rheumatism Collaborative Initiative. Arthritis & Rheumatism, 2013, 65（11）：2737-2747

SSc 患者和局限皮肤型 SSc 患者的敏感性增加。

该标准适用于拟参与 SSc 研究的患者，而不适于皮肤增厚或硬化散在于手指的患者，或者是硬皮病样表现可以用其他疾病更好地解释的患者。例如，肾源性系统性硬化、泛发性硬斑病、嗜酸性筋膜炎、糖尿病性硬肿症、硬化性黏液水肿、红斑肢痛症、卟啉病、硬化性苔藓、移植物抗宿主病和糖尿病性关节病。

总分由各项积分累积而成，如总分≥9分，则可归类为 SSc。

第十一节　鉴别诊断

系统性硬皮病需与下列各类疾病进行鉴别：

一、皮肤硬化累及手指和手部的疾病

此类疾病有：

（1）争光霉素引起的皮肤硬化（bleomycin-induced scleroderma）

（2）糖尿病引起的肢端硬化（digital sclerosis of diabetes mellitus）

（3）交感神经营养不良所致的慢性反射（chronic reflex sympathetic dystrophy）

（4）蕈样肉芽肿（mycosis fungoides）

（5）肢端骨质溶解（acro-osteolysis）又称氯乙烯病（vinyl chloride disease）

（6）淀粉样变性（amyloidosis）

（7）慢性萎缩性肢端皮炎（acrodermatitis chronica atrophicans）

（8）成人腹腔病（adult celiac disease）

（9）震动病（vibration disease）

二、泛发性皮肤硬化但不累及手指和手部的疾病

（1）成人硬肿症（scleroedema adultorum of buschke）

（2）硬化性黏液水肿（scleromyxedema）

（3）嗜酸性筋膜炎（eosinophilic fascitis）

（4）嗜酸性肌痛综合征（eosinophilic-myalgia syndrome）

（5）泛发性皮下硬斑病（generalized subcutaneous morphea）

（6）喷他佐新（镇痛新）引起的硬皮病（pentazocine-induced scleroderma）

（7）人类移植物抗宿主病（human graft versus host disease）

（8）迟发性皮肤卟啉病（porphyria cutanea tarda）

（9）淀粉样变性（amyloidosis）

三、相似的内脏器官受累的疾病

（1）原发性肺动脉高压（primary pulmonary hypertension）

（2）原发性胆汁性肝硬化（primary biliary cirrhosis）

（3）肠道假性梗阻（intestinal pseudo-obstruction）

（4）胶原性结肠炎（collagenous colitis）

（5）浸润性心肌病（infiltrative cardiomyopathy）

（6）特发性肺纤维化（idiopathic pulmonary fibrosis）

四、具有雷诺现象的疾病

1. 血管痉挛性疾病

（1）原发性雷诺现象或称雷诺病（Raynaud disease）

（2）药物（麦角、美西麦角及 β 受体阻滞剂）引起的雷诺现象

（3）嗜铬细胞瘤

（4）类癌综合征

（5）其他血管痉挛综合征，如偏头痛或变异性心绞痛

2.血管结构性病变

（1）大动脉或中动脉受累：胸廓出口综合征、拐杖压迫、头臂干疾病如 Takayasu 动脉炎和动脉粥样硬化。

（2）小动脉或细动脉受累：震动病，小动脉硬化或血栓闭塞性脉管炎，寒冷损伤（冻疮或冻伤）、聚氯乙烯病，化疗（争光霉素和长春新碱）引起的疾病，其他结缔组织病如 SLE、皮肌炎／多发性肌炎、类风湿关节炎、混合性结缔组织病及重叠综合征等。

3.血液流变学改变引起的疾病

（1）冷球蛋白血症。

（2）冷纤维蛋白原血症。

（3）冷凝集素血症。

（4）异型蛋白血症和高黏滞综合征（hyperviscosity syndromes）。

（5）红细胞增多症及血小板增多症。

第十二节　治疗、皮肤硬化程度和范围检测

一、系统性硬皮病的治疗

对系统性硬皮病目前尚无特效的药物。但处置得当，能使病情缓解。应早期诊断、早期治疗，以延长患者的生命。LeRoy 强调，应早期发现小动脉病变，在组织纤维化发生前，是治疗本病的最好时机。

（一）一般疗法

注意保暖，防止或减少雷诺现象的发生。尽量避免各种精神刺激，使患者心情愉快。可进行适当的主动和被动锻炼，防止关节和皮肤挛缩。给予高蛋白质饮食，足量维生素，避免外伤，防止感染。

（二）糖皮质激素

通常认为，糖皮质激素不能阻止系统性硬皮病的进展。现主要用于炎症性肌病、间质性肺病变的炎症期、心包积液及心肌病变时。可用泼尼松 30～40mg/d，连用数周，渐减至维持量 10～15mg/d。短程小剂量糖皮质激素对病变早期患者的关节痛和肌痛以及痛性腱鞘炎有效。有人认为，使用较大剂量的泼尼松（＞30mg/d）与肾衰竭以及该病其他血管闭塞性并发症的发生有关。但 Steigerwald 1979 年对历年文献进行复习后，将糖皮质激素对 SSc 的疗效归纳为四点：①对骨骼肌症状的减轻有效；②对水肿期皮损有效；③对内脏病变

无效；④没有足够的证据表明糖皮质激素能促发肾或其他内脏病变。陈顺乐 1985 年报道用大量糖皮质激素治疗 6 例伴有大量心包积液的 SSc 患者，其中 4 例经远期随访，皆获显效。迄今为止，对糖皮质激素治疗 SSc 的了解还是初步的，有必要对其治疗 SSc 内脏病变的疗效进行重新评估，特别是在治疗剂量上应认真探索。

（三）其他免疫抑制剂

1.环磷酰胺（CTX）　近年来，国外用 CTX 治疗 SSc 取得初步疗效 [28-29]。Nadashkevich 等采用口服 CTX 和硫唑嘌呤（AZA）治疗早期 SSc。CTX 组 30 名，剂量为 2mg/(kg·d)，服 12 个月，然后减量至 1mg/(kg·d)，再服 6 个月；AZA 组 30 名，剂量为 2.5mg/(kg·d)，服 12 个月，然后减量至 2mg/(kg·d)，再服 6 个月。前 6 个月，各组都服用泼尼松，起初 15mg/d，以后逐渐减量，至 6 个月时停用。试验结果显示：CTX 组皮肤硬度积分、雷诺现象和红细胞沉降率都有改善，但 AZA 组无改善。CTX 组肺活量和肺弥散功能无改善，但 AZA 组恶化。两组均未见到危及生命的或不可逆的不良反应。

D'Angelo 等进行了低剂量 CTX 静脉冲击治疗 SSc 的安全性观察。共入组 8 名 SSc 患者，用 CTX 静脉冲击治疗，每次 500mg，分别于 0、1、2、6、10、14、18 和 22 周进行冲击，6 个月后对治疗的安全性进行评价。结果显示总体上患者的耐受性好，没有患者因药物的不良反应而终止治疗。

未观察到患者有白细胞降低、性腺早衰、出血性膀胱炎、镜下血尿或肝损害。主要的不良反应为轻度和自限性恶心和乏力。

Tashkin 和 Hoyles 两个研究组分别对 CTX 口服或静脉冲击为主治疗 SSc 间质性肺炎、肺动脉高压、通气功能和弥散功能障碍等 SSc 活动性肺部合并症的疗效进行了临床研究，结果显示 CTX 可改善或延缓病变发展速度，皮肤硬度和最大口距等指标也可改善。以上几个临床试验显示用 CTX 治疗 SSc 有比较好的前景，有待于进一步研究。

2. 其他 一项对照研究显示，苯丁酸氮芥的疗效与安慰剂相似。一项长达 23 个月的对硫唑嘌呤的研究也未得出该药有效的结论。一项 6 个月的对 5- 氟尿嘧啶的研究也未证实该药有效。对环孢素开展的队列研究提示，该药对减轻皮损有效，但该药如用量过大，引起肾中毒等不良反应的概率较大。

（四）抗纤维化药物

1. 青霉胺 是治疗该病最常用的药物[30]。在原胶原转变为胶原的过程中，需要单胺氧化酶的作用使原胶原聚合和交叉联结。青霉胺能络合该酶中的铜离子，从而抑制新胶原的成熟，并能激活胶原酶，使已成熟的胶原降解，减少可溶性胶原向不溶性胶原的转化。一项大型的回顾性研究显示，如用量大，维持时间久，可改善皮损，并可减少内脏器官，尤其是肾受累的概率。与接受其他治疗的对照组相比，可改善患者的生存率。另外两项回顾性研究显示，青霉胺对间质性肺病变有轻度疗效。由于早年使用该药的剂量较大，不良反应较大，有些患者难以耐受。常见的不良反应为发热、厌食、恶心、呕吐、口腔溃疡、味觉异常、皮疹、白细胞和血小板减少、蛋白尿和血尿等，不良反应的发生率约为 30%，且能加重抗疟药氯喹、金制剂和保泰松等对造血系统和肾的毒副作用。

有关青霉胺的报道，在 1999 年以前，多数研究都是回顾性的，没有一项是多中心、随机、双盲、对照的研究。1999 年，Clements 等对 134 名病期短于 18 个月的 SSc 患者进行了一项长达 2 年的多中心、随机、双盲、临床对照试验，共有 68 例患者完成了试验[31]。结果显示隔日口服

0.125g 青霉胺的低剂量组患者其皮肤硬度积分、硬皮病肾危象（scleroderma renal crisis，SRC）和死亡率与每日口服 0.75～1g 青霉胺的高剂量组者无显著差异，而因不良反应退出试验的 20 名患者中，80% 属于高剂量组。由于伦理方面的限制，该研究未设安慰剂对照组，只设了一个比高剂量组所用剂量的 1/12 还小的低剂量组，因而不能回答该研究中低剂量组是否真的有效。但却可以说明，隔日口服剂量超过 0.125g 并不能带来更多的益处。但此后，该项研究的主持人 Seibold JR 提出，青霉胺治疗 SSc 无效，应放弃使用。但其结论除以上研究外，并没有其他令人信服的研究予以支持。

国内也有一些青霉胺治疗该病的报道，虽然多有较好的疗效，但也都不是多中心、随机、双盲、对照的研究。国内苏立德在 1980 年采用小剂量 D- 青霉胺缓慢递增给药法治疗 52 例系统性硬皮病患者，从每日 0.125g 开始，每隔 2～4 周增加 0.125g/d，至 0.75g/d 则不再增加，持续用药 1～3 年，取得明显效果，严重不良反应明显减少。国内有些皮肤科医师用青霉素静脉滴注治疗 SSc，据称也有很好的疗效，可使患者的皮肤显著变软，但没有进行总结。青霉素在人体内可代谢成青霉胺，是否是青霉胺在起作用尚有待进一步研究。总之，青霉胺的疗效仍有待严格的临床试验加以确定。

2. 秋水仙碱 该药能与细胞核中的微管结合，破坏微管的转运，使成纤维细胞内原胶原蓄积，阻止原胶原转变为胶原。该药还能使胶原酶的活力增加，阻止胶原的堆积。口服剂量为每日 0.5～1.5mg，连服数月至数年，疗效与给药总剂量有关。不良反应有恶心、呕吐、腹痛、腹泻、周围神经炎、停经或精子减少等。血液系统不良反应少见。该药对皮肤硬化和食管病变有一定疗效，但对晚期病例，则不能阻止其皮肤、肌肉病变的进展以及肺功能的恶化。

（五）血管活性药物

血管活性药物可扩张血管、降低血黏度、改善微循环，从而对该病有效。可用低分子右旋糖酐 500ml 静脉滴注，每日一次，10 次为一个疗程。如将丹参注射液（每毫升相当于 2g 生药）8～16ml

加入低分子右旋糖酐 500ml 内静脉滴注，每日一次，10 次为一个疗程，可使皮肤硬化、张口和吞咽困难、关节僵硬以及雷诺现象得到改善。也可用尿激酶 2 万单位每日静脉滴注，可使纤溶酶原活化，促进纤维蛋白溶解，改善血流动力学。一项对照研究显示，血管扩张剂卡托普利、酮色林以及阿司匹林与双嘧达莫（潘生丁）合用，对皮肤硬化及内脏器官损害均无明显的临床疗效。

（六）非甾体抗炎药

这类药物通常对患者的关节痛和肌痛有一定疗效，但不能改变患者关节损害的病理进程。常用的有阿司匹林、吲哚美辛（消炎痛）、布洛芬、双氯芬酸（扶他林）、萘普生和吡罗昔康（炎痛喜康）等。有时需加小量糖皮质激素以控制症状。

（七）γ-干扰素

研究显示，采用重组 γ-干扰素治疗早期 SSc 有效。但随后又观察到，该制剂可加重患者的肾危象和雷诺现象等血管病变，从而限制了它的使用。

（八）血浆置换疗法

有的报道显示，血浆置换疗法可使早期 SSc 患者的皮损和全身状况得到改善。也有的报道显示，单用血浆置换疗法并无效果。由于该疗法在应用的同时，往往还需合用免疫抑制剂，使其最终疗效难以判定，故还需做进一步的研究。

（九）增加组织氧分压的疗法

笔者观察到，在低氧状态下，SSc 患者的皮肤成纤维细胞增殖加快，胶原合成显著增加[32]。笔者还观察到，许多 SSc 患者，尤其是病情较重者，有血氧分压低的现象[33]。上述现象提示，低氧可能会加重患者的皮肤硬化。国内文献报道，采用高压氧舱等疗法治疗 SSc 有效。国外用普特巴治疗 SSc 有较好的疗效。成人剂量为 4g，每日 3 次。由于单胺氧化酶活性低可使组织纤维化加重，该酶要维持其正常功能需要足够的氧。而普特巴能增加组织对氧的摄取，故能增加单胺氧化酶的活性，从而对组织纤维化有治疗作用。

（十）中医中药

按照中医理论，该病属于"痹症"范畴，尤与"风痹"接近。SSc 主要表现为肾阳虚和血瘀。近 20 年来，国内采用中医辨证治疗该病，主要有温阳补肾和活血化瘀两大治则[34]。在临床组方时多伍用温阳补肾和活血化瘀中药。也可用单味中药治疗，如低分子右旋糖酐 500ml 加丹参注射液 16~20ml（每支丹参 2ml 相当于生药 4g）静脉滴注，每日 1 次，10 次为一疗程，共 3~6 个疗程。采用该疗法时如患者有皮肤瘙痒，难以耐受，可将低分子右旋糖酐改为 5% 葡萄糖溶液，瘙痒即可消失。笔者曾对活血化瘀中药丹参治疗 SSc 的药理机制进行过系统的实验研究[11-13,35-37]。观察到丹参水溶性提取物丹参注射液及其活性单体丹参素、丹参多酚酸盐和原儿茶醛，以及丹参脂溶性总提取物及其活性单体丹参酮ⅡA，不仅对体外培养的 SSc 患者的皮肤成纤维细胞增殖具有显著的抑制作用，还能显著降低该细胞培养基中可溶性胶原的含量以及该细胞Ⅰ、Ⅲ型前胶原 mRNA 的表达。上述多种单体对胶原酶 mRNA 的表达则具有显著的促进作用。阳性对照药糖皮质激素则对该细胞的Ⅰ型和Ⅲ型前胶原以及胶原酶 mRNA 的表达均具有显著的抑制作用。丹参制剂能使胶原酶基因表达增加，可能具有促进体内沉积胶原分解的作用。糖皮质激素对上述前胶原基因的抑制作用比丹参制剂显著增强，但其对胶原酶基因也有抑制作用，这一点是与丹参制剂的不同之处。故临床上用丹参制剂治疗水肿期和硬化期系统性硬皮病有效，小剂量糖皮质激素合并丹参注射液静脉滴注治疗早期系统性硬皮病患者，疗效显著。

（十一）生物制剂

国外近年开始用生物制剂易赛普治疗 SSc 关节病变[38]，英夫利昔治疗弥漫型 SSc[39]，取得一定疗效，但其远期疗效和安全性仍有待深入研究。

（十二）其他治疗

1. 雷诺现象的治疗　目的是减少发作频率和严重程度，预防肢端缺血性溃疡的发生。戒烟十分必要。戴厚手套、穿厚袜、戴帽子对预防或减轻肢端雷诺现象的发作有利；多穿衣服可减轻躯干部对寒冷刺激引起的反射效应。钙通道阻断剂如硝苯地平（心痛定）、硫氮草酮（恬尔心）和地尔硫草等对多数患者有效，可使血管平滑肌松弛，有抗血管收缩作用。但该类药物有干扰食管蠕动的潜在危险，有些患者可因肢端血管床的灌注增加使周围血管的张力减弱。哌唑嗪是一种 α_1 肾上腺素能受体拮抗剂，对该病也有疗效。交感神经阻滞、生物反馈以及条件反射疗法也有疗效，对原发性雷诺现象的疗效更好。颈交感神经链手术偶有疗效，但维持时间短，现已不用。如患者发生了指端缺血性溃疡，应注意治疗其表面的感染，并要考虑到其卜是否有钙质沉积，如存在可采取外科清除。除血管扩张药物外，阿司匹林和双嘧达莫仅在理论上有效。必要时可给予己酮可可碱以加强微血管灌注。

2. 反流性食管炎的治疗　应告知患者不要一次大量进食，要穿宽松的衣服，以减少胃部的压力。避免饭后卧床，将床头部抬高，也可减少反流。服用 H_2 受体拮抗剂西咪替丁、雷尼替丁、法莫替丁和尼扎替丁并配合抗酸剂治疗也有效果。饭后服用硫糖铝可保护胃黏膜。奥美拉唑由于抑制了壁细胞 H^+-K^+-ATP 酶质子泵，可使胃酸分泌减少，对减轻胃灼热有明显的效果，但价格较高。该药长期服用安全、有效。吞咽困难者可一次进食少量食物并充分嚼碎，必要时可服用促进食管蠕动的药物甲氧氯普胺或西沙必利。顽固性吞咽困难提示存在食管下端狭窄，需要进行机械性扩张。小肠受累时服用广谱抗生素有效，偶尔需对含乳糖的食物加以限制。便秘患者最好使用能软化粪便或增加粪便容积的制剂。

3. 心脏病变的治疗　非甾体抗炎药和糖皮质激素对症状性心包炎有效。心律失常提示预后较差，但缺乏有效的治疗药物。虽然硝苯地平和双

嘧达莫从理论上讲有改善心肌灌注的作用，但临床上缺乏有效的证据。

4. 肺部病变的治疗　从理论上讲，有间质性肺炎的患者，可用糖皮质激素和免疫抑制剂治疗以阻止肺间质纤维化的发生。但实际上，目前的一些治疗方法治疗 SSc 的肺部病变并不总是有效。有 2 项研究显示，口服环磷酰胺对早期轻度病变以及中度活动性病变均有疗效，可阻止病变的进展，使肺功能异常得到改善。环孢素可使患者的肺功能稳定达 48 周之久。一项开放性队列研究显示，甲氨蝶呤也有相似的效果。对肺间质纤维化可试用青霉胺治疗。肺动脉高压是导致晚期 SSc 患者死亡的主要原因。血管扩张剂和钙通道阻滞剂的临床疗效尚不确定。给患者吸氧，注意水、电解质平衡是重要的症状治疗措施。

肺动脉高压是导致 SSc 患者死亡的主要原因 [40]。大约 20% 的局限皮肤型 SSc 和 20% 的弥漫皮肤型 SSc 患者发生肺动脉高压。发生机制包括前列环素产生减少和内皮素 -1 合成增加，两者均继发于血管内皮损伤。使用前列环素长期替代治疗可改善血管平滑肌的增生。近年来，对于肺动脉高压的治疗，除用糖皮质激素和免疫抑制剂外，还可静脉滴注依前列醇，口服内皮素受体拮抗剂波生坦，也可用万艾可进行治疗。

5. 肾病变的治疗　对 SSc 患者肾损害治疗成败的关键是能否早期诊断并控制进行性加重的高血压。血管紧张素酶抑制剂卡托普利和依那普利等对硬皮病肾危象的高肾素性高血压有效。米诺地尔（敏乐啶）、α- 甲基多巴等也能有效地控制高血压和肾功能不全的进展。如果血压在血浆肌酐水平上升到 4.0mg/dl 之前得到控制，肾功能不全可能得到控制，肾功能可能会改善。如发生了尿毒症，可进行腹膜透析，为以后的肾移植做好准备。

二、皮肤硬化程度和范围检测

识别皮肤硬化的程度和范围，并进行随访，对监控疾病的分期和活动，评估治疗反应和疗效非常必要。最常用的检测皮肤硬化改变的方法是对皮肤进行简单的触诊。Rodnan 创立了 SSc 皮肤总积分（total skin score）用以对皮肤硬化程度进行半

定量测定。目前所采用的是修订后的 Rodnan 皮肤评分，先将某一部位皮肤的硬化程度以四个级别的分数来区分。0：正常；1：轻度硬化；2：中度硬化；3：重度硬化；4：极度硬化。然后将全身各部位的分数相加得出皮肤总积分（表 3-3）。

表3-3 Rodnan 皮肤硬度积分

0 1 2 3 4	手指	0 1 2 3 4
0 1 2 3 4	手背	0 1 2 3 4
0 1 2 3 4	前臂	0 1 2 3 4
0 1 2 3 4	上臂	0 1 2 3 4
0 1 2 3 4	肩部	0 1 2 3 4
0 1 2 3 4	颈部	
0 1 2 3 4	面部	
0 1 2 3 4	胸部	
0 1 2 3 4	乳房	0 1 2 3 4
0 1 2 3 4	腹部	
0 1 2 3 4	上背	
0 1 2 3 4	下背	
0 1 2 3 4	股部	0 1 2 3 4
0 1 2 3 4	小腿	0 1 2 3 4
0 1 2 3 4	足部	0 1 2 3 4
0 1 2 3 4	足趾	0 1 2 3 4

第十三节 皮损和组织病理图片

一、典型皮损

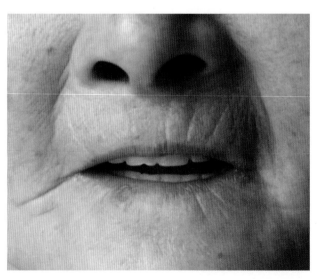

图Ⅲ-1 系统性硬皮病（SSc），口唇变薄，口周有放射状条纹

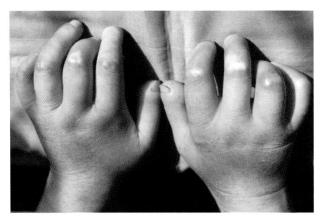

图Ⅲ-2 图Ⅲ-1同一患者，手部近端指间关节屈曲畸形，双拇指末节缩短明显

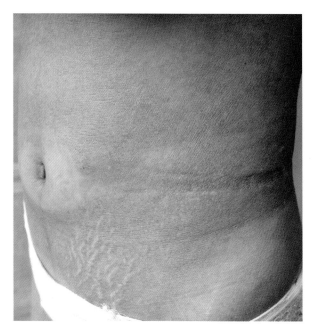

图Ⅲ-4 图Ⅲ-3同一患者，腹部皮肤增厚、色素沉着和皮肤异色症样皮损

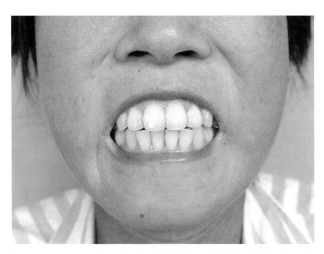

图Ⅲ-3 SSc患者，面部皮肤硬化和皮肤异色症样皮损，齿龈萎缩

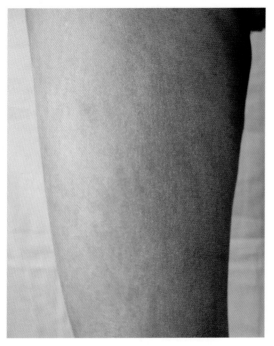

图Ⅲ-5　图Ⅲ-3同一患者，股部皮肤增厚、色素沉着和皮肤异色症样皮损

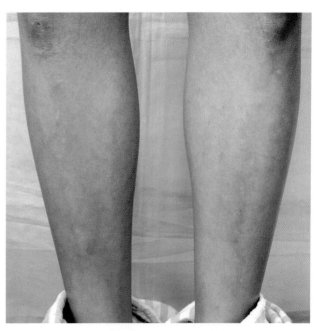

图Ⅲ-6　图Ⅲ-3同一患者，双胫前部皮肤硬化和皮肤异色症样皮损

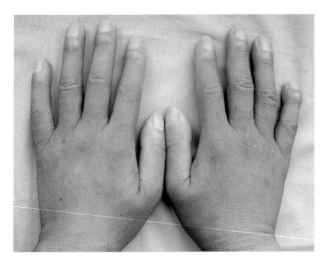

图Ⅲ-7　图Ⅲ-3同一患者，双手指背皮肤硬化，双手背皮肤增厚

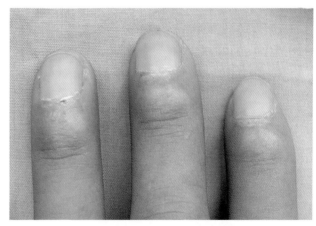

图Ⅲ-8　图Ⅲ-3同一患者，甲皱襞部位毛细血管扩张，有瘀点

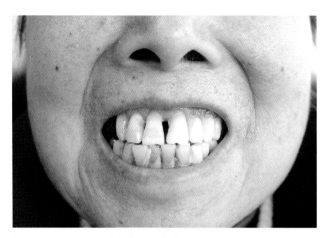

图Ⅲ-9 SSc，口唇变薄，牙龈萎缩

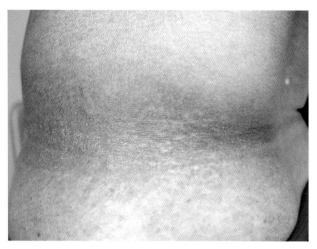

图Ⅲ-10 图Ⅲ-9同一患者，皮肤硬化已经减轻。腰部有皮肤异色症样皮损

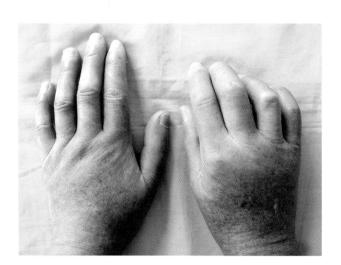

图Ⅲ-11 图Ⅲ-9同一患者，手指硬化

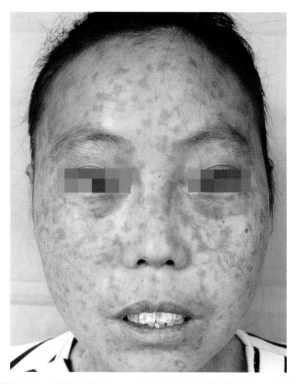

图Ⅲ-12 局限皮肤型SSc，面部毛细血管扩张呈点、片状

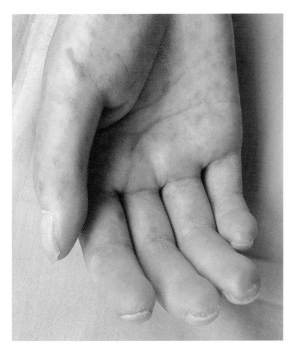

图Ⅲ-13　图Ⅲ-12同一患者，手部近距离观。手指指尖凹陷、指腹和手掌毛细血管扩张明显

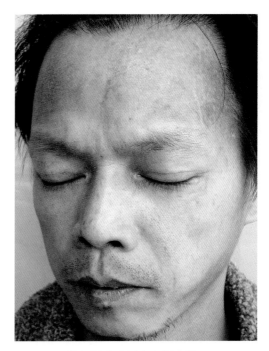

图Ⅲ-14　SSc，前额部皮肤异色症样皮损

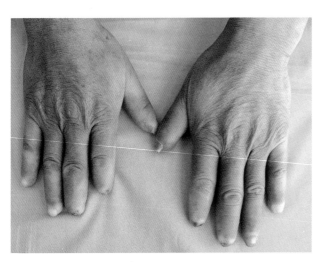

图Ⅲ-15　图Ⅲ-14同一患者，手背和指背色素沉着，指背硬化，多个手指末节缩短或消失

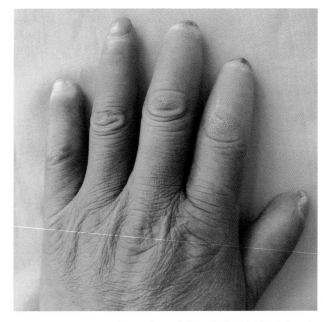

图Ⅲ-16　图Ⅲ-14同一患者，手背、指背近距离照片，左示、中指末节消失

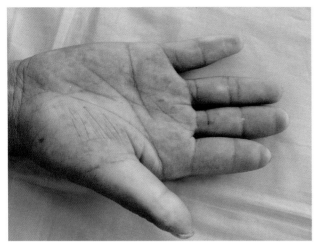

图Ⅲ-17 图Ⅲ-14同一患者，手掌、指腹近距离照片，手指腹缩短或瘪缩

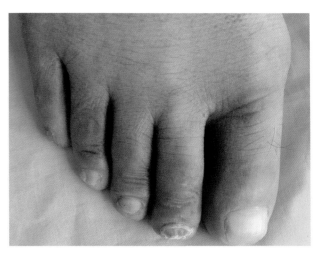

图Ⅲ-18 图Ⅲ-14同一患者，足趾背色素沉着，皮肤轻度硬化，第二趾末节缩短

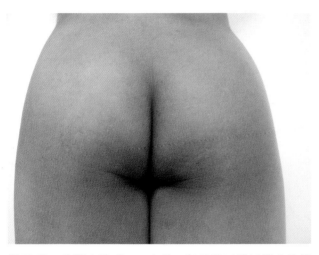

图Ⅲ-19 弥漫皮肤型SSc患者，躯干及四肢近端皮肤增厚，呈皮肤异色症样皮损，色素沉着尤为明显

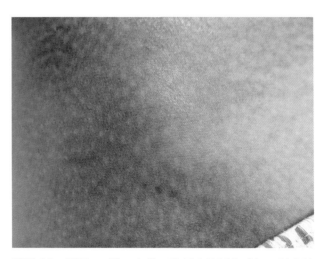

图Ⅲ-20 图Ⅲ-19同一患者，腹部皮肤硬化减轻，呈皮肤异色症样皮损

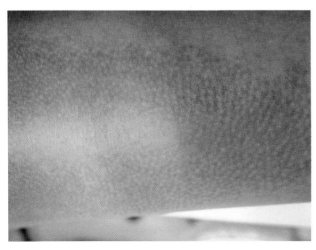

图Ⅲ-21 图Ⅲ-19同一患者，股部皮肤异色症样斑片

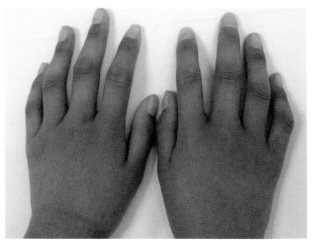

图Ⅲ-22 图Ⅲ-19同一患者，手部皮肤轻度硬化，色素沉着。该患者有雷诺现象

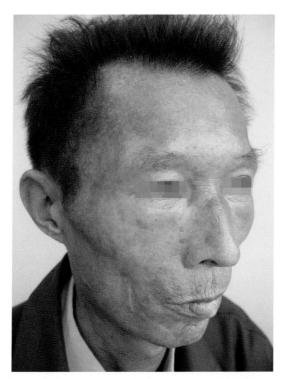

图Ⅲ-23　SSc，面具脸。面部皮肤硬化，可见异色症样皮损，毛细血管扩张明显

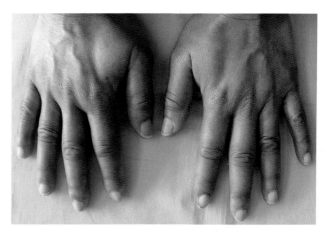

图Ⅲ-24　SSc，手指肿胀，轻度硬化，皮肤色素沉着

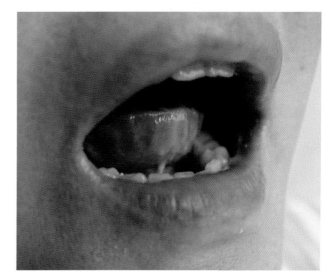

图Ⅲ-26　图Ⅲ-25同一患者，舌系带挛缩

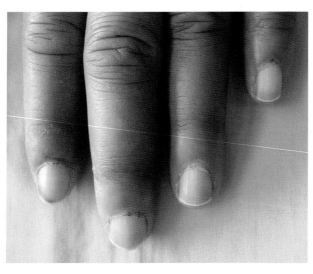

图Ⅲ-25　SSc患者甲小皮增生，有瘀点

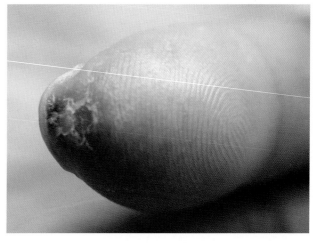

图Ⅲ-27　图Ⅲ-25同一患者，小指尖血管炎引起的萎缩

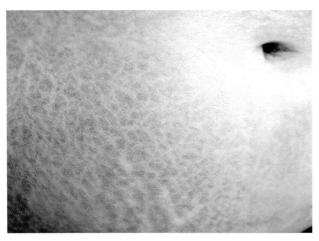

图Ⅲ-28 SSc，腹部皮肤轻度硬化，有色素沉着和色素减退斑

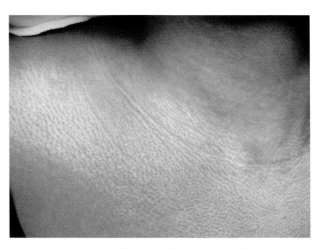

图Ⅲ-29 SSc 患者，胸前及肩部色素减退斑片

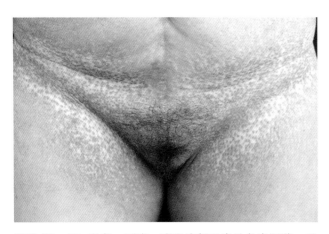

图Ⅲ-30 SSc 患者，下腹、腹股沟部毛囊处色素沉着，毛囊周围色素减退斑，呈盐（色素减退）和胡椒（色素沉着）征

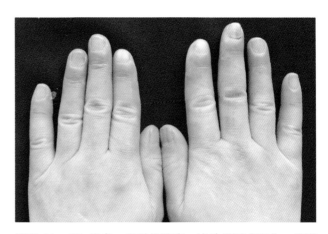

图Ⅲ-31 SSc 患者，双手指肿胀，皮肤增厚或硬化，雷诺现象基本消退，手指仍有轻度发绀或变红

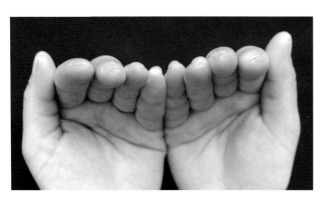

图Ⅲ-32 图Ⅲ-31 同一患者，双手指尖萎缩性瘢痕

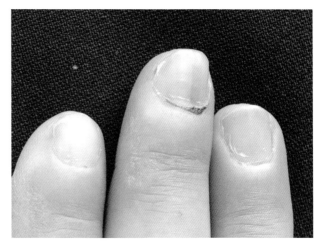

图Ⅲ-33 图Ⅲ-31 同一患者，甲小皮增生，甲皱襞密集的瘀点

二、早期皮损

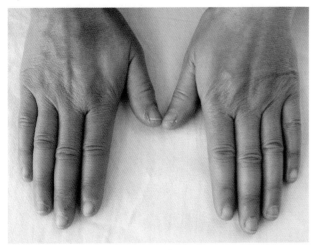

图Ⅲ-34 SSc早期，手指肿胀，轻度硬化，甲小皮增生

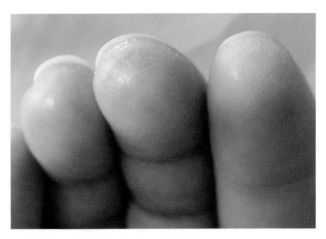

图Ⅲ-35 SSc早期，指尖有轻度凹陷

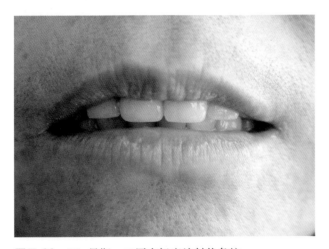

图Ⅲ-36 SSc早期，口唇有轻度放射状条纹

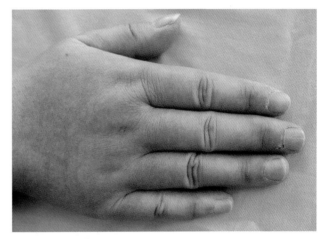

图Ⅲ-37 图Ⅲ-36同一患者，手背、手指肿胀，轻度硬化，有紫红色斑片，中指甲皱襞有瘀点

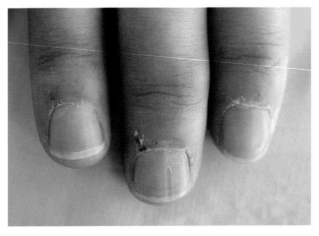

图Ⅲ-38 图Ⅲ-36同一患者放大图片，甲小皮轻度增生，中指甲皱襞有瘀点

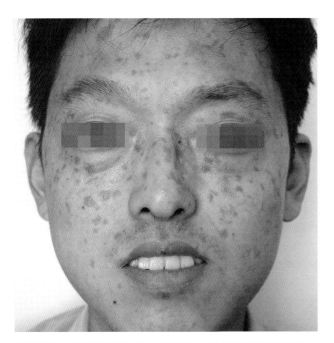

图Ⅲ-39　局限皮肤型 SSc，面部点、片状毛细血管扩张

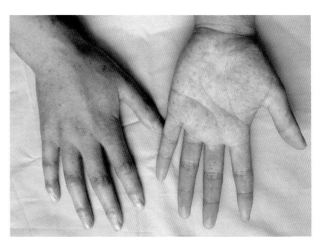

图Ⅲ-40　图Ⅲ-39 同一患者，手部毛细血管扩张

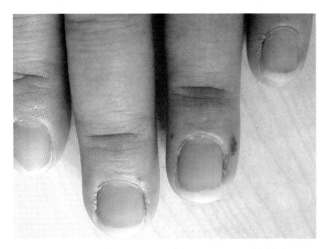

图Ⅲ-41　局限皮肤型 SSc，甲旁小片状毛细血管扩张

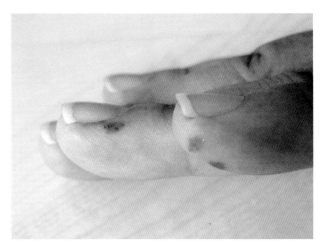

图Ⅲ-42　图Ⅲ-41 同一患者，指腹、甲旁毛细血管扩张

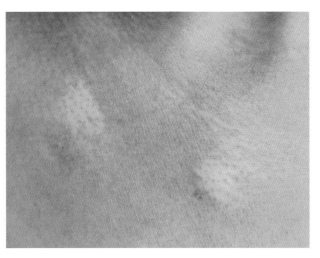

图Ⅲ-43　SSc，胸前色素减退斑片

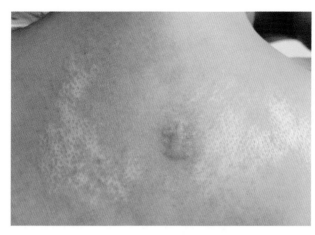

图Ⅲ-44　图Ⅲ-43同一患者，上背和肩部色素减退斑片

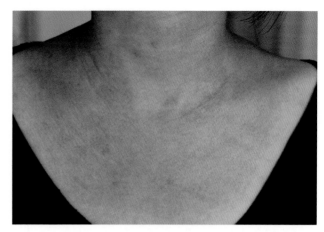

图Ⅲ-45　SSc患者，颈、胸前弥漫性皮肤异色症样皮损，可见色素沉着和色素减退斑

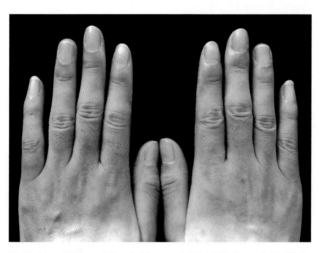

图Ⅲ-46　图Ⅲ-45同一患者，双手指轻度肿胀，皮肤增厚

三、皮损组织病理

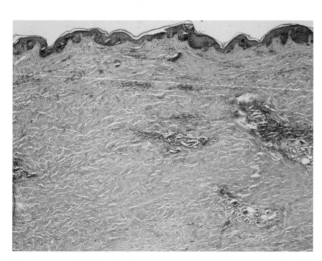

图Ⅲ-47　系统性硬皮病皮损组织病理。表皮变薄，真皮全层胶原增生，排列致密，血管及附属器周围可见炎症细胞成团块状浸润，并可见附属器上移现象（HE染色×4）

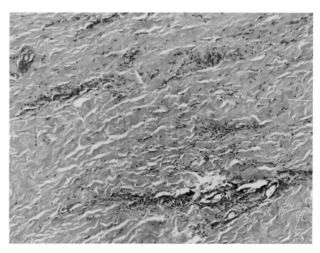

图Ⅲ-48　系统性硬皮病皮损组织病理。显示增生致密的胶原，组织间隙，尤其是血管周围有大量炎症细胞浸润（HE染色×10）

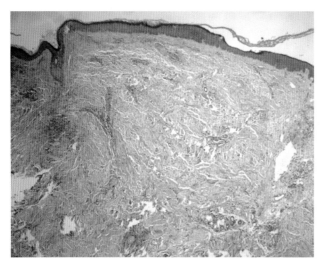

图Ⅲ-49 系统性硬皮病早期皮损组织病理。表皮变薄，真皮全层胶原增生，排列致密，血管及附属器周围可见炎症细胞成团块状浸润（HE 染色 ×4）

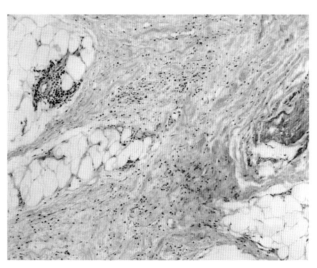

图Ⅲ-50 系统性硬皮病早期皮损组织病理。真皮深层、皮下脂肪间隔以及血管周围大量炎症细胞浸润（HE 染色 ×20）

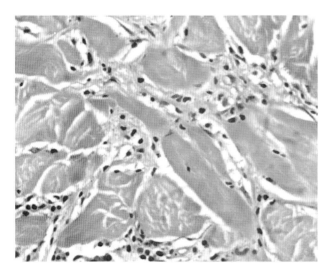

图Ⅲ-51 系统性硬皮病早期皮损组织病理。真皮胶原束间和血管周围较多炎症细胞浸润（HE 染色 ×40）

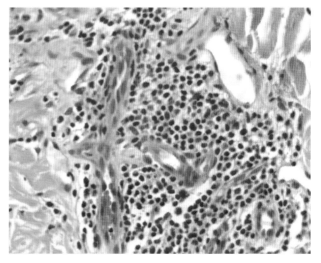

图Ⅲ-52 系统性硬皮病早期皮损组织病理。真皮血管周围炎症细胞呈团块状浸润（HE 染色 ×40）

四、病例皮损图片汇集

病例 1

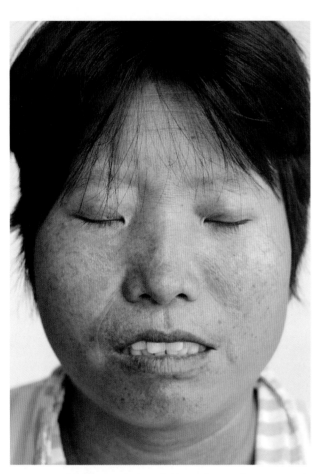

图Ⅲ-53 弥漫型 SSc 患者，病情进展期，面部黝黑，肿胀硬化，皮肤异色症样改变

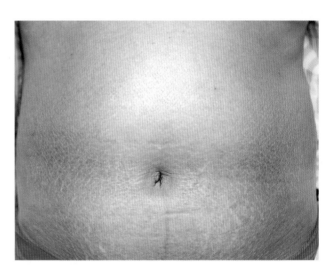

图Ⅲ-54 图Ⅲ-53 同一患者，腹部弥漫性肿胀硬化，色素沉着

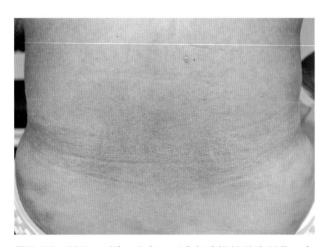

图Ⅲ-55 图Ⅲ-53 同一患者，下背部弥漫性肿胀硬化，色素沉着

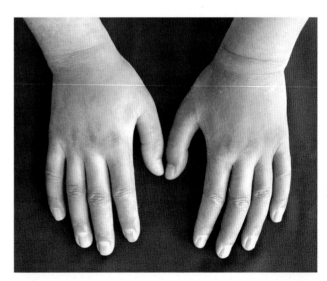

图Ⅲ-56 图Ⅲ-53 同一患者，双手腕、手背、手指肿胀硬化显著，色素沉着

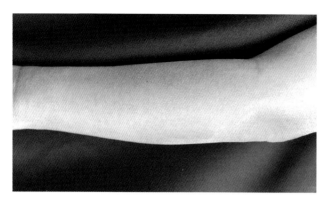

图Ⅲ-57   图Ⅲ-53同一患者，左前臂伸侧硬化皮损，色素沉着

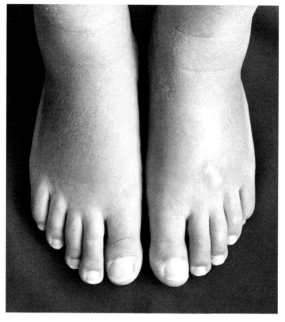

图Ⅲ-58   图Ⅲ-53同一患者，双足背、足趾肿胀硬化明显

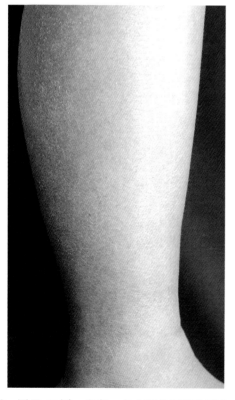

图Ⅲ-59   图Ⅲ-53同一患者，右小腿外侧皮肤硬化，色素沉着

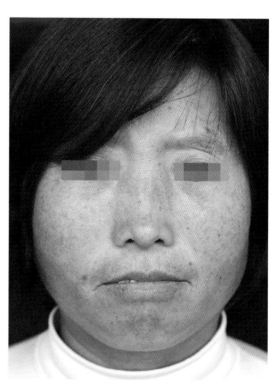

图Ⅲ-60   图Ⅲ-53同一患者，经治疗后面部肿胀硬化消失，色素沉着也明显消退，面部尚有皮肤异色症样改变

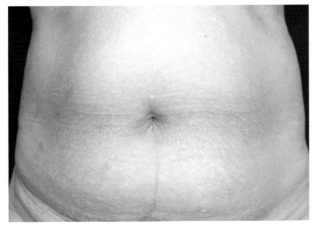

图Ⅲ-61　图Ⅲ-53同一患者，经治疗后腹部肿胀硬化消失，色素沉着也基本消失

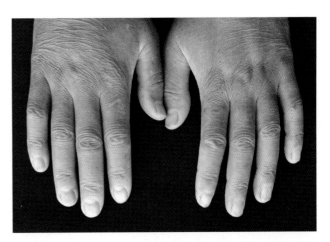

图Ⅲ-62　图Ⅲ-53同一患者，经治疗后双手背、手指肿胀硬化消失，色素沉着也明显减轻

病例2

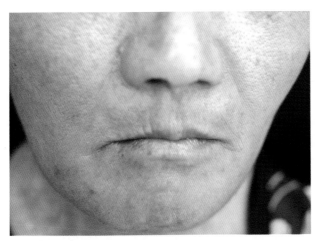

图Ⅲ-63　SSc患者，面部轻度硬化，色素沉着，左颧和下唇见毛细血管扩张。口唇轻度萎缩变薄，上唇见放射状条纹

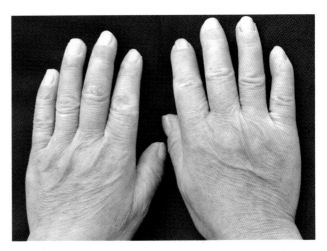

图Ⅲ-64　图Ⅲ-63同一患者，双手指肿胀，轻度硬化，手指中、末节手指背有红斑

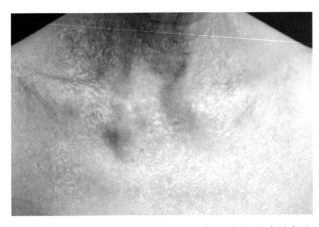

图Ⅲ-65　图Ⅲ-63同一患者，颈前下部和胸前皮肤异色症样皮损，色素减退和色素沉着明显

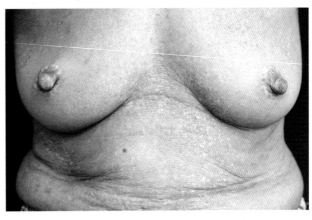

图Ⅲ-66　图Ⅲ-63同一患者，胸腹部皮肤异色症样皮损，盐（毛囊周围色素减退）和胡椒（毛囊处色素沉着）征明显

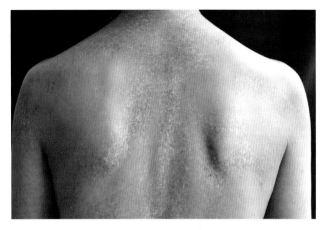

图Ⅲ-67 图Ⅲ-63同一患者，上背部皮肤异色症样皮损，盐和胡椒征明显

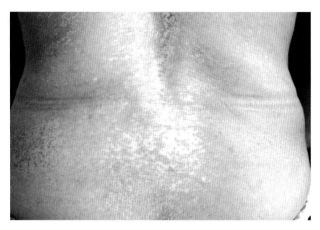

图Ⅲ-68 图Ⅲ-63同一患者，下背部皮肤异色症样皮损，盐和胡椒征明显

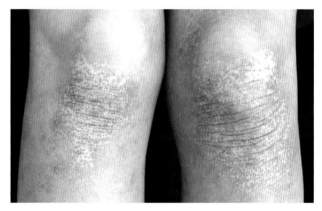

图Ⅲ-69 图Ⅲ-63同一患者，双膝部皮肤异色症样皮损，盐和胡椒征明显

病例 3

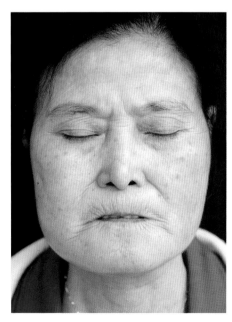

图Ⅲ-70 SSc患者，面部毛细血管扩张，口唇萎缩，唇周放射状条纹

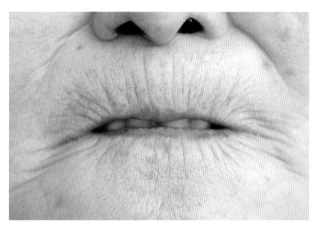

图Ⅲ-71 图Ⅲ-70同一患者放大图片，口唇萎缩，唇周放射状条纹

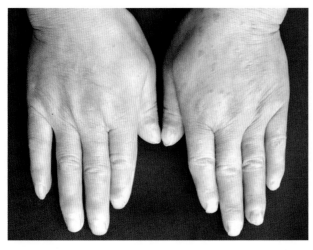

图Ⅲ-72 图Ⅲ-70 同一患者，双手指肿胀、硬化，末节手指缩短

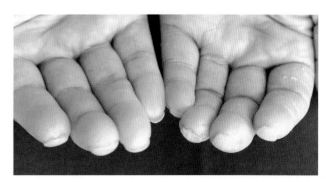

图Ⅲ-73 图Ⅲ-70 同一患者，双手末节缩短，指尖有凹陷性瘢痕

病例 4

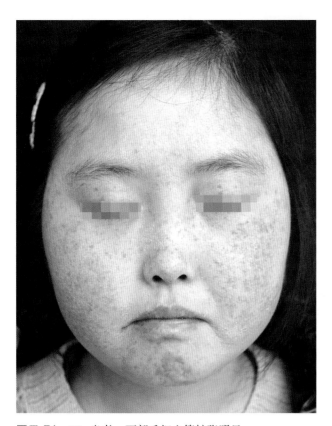

图Ⅲ-74 SSc 患者，面部毛细血管扩张明显

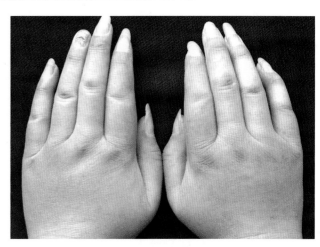

图Ⅲ-75 图Ⅲ-74 同一患者，双手指、手背肿胀明显。正在发生雷诺现象，手指不同区域分别有变白、变紫和变红现象

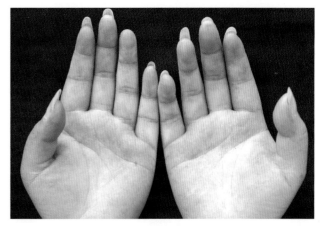

图Ⅲ-76 图Ⅲ-74 同一患者，指尖有凹陷性瘢痕。手指变白、变紫和变红

病例 5

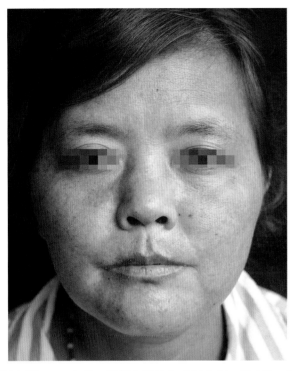

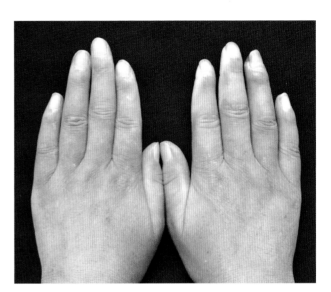

图Ⅲ-78 图Ⅲ-77同一患者，手指仍有硬化，右无名指末端干性坏疽

图Ⅲ-77 SSc患者，面部弥漫性色素沉着斑。鼻旁沟、下唇和下颏色素减退斑系该病皮肤异色症样皮损的部分表现

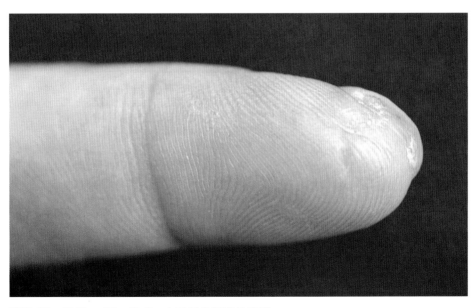

图Ⅲ-79 图Ⅲ-77同一患者，左示指尖凹陷性瘢痕

病例 6

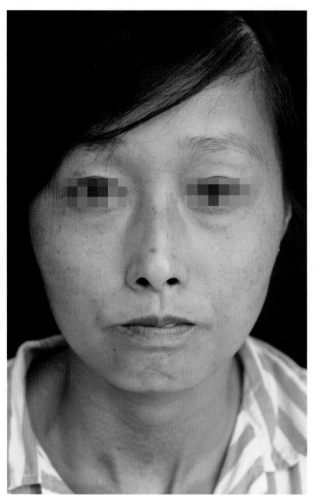

图Ⅲ-80　SSc 患者，面部色素沉着，鼻如削，口唇变薄，口周放射条纹

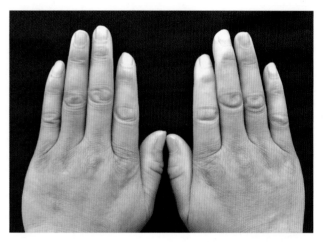

图Ⅲ-81　图Ⅲ-80 同一患者，双手指肿胀，手指远端变白、变紫，正在发生雷诺现象。该患者的另一特点是掌指关节、指间关节伸面皮肤增厚，苔藓化，呈 Gottron 征样改变。患者无肌炎表现，可能重叠了部分无肌病皮肌炎的表现

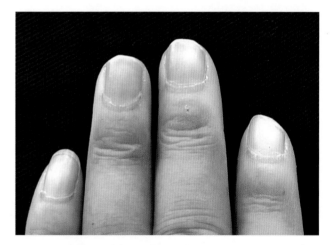

图Ⅲ-82　图Ⅲ-80 同一患者，手指甲小皮增生，甲皱襞有瘀点

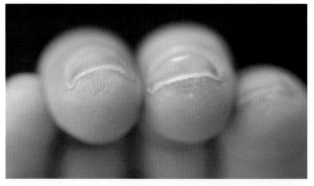

图Ⅲ-83　图Ⅲ-80 同一患者，右手多个手指指尖有凹陷性瘢痕

病例 7

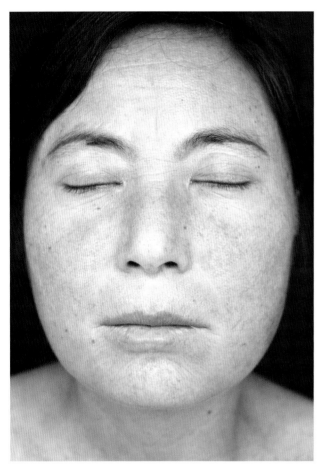

图Ⅲ-84　SSc 患者，面部色素沉着，轻度肿硬，口周有轻度放射条纹

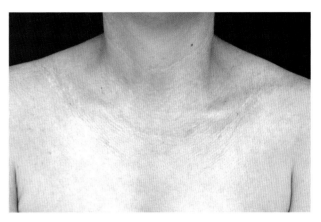

图Ⅲ-85　图Ⅲ-84 同一患者，上胸部皮肤硬化，蜡黄色。颈前、上胸部皮肤异色症样皮损

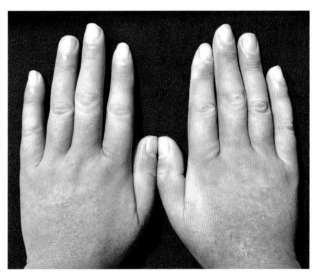

图Ⅲ-86　图Ⅲ-84 同一患者，双手背、手指肿胀硬化明显，色素沉着。双手变白、变紫和变红，正在发生雷诺现象

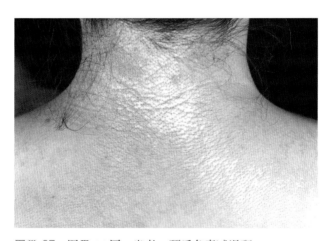

图Ⅲ-87　图Ⅲ-84 同一患者，颈后色素减退斑

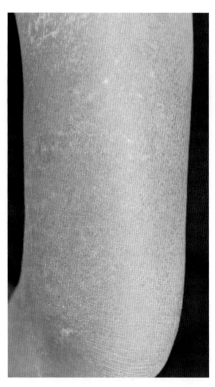

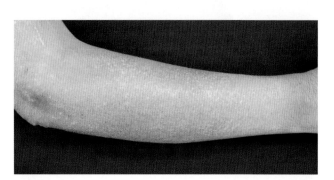

图Ⅲ-89 图Ⅲ-84同一患者，前臂外侧皮肤硬化，色素沉着和减退

图Ⅲ-88 图Ⅲ-84同一患者，上臂外侧皮肤硬化，色素沉着和减退

病例8

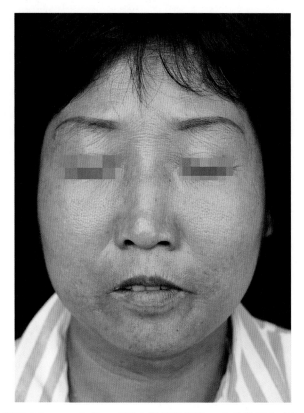

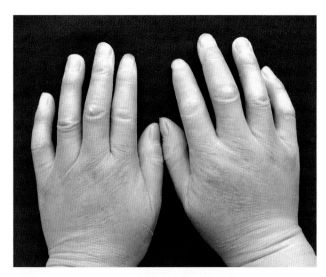

图Ⅲ-90 SSc患者，面部皮肤肿胀硬化，有弥漫性色素沉着和色素减退

图Ⅲ-91 图Ⅲ-90同一患者，双手背、指背肿胀硬化

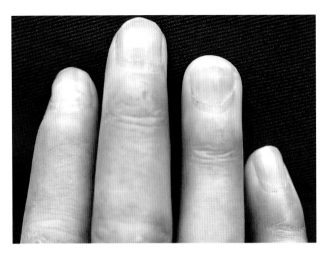

图Ⅲ-92　图Ⅲ-90 同一患者，甲小皮增生，甲周瘀点

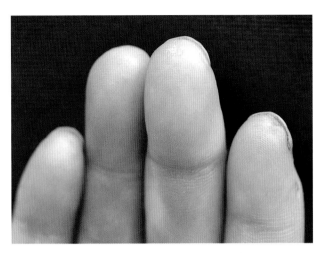

图Ⅲ-93　图Ⅲ-90 同一患者，指尖有凹陷性瘢痕

病例 9

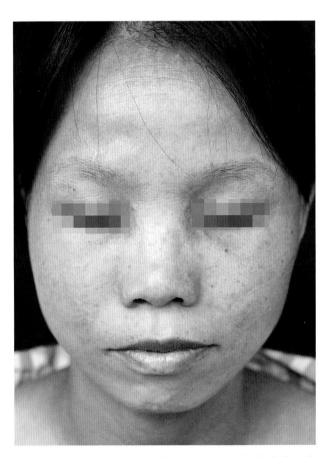

图Ⅲ-94　SSc 患者，面部皮肤肿胀硬化，弥漫性色素沉着和减退交互存在

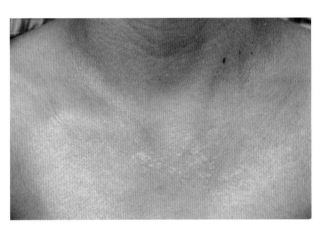

图Ⅲ-95　图Ⅲ-94 同一患者，上胸部皮肤肿胀，轻度硬化，有弥漫性色素沉着，其间有色素减退斑片

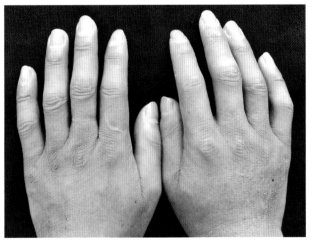

图Ⅲ-96　图Ⅲ-94 同一患者，双手背、指背皮肤硬化，弥漫性色素沉着

病例 10

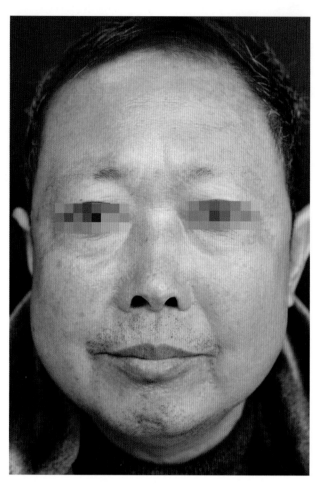

图Ⅲ-97　SSc 患者，面部轻度肿胀硬化，色素沉着

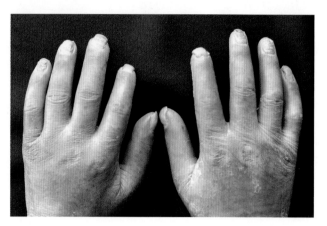

图Ⅲ-98　图Ⅲ-97 同一患者，双手背、手指皮肤肿胀、硬化。手部正在发生雷诺现象，发绀相明显，部分区域变白、变红

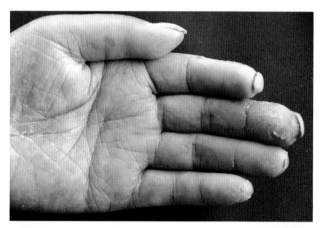

图Ⅲ-99　图Ⅲ-97 同一患者，左手发绀，多个手指末端明显缩短

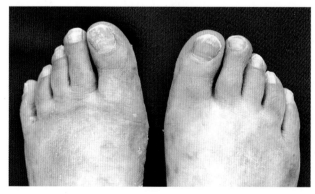

图Ⅲ-100　图Ⅲ-97 同一患者，双足趾雷诺现象发作，紫发绀相明显

病例 11

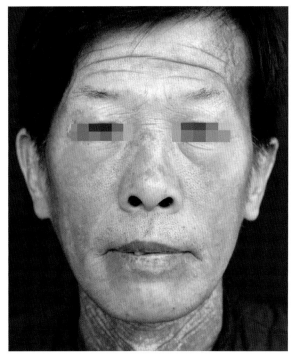

图Ⅲ-101　SSc 患者，面颈部弥漫性皮肤异色症样皮损，有的区域色素沉着明显，有的区域色素减退显著，其间可见毛细血管扩张和萎缩

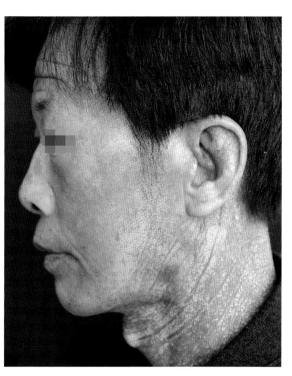

图Ⅲ-102　图Ⅲ-101 同一患者左侧面颈部图片。毛囊部色素沉着，毛囊周围色素减退

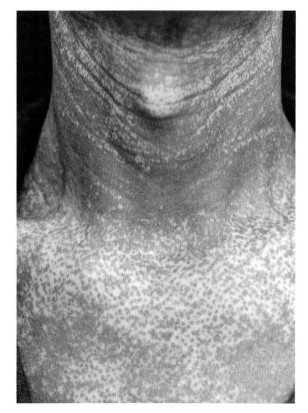

图Ⅲ-103　图Ⅲ-101 同一患者，颈前和上胸部皮损，典型的盐和胡椒征

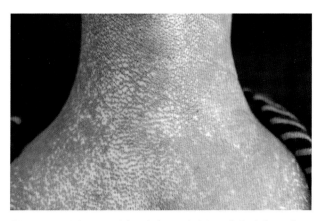

图Ⅲ-104　图Ⅲ-101 同一患者，颈后和上背部皮损，典型的盐和胡椒征

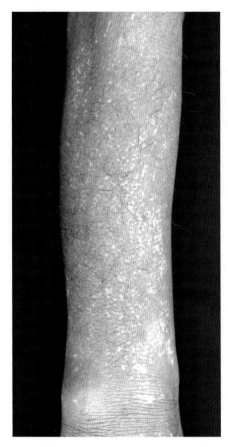

图Ⅲ-105　图Ⅲ-101同一患者，右前臂伸侧皮损，典型的盐和胡椒征

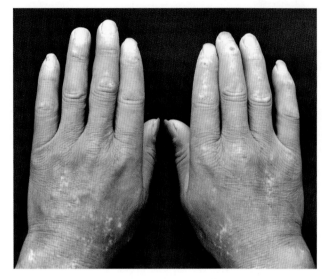

图Ⅲ-106　图Ⅲ-101同一患者，双手背、指背皮肤轻度增厚，色素沉着，部分区域色素减退

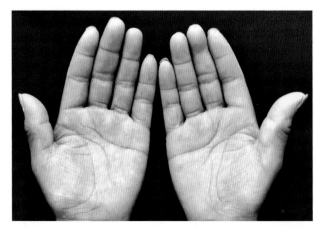

图Ⅲ-107　Ⅲ-101同一患者，双手掌、手指腹表现，轻度发绀

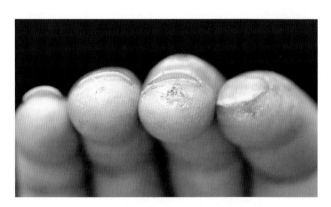

图Ⅲ-108　图Ⅲ-101同一患者，指尖凹陷性瘢痕

病例 12

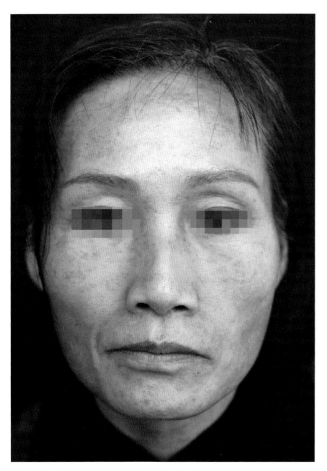

图Ⅲ-109　SSc 患者，面部弥漫性色素沉着和色素减退斑

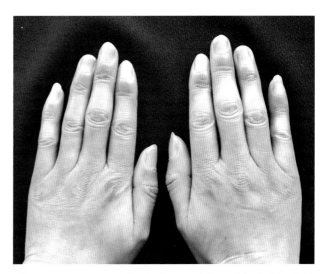

图Ⅲ-110　图Ⅲ-109 同一患者，双手背、手指皮肤轻度肿胀，增厚，雷诺现象发作，皮肤有变白和发绀

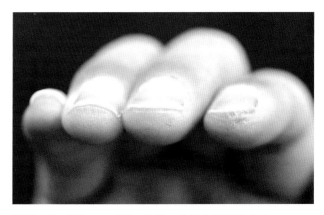

图Ⅲ-111　图Ⅲ-109 同一患者，手指尖凹陷性瘢痕

病例 13

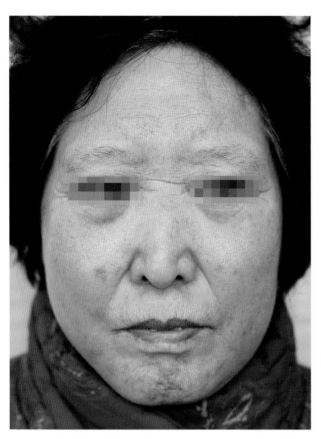

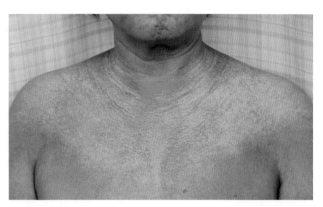

图Ⅲ-113　图Ⅲ-112 同一患者，颈前下方、上胸部以色素减退为主的皮肤异色症样改变

图Ⅲ-112　SSc 患者，面部皮肤弥漫性色素沉着、色素减退、小片状毛细血管扩张和萎缩同时存在，呈皮肤异色症样改变

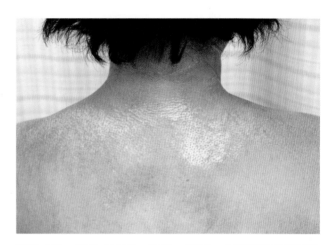

图Ⅲ-114　图Ⅲ-112 同一患者，颈后、上背部以色素减退为主的皮肤异色症样改变，盐和胡椒征明显

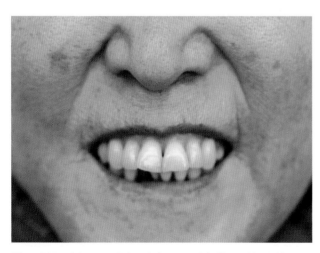

图Ⅲ-115　图Ⅲ-112 同一患者，口唇变薄，牙龈退缩，面部片状毛细血管扩张

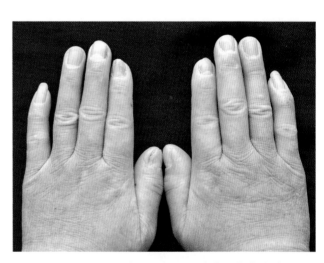

图Ⅲ-116　图Ⅲ-112 同一患者，双手背、指背皮肤肿胀、增厚，色素沉着

病例 14

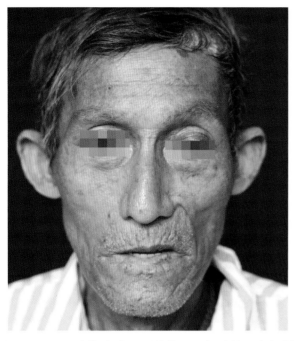

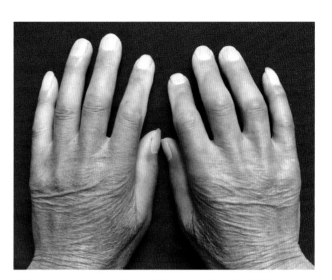

图Ⅲ-118　图Ⅲ-117同一患者，双手背、手指皮肤色素沉着、萎缩

图Ⅲ-117　SSc晚期患者，面具貌，面部黝黑，鼻如削，口唇薄有放射纹，面部较多小片状毛细血管扩张

病例 15

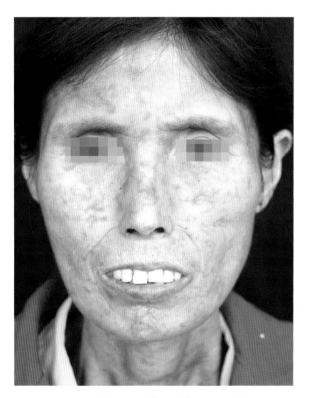

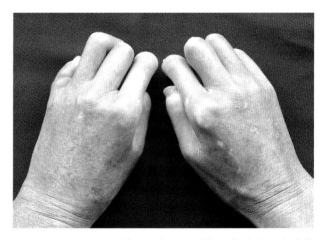

图Ⅲ-120　图Ⅲ-119同一患者，双手指屈曲畸形，皮肤色素沉着

图Ⅲ-119　SSc患者，面具貌，皮色黝黑，鼻如削，口唇薄有放射纹，面部毛细血管扩张明显

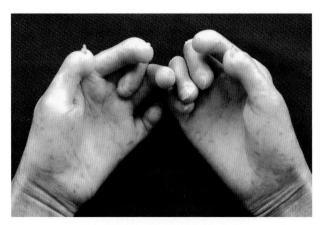

图Ⅲ-121　图Ⅲ-119同一患者，双手屈侧面图片，手指屈曲畸形明显。手指末节缩短，手掌毛细血管扩张

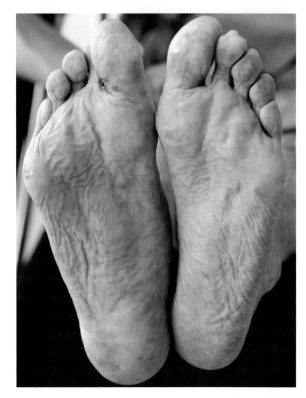

图Ⅲ-122　图Ⅲ-119同一患者，双跖及趾腹萎缩、发绀

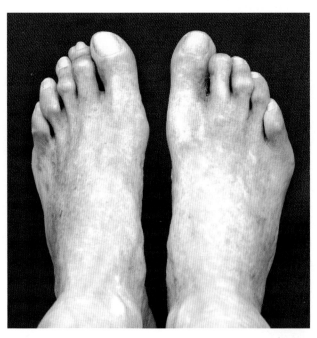

图Ⅲ-123　图Ⅲ-119同一患者，双足趾屈曲畸形，皮肤色素沉着

病例 16

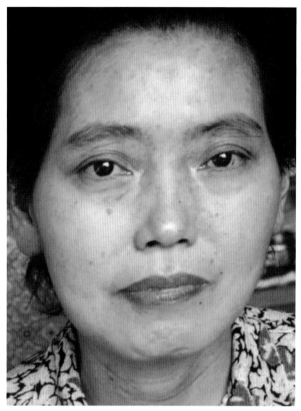

图Ⅲ-124　局限皮肤型 SSc 合并原发性胆汁性肝硬化，巩膜及皮肤均黄染，面部毛细血管扩张

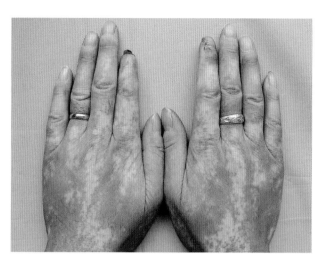

图Ⅲ-125　图Ⅲ-124 同一患者，指背硬化，左示指末节缺血性溃疡，指骨吸收，手指缩短，手背、指背皮肤异色症样改变

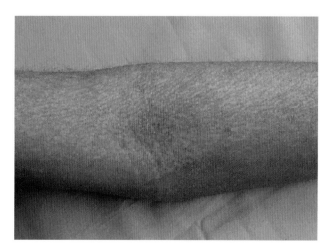

图Ⅲ-126　图Ⅲ-124 同一患者，上肢皮肤异色症样皮损

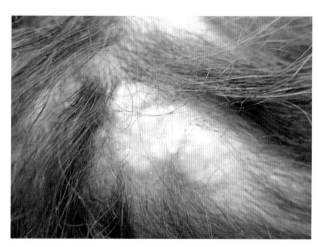

图Ⅲ-127　图Ⅲ-124 同一患者，头皮多发黄色结节，质地硬，为钙质沉积，局部毛发脱落

病例 17

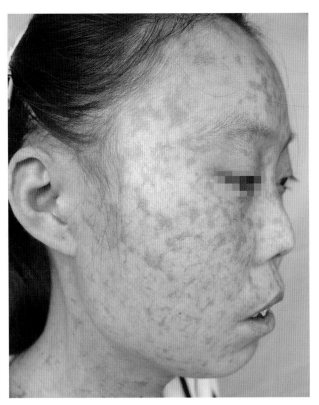

图Ⅲ-128 局限皮肤型 SSc，面部毛细血管扩张呈点、片状

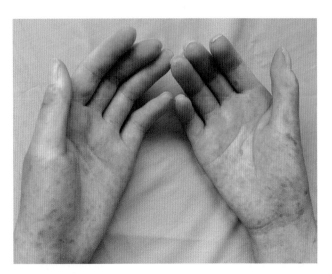

图Ⅲ-129 图Ⅲ-128 同一患者，手掌、指腹小片状毛细血管扩张

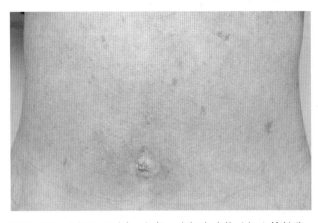

图Ⅲ-130 图Ⅲ-128 同一患者，腹部小片状毛细血管扩张

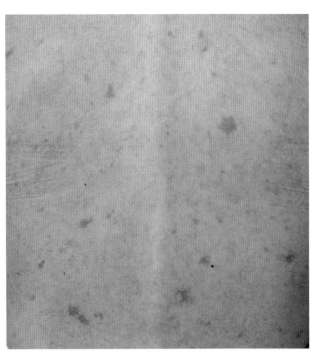

图Ⅲ-131 图Ⅲ-128 同一患者，背部小片状毛细血管扩张

病例 18

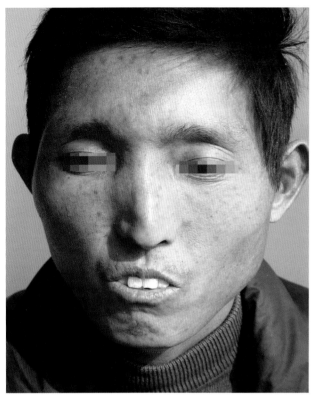

图Ⅲ-132　SSc 患者面具脸，面部缺乏表情。眼睑轻度外翻，鼻背如削，鼻翼萎缩，口唇变薄，唇周放射状条纹，面部黝黑，毛细血管扩张呈小片状

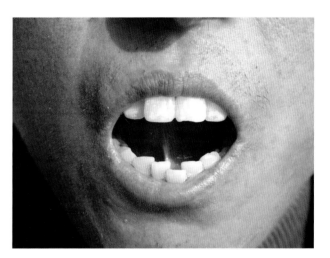

图Ⅲ-133　图Ⅲ-132同一患者，舌系带挛缩

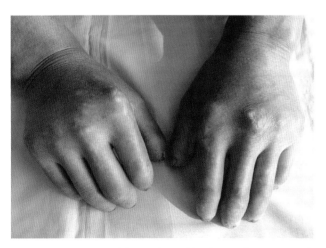

图Ⅲ-134　图Ⅲ-132同一患者，手部关节屈曲畸形，皮肤色素沉着

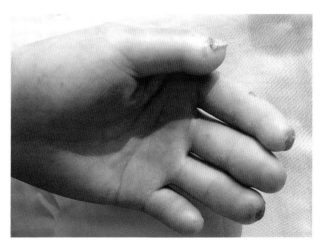

图Ⅲ-135　图Ⅲ-132同一患者，左手指末节普遍缩短，系长期缺血导致指骨吸收引起

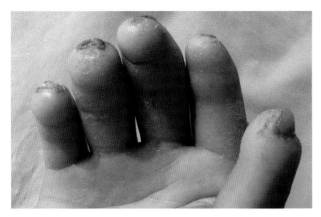

图Ⅲ-136　图Ⅲ-132 同一患者，右手指末节普遍缩短

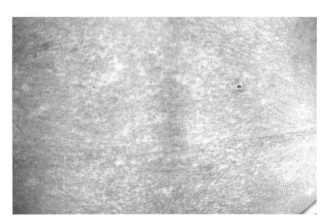

图Ⅲ-137　图Ⅲ-132 同一患者，下背部皮肤异色症样皮损

病例 19

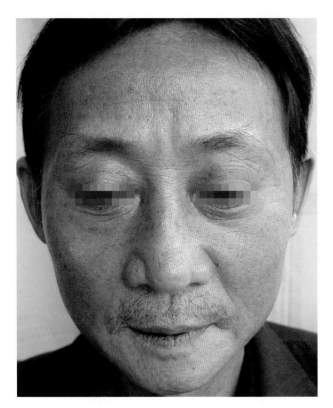

图Ⅲ-138　SSc 患者，面部色素沉着，毛细血管扩张

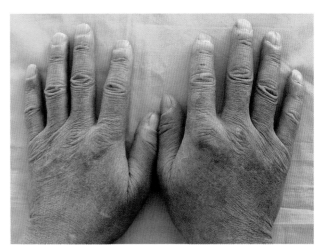

图Ⅲ-139　图Ⅲ-138 同一患者，手背、指背色素沉着，指背轻度硬化

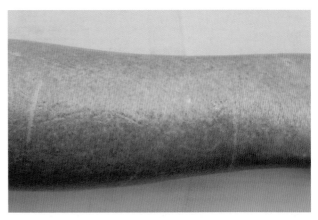

图Ⅲ-140　图Ⅲ-138 同一患者，前臂皮肤轻度硬化，皮肤异色症样皮损

病例 20

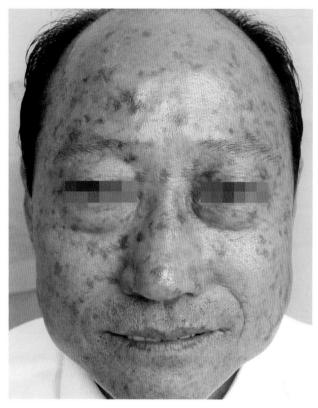

图Ⅲ-141 局限皮肤型 SSc，面部点、片状毛细血管扩张

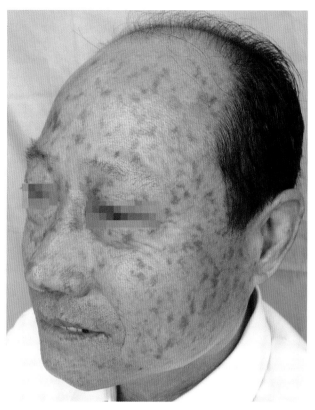

图Ⅲ-142 图Ⅲ-141 同一患者，局限皮肤型 SSc，面部点、片状毛细血管扩张

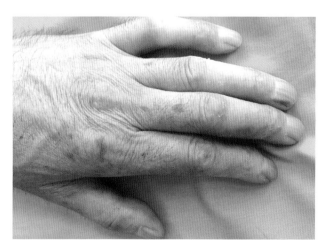

图Ⅲ-143 图Ⅲ-141 同一患者，手背毛细血管扩张

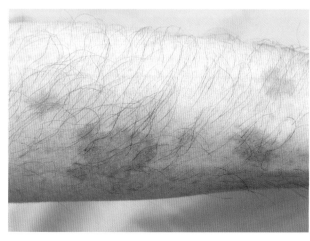

图Ⅲ-144 图Ⅲ-141 同一患者，前臂大片状毛细血管扩张

病例 21

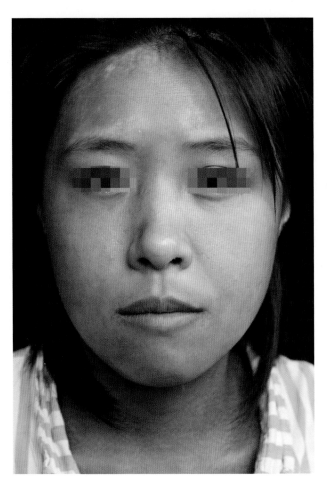

图Ⅲ-145　弥漫型 SSc 患者，病情进展期，面部皮肤色素沉着，肿胀硬化

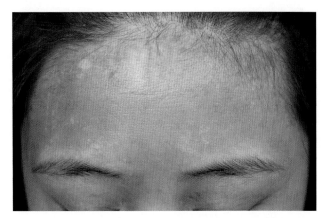

图Ⅲ-146　图Ⅲ-145 同一患者，前额部皮肤异色症样皮损

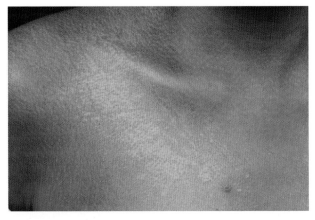

图Ⅲ-147　图Ⅲ-145 同一患者，右前胸及肩部皮肤硬化，皮肤异色症样皮损

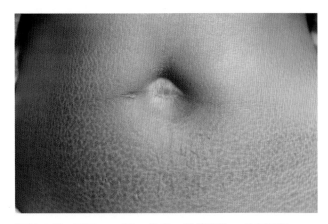

图Ⅲ-148　图Ⅲ-145 同一患者，腹部硬化，色素沉着

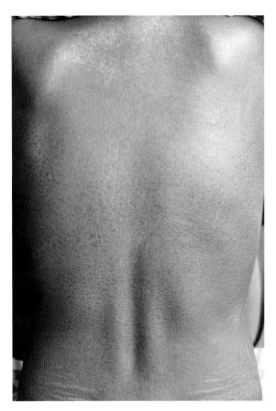

图Ⅲ-149 图Ⅲ-145 同一患者，背部硬化，色素沉着

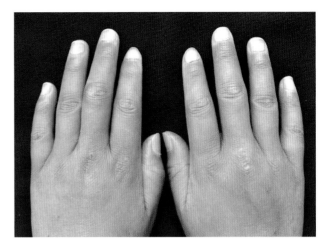

图Ⅲ-150 图Ⅲ-145 同一患者，双手背、手指皮肤硬化，色素沉着

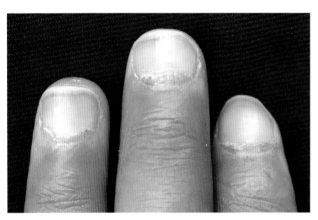

图Ⅲ-151 图Ⅲ-145 同一患者，手指甲小皮增生、甲皱襞瘀点

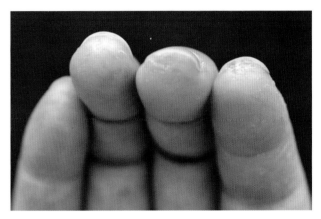

图Ⅲ-152 图Ⅲ-145 同一患者，指尖可见凹陷性瘢痕

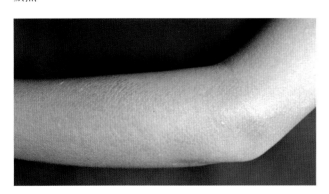

图Ⅲ-153 图Ⅲ-145 同一患者，左前臂伸侧皮肤硬化，色素沉着

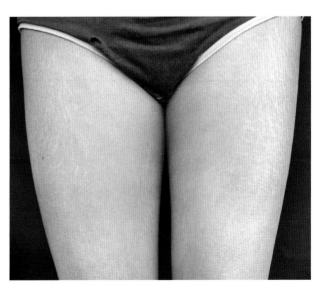

图Ⅲ-154 图Ⅲ-145 同一患者，双股部皮肤增厚，色素沉着

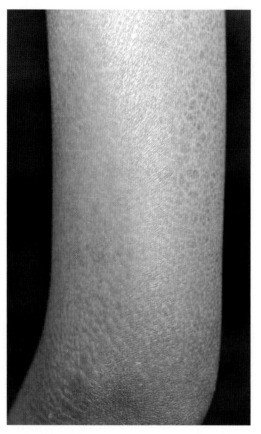

图Ⅲ-155　图Ⅲ-145 同一患者，左上臂伸侧皮肤硬化，色素沉着

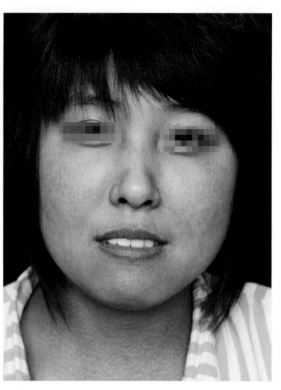

图Ⅲ-156　图Ⅲ-145 同一患者，面部皮损经过糖皮质激素和环磷酰胺治疗后皮肤变软，色素沉着减轻

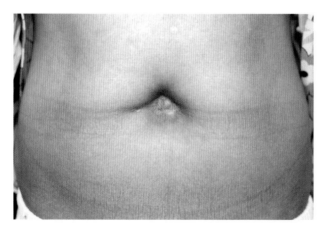

图Ⅲ-157　图Ⅲ-145 同一患者，腹部皮损经过糖皮质激素和环磷酰胺治疗后皮肤变软，色素沉着减轻

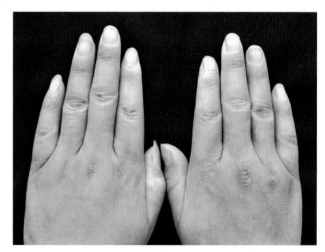

图Ⅲ-158　图Ⅲ-145 同一患者，手部皮损经过糖皮质激素和环磷酰胺治疗后皮肤变软，色素沉着减轻，皮肤异色症样皮损基本消失

病例 22

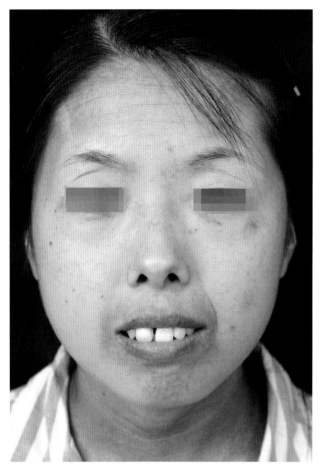

图Ⅲ-159 SSc患者，面部皮肤异色症样皮损

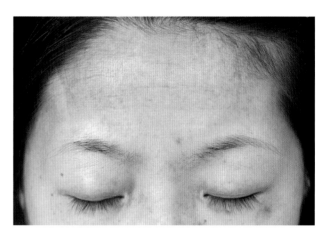

图Ⅲ-160 图Ⅲ-159同一患者，前额皮肤异色症样皮损

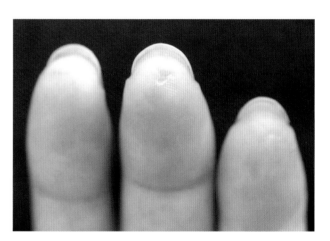

图Ⅲ-161 图Ⅲ-159同一患者，指尖有凹陷性瘢痕

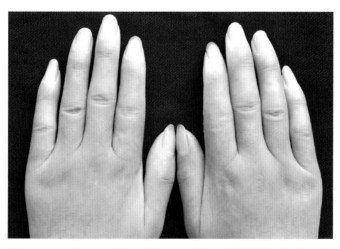

图Ⅲ-162 图Ⅲ-159同一患者，双手背、指背肿胀，轻度硬化

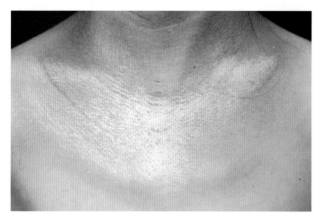

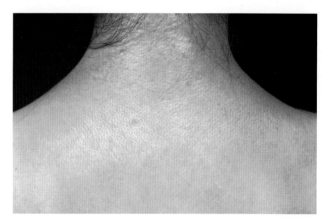

图Ⅲ-163 图Ⅲ-159同一患者，胸前以色素减退为主的皮肤异色症样皮损

图Ⅲ-164 图Ⅲ-159同一患者，上背部以色素减退为主的皮肤异色症样皮损

病例 23

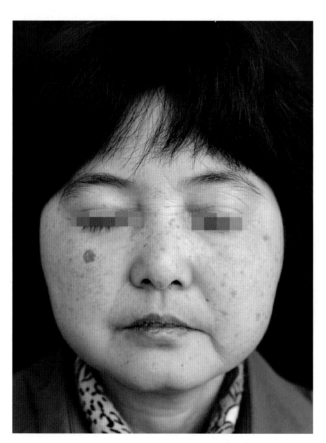

图Ⅲ-165 SSc患者，面部小片状毛细血管扩张

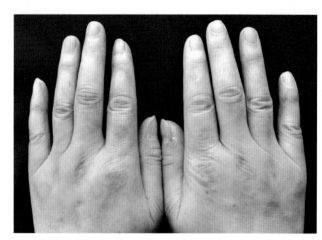

图Ⅲ-166 图Ⅲ-165同一患者，双手背、手指肿胀，轻度硬化

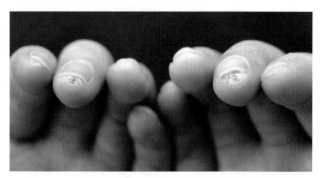

图Ⅲ-167 图Ⅲ-165同一患者，双手指尖凹陷性瘢痕，双手中指尖凹陷明显

病例 24

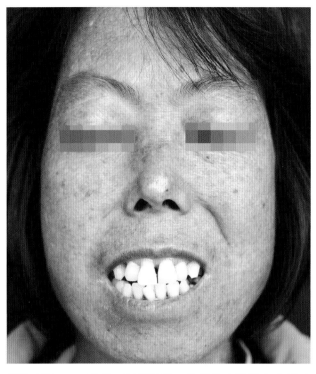

图Ⅲ-168 SSc 患者，面部黝黑，弥漫性皮肤异色症样改变，点片状毛细血管扩张明显，鼻部萎缩，口唇变薄，牙龈退缩

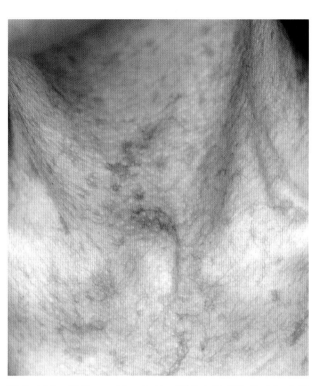

图Ⅲ-169 图Ⅲ-168 同一患者，颈前上胸部片状毛细血管扩张

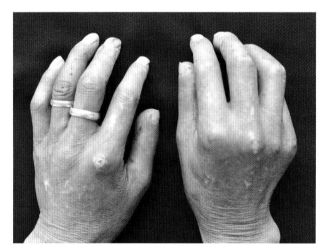

图Ⅲ-170 图Ⅲ-168 同一患者，双手皮肤色素沉着，关节屈曲畸形，掌指关节伸侧溃疡已愈合。双拇指末节缩短

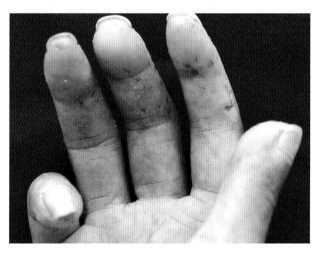

图Ⅲ-171 图Ⅲ-168 同一患者，右手指尖等处凹陷性瘢痕，右无名指末节处于雷诺现象发绀相

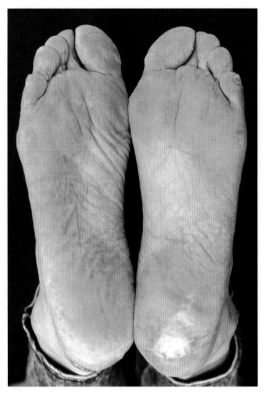

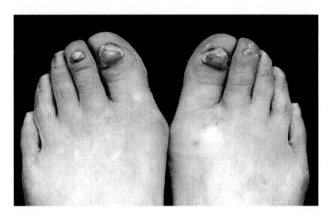

图Ⅲ-173　图Ⅲ-168同一患者，双足趾背处于雷诺现象的发绀相

图Ⅲ-172　图Ⅲ-168同一患者，双足跖、趾腹处于雷诺现象的发绀相

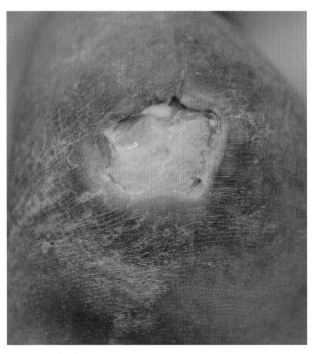

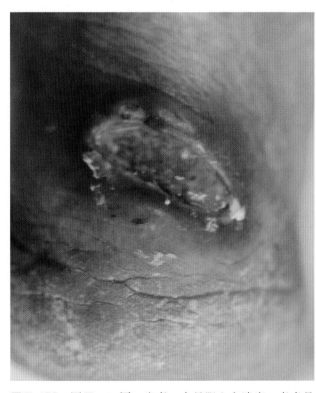

图Ⅲ-174　图Ⅲ-168同一患者，左足跟内侧溃疡，考虑是由缺血坏死引起的

图Ⅲ-175　图Ⅲ-168同一患者，右足跟上方溃疡，考虑是由缺血坏死引起的

病例 25

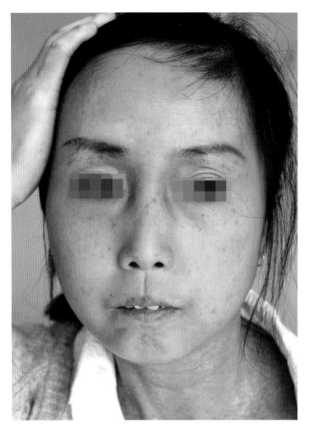

图Ⅲ-176　SSc 患者，面颈部色素沉着，小片状毛细血管扩张，口唇轻度放射状条纹。面颈部皮肤异色症样改变，前额、颈部色素减退明显

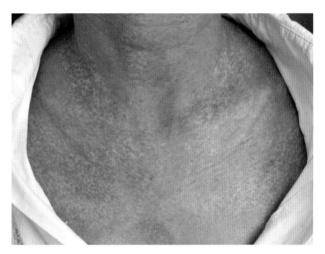

图Ⅲ-177　图Ⅲ-176 同一患者，颈前下部和上胸部皮肤异色症样皮损

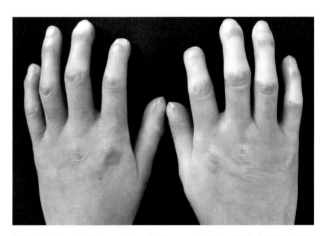

图Ⅲ-178　图Ⅲ-176 同一患者，双手背、手指皮肤轻度肿胀硬化，指关节屈曲畸形，掌指关节和近端指尖关节伸侧有点状凹陷性瘢痕，手指处于雷诺现象变白相

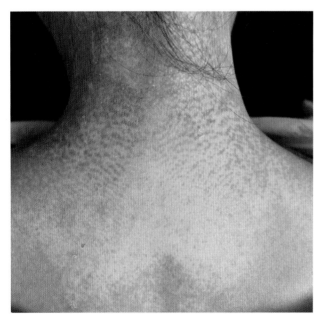

图Ⅲ-179　图Ⅲ-176 同一患者，颈后部和上背部皮肤异色症样皮损，色素减退明显，融合成片

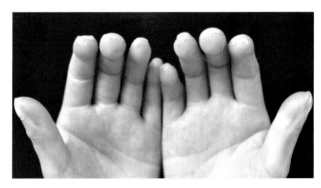

图Ⅲ-180　图Ⅲ-176 同一患者，双手指关节屈曲畸形，指尖有点状凹陷性瘢痕

病例 26

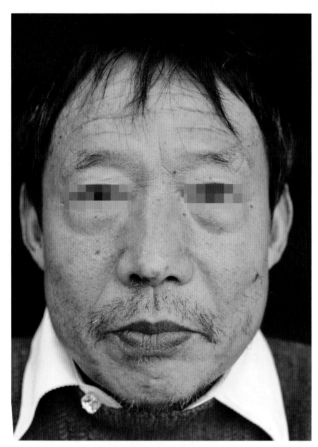

图Ⅲ-181　SSc 患者，面部轻度皮肤异色症样改变，鼻部
有小片状毛细血管扩张

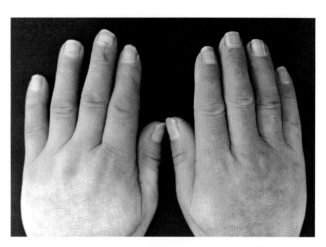

图Ⅲ-182　图Ⅲ-181 同一患者，双手背、手指肿胀，手指
硬化，处于雷诺现象发绀相

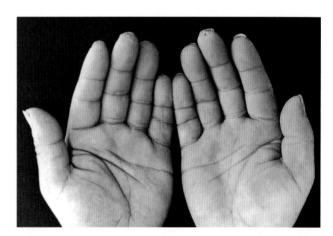

图Ⅲ-183　图Ⅲ-181 同一患者，双手指指尖凹陷性瘢痕，
处于雷诺现象发绀相

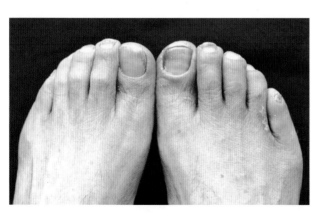

图Ⅲ-184　图Ⅲ-181 同一患者，双足趾处于雷诺现象紫发
绀相

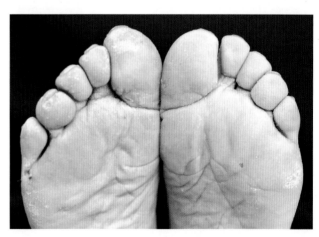

图Ⅲ-185　图Ⅲ-181 同一患者，双足跖前部、趾腹处于雷
诺现象发绀相。右第四趾尖有凹陷性瘢痕

病例 27

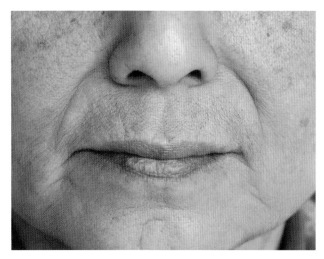

图Ⅲ-186 该患者患有局限皮肤型 SSc 25 年，有雷诺现象，抗着丝点抗体阳性，因在疾病早期即诊断，采取长期小剂量糖皮质激素和温阳活血中药治疗，面部仅见轻度皮肤异色症样改变，可见小片状毛细血管扩张，上唇少许放射状条纹。双肺间质轻度纤维化，肺功能检查和心脏超声检查基本正常，肺 CO 弥散功能和肺动脉压均处于正常范围

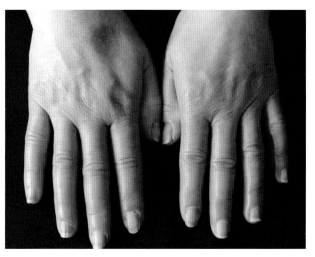

图Ⅲ-187 图Ⅲ-186 同一患者，双手指轻度肿胀，色素沉着

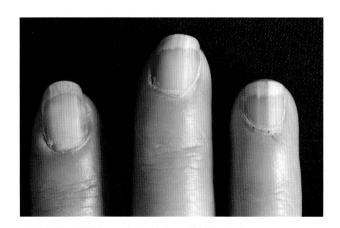

图Ⅲ-188 图Ⅲ-186 同一患者，甲皱襞有瘀点

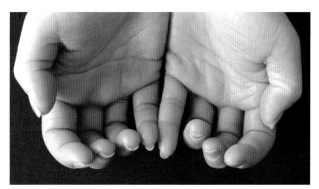

图Ⅲ-189 图Ⅲ-186 同一患者，由于治疗及时，定期随访，虽经 25 年，手指腹饱满，基本没有凹陷性瘢痕

病例 28

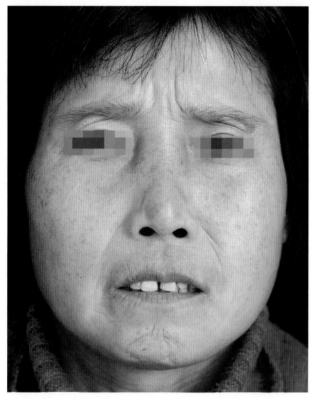

图Ⅲ-190 SSc 患者，面部色素沉着，点片状毛细血管扩张，口唇周围放射状条纹

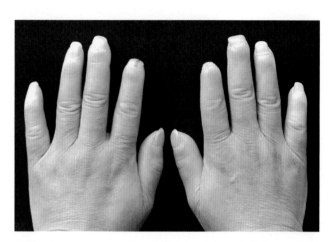

图Ⅲ-191 图Ⅲ-190 同一患者，双手指肿胀硬化，末节手指缩短

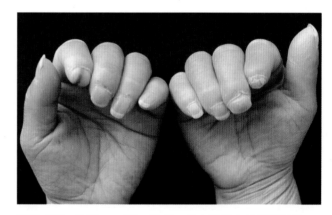

图Ⅲ-192 图Ⅲ-190 同一患者，多个手指末节缩短明显

病例 29

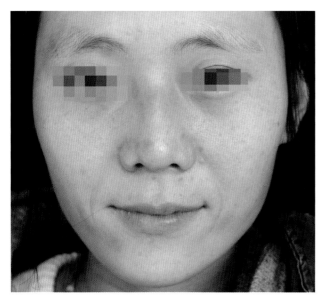

图Ⅲ-193　SSc 患者，面部点片状毛细血管扩张

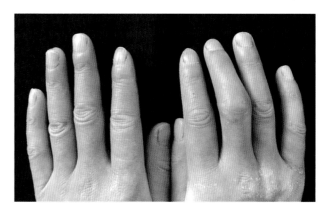

图Ⅲ-194　图Ⅲ-193 同一患者双手指轻度肿胀硬化，右手第三指近端指间关节屈曲畸形

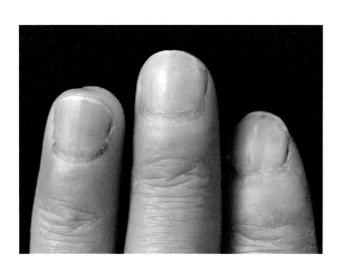

图Ⅲ-195　图Ⅲ-193 同一患者，手指甲皱襞瘀点

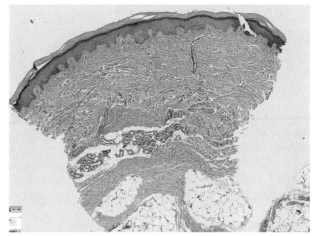

图Ⅲ-196　图Ⅲ-193 同一患者皮损组织病理。表皮角化，真皮全层胶原增生，排列致密，血管及附属器周围可见炎症细胞浸润（HE 染色 ×4）

病例 30

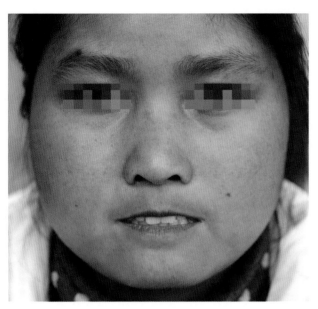

图Ⅲ-197 SSc患者，面部黝黑，口唇变薄。有小片状毛细血管扩张

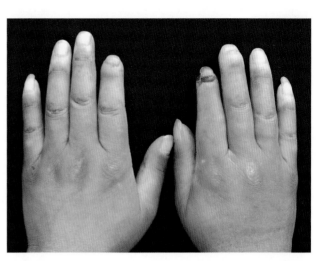

图Ⅲ-198 图Ⅲ-197同一患者，双手背、指背肿胀硬化。雷诺现象发作，指尖变白，正处于雷诺现象变白相。右示指末节因雷诺现象导致的缺血发生干性坏疽变黑

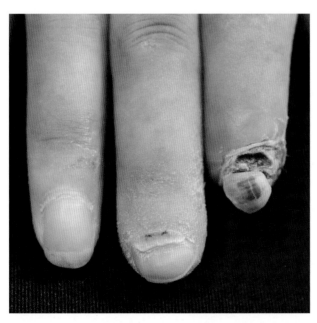

图Ⅲ-199 图Ⅲ-197同一患者，右手示指末节远端干性坏疽变黑，示、中指末节都缩短。指背硬化，中指甲皱襞瘀点

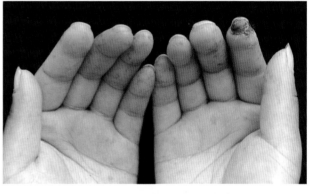

图Ⅲ-200 图Ⅲ-197同一患者，双手指腹除指尖外，指腹其他部位也多发凹陷性瘢痕。手掌可见片状毛细血管扩张

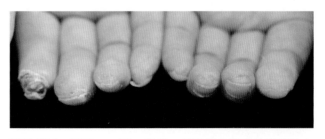

图Ⅲ-201 图Ⅲ-197同一患者，双手指尖凹陷性瘢痕放大图片

病例 31

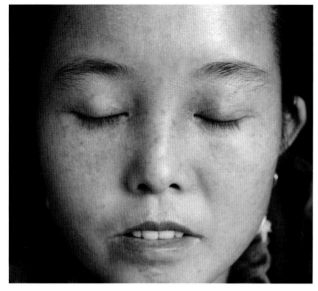

图Ⅲ-202 SSc患者，轻度面具貌，面色黝黑，面部小片状毛细血管扩张，口唇变薄，上唇轻度放射状条纹

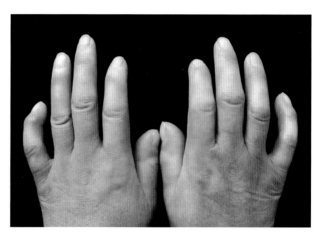

图Ⅲ-203 图Ⅲ-202同一患者手背、手指背肿胀硬化，双小指屈曲畸形。雷诺现象正在发作，部分区域处于变白相

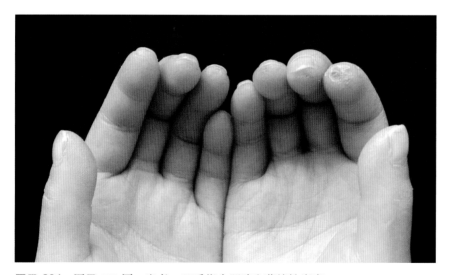

图Ⅲ-204 图Ⅲ-202同一患者，双手指尖凹陷和萎缩性瘢痕

病例 32

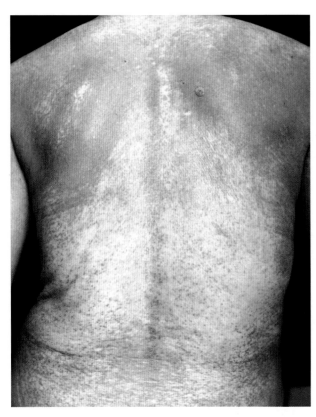

图Ⅲ-205　SSc 患者，背部弥漫性以色素减退为主的皮肤异色症样皮损。中下背部色素减退斑融合成片，背部其他部位皮肤色素沉着

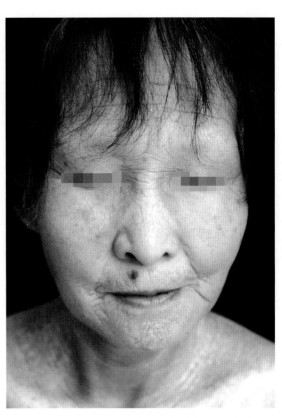

图Ⅲ-206　图Ⅲ-205 同一患者，面部弥漫性以色素减退为主的皮肤异色症样皮损，口唇变薄，有放射状条纹

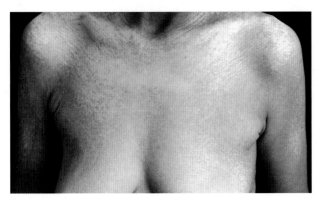

图Ⅲ-207　图Ⅲ-205 同一患者，胸前、乳房和肩部弥漫性以色素减退为主的皮肤异色症样皮损

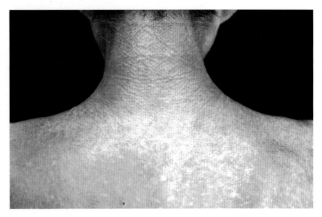

图Ⅲ-208　图Ⅲ-205 同一患者，肩部弥漫性以色素减退为主的皮肤异色症样皮损。皮肌炎患者的披肩征皮损也发生于该部位，但主要是以暗紫红色斑片为主的皮肤异色症样皮损，与此不同

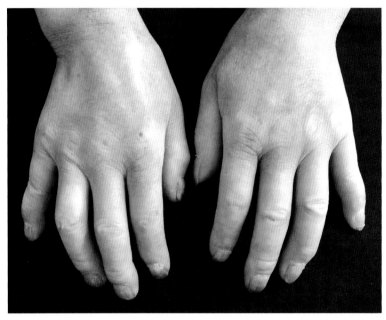

图Ⅲ-209　图Ⅲ-205 同一患者，手背、手指皮肤硬化，手指轻度肿胀，指关节轻度屈曲畸形

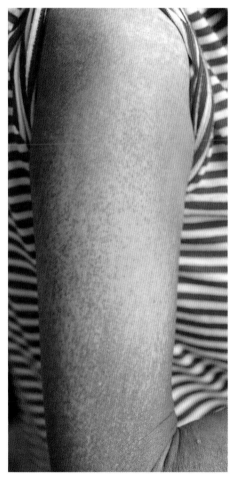

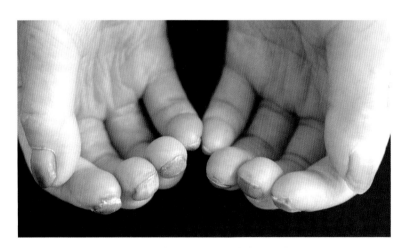

图Ⅲ-210　图Ⅲ-205 同一患者，双手指尖端萎缩性瘢痕

图Ⅲ-211　图Ⅲ-205 同一患者，右上臂外侧弥漫性以色素减退为主的皮肤异色症样皮损

五、甲皱襞毛细血管镜图片

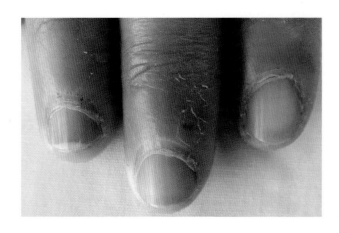

图Ⅲ-212 SSc 患者甲皱襞照片。甲皱襞毛细血管扩张，有瘀点，甲小皮增生

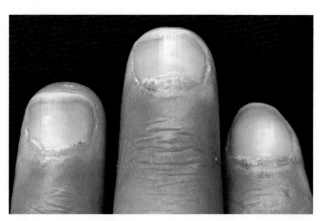

图Ⅲ-213 SSc 患者甲皱襞照片。甲皱襞毛细血管扩张，有瘀点，甲小皮增生

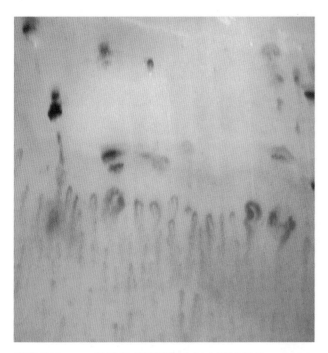

图Ⅲ-214 SSc 早期患者甲皱襞毛细血管镜图片。毛细血管袢轻度增粗，少量异常血管，少量出血点，血管排列正常，无毛细血管缺失

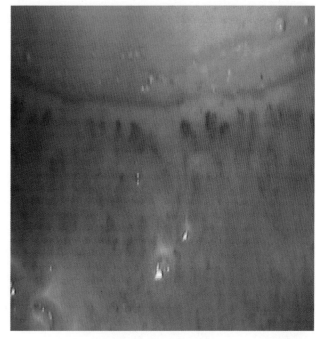

图Ⅲ-215 SSc 患者甲皱襞毛细血管镜图片。毛细血管中度增粗，中等量异常血管，少量出血点，轻度血管结构排列异常，轻度毛细血管缺失

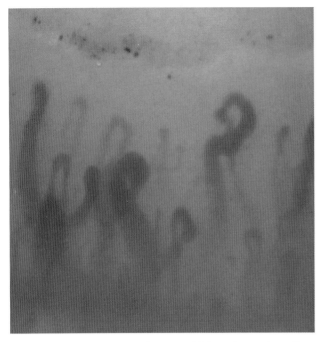

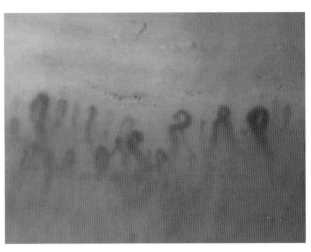

图Ⅲ-217 SSc患者甲皱襞毛细血管镜图片。毛细血管重度增粗，大量异常血管，中度血管结构排列异常，中度毛细血管缺失

图Ⅲ-216 SSc患者甲皱襞毛细血管镜图片。毛细血管重度增粗，中等量异常血管，毛细血管袢迂曲扩张，两侧粗细不一，少量出血点，中度血管结构排列异常，轻度毛细血管缺失

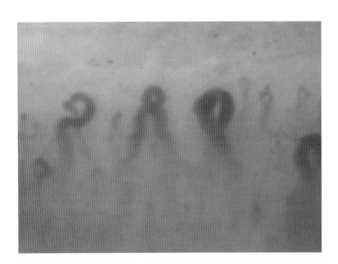

图Ⅲ-218 图3-242同一图片放大后。毛细血管袢迂曲膨大呈袋状

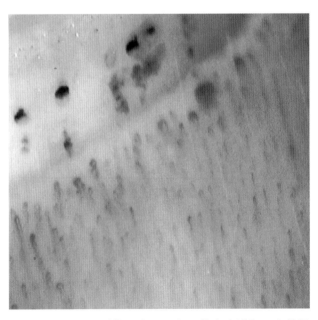

图Ⅲ-219 SSc活动期患者，毛细血管中度增粗，中等量异常血管，大量出血点，轻度血管结构排列异常，轻度毛细血管缺失

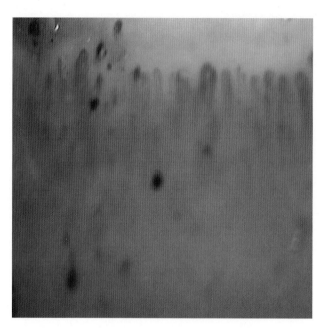

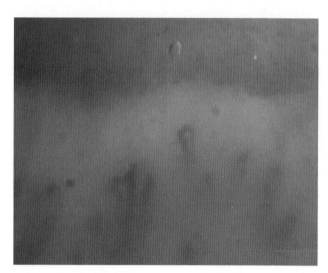

图Ⅲ-220 SSc 活动期患者，毛细血管中度增粗，中等量异常血管，大量出血点，轻度血管结构排列异常，中度毛细血管缺失

图Ⅲ-221 SSc 晚期患者，重度血管结构排列异常，重度毛细血管缺失（50%～70%），有大面积无血管区

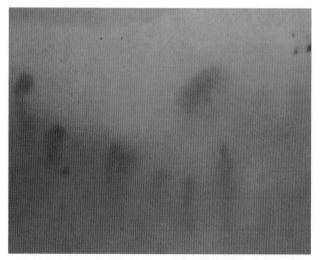

图Ⅲ-222 SSc 晚期患者，重度血管结构排列异常，重度毛细血管缺失（50%～70%），有大面积无血管区

参考文献

1. 王侠生，廖康煌. 杨国亮皮肤病学. 上海: 上海科学技术文献出版社. 2005:540.

2. Steen VD, Oddis CV, Conte CG, et al. Incidence of systemic sclerosis in Allegheny County, Pennsylvania: A twenty-year study of hospital-diagnosed cases, 1963-1982. Arthritis Rheum, 1997, 40; 441.

3. Mayes MD, Liang TJ, Gillespie BW, et al. prevalence, incidence and survival rates of systemic sclerosis in the Detroid metropolitan area. Arthritis Rheum, 1996, 39: S150.

4. Liang TJ, Gillespie BW, Toth MB, et al. Racial differences in scleroderma among women in Michigan. Arthritis Rheum, 1997, 40: 744.

5. Maricq HR, Weinrich MC, Reil JE, et al. Prevalence of scleroderma spectrum disorders in the general population of South Carolina. Arthritis Rheum, 1989, 32: 998.

6. Mayes MD. Epidemiology of systemic sclerosis and related diseases. Curr Opin Rheumatol, 1997, 9:557.

7. 李明，孙建方. 结缔组织病皮肤表现图鉴与诊疗精要. 北京: 北京大学医学出版社. 2009:98-99.

8. 万琳琳，李明，屠文震，等. 系统性硬皮病患者外周血Th17/Treg细胞与病情活动的相关性. 中华皮肤科杂志, 2012, 45(1): 12-15.

9. Xiaoqin Yang, Ji Yang, Xiaojing Xing, et al. Increased frequency of Th17 cells in systemic sclerosis is related to disease activity and collagen overproduction. Arthritis Res Ther, 2014, 16(1): R4.

10. 高地，朱鹭冰，李明. 系统性硬皮病患者外周血单个核细胞对皮肤克隆成纤维细胞胶原代谢的影响. 中国临床医学, 2012, 19(3):198-200.

11. 吕小岩，李明，翁孟武. 丹参成分抑制系统性硬皮病成纤维细胞增殖及胶原表达的研究. 中华医学杂志, 2007, 87(11); 2426-28.

12. 朱鹭冰，高地，李明. 丹参对系统性硬化病高胶原合成成纤维细胞克隆I型前胶原基因转录的调控. 中华皮肤科杂志, 2011, 44(10):693-96.

13. 朱鹭冰，高地，李明. 系统性硬化病成纤维细胞单克隆III型前胶原基因转录特性及丹参对其的调控研究. 中华皮肤科杂志, 2012, 45(4):223-227.

14. Xiaojing Xing, Ji Yang, Xiaoqin Yang, et al.IL-17A induces endothelial inflammation in systemic sclerosis via the ERK signaling pathway. Plos One, 2013, 8(12):e85032.

15. Mengguo Liu, Ji Yang, Xiaojing Xing et al. Il-17A promotes functional activation of systemic sclerosis patient-derived dermal vascular smooth muscle cells by ERK signaling pathway. Arthritis Research & Therapy, 2014, 16(6): 4223.

DOI:10. 1186/s13075-014-0512-2.

16. Mengguo Liu, Ji Yang, Ming Li. Tanshinone IIA attenuates IL-17A-induced systemic sclerosis patients-derived dermal vascular smooth muscle cells activation via inhibition of ERK signaling pathway. Clinics, 2015, 70(4):250-256.

17. LeRoy EC, Black C, Fleischmajer R, et al. Scleroderma (systemic sclerosis):Classification, subset and pathogenesis. J Rheumatol, 1988, 15:202.

18. 李明. 系统性硬皮病诊疗相关问题探讨. 国际皮肤性病学杂志, 2008, 34(4):205-08.

19. 蒋明，David Yu, 林孝义，等. 中华风湿病学. 北京: 华夏出版社. 2004:1064.

20. Firestein GS, Budd RC, Gabriel SF, et al. Kelley's Textbook of Rheumatology. 9th ed. Singapore: Elsevier Pte Ltd, 2012:1383-1388.

21. Alexander EL, Firestein GS, Weiss JL, et al.Reversible cold-induced abnormalities in myocardial perfusion and function in systemic sclerosis. Ann Intern Med, 1986, 1105:661-668.

22. Kahan A, Allanore Y. Primary myocardial involvement in systemic sclerosis. Rheumatology (Oxford), 2006, 45(Suppl 4):iv14-iv17.

23. Ioannidis JP, Vlachoyiannopoulos PG, Haidich AB, et al. Mortality in systemic sclerosis: an international metaanalysis of individual patient data. Am J Med, 2005, 118:2-10.

24. Steen VD, Syzd A, Johnson JP, et al. Kidney disease other than renal crisis in patients with diffuse scleroderma. J Rheumatol, 2005, 32:649-655.

25. Penn H, Howie AJ, Kingdon EJ, et al. Scleroderma renal crisis: patient characteristics and long-term outcomes. Q J Med, 2007, 100:485-494.

26. Preliminary criteria for the classification of systemic sclerosis (scleroderma). Subcommittee for scleroderma criteria of the American Rheumatism Association Diagnostic and Therapeutic Criteria Committee. Arthritis Rheum, 1980, 23:581-590.

27. Frank van Hoogen, Dinesh Khanna, Jaap Fransen, et al. 2013 classofication criteria for systemic sclerosis. An American College of Rheumatology/European Leageu Against Rheumatism Collaborative Initiative. Arthritis Rheum, 2013, 65(11): 2737-2747.

28. Tashkin DP, Elashoff R, Clements PJ, et al. Cyclophosphamide versus placebo in scleroderma lung disease. N Engl J Med, 2006, 354:2655-2666.

29. Hoyles RK, Ellis RW, Wellsbury J, et al. A multicenter, prospective, randomized, double-blind, placebo-controlled trial of corticosteroids and intravenous cyclophosphamide followed by oral azathioprine for the treatment of pulmonary

fibrosis in scleroderma. Arthritis Rheum, 2006, 54:3962–3970.

30. Derk CT, Huaman G, Jimenez SA. A retrospective randomly selected cohort study of D-penicillamine treatment in rapidly progressive diffuse cutaneous systemic sclerosis of recent onset. Br J Dermatol, 2008, 158:1063-1068.

31. Clements PJ, Furst DE, Wong WK, et al. High-dose versus low-dose D-penicillamine in early diffuse systemic sclerosis: analysis of a two-year, double-blind, randomized, controlled clinical trial. Arthritis Rheum, 1999, 42:1194-1203.

32. 辛崇美, 李明. 低氧对系统性硬化症患者皮肤成纤维细胞胶原蛋白合成的影响. 中华皮肤科杂志, 2007, 40(6): 343-46.

33. 李明, 屠文震. 系统性硬皮病患者低氧与皮肤硬化关系的初探. 中华皮肤科杂志, 2000, 33(1): 20-22.

34. 秦万章. 中西医结合研究丛书-皮肤病研究. 上海: 上海科学技术出版社. 1990:168-172.

35. 李明, 王强, 杨春欣, 等. 丹参对系统性硬皮病患者皮肤成纤维细胞增殖和胶原合成的影响. 中华皮肤科杂志, 1998, 31(1):22-24.

36. 李明, 王强, 杨春欣, 等. 丹参系统性硬皮病成纤维细胞胶原基因表达的影响. 1999, 32(1):47-48.

37. Mengguo Liu, Ji Yang, Ming Li. Tanshinone IIA attenuates IL-17A-induced systemic sclerosis patients-derived dermal vascular smooth muscle cells activation via inhibition of ERK signaling pathway. Clinics, 2015, 70(4):250-256.

38. Lam GK, Hummers LK, Woods A, et al. Efficacy and safety of etanercept in the treatment of scleroderma-associated joint disease. J Rheumatol, 2007, 34:1636-1637.

39. Denton CP, Engelhart M, Tvede N, et al. An open-label pilot study of infliximab therapy in diffuse cutaneous systemic sclerosis. Ann Rheum Dis , 2009, 68:1433-1439.

40. Mathai SC, Hummers LK, Champion HC, et al. Survival in pulmonary hypertension associated with the scleroderma spectrum of diseases: impact of interstitial lung disease. Arthritis Rheum, 2009, 60:569-577.

第四章 硬 斑 病

同义名
- 局限性硬皮病（localized scleroderma）
- 局限性硬斑病（localized morphea）
- 限局性硬皮病（circumscribed scleroderma）
- 带状硬皮病（linear scleroderma）
- 带状硬斑病（linear morphea）
- 刀劈状硬皮病（scleroderma en coup de sabre）

要点
- 皮肤局限性硬化，呈斑片状或带状。

- 起初为皮肤的水肿性红色斑片，以后逐渐硬化，然后皮肤萎缩。
- 有的类型可累及皮下脂肪、筋膜、肌肉甚至骨组织。
- 无雷诺现象。
- 无内脏器官等系统累及。
- 通常数年后病情不再进展，但已有的皮肤萎缩未必能恢复。

第一节 定 义

硬斑病（morphea）是一种病因不明的由非感染性炎症引起的皮肤局限性增厚或硬化性疾病，可累及皮下组织、筋膜甚至与之相连的肌肉和骨骼。该病可分为 5 个亚型：斑状硬斑病（plaque morphea）、泛发性硬斑病（generalized morphea）、大疱性硬斑病（bullous morphea）、带状硬斑病（linear morphea）或称带状硬皮病（linear scleroderma）以及深部硬斑病（deep morphea）。上述亚型可同时出现在同一患者身上。有些学者将进行性特发性皮肤萎缩症（也称 Pasini and Pierini 萎缩症）、嗜酸性筋膜炎（eosinophilic fasciitis）和硬化萎缩性苔藓（lichen sclerosus et atrophicus）三种疾病中的一种或数种也列为该病的亚型，但迄今国际上还没有该病统一的分类方法[1-2]。

对于该病与系统性硬皮病是否为同一疾病，目前有不同看法。一种观点认为是两种不同的疾病，主要依据是两种疾病的发病年龄趋势、临床表现、病程长短和疾病预后等方面都明显不同。与系统性硬皮病截然不同的是，硬斑病患者无雷诺现象、对称性肢端皮肤硬化和内脏器官受累的表现。另一种观点认为，这两种疾病为同一种疾病，依据是两者皮肤的大体组织病理表现基本相同，尽管尚缺乏对该病皮肤免疫病理的深入研究。后一种观点还认为，该病与系统性硬皮病的关系可能与红斑狼疮病谱中的盘状红斑狼疮与系统性红斑狼疮相似。前者主要表现为皮肤损害，后者则可累及全身各个系统。Christianson 等（1956 年）[3] 和 Jablonska（1975 年）[4] 分别对此进行过较大样本的研究，显示由局限性硬皮病转化为系统性硬皮病的分别为 0.85% 和 15.8%。

第二节 历　　史

硬皮病的命名源自希腊文 "scleros"（硬化）和 "derma"（皮肤）。1752 年，硬皮病被认为是一种皮肤病。但以后人们逐渐认识到，硬皮病不光发生于皮肤，有些患者除了皮肤硬化外，内脏器官也可有纤维化。1854 年，Thomas Addison 首次详细报告了硬斑病，称之为 Alobert 瘢痕综合征。1924 年，Matsui 对硬皮病的组织病理改变进行了描述，谈到了该病的皮肤胶原增生和血管壁增厚的变化。1930 年，O'Leary 和 Nomland 分别对系统性硬皮病和硬斑病两者的特点进行了详细的描述。

第三节　流行病学

多数研究显示，硬斑病在女性多发，女：男为 2.6：1～6：1，但女性发生带状硬斑病相对减少，女：男为 1：1～4：1。硬斑病的患病率尚不完全清楚。1986 年，英国的一项人群调查显示，成人男性和女性的患病率分别为 1.3/10 万和 4.8/10 万，年发病率则分别为 0.1/10 万和 0.6/10 万。1960 — 1993 年，美国明尼苏达州 Olmsted 县的调查显示，共观察到 82 例患者，整体的年发病率为 2.7/10 万；18 岁和 80 岁的患病率分别为 50/10 万和 220/10 万 [3-6]。30 多年来，硬斑病中斑状硬斑病的发病率有增加的趋势。此项调查中，56% 的患者为斑状硬斑病，20% 为带状硬斑病，13% 为泛发性硬斑病，11% 为深部硬斑病。在 82 例患者中，28 例在 18 岁前发病。在 11 例泛发性硬斑病患者中，有 5 例起初为斑状硬斑病，经 5 个月到 3 年才转变为此种亚型。11% 的患者有不同亚型合并存在的情况。

Jablonska（1975 年）[4] 观察到成人的斑状硬斑病比带状硬斑病更多见，分别为 28.5% 和 15%；儿童则带状硬斑病比斑状硬斑病更多见，分别为 31.5% 和 21.3%，这一结果与 Peterson 等（1997 年）[3] 的研究结果符合。后者带状硬斑病的平均年龄为 12.2 岁，斑状硬斑病为 31.5 岁，泛发性硬斑病为 39.9 岁，深部硬斑病为 45.1 岁。

第四节　病因和发病机制

硬斑病的病因和发病机制迄今尚不清楚。以往曾有关于感染、创伤、接种疫苗、缺血损伤和接触放射线等引发该病的报道，可能这些因素起到了诱导炎症反应和某些有害的大分子产生的作用。该病罕有家族聚集发病的情况。迄今对系统性硬皮病发病机制的研究较多，对局限性硬皮病的研究较少。但对两者的研究都涉及血管损伤、自身免疫紊乱和胶原代谢异常三个主要方面。

一、血管损伤

硬斑病最早出现的组织病理改变是血管内皮细胞肿胀。对皮损中心硬化区、皮损边缘红斑处和紧邻皮损的正常皮肤组织分别进行观察，未受累皮肤和已硬化皮肤可见血管壁增厚和血管基底膜成倍增厚，并有肥大细胞和组织细胞浸润。在皮损边缘炎症区，血管外膜外层细胞增厚，有淋巴细胞和浆细胞浸润。在皮损边缘炎症区和皮损硬化区血管都可观察到外膜细胞增生。1996 年，Jones 等 [7] 观察到硬斑病患者未受累皮肤的血管内皮处有血管黏附分子中的血管细胞黏附分子 -1（vascular cell adhesion molecular，VCAM-1）和 E- 选择素（E-selectin）的低度表达增加，提示存在广泛血管活化的证据。2000 年，Yamane 等观察到 [8]，1/3 泛发性硬斑病和约 10% 的带状硬斑病和斑状硬斑病患者的血清中可溶性 VCAM-1 和 E- 选择素增加。从该病发病的始动因素来看，血管内皮可能是疾病的原发部位。1996 年，Sgone 等 [9] 观察了 9 例该病患者，全都有真皮深部的内皮细胞凋亡，提出了抗内皮细胞抗体介导的抗体依赖性细胞毒可能是导致内皮细胞死亡的机制之一。上述观察都表明血管内皮细胞处于激活状态，主要影响毛细血管和小动脉，早期改变包括血管黏附分子表达增加和血管内皮肿胀，然后发生基底膜增厚和内膜增生。

二、自身免疫紊乱

在硬斑病的发病过程中，自身免疫紊乱可能起到一定的作用。在皮损真皮处可观察到包括 T 细胞和 B 细胞的炎症细胞浸润。Antiga 等（2010 年）[10] 观察到患者皮损处调节性 T 细胞数量明显减少。Ihn 等（1995 年）[11] 观察到患者血清中 IL-2、IL-4 和 IL-6 水平升高，提示患者体内有正在进行的 T 细胞活化。随后，Ihn 等（1996 年）[12] 还观察了患者血清中这些细胞因子以及可溶性 IL-2 受体水平，也反映 T 细胞正在活化，与患者皮肤受累的程度呈正相关。Sato 等（1996 年）[13] 观察到可溶性 CD4 受体水平在局限性硬皮病患者血清中升高，这不同于系统性硬皮病患者的可溶性 CD8 受体水平的升高。Ihn 等（2000 年）[14] 还观察到患者血清中可溶性 CD30 受体水平增加，这提示 Th2 表型的 T 细胞可能参与了该病的免疫性发病过程。Th2 表型的 T 细胞可促进体液免疫进程，并可分泌 IL-4 和 IL-6。Salmon-Ehr 等（1996 年）[15] 用免疫组化方法观察到皮损处 IL-4 水平升高。上述证据显示，T 细胞及其分泌的细胞因子在硬斑病的免疫性发病过程中可能起了重要的作用。已知 CD4+ T 细胞（辅助性 T 细胞）产生 IL-4。在 IL-4 的强力促进下，CD4+ T 细胞向 Th2 表型分化。IL-4 也可促进 T 细胞和其他细胞合成 TGF-β，而 IL-4 和 TGF-β 均可诱导胶原（Ⅰ、Ⅱ和Ⅲ型）及其他细胞外基质异常合成增加，其中 IL-4 可能起到重要的中介作用。除了 T 细胞外，患者也存在 B 细胞异常。Sato 等（1996 年）[16] 观察到患者的血清有可溶性 CD23 受体的增加。许多研究显示在硬斑病患者可检测到自身抗体，其中以抗组蛋白抗体和抗 ss-DNA 抗体比较常见。

三、胶原代谢异常

硬斑病所表现的皮肤硬化主要是局部组织胶原异常增加引起的。在皮损处可检测到Ⅰ型和Ⅲ型胶原 mRNA 增加。从硬斑病皮损处获取的成纤维细胞在体外培养，比在未受累皮肤处获取的细胞产生Ⅰ型胶原 mRNA 水平升高，产生氨基葡聚糖和纤维连接蛋白的量也升高。患者血液中 TGF-β 水平增加，在局限性硬皮病患者的皮损处真皮成纤维细胞表达 TGF-β 受体水平升高。而 TGF-β 是已知的促进胶原合成最强有力的细胞因子之一。其他介导成纤维细胞活化的细胞因子还有 IL-1、血小板衍生生长因子（PDGF）和结缔组织生长因子（connective tissue growth factor，CTGF）。除了增加胶原合成的因素外，细胞外基质降解减少也可能与局部皮肤硬化有关。Mattila 等（1998 年）[17] 观察到患者皮损处的金属蛋白酶类组织抑制剂 -3（tissue inhibitor of metalloproteinase-3，TIMP-3）的 mRNA 水平上调。因此，皮损局部纤维化的产生与局部的胶原沉积增加和降解减少都有关系。硬斑病皮损组织中胶原合成增加可能不是原发的，而是与组织中 T 细胞产生了促进胶原合成异常增加的细胞因子有关。即可能先有免疫学异常，然后再发生成纤维细胞胶原合成增加的异常。硬斑病和系统性硬皮病患者的大体组织病理改变是相同的，尽管这两种疾病可能由不同的因素触发起病，但触发之后组织硬化的过程可能是相同的。

第五节　临床分型和皮肤表现

一、斑状硬斑病

（一）片状硬斑病

　　该型皮损的直径＞1cm，并发生于1个或2个解剖部位。皮损一般都经过水肿、硬化和萎缩三个时期。皮损初期为淡红或紫红色斑片，轻度水肿（图Ⅳ-1），以后颜色变淡呈淡黄或牙白色，逐渐硬化，表面有蜡样光泽（图4-1，以及Ⅳ-6~9、80、90、101），边界清楚，中央可微凹。周围绕以紫红色晕，提示病变处于进展期，但仅部分患者有此表现（图4-2，以及Ⅳ-84~86、91）。皮损局部无汗，上无毛发，以后变成白色或淡褐色萎缩性斑片（图Ⅳ-92）。片状硬斑病最为多见，为圆形、椭圆形和不规则形，以腹部和背部多见，其次为四肢和面颈部，直径为1~10cm或更大。硬斑病的进展期通常为3~5年，以后进入停滞期。有的皮损沿Blaschko线分布。有的硬斑病患者的皮损还合并硬化萎缩性苔藓样的表现，皮损组织病理兼有这两种病的表现，但硬化萎缩性苔藓的组织病理特点不完全（图Ⅳ-93~95）。也

有的硬斑病硬化皮损表面有淡白色色素减退斑点，彼此可融合呈片状，呈不典型的硬化萎缩性苔藓样表现（图Ⅳ-101~104、174~178）[18-22]。

（二）点滴状硬斑病

　　点滴状硬斑病（guttate morphea）的皮损表现和经过与片状硬斑病相似，皮损的直径＜1cm，多发于颈、胸、肩和背等躯干上部。起初为多发、卵圆形红斑，以后皮损变成黄色，轻度浸润感，消退时留有色素沉着。皮损虽小，但并不表浅，有的累及较深组织。

（三）Pasini 和 Pierini 皮肤萎缩症

　　目前该型被认为应归属于硬斑病谱系[23]，也有人认为系独立疾病。表现为灰褐色、紫红色或正常肤色的圆形、卵圆形或不规则形、光滑的萎缩性皮损。整个皮损呈浅盘状，比周边皮肤凹陷，边缘陡峭（图Ⅳ-15、17~20）。皮损多见于年轻女性的躯干部，多不对称发生，大的直径可

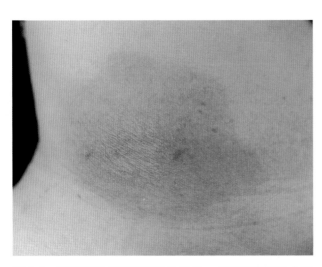

图4-1　斑状硬斑病早期活动性皮损。右侧腹部可见大致呈圆形的红斑，中央皮肤增厚，轻度硬化，中央部分已有蜡黄色斑片，周边水肿性红晕，有的部位表面有淡白色点状色素减退斑

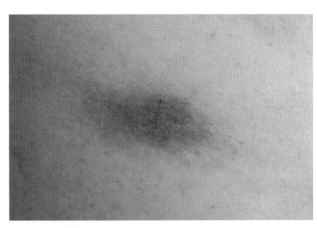

图4-2　斑状硬斑病，右侧胸部片状皮肤硬化斑片，呈蜡黄色

>20cm（图Ⅳ-15~20、105~108、116~129、133~134）。据笔者经验，该病经常与片状硬斑病皮损在同一个患者身上合并发生（图Ⅳ-87~89、109~115、130~132、136~146、149~156）。有时皮损沿 Blaschko 线分布，称为 Moulin 线状皮肤萎缩[24]。组织病理可见真皮结缔组织变薄，有些可见到胶原束变宽和胶原玻璃样变性。取活检时一定要包括周围正常组织，以便比较。有的 Pasini 和 Pierini 皮肤萎缩症患者的皮损还兼有硬化萎缩性苔藓样的表现[25]。皮损具有前者的特征，但表面有淡白色色素减退斑点，彼此融合成片状，色素减退处皮肤轻度皱缩，似香烟纸样，呈不典型的硬化萎缩性苔藓样表现，此外，还可兼有典型硬斑病表现（图Ⅳ-162~165）。

（四）结节性或瘢痕疙瘩样硬斑病

结节性或瘢痕疙瘩样硬斑病（nodular or keloid morphea）很少见，主要分布在躯干的上部。皮损表现为瘢痕疙瘩样结节，散在、融合或呈条状排列，发生在已消退或现存的片状硬斑病基础上[26]。组织病理显示胶原增生或呈均质化，并有黏蛋白沉积。

二、泛发性硬斑病

泛发的含义是指硬斑病皮损见于 3 个或 3 个以上的解剖部位。好发的部位包括躯干、股部和腰骶部等处（图Ⅳ-14、21~31、136~140）。皮损可对称发生，也可融合成片状。不同进展期的皮损可同时存在。有的患者皮损进展迅速，多个大面积的硬化斑片彼此融合累及体表很大的面积。

三、大疱性硬斑病

该型非常罕见，表现为表皮下大疱，疱壁紧张，是由表皮下水肿引起的，可见于硬斑病的任何一种亚型，下肢多见[27]。

四、带状硬斑病

（一）肢端带状硬斑病

该型在儿童更多见。皮损不对称发生的占多数，但也可对称发生，下肢更多见。皮损常沿肋间或肢体成带状分布，为一条或多条，经过与硬斑病相似[28]（图 4-3~4，以及Ⅳ-32~41、96~97、157~158）。病变可累及皮下组织、筋膜、肌肉甚至骨骼，并可引起关节挛缩、肢体萎缩和两侧肢体长度不等（图Ⅳ-48~50、147~148）。有的患者的皮损难以用典型的硬斑病皮损来描述，而是介于硬斑病与硬化萎缩性苔藓之间。皮损为紫褐色或蜡黄色斑片，皮肤硬化或仅轻度增厚，呈带状或斑片状，表面有淡白色色

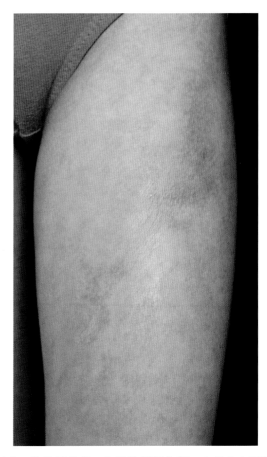

图 4-3 带状硬斑病，左股前部硬化斑，自外上方延及内下方，皮革样硬化，蜡黄色，已有轻度萎缩

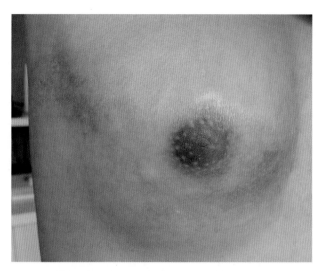

图 4-4　带状硬斑病，右乳硬化期和早期萎缩期皮损，硬化皮肤呈淡黄色，有蜡样光泽，呈条带状分布

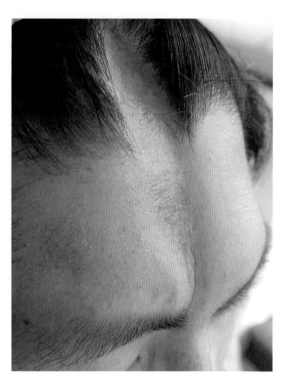

图 4-5　条带状硬斑病，前额近中线纵行皮损呈刀劈状，萎缩期皮损，皮肤深度凹陷，局部脱发

素减退斑点，彼此融合成片状，色素减退处皮肤轻度皱缩，呈香烟纸样，似不典型的硬化萎缩性苔藓样表现（图Ⅳ-102～103、159～161）。但组织病理不是硬化萎缩的表现，而是硬斑病表现（图Ⅳ-104）。

（二）刀劈状硬斑病

该型累及面部和头皮，通常单侧发生（图4-5）。其皮损起始为线条状或斑片状呈带状分布的皮肤硬化，基本皮损的经过与上述硬斑病相同，即先有肿胀，再有硬化和萎缩。但也有的患者皮损以硬化为主，有的以萎缩为主。皮损具体分布有两种，第一种分布最多见，即由紧邻中线的一侧前额头皮开始下行至鼻部的侧面，可累及鼻背侧面和鼻翼，导致局部萎缩。患侧鼻孔比健侧明显变小，导致面部畸形（图Ⅳ-42～46）。第二种分布是由邻近头顶开始向前额侧面扩展，然后止于同侧的内眦。少数患者在前额的左侧或右侧有两条纵行的皮损发生，即同时出现上述的第一种和第二种分布（图4-6）。前额两侧同时发生的皮损罕见，刀劈状硬斑病患者的身体其他部位也可伴发带状或斑片状硬斑病、Pasini 和 Pierini 皮肤萎缩症（图Ⅳ-169～171）以及硬化萎缩性苔藓样皮损

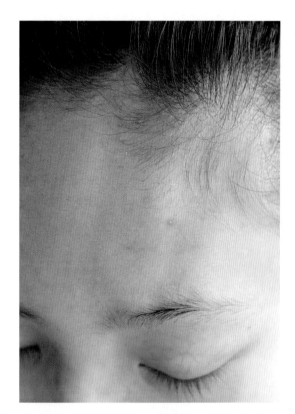

图 4-6　额部刀劈状硬斑病，萎缩期。双纵行皮损，一条近额部中线，另一条在前一条外侧一寸余。在前额的一侧同时有双纵行分布的刀劈状硬斑病比单一纵行的少见

（图Ⅳ -166 ~ 168、172 ~ 173）。皮损处硬化先累及皮肤和皮下组织，以后可进一步累及其下的筋膜甚至骨骼。癫痫是最常见的神经系统并发症，约占患者的 10%，也可有动眼神经和听神经的累及。CT 和 MRI 检查在有些患者可见到颅内钙化和脑白质异常。有个例报道显示，可有硬化皮损下方的脑组织受累，表现为硬脑膜和脑组织的胶原增生和纤维化、神经胶质增生、散在钙化斑以及血管壁增生。

（三）进行性颜面偏侧萎缩

进行性颜面偏侧萎缩（progressive hemifacial atrophy，PHA），或称 Parry-Romberg综合征（Parry-Romberg syndrome），可能是带状硬斑病的一种严重变异型，但也有的学者认为可能是独立的疾病。该病是一种原发于皮下脂肪、肌肉和骨骼的萎缩性疾病。与刀劈状硬斑病不同的是该病通常没有皮肤的硬化。萎缩发生于一侧面部（图Ⅳ -47、179 ~ 180），受累部位可延及整个三叉神经分布区，包括眼睛、颊部、舌头和下颌骨。上下颌骨的萎缩使面部不对称畸形，特别是儿童早期就发病者尤其严重。Jablonska（1975 年）曾观察过一组面部刀劈状硬斑病患者，在 58 例中有 20 例可见到向进行性颜面偏侧萎缩转化的情况。有的进行性颜面偏侧萎缩患者在自身其他部位可有硬斑病的发生。

五、深部硬斑病
（一）深在性硬斑病

深在性硬斑病（morphea profunda）也称为孤

立的深部硬斑病，最初由 Whittaker 等于 1989 年报道[29]。他描述了一种发生于肩、背和颈部的一个或数个孤立的硬化斑块。皮损表面皮肤可有色素沉着和色素减退。有的斑块可发生钙化，形成皮肤深部的骨瘤。深部硬斑病主要累及皮下组织深部。炎症期过后，皮下组织可有广泛的纤维化和均质化，并可累及其下的筋膜。深部硬斑病患者必有皮下组织和筋膜的累及（图Ⅳ -51 ~ 77）。

（二）嗜酸性筋膜炎

嗜酸性筋膜炎（eosinophilic fasciitis）又称 Shulman 综合征（Shulman syndrome），多见于前臂和小腿，但手、足通常不受累。病变肢体有硬化和紧绷感，其内部如嵌有铁箍状，但局部皮肤表面不硬。组织病理显示真皮、皮下组织、筋膜甚至与之比邻的肌肉组织胶原增生甚至均质化。皮下组织间隔纤维化，形成网状的纤维化间隔，牵拉其表面的皮肤引起病变部位的皮肤凹陷，严重时整个部位凹凸不平。由于皮肤浅静脉受到牵拉，皮肤静脉可有凹陷。病变肢体常有弥漫性色素沉着。该型图片见嗜酸性筋膜炎章节。

（三）儿童致残性全硬化性硬斑病

儿童致残性全硬化性硬斑病（disabling pansclerotic morphea of childhood）为硬斑病中最严重的亚型[30]（图Ⅳ -74 ~ 77）。病变进展迅速，可引起皮肤深部的纤维化，累及皮下组织、筋膜、肌肉甚至骨骼，可引起严重的关节挛缩和皮肤溃疡。该型与其他硬斑病类型不同，一般不会自行缓解，可引起肢体的挛缩和畸形。

第六节　皮肤病理

硬斑病的组织病理表现取决于疾病病期和病变累及的深度两个方面。对取下的组织需要标明是取自进展期皮损边缘还是皮损中央硬化区。活检时组织标本必须包含皮下脂肪层，考虑为深部硬斑病时标本应该包含筋膜甚至肌肉组织。

一般情况下，硬斑病的组织病理改变在真皮和皮下组织交界处最为明显。在疾病进展期皮损边缘有水肿性红斑的部位，可见血管内皮细胞水肿，毛细血管和小动脉周围有 $CD4^+T$ 细胞浸润，并可见嗜酸性粒细胞、浆细胞和肥大细胞（图

Ⅳ-3~5）。随着病变向硬化期进展，组织中的炎症细胞浸润减轻，最后可完全消失。表皮突消失，真皮与表皮连接处变平，组织水肿消失，毛细血管和小血管数目减少，组织中胶原增生，很多组织结构被均质化的胶原束取代，胶原束之间的间隙变窄。嗜伊红染色深染的胶原纤维在真皮网状层致密排列且平行于表皮与真皮连接带，小汗腺等皮肤附属器萎缩（图Ⅳ-78~79）。有的患者皮下

组织受累，呈均质化[31]。

深部硬斑病皮损主要累及皮下组织深部和筋膜。炎症期过后，表现为大量胶原增生、均质化或透明化。该型必有筋膜的累及，某些带状或泛发性硬斑病也有筋膜的累及。有的受累筋膜下的肌肉组织也受累，胶原纤维增生取代了该处的相应组织[32]（图Ⅳ-56~59）。

第七节　实验室检查

线状和泛发性硬斑病患者可有抗核抗体（ANA）、ss-DNA抗体和抗组蛋白抗体阳性。上述抗体在斑状硬斑病少见。有些患者可检测到血液中嗜酸性粒细胞增加。

第八节　诊　　断

主要依据硬斑病特征性的临床表现和组织病理改变，并除外能引起皮肤硬化的其他疾病，然后才能作出诊断。

第九节　鉴别诊断

一、系统性硬皮病

系统性硬皮病患者几乎都有双手对称发生的雷诺现象，双手手指起初肿胀，然后硬化。以后皮肤硬化，可逐渐延及四肢近端，并可累及面部和躯干。手指尖可有因缺血引起的萎缩、溃疡或瘢痕。疾病早期面部就可有小片状毛细血管扩张，面部硬化可引起鼻部瘦削、口唇变薄并有放射状条纹，可见齿龈萎缩和舌系带挛缩。皮肤有异色症样改变。该种异色症样皮损主要表现为围绕毛囊的色素减退斑点，但毛囊处呈褐色色素沉着、色素沉着，以及色素减退黑白相间，呈"盐"和"胡椒"征象。经过有效的治疗，色素减退斑可以消退。患者可有食管吞咽困难、肺部间质性病变、肺纤维化、肺动脉高压和肺功能异常等系统病变。

血清中可查见抗 Scl-70 抗体、抗着丝点抗体、抗RNA 多聚酶Ⅲ抗体等系统性硬皮病的标志抗体。

二、硬化萎缩性苔藓

常见于外生殖器，也见于生殖器以外的皮肤。起初为淡红色扁平丘疹，以后变为象牙色或珍珠母色，质地坚实，逐渐平伏或低于正常皮面（图Ⅳ-181~182）。丘疹表面可见角质栓塞性黑点。此外，还可见不同形状的轻度硬化的斑片。疾病后期，丘疹和斑片变平，甚至下陷，皮损可呈羊皮纸样外观。发生于女性外阴的皮损可使小阴唇和阴蒂严重皱缩。若同时累及肛门，外阴和肛门的萎缩性白斑可呈8字形外观。发生于阴茎的皮损有发展为萎缩性白色硬化性瘢痕的倾向，可使阴茎

勃起困难，甚至排尿困难，该病组织的病理表现为早期有真皮浅层水肿，其下可见淋巴细胞呈带状浸润。真皮浅层胶原淡染，胶原纤维均质化（图Ⅳ-183 ~ 184）。弹性纤维减少是该病的典型表现，硬斑病一般无此表现。表皮变薄，基底细胞液化变性，真皮与表皮连接处变平。毛囊开口处可见角化过度和毛囊角栓。部分患者既有硬化萎缩性苔藓，又有硬斑病和带状硬斑病的皮损。

三、成人硬肿病

成人硬肿病又称成人硬肿症（scleredema adultorum）。根据发病前是否有感染或糖尿病分为三型：一型发病前有急性感染史，起病快，常于数月后消退；二型无感染史，起病隐匿，进展缓慢；三型为糖尿病性硬肿症，患者有胰岛素依赖型糖尿病。皮肤硬肿多始于颈后和肩背部，以后可延及面、上臂和躯干上部等处，为进行性对称性弥漫性皮肤发硬（图Ⅳ-185 ~ 186、190）。有的患者累及腹部、臀部和股部等处，下肢少见。患者的皮肤呈实质性非凹陷性发硬。患处皮肤明显增厚，呈硬橡皮样僵硬，表面光滑，皮色正常、棕黄或苍白，也有的皮损处有弥漫性色素沉着。毳毛正常，汗腺和皮脂腺功能正常。手捏皮肤可起皱，不似硬斑病硬化期那样不能捏起。本病预后多良好，数月至数年后可自行消退，伴糖尿病者病程较长。组织病理显示表皮和附属器基本正常，真皮明显增厚，胶原束增粗并被透明腔隙分离。腔隙内有以透明质酸为主的酸性黏多糖沉积，阿新蓝染色呈淡蓝色。皮下组织可被致密的胶原束取代。血管周围可见少许淋巴细胞为主的慢性炎症细胞浸润（图Ⅳ-187 ~ 189）。

四、类脂质渐进性坏死

类脂质渐进性坏死（necrobiosis lipoidica）又称糖尿病性类脂质渐进性坏死。皮损主要见于小腿伸侧，起初为红色或红褐色坚实的丘疹或斑块，一片或数片，进展缓慢，彼此可互相融合成卵圆形或不规则形棕黄色或硫黄色的硬化斑块，中央扁平或凹陷，皮损边缘呈紫红色或粉红色。皮损表面覆有鳞屑和痂皮，皮损周围可有粉刺样角栓。约 1/3 的患者可发生溃疡，呈穿凿性，需与梅毒树胶肿鉴别。皮损位置深者呈结节状，需与脂膜炎鉴别。浅表的环状损害需与环状肉芽肿鉴别。组织病理显示病变主要在真皮，有渐进坏死型和肉芽肿型两种。伴有糖尿病者主要为渐进坏死型，不伴糖尿病者主要为肉芽肿型。

五、移植物抗宿主反应

移植物抗宿主反应（GVHR）主要发生于 50% ~ 70% 的骨髓移植患者，是由于供体具有免疫活性的 T 细胞移入同种异体的受者，攻击受者而引发的免疫损伤。早期或急性损害（100 天以内）主要表现为麻疹样、猩红热样疹和中毒性表皮坏死松解症（toxic epidermal necrolysis，TEN）；慢性或晚期损害（100 天以上）主要表现为扁平苔藓、皮肤异色症样损害、硬化萎缩性苔藓、泛发性硬斑病、嗜酸性筋膜炎和硬皮病样改变等。充分发展的慢性 GVHR 以显著的皮肤硬化性斑片为主要表现，皮损类似于硬斑病、硬化萎缩性苔藓或嗜酸性筋膜炎，以后可发展为泛发性硬斑病样改变，并可引起关节挛缩。面部和躯干可有皮肤异色症样改变。部分患者可有内脏器官累及，如消化道、肝、肺和肌肉骨骼系统累及。笔者见过一例慢性 GVHR 患者，同时具有泛发性硬斑病、硬化萎缩性苔藓、Pasini 和 Pierini 皮肤萎缩症、嗜酸性筋膜炎以及腹部脂肪营养不良样皮肤改变，提示上述疾病可能具有类似的发病机制（图Ⅳ-191 ~ 199）。

六、Dupuytren 挛缩

Dupuytren 挛缩又称掌腱膜挛缩，表现为进行性对称性掌腱膜纤维化（图Ⅳ-204），第 4、5 掌骨头表面有质硬的结节，并有手指萎缩、关节挛缩和屈曲畸形。儿童少见，年龄小于 30 岁者也少见。外科矫治手术有效。该病要与带状硬斑病鉴别。

七、放射性皮炎

需要与硬斑病鉴别的具有皮肤硬化表现的放射性皮炎（radiodermatitis）主要是慢性放射性皮炎，其发生可以是急性放射性皮炎留有的后遗症，也可由多次小剂量放射的蓄积量引起。该病起初表现为皮肤变薄、干燥、无毛、平滑而有光泽，以后有毛细血管扩张、色素沉着、色素减退和萎缩，呈皮肤异色症样改变。局部皮肤硬化或增厚，可有皮肤溃疡，愈后留有瘢痕（图Ⅳ-200～203）。部分患者后期皮损局部可有恶变，主要是基底细胞癌、鳞癌和 Bowen 病等。

八、皮肤僵硬综合征

皮肤僵硬综合征（stiff skin syndrome）又称先天性筋膜发育不良（congenital fascial dystrophy），是一种罕见的家族性综合征，系常染色体显性遗传病。出生时或婴儿早期出现皮肤硬化，以臀部和股上部多见，颈后、上臂、躯干和小腿也可受累，股部或骶尾部可见毛发增多（图Ⅳ-205～207）。肘、膝、髋和腰椎关节可受累，可有脊柱前凸。组织病理真皮中可见较多黏多糖沉积。

九、注射部位硬化

博来霉素、硅或石蜡植入物、维生素 K_1 或维生素 B_{12} 等皮肤注射可引起局部皮肤硬化，需要与硬斑病鉴别。博来霉素系统用药可引起皮肤硬化和肺纤维化。该药病灶内注射治疗病毒疣或皮下组织内注射治疗皮肤癌等时可引起局部皮肤硬化。硬皮病研究最常用的硬皮病小鼠模型之一即是由博来霉素皮内注射诱导产生的。该小鼠模型不仅有注射部位的皮肤硬化，还有肺纤维化。整形外科手术中注射硅树脂或液体石蜡可导致局部慢性炎症，引起局部硬斑病样改变。注射脂溶性维生素 K_1 偶尔可引起局限性嗜酸性筋膜炎，难以与深部硬斑病鉴别，消退后局部有真皮和皮下组织萎缩。

十、卟啉病

迟发性皮肤卟啉病（porphyria cutanea tarda，PCT）的皮肤表现为曝光部位有水疱、糜烂、结痂、粟丘疹和瘢痕，并有炎症后色素沉着、多毛、瘢痕性脱发和硬斑病样皮损。硬斑病样皮损处真皮纤维化，真皮血管周围有 PAS 阳性沉积物，组织病理和电镜下观察与硬斑病表现难以区分。尚不能确定这种皮肤硬化是慢性紫外线照射诱发损伤引起

的，还是由尿卟啉水平增加或肥大细胞产物刺激引起胶原合成增加引起的。

十一、早老症

早老症（progeria）又称儿童早老症或 Hutchinson-Gilford 综合征，系先天性遗传性疾病，以幼儿期生长发育迟缓、出现进行性老年性变化为特征的一组综合征，主要累及皮肤、骨骼、关节和心血管系统。患儿身材矮小，像老年人，智力正常。面部在整个头部中所占面积较小，头皮静脉显露，眼呈鸟样外形，牙齿发育迟缓。皮肤变薄、干燥，有皱褶和色素沉着斑，下腹、股部和臀部可见硬斑病样改变，局部浅表静脉显露，出汗减少。眉毛和睫毛可脱失，鼻尖呈钩状如鸟喙，唇薄。患者由于心脑血管病变常早年夭折。

十二、婴儿腹部远心性脂肪营养不良

婴儿腹部远心性脂肪营养不良（lipodystrophia centrifugalis abdominalis infantilis）在日本和朝鲜分别有多例报道，国内也有多例报道。特征性改变为腹部和腹股沟上部皮肤凹陷，边界清楚，皮下血管可显露，皮损边缘可有暗红斑。皮损呈离心性扩大，除腹部外，也可累及其他部位，并可见于成人。组织病理显示凹陷区皮下脂肪组织萎缩或消失，脂肪小叶内淋巴细胞和组织细胞浸润，表皮轻度变薄，真皮内有轻度炎症反应。该病主要需与 Pasini 和 Pierini 皮肤萎缩症相鉴别。后者发病较晚，常与其他类型的硬斑病合并出现。组织病理可见真皮结缔组织变薄、胶原束变宽和胶原玻璃样变性。

十三、淤积性脂膜炎

淤积性脂膜炎（stasis panniculitis）好发于有静脉曲张者，左下肢下 1/3 处多见。局部先有红斑、肿胀和结节，融合成肿块，逐渐向周围扩展，可延及足背。皮肤固定于皮下组织，触之坚硬。在小腿下 1/3 处有质地坚硬的收缩带，整个小腿下部犹如倒立的啤酒瓶状，局部皮肤硬化，色素沉着或减退。

十四、盔甲癌

在乳腺癌局部转移至前胸部皮肤时，可发生质地较硬、扁平、紫色毛细血管扩张性斑块或结节。局部皮肤淋巴水肿，可呈橘皮样外观，癌细胞沿淋巴管转移，引起泛发的炎症反应，局部有边缘隆起的炎性红斑样反应，类似丹毒，称丹毒样癌。以后局部皮肤变黄，纤维化明显，呈泛发的浸润性硬化斑块，类似硬斑病，称盔甲癌或铠甲状癌，见于晚期乳腺癌皮肤转移。

第十节 治 疗

迄今对硬斑病治疗尚缺乏满意的疗法。由于该病病例数较少，病变累及范围不一，对病情活动度判定较困难，开始接受治疗时的病期也不同，疾病本身在3～5年后能自行缓解等诸多因素，目前国际上还缺乏多中心、大样本、随机、双盲的临床对照试验以验证某些治疗方法在硬斑病治疗中的疗效和安全性。不论是经典的治疗还是一些新的疗法，很多都是基于医师自己多年的临床经验，往往难以评价疗效的确切性。从硬斑病的发病机制来看，免疫细胞活化、释放，导致组织纤维化的细胞因子，引起组织中成纤维细胞合成胶原等细胞外基质增加，是硬斑病发生的最重要环节。采用局部或系统应用免疫抑制剂，抑制胶原的过度合成，成为硬斑病治疗的最重要法则。下面所述治疗方法中的大部分是笔者在临床中经常使用的。

一、内服糖皮质激素

糖皮质激素可用于病情进展迅速的泛发性硬斑病、严重的带状硬斑病的病情活动期，尤其是病情严重且皮损跨过关节或致残性全硬化性硬斑病。为了防止硬化过后的关节挛缩，需采取积极的治疗措施[33-34]。嗜酸性筋膜炎和深部硬斑病中的其他类型也可用糖皮质激素，前者用糖皮质激素治疗已有成熟的经验。糖皮质激素有很强的免疫抑制作用，又有很强的抑制成纤维细胞合成胶原的作用。皮肤科医师用其局部封闭治疗瘢痕疙瘩，使瘢痕中的成纤维细胞生长抑制，合成胶原减少，故能取得显著的疗效也是此道理。一般采用小剂量糖皮质激素，成人泼尼松剂量一般为20～30mg/d，儿童剂量酌减，皮肤硬化缓解后逐渐减量。

二、活血化瘀中药

硬斑病的皮肤增厚、硬化、萎缩和色素沉着在中医辨证中都属于血瘀证表现。多年来，我们用活血化瘀中药制剂治疗硬斑病取得了很好的疗效，轻症可单用活血化瘀中药治疗，较重者则与其他药物合用。我们曾对很多种活血化瘀中药，包括很多种中药单体，进行过较深入的药理研究。以丹参为例，该药有非常显著的抑制成纤维细胞合成胶原的作用，从丹参中提取的单体丹参素、丹参多酚酸盐、原儿茶醛和丹参酮ⅡA等对皮肤成纤维细胞Ⅰ、Ⅲ型胶原合成都具有显著的抑制作用。复方中药的效力比单用一种中药大。最好是在一个相对固定的复方中药的基础上，再根据患者的中医辨证进行加减，疗效会更好。活血化瘀中药通常比较温和，可长期服用。妇女月经期间，为防经量过多可暂停数日。

三、雷公藤

雷公藤不仅具有抗炎活性，还有很强的免疫抑制作用；不仅能抑制细胞免疫，还能抑制体液免疫，可用于较重的硬斑病的治疗，疗效确切。市售的有雷公藤总苷片和雷公藤片等。雷公藤的副作用主要有生殖、血液和消化系统毒性，其中以生殖系统副作用为著。没有生育的患者，或已生育还想再生育的患者一般不要服用。白细胞减少、肝肾功能异常者需等指标正常再用。成人使用剂量一般折合生药去皮根30g/d，带皮根10g/d，由有资质的制药单位采用特殊的工艺制成煎剂或片剂使用。一般2～3个月即可见到明显疗效。雷公藤制剂比较温和，可长期服用，皮肤软化后可减量服用，巩固一段时间后再停药。服药期间应每隔 1 ~ 2 个月随访血常规和肝、肾功能等。

四、青霉胺

青霉胺通常用于病情严重的泛发性硬斑病和严重的带状硬斑病，表现为皮损较硬，用一般治疗难以软化，而又不便采用糖皮质激素和其他免疫抑制剂治疗。青霉胺能抑制新胶原的成熟，并能激活胶原酶（金属蛋白酶之一），使已成熟的胶原降解，减少可溶性胶原向不溶性胶原的转化。迄今已有多个青霉胺治疗硬斑病有效的报道[35]，但不是多中心、大样本、随机、盲法的对照研究。使用剂量一般从小剂量开始，每日 0.125g/d，每隔 2 ~ 4 周增加 0.125g/d，至 0.5g/d 不再增加。部分患者 3 ~ 6 个月即可见显著疗效，待皮肤软化后再持续用药，巩固一段时间，逐渐减量停药。该药的副作用主要有蛋白尿或血尿、白细胞或血小板减少、药疹、消化道症状以及味觉异常等，需定期随访这些指标。

五、甲氨蝶呤

甲氨蝶呤（MTX）在 20 世纪 90 年代开始被用于带状硬斑病和嗜酸性筋膜炎的治疗，取得较好的疗效。成人剂量每周 10 ~ 25mg，儿童剂量每周 5 ~ 10mg/m^2 体表面积[36-37]。平均起效时间为 3 个月，早期患者起效更快。病情缓解后最好维持 1 年再减量以免复发。2009 年，Kroft 等对 MTX 治疗 58 例硬化性皮肤病（其中 49 例为硬斑病）的疗效进行了观察。将患者分为两组，一组仅用 MTX 治疗，另一组用 MTX 合并糖皮质激素治疗。结果两组患者都有效。每周单用中等剂量 MTX 的患者与

MTX 合并用糖皮质激素的患者在疗效上没有差别。

六、UVA 照射

近年来，国外用紫外线 A1（340 ~ 400nm）照射治疗硬斑病取得了较好疗效。Sator 等（2009 年）[38] 将照射剂量分为低剂量（单一剂量为 10 ~ 20J/cm^2）、中等剂量（单一剂量为 50 ~ 70J/cm^2）和高剂量（单一剂量为 90 ~ 130J/cm^2），每周照射 4 ~ 5 次，共照射 4 ~ 6 周。Kerscher 等（1998 年）[39] 认为低剂量照射就可取得满意疗效，而 Stege 等（1997 年）[40] 和 Kreuter 等（2001 年）[41] 则认为低剂量照射无效，中等剂量和高剂量可取得较好的疗效。有的研究显示，中等剂量照射可取得高剂量照射同样的效果，并认为这是最好的一种照射剂量。也有一些研究采用低剂量照射合并局部或全身使用补骨脂素的方法，也可取得较好的疗效。深部硬斑病的位置较深，疗效不佳。评价疗效的标准除了用手触摸外，还可参考组织病理活检和超声波检查皮损处结缔组织高回声带厚度的变化。

七、其他疗法

有多篇报道抗疟药氯喹或羟氯喹治疗硬斑病有效。也有人报道口服维生素 D 衍生物卡泊三醇治疗硬斑病有效。有报道用维生素 A 衍生物阿维 A 酯或阿维 A 每日 10 ~ 15mg 口服治疗硬斑病或硬化萎缩性苔藓有效，但起效约在数月后。阿维 A 的疗效可能与其能抑制促纤维化的细胞因子 TGF-β 有关。也有报道阿维 A 治疗硬皮病样的移植物抗宿主病有效。有人用青霉素静脉滴注治疗硬斑病有效，可能与青霉素在体内可转化为青霉胺有关。近年也有报告霉酚酸酯（mycophenolate mofetil，MMF）[42] 和环孢素[43-44]治疗的报道。

第十一节　皮损和组织病理图片

一、硬斑病典型皮损

（一）斑状硬斑病

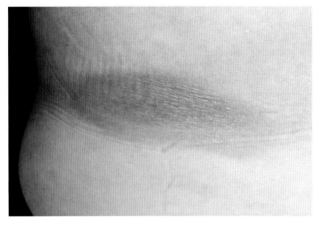

图Ⅳ-1　斑状硬斑病早期活动性皮损。右侧腹部叶状红色斑片，中央呈暗紫红色，皮肤增厚，轻度硬化，周边有颜色稍淡、宽窄不一的红晕，轻度水肿。皮损表面可见淡白色色素减退斑，主要见于皮嵴表面

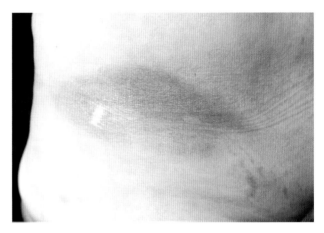

图Ⅳ-2　图Ⅳ-1同一患者。1年后，皮损较初期稍宽，已软化，留淡褐色色素沉着斑片

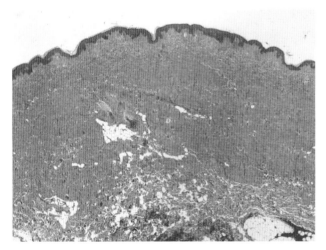

图Ⅳ-3　图Ⅳ-1同一患者皮损组织病理。表皮未见明显异常。真皮明显增厚，深达皮下脂肪层，真皮浅中部胶原增生致密，真皮乳头层受累。真皮血管周围及附属器周围慢性炎症细胞浸润

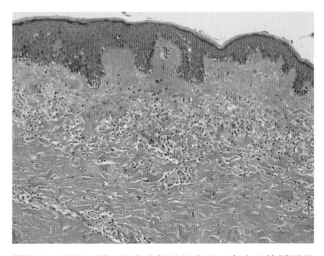

图Ⅳ-4　图Ⅳ-1同一患者皮损组织病理。真皮血管周围及附属器周围慢性炎症细胞浸润

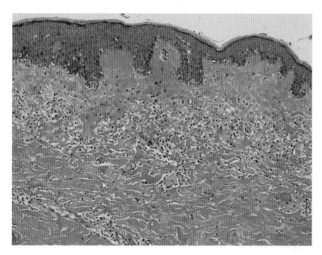

图Ⅳ-5　图Ⅳ-1同一患者皮损组织病理。真皮血管周围及附属器周围慢性炎症细胞浸润，包括淋巴细胞、组织细胞和浆细胞，血管内皮肿胀，管腔变窄，毛囊、皮脂腺和汗腺减少

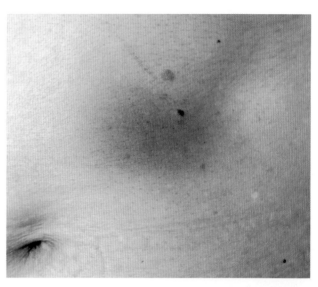

图Ⅳ-6　斑状硬斑病，左侧腹部有大致呈圆形的皮肤硬化斑片，蜡黄色

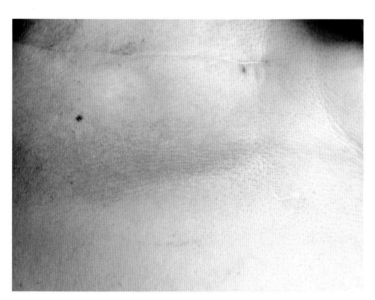

图Ⅳ-7　斑状硬斑病，胸前条状皮肤硬化斑片，呈蜡黄色

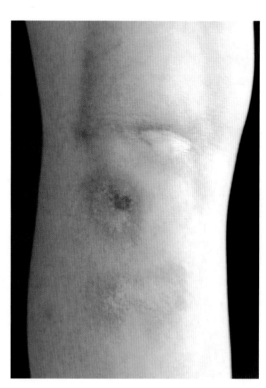

图Ⅳ-8　斑状硬斑病，左腘窝部片状皮肤硬化斑片，呈牙白色，其下方两处皮损轻度萎缩，中央色素减退斑，周边色素沉着

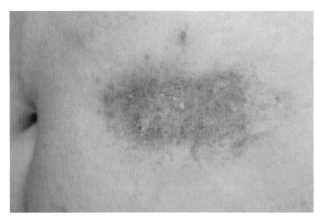

图Ⅳ-9　斑状硬斑病，左侧腹部有大致呈椭圆形的皮肤硬化斑片，蜡黄色

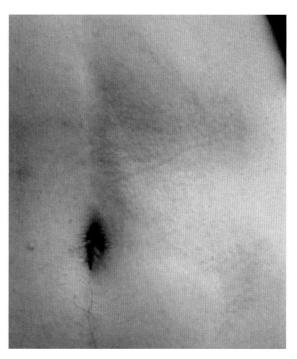

图Ⅳ-10　腹部 Pasini 和 Pierini 皮肤萎缩症，皮损呈不规则形，正常肤色或淡灰色，呈浅盘状凹陷。在脐部左上方有呈橘皮状外观的轻度隆起斑片，质地轻度硬化

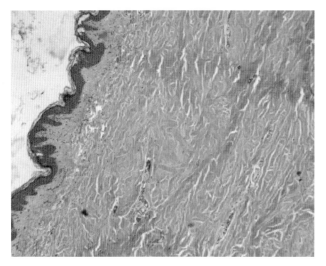

图Ⅳ-11　图Ⅳ-10同一患者，皮损中硬斑病皮损组织病理，表皮轻度萎缩，真皮胶原增厚，排列致密（HE 染色 ×10）

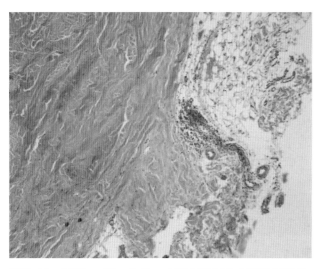

图Ⅳ-12　图Ⅳ-10同一患者，皮损中硬斑病皮损组织病理。真皮血管周围、真皮深层及皮下脂肪交界处有以淋巴细胞为主的少许慢性炎症细胞浸润（HE 染色 ×10）

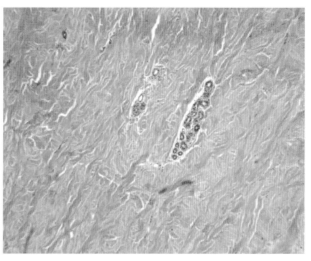

图Ⅳ-13　图Ⅳ-10同一患者皮损中硬斑病皮损组织病理。真皮深层胶原均质化，附属器位置上移（HE 染色 ×10）

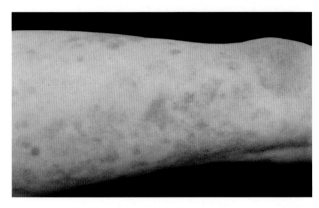

图Ⅳ-14 点滴状和斑状硬斑病，右股外侧泛发片状或点滴状褐色斑片，多呈轻度萎缩

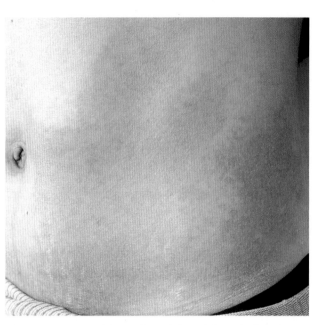

图Ⅳ-16 图Ⅳ-15同一患者，治疗后皮损和皮肤萎缩已基本消失，局部留有色素沉着斑片

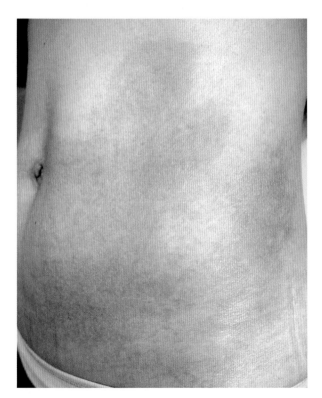

图Ⅳ-15 腹部 Pasini 和 Pierini 皮肤萎缩症，皮损呈不规则形，紫红色，呈浅盘状凹陷

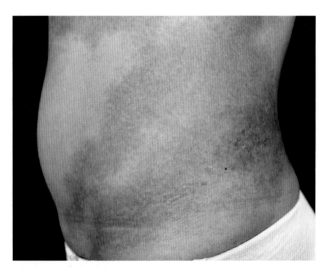

图Ⅳ-17 左侧胸腹部 Pasini 和 Pierini 皮肤萎缩症，可见不规则型大片褐色皮肤萎缩，浅盘状，边缘清楚，静脉显露，皮损表面可见点状色素减退斑

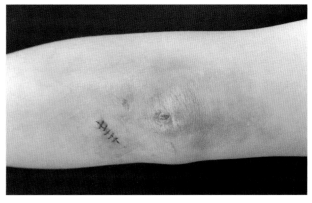

图Ⅳ-19 左肘部 Pasini 和 Pierini 皮肤萎缩症，局部淡褐色皮肤萎缩，浅盘状，边缘清楚

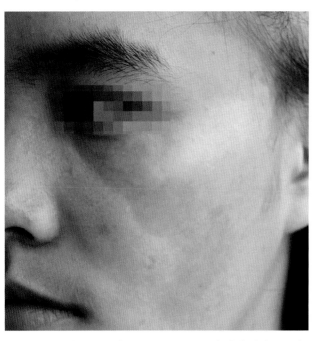

图Ⅳ-18 左颧颊和颞部 Pasini 和 Pierini 皮肤萎缩症，局部褐色皮肤萎缩，浅盘状，边缘陡峭

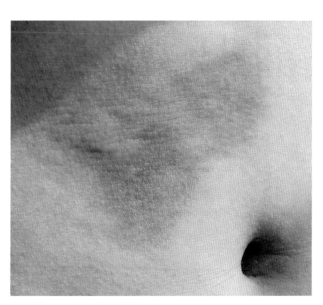

图Ⅳ-20 脐部右上方 Pasini 和 Pierini 皮肤萎缩症，局部褐色皮肤萎缩，浅盘状，边缘清楚

（二）泛发性硬斑病

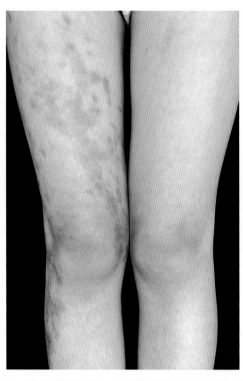

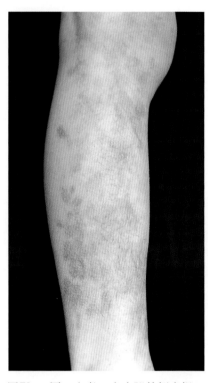

图Ⅳ-21　泛发性硬斑病，右下肢泛发斑状或点状皮肤增厚或硬化，还有多发轻度皮肤萎缩斑，呈褐黄色。上述皮损总体沿下肢呈带状分布。该患者还有很多系统性硬皮病的临床表现，如雷诺现象、抗着丝点抗体阳性和甲皱襞瘀点

图Ⅳ-22　图Ⅳ-21 同一患者，右小腿外侧皮损

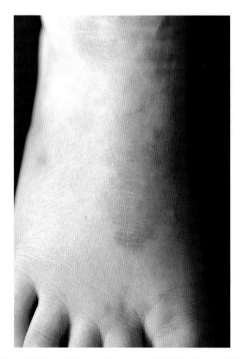

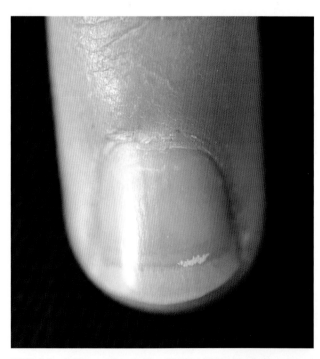

图Ⅳ-23　图Ⅳ-21 同一患者，右足背硬化斑片，蜡黄色

图Ⅳ-24　图Ⅳ-21 同一患者，指甲甲皱襞可见瘀点

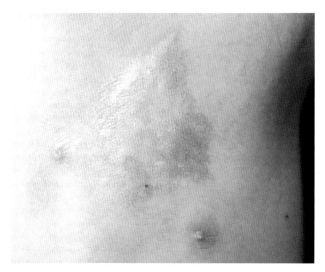

图Ⅳ-25　泛发性硬斑病，左胸部硬化斑片，部分呈蜡黄色

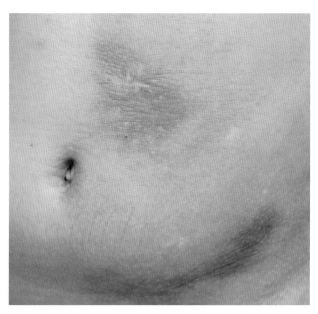

图Ⅳ-26　图Ⅳ-25同一患者，腹部和腹股沟斑片

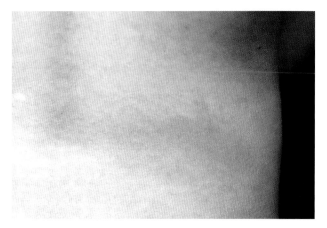

图Ⅳ-27　图Ⅳ-25同一患者，下背部右侧皮损，呈轻度萎缩

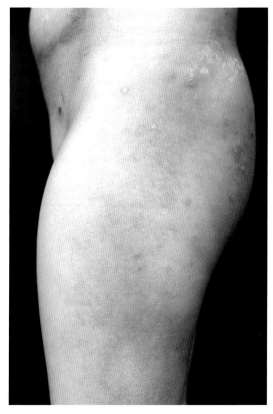

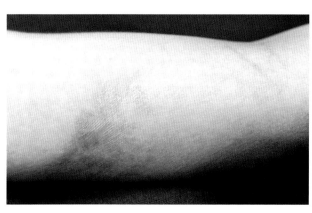

图Ⅳ-28　图Ⅳ-25同一患者，上臂内侧硬化斑片，呈蜡黄色，已有萎缩

图Ⅳ-29　图Ⅳ-25同一患者，左侧臀部和股外侧硬化斑片，呈蜡黄色

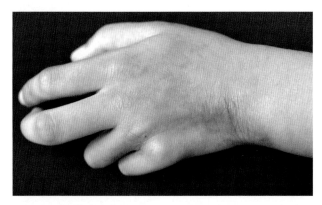

图Ⅳ-30　图Ⅳ-25同一患者，左手腕背和手背尺侧条带状硬化斑，蜡黄色，已有萎缩

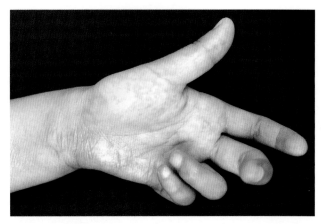

图Ⅳ-31　图Ⅳ-25同一患者，左手腕、手掌尺侧条带状硬化斑，已有萎缩

（三）带状硬斑病

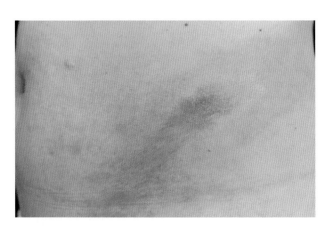

图Ⅳ-32　带状硬斑病，左侧腹部条带状硬化斑片，从外上方斜向内下方，皮革样硬化，蜡黄色。其外围有紫红色晕，系病变又进入活动期，皮损将向外扩延

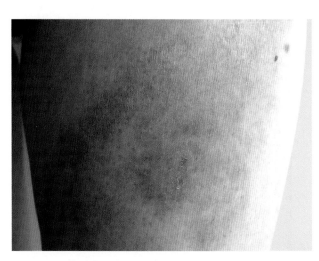

图Ⅳ-33　带状硬斑病，左股内侧硬化斑片，蜡黄色，大致呈带状分布，部分已有萎缩

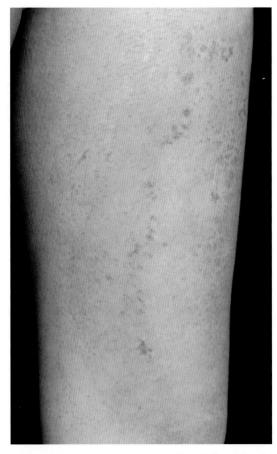

图Ⅳ-34　带状硬斑病，左股前部条带状硬化斑片，其周围有紫红色斑片围绕，显示病变呈进展期。新、旧皮损间有呈带状分布的毛细血管扩张，可能与此前患者局部外用糖皮质激素有关

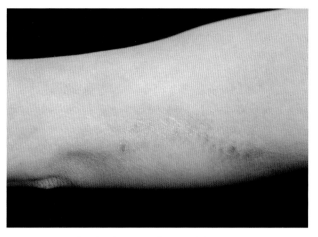

图Ⅳ-36 上臂内侧带状硬斑病，蜡黄色硬化斑片，已有轻度萎缩

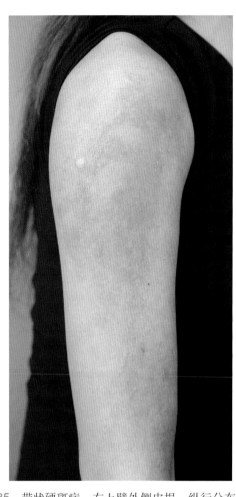

图Ⅳ-35 带状硬斑病，右上臂外侧皮损，纵行分布，已有轻度萎缩

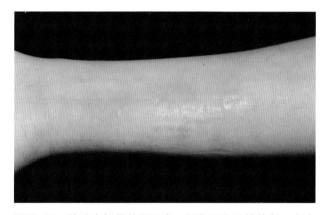

图Ⅳ-37 前臂内侧带状硬斑病，硬化斑片呈蜡黄色，有光泽

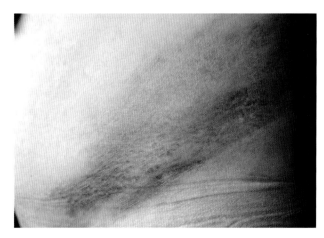

图Ⅳ-38 左侧腹部带状硬斑病，皮损已有萎缩，局部色素沉着，色素减退

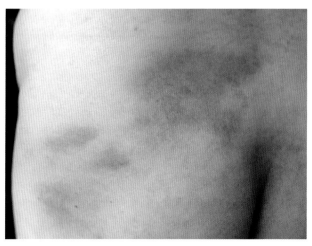

图Ⅳ-39 左侧下背部、臀部硬斑病，呈带状分布。部分皮损呈蜡黄色，已有萎缩

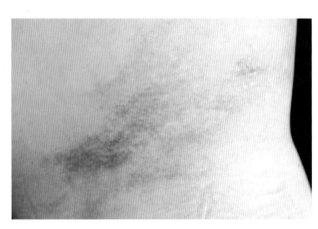

图Ⅳ-40 左侧腹部带状硬斑病，皮损轻度萎缩，局部色素沉着，色素减退，静脉显露

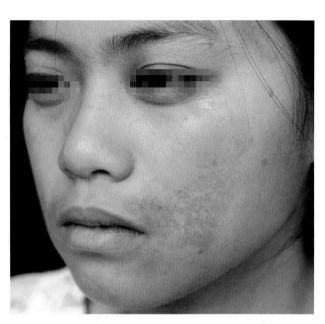

图Ⅳ-41 左颧颊部和唇部带状硬斑病，皮损呈蜡黄色，已有萎缩，局部色素沉着和减退

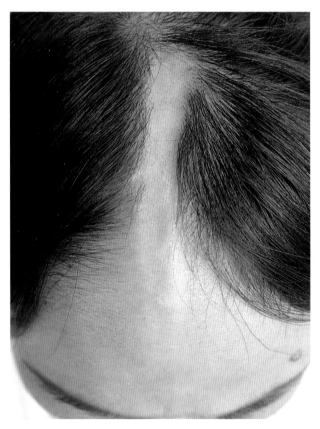

图Ⅳ-42 条带状硬斑病，前额近中线纵行皮损呈刀劈状，系萎缩期皮损，皮肤轻度凹陷，局部脱发

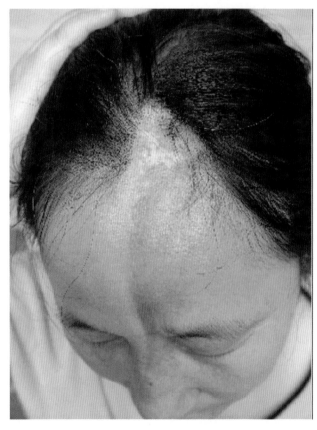

图Ⅳ-43 条带状硬斑病，前额近中线纵行皮损呈刀劈状，系萎缩期皮损，皮肤轻度凹陷，局部色素减退、脱发

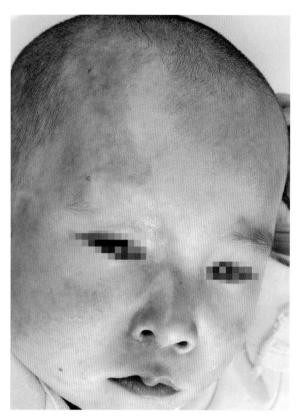

图Ⅳ-44　条带状硬斑病，儿童右前额纵行皮损延及左侧鼻背，早期萎缩期皮损，右侧鼻翼已开始萎缩

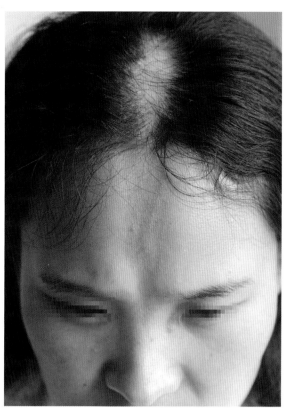

图Ⅳ-45　刀劈状硬斑病，前额近中线纵行皮损，萎缩严重，皮损处头发已脱落，已累及鼻背，但鼻翼尚未累及

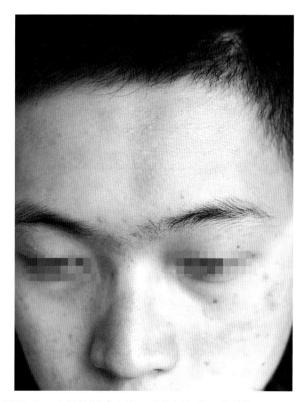

图Ⅳ-46　左侧前额近中线刀劈状硬斑病，萎缩期

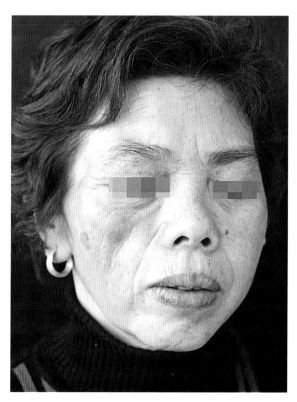

图Ⅳ-47　颜面偏侧萎缩。右侧面部萎缩，大致呈带状

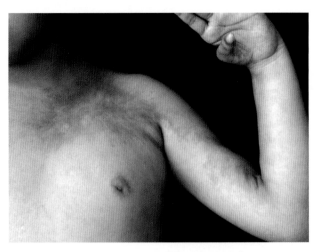

图Ⅳ-48 儿童带状硬斑病，左胸前、上肢外侧和拇指皮肤带状硬化，肘关节屈曲挛缩，难以伸开

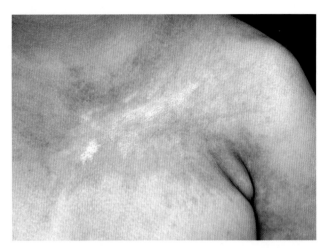

图Ⅳ-49 图Ⅳ-48同一患者，左胸前皮损放大图片，可见褐色色素沉着和淡白色色素减退斑片，部分皮损已有萎缩

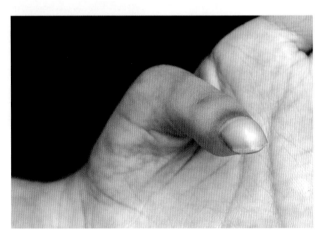

图Ⅳ-50 图Ⅳ-48同一患者，左拇指皮损放大图片。左拇指屈曲畸形并有萎缩，左大鱼际肌也有萎缩

（四）深部硬斑病

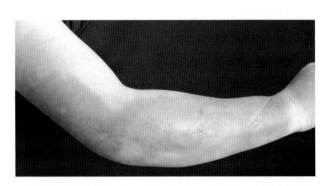

图Ⅳ-51 深部硬斑病，皮损自右上臂伸侧延及右前臂伸侧，右前臂硬化部位呈蜡黄色，表面呈橘皮状。扪之除表层皮肤硬化外，其深层组织有绷紧感，整个肢体如铁烟筒状感觉。结合组织病理既有真皮和皮下脂肪间隔硬化，又有深筋膜的硬化，该患者同时符合带状硬斑病和嗜酸性筋膜炎的诊断，可归于深部硬斑病

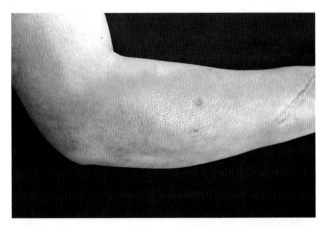

图Ⅳ-52 图Ⅳ-51同一患者，右前臂伸侧放大图片，硬化部位呈蜡黄色，表面橘皮样点状凹陷。扪之硬化深达肢体深部，整个前臂内部绷紧感，如铁筒状，提示硬化已达深筋膜

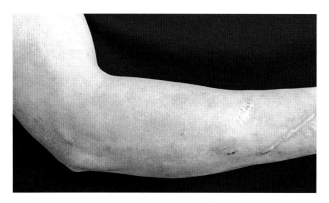

图Ⅳ-53 图Ⅳ-51 同一患者治疗后皮肤及肢体内部均已变软，局部皮肤仍有色素沉着

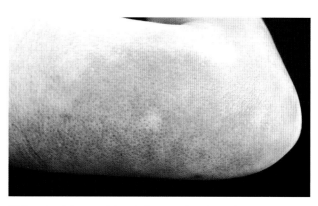

图Ⅳ-54 图Ⅳ-51 同一患者，上臂后部皮肤肿胀、增厚，紫褐色色素沉着，表面呈橘皮样，边界清楚，扪之其深层组织绷紧硬化

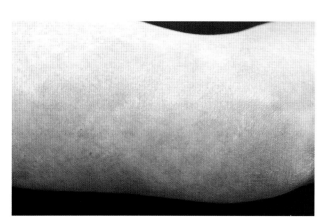

图Ⅳ-55 图Ⅳ-51 同一患者，上臂后部皮损治疗后，皮肤肿胀、增厚消失，色素沉着明显减轻

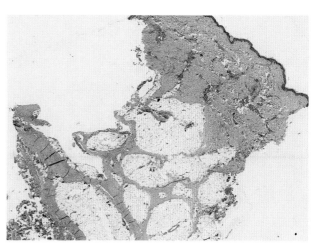

图Ⅳ-56 图Ⅳ-51 同一患者皮肤组织病理。表皮未见明显异常，真皮胶原大量增生、致密，真皮血管及附属器周围炎症细胞浸润。筋膜显著增厚，增生胶原组织伸向皮下脂肪小叶间隔，皮下脂肪间隔增宽。深筋膜内慢性炎症细胞浸润，以淋巴细胞为主。横纹肌束间少许慢性炎症细胞浸润

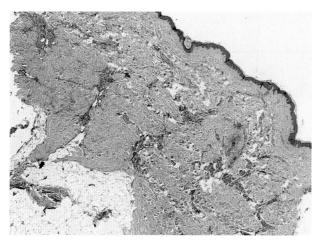

图Ⅳ-57 图Ⅳ-51 同一患者皮肤组织病理。表皮未见明显异常，真皮胶原增生、致密，真皮血管及附属器周围炎症细胞浸润

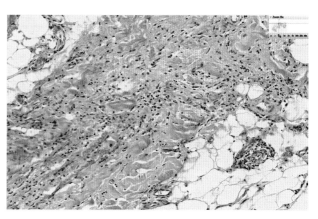

图Ⅳ-58 图Ⅳ-51 同一患者皮肤组织病理。脂肪间隔增宽，胶原增生、致密，血管周围大量炎症细胞浸润

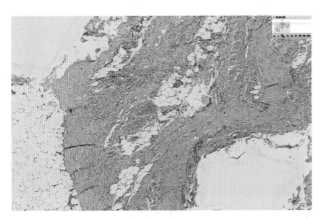

图Ⅳ-59 图Ⅳ-51同一患者皮肤组织病理。深筋膜明显增厚、纤维化，可见慢性炎症细胞浸润（HE染色×20）

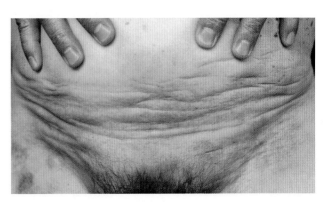

图Ⅳ-60 深部硬斑病。下腹部皮肤呈皱褶状，扪之皮下绷紧硬化

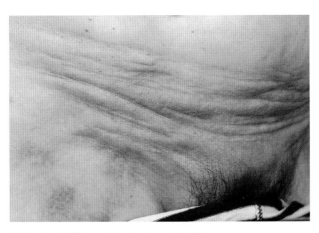

图Ⅳ-61 图Ⅳ-60同一患者，右侧面观

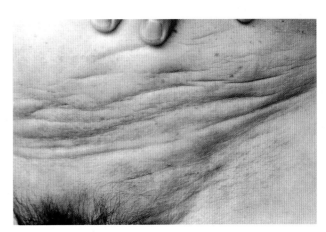

图Ⅳ-62 图Ⅳ-60同一患者，左侧面观

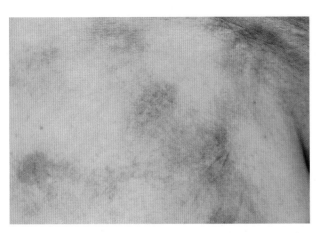

图Ⅳ-63 图Ⅳ-60同一患者，右股上部有多个椭圆形轻度硬化斑片，其间有淡白色萎缩斑和褐色色素沉着斑。这种斑片常见于硬斑病患者，可与硬化斑片同时存在

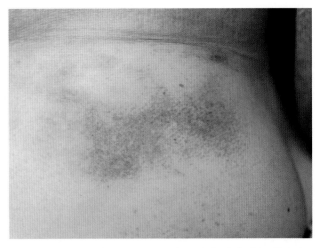

图Ⅳ-64 图Ⅳ-60同一患者，左侧臀部褐色色素沉着斑片，其外侧部位轻度萎缩

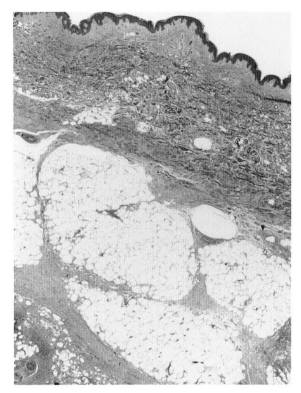

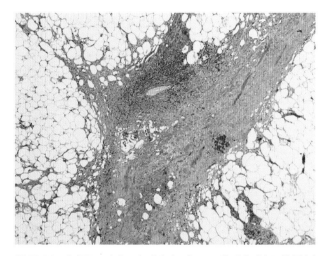

图Ⅳ-65 图Ⅳ-60同一患者组织病理。表皮未见明显异常，真皮深部胶原增生、致密，向下延伸至皮下脂肪间隔，真皮全层血管及附属器周围以及脂肪间隔血管周围淋巴细胞、浆细胞和组织细胞浸润，血管壁增厚，内皮肿胀（HE染色×4）

图Ⅳ-66 图Ⅳ-60同一患者组织病理。脂肪间隔血管周围淋巴细胞、浆细胞和组织细胞浸润，血管壁增厚，内皮肿胀（HE染色×20）

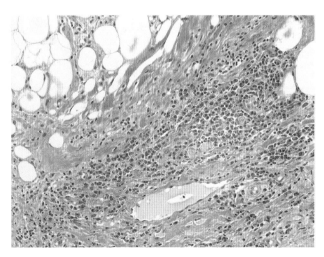

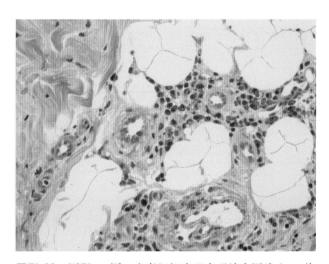

图Ⅳ-67 图Ⅳ-60同一患者组织病理放大图片（HE染色×20）

图Ⅳ-68 图Ⅳ-60同一患者组织病理表现放大图片（HE染色×40）

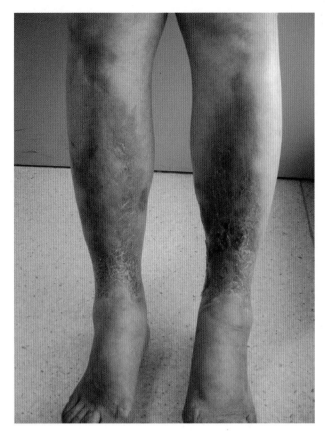

图Ⅳ-69　深部硬斑病，双小腿伸侧皮肤硬化斑片黄褐色，累及深层组织

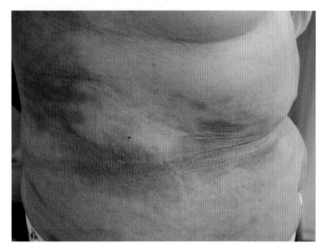

图Ⅳ-70　图Ⅳ-69同一患者，腰腹部斑块，质地硬，位置深，皮肤表面呈暗紫红色

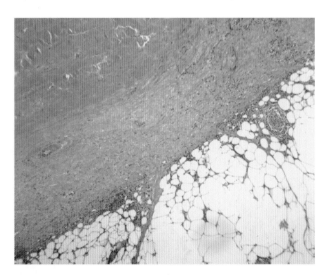

图Ⅳ-71　图Ⅳ-69同一患者腰部斑块组织病理。真皮下层胶原纤维明显增生、致密。真皮深层与皮下脂肪交界处以及部分脂肪小叶内浆细胞和淋巴细胞等慢性炎症细胞浸润（HE染色×10）

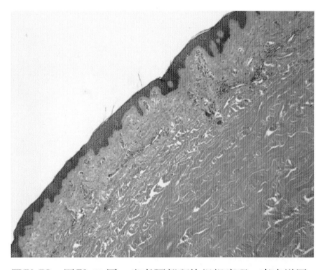

图Ⅳ-72　图Ⅳ-69同一患者腰部斑块组织病理。真皮增厚，全层胶原纤维明显增生，真皮中下层胶原纤维明显肥厚、致密，排列紊乱，部分呈玻璃样改变。真皮浅层血管周围少许慢性炎症细胞浸润，皮肤附属器减少（HE染色×10）

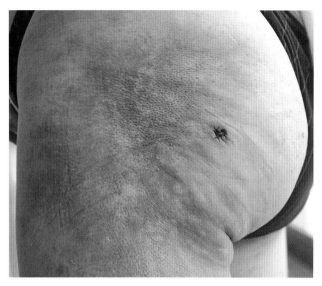

图Ⅳ-73 深部硬斑病。左侧臀部外侧及股后上部皮肤肿胀，皮肤增厚，呈皱褶状，深层组织绷紧、硬化，皮损表面呈橘皮样，有褐色色素沉着和淡白色色素减退斑片，与图Ⅳ-54皮损有相似之处

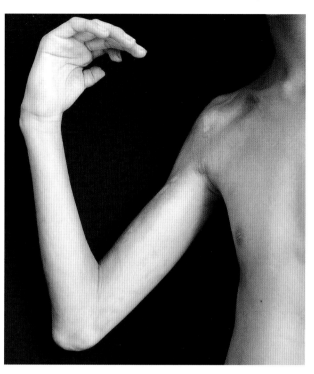

图Ⅳ-74 儿童致残性全硬化性硬斑病。右上肢和肩部皮肤硬化或萎缩，呈带状分布。肘关节屈曲挛缩，难以伸开、右肩严重萎缩、右拇指萎缩、畸形

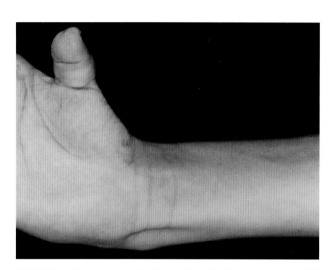

图Ⅳ-75 图Ⅳ-74同一患者，右前臂桡侧、右手大鱼际肌以及右拇指硬化后萎缩，右拇指畸形

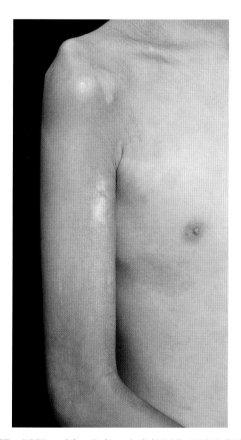

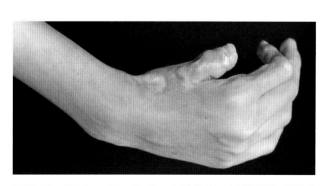

图Ⅳ-76 图Ⅳ-74同一患者，右手拇指、示指硬化后严重萎缩、畸形，右拇指根部伸肌腱表面皮肤溃疡已愈合

图Ⅳ-77 图Ⅳ-74同一患者，右肩部硬化后严重萎缩、畸形。右上臂硬化后萎缩，静脉显露

二、组织病理

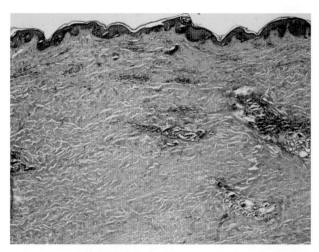

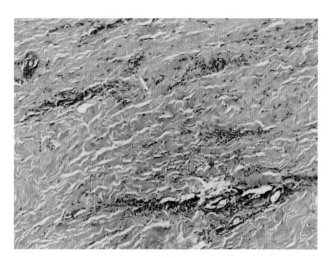

图Ⅳ-78　硬斑病组织病理。显示表皮变薄，真皮全层胶原增生，排列致密，血管及附属器周围可见炎症细胞呈团块状浸润，并可见附属器上移现象（HE 染色 ×4）

图Ⅳ-79　硬斑病组织病理。高倍镜下显示增生致密的胶原（HE 染色 ×10）

三、病例皮损图片汇集

病例 1

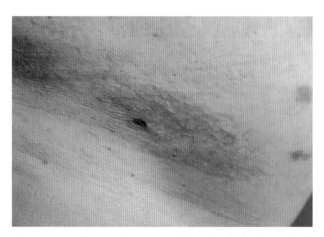

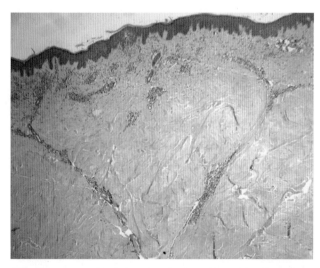

图Ⅳ-80　斑状硬斑病。右下腹椭圆形硬化斑片，呈蜡黄色，表面尚有斑点状暗红斑，有少许鳞屑

图Ⅳ-81　图Ⅳ-80 同一患者皮损组织病理。表皮轻度角化过度，灶性棘层轻度肥厚。真皮胶原均质化，附属器有挤压现象。真皮全层血管、附属器周围以淋巴细胞为主的炎症细胞浸润

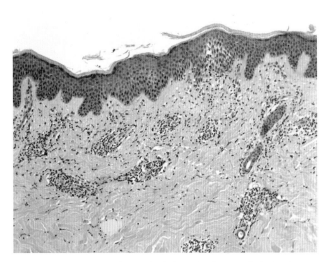

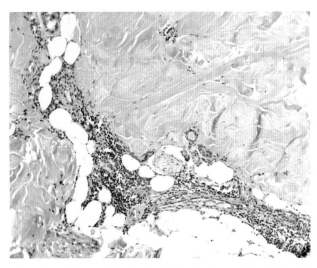

图Ⅳ-82　图Ⅳ-80同一患者皮损组织病理。真皮浅层、血管和附属器周围炎症细胞浸润，部分区域少许嗜酸性粒细胞浸润

图Ⅳ-83　图Ⅳ-80同一患者皮损组织病理。真皮深层、皮下脂肪间隔血管和附属器周围炎症细胞浸润

病例 2

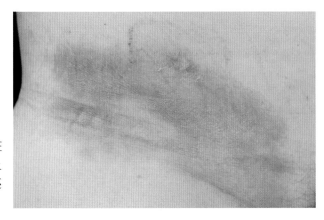

图Ⅳ-84　硬斑病早期皮损，可见红色肿胀斑片，边缘肿胀明显，大致呈椭圆形，皮损上部有呈梭形的蜡黄色硬化斑片，其他部位还未硬化

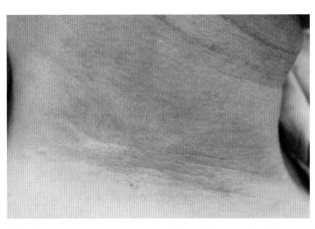

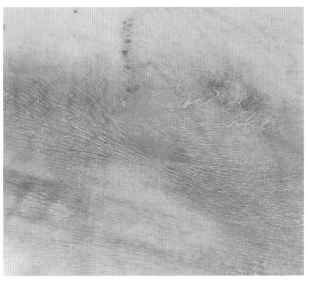

图Ⅳ-85　图Ⅳ-84同一患者，颈部右侧红色肿胀斑片，边缘肿胀明显，中央凹陷处有蜡黄色硬化斑片

图Ⅳ-86　图Ⅳ-84同一患者，皮损中硬化部位的放大图片

病例 3

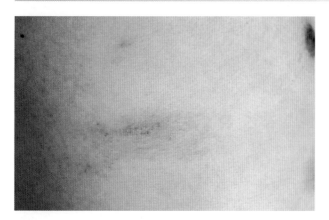

图Ⅳ-87 硬斑病，右胸外侧硬化斑片，呈蜡黄色，周围有红晕

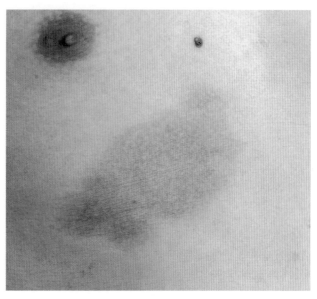

图Ⅳ-88 图Ⅳ-87 同一患者，右胸前褐色萎缩斑片，边界清楚，边缘陡峭，有静脉显露，为 PP 萎缩症。同一患者兼有斑状硬斑病和 PP 萎缩症，说明这两种疾病可能是同一种病，现今很多学者将 PP 萎缩症归于斑状硬斑病项下，认为是斑状硬斑病的一种亚型，可能是斑状硬斑病的顿挫型，这两种类型发生于同一患者在临床上并不少见

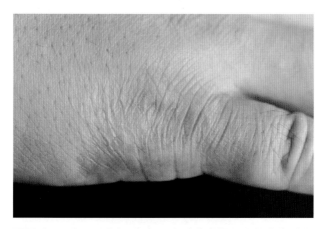

图Ⅳ-89 图Ⅳ-87 同一患者，右手背内侧和小指掌指关节伸侧 PP 萎缩症，局部褐色萎缩斑片

病例 4

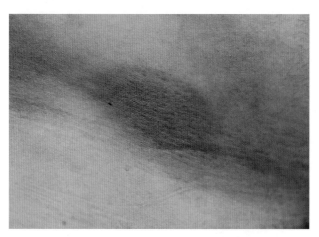

图Ⅳ-90 硬斑病。右下腹近腹股沟区椭圆形硬化斑片，暗紫红色，皮肤增厚，轻度硬化，皮损表面可见淡白色点状色素减退斑，主要见于皮嵴表面。该皮损表现与图Ⅳ-1 近似

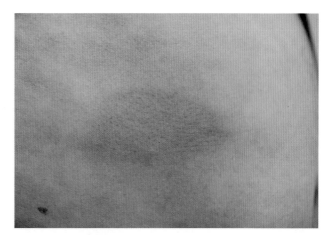

图Ⅳ-91 图Ⅳ-90 同一患者，右侧腹部椭圆形暗红色斑片，轻度萎缩，周边有红晕，表面有淡白色点状色素减退斑，系硬斑病进展期皮损

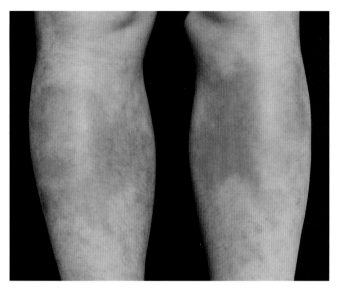

图Ⅳ-92 图Ⅳ-90同一患者，双胫前部对称性深褐色色素沉着斑片，有轻度萎缩

病例 5

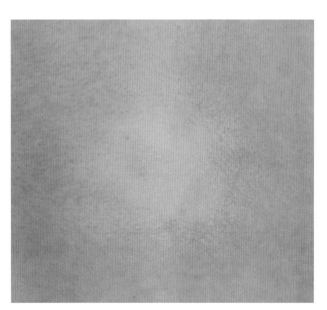

图Ⅳ-93 患者，男，6岁，背部中央淡白色斑疹，粟粒大小，密集分布，近中部彼此融合成淡白色斑片，皮损分布于约8cm的直径范围。皮损中部脊柱左侧有蜡黄色硬化斑片。考虑为硬斑病合并硬化萎缩性苔藓

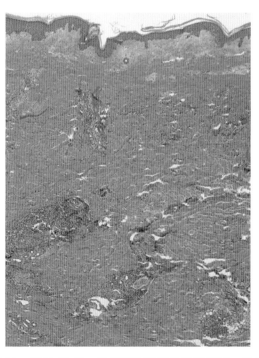

图Ⅳ-94 图Ⅳ-93同一患者硬斑皮损处组织病理。表皮角化过度，棘层轻度萎缩，基底细胞液化变性，真皮乳头可见均一化变性，真皮浅层至深层胶原纤维增生、粗大，排列致密，真皮浅至深层血管周围及小叶脂肪一侧可见淋巴细胞、组织细胞及浆细胞浸润，符合硬斑病合并硬化萎缩性苔藓表现。该组织病理表现兼有这两种疾病的病理特点，但缺少典型硬化萎缩性苔藓患者真皮浅层炎症细胞呈带状浸润的表现，可能是这两种疾病合并发生时的病理表现，有待于积累更多病例进一步观察

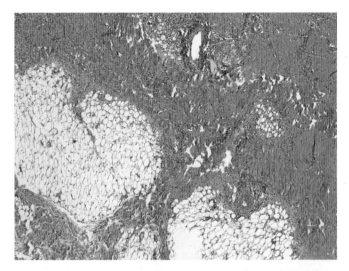

图Ⅳ-95　图Ⅳ-93同一患者硬斑皮损处组织病理。真皮深层血管周围及近脂肪小叶处可见淋巴细胞、组织细胞及浆细胞浸润

病例 6

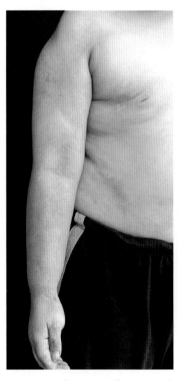

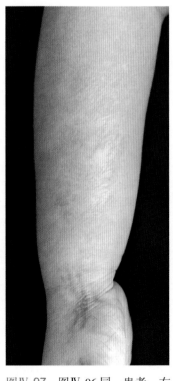

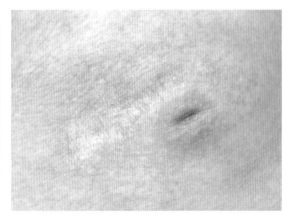

图Ⅳ-96　带状硬斑病。右上肢皮肤硬化斑片，已有萎缩，自右上臂近胸前延至右拇指背近端

图Ⅳ-97　图Ⅳ-96同一患者，右前臂外侧带状硬化斑片放大图片，手腕外侧有萎缩

图Ⅳ-98　图Ⅳ-96同一患者，右乳头外上方硬化斑片，呈条状，斜行分布，有蜡样光泽，已有萎缩

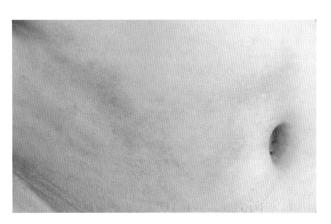

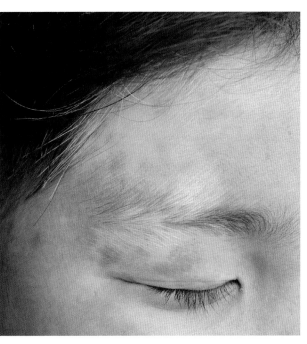

图Ⅳ-99 图Ⅳ-96 同一患者，右侧腹部不规则性皮肤萎缩，边缘陡峭，呈浅盘状，有静脉显露，系 Pasini 和 Pierini 皮肤萎缩症

图Ⅳ-100 图Ⅳ-96 同一患者，前额右侧和上睑部白癜风样乳白斑片，部分头发、眉毛和睫毛变白

病例 7

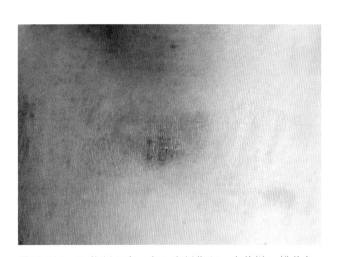

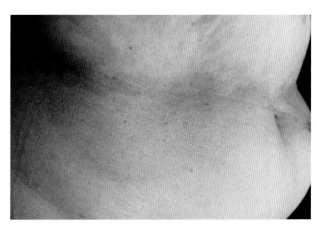

图Ⅳ-101 斑状硬斑病。右上腹硬化斑，皮革样，蜡黄色

图Ⅳ-102 图Ⅳ-101 同一患者，右侧腹部紫红色皮肤增厚斑片，沿腰部呈带状分布，表面有淡白色色素减退斑点，彼此融合成片状，色素减退处皮肤轻度皱缩，似不典型的硬化萎缩性苔藓

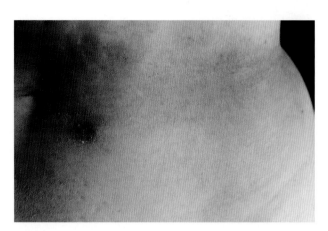

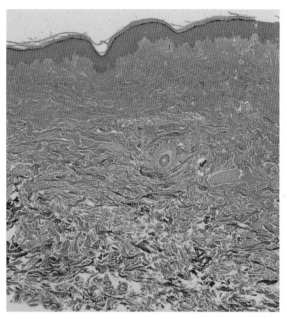

图IV-103　图IV-101 同一患者，左侧腹部皮损，表现如右侧腹部

图IV-104　图IV-101 同一患者左侧腹部皮肤组织病理。表皮轻度角化过度，基底层色素增加。真皮胶原增生，累及乳头层，真皮上中部胶原致密，血管周围少许慢性炎症细胞浸润

病例 8

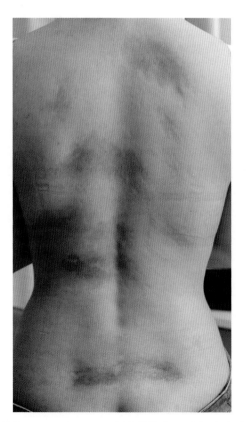

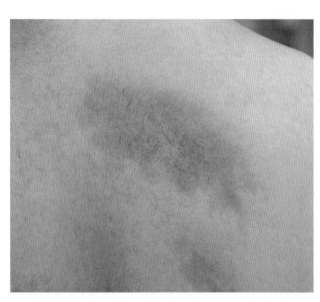

图IV-105　Pasini 和 Pierini 皮肤萎缩症，背部多发皮肤萎缩斑片

图IV-106　图IV-105 同一患者，右肩胛部皮损放大图片。可见褐色皮肤萎缩斑片，边缘陡峭，呈浅盘状，静脉显露

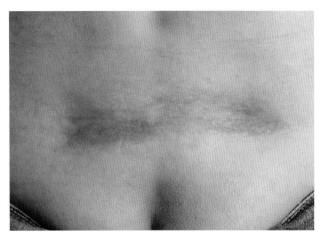

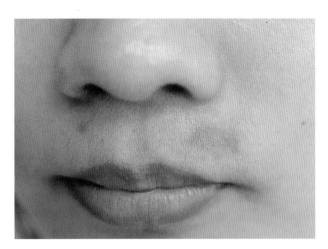

图Ⅳ-107　图Ⅳ-105 同一患者下背部皮损放大图片。可见横行条带状的褐色皮肤萎缩斑片

图Ⅳ-108　图Ⅳ-105 同一患者，上唇部左右各一处褐色皮肤萎缩斑

病例 9

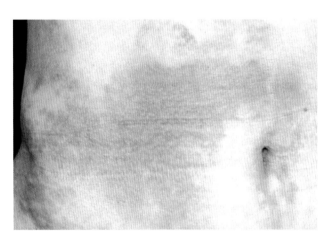

图Ⅳ-109　Pasini 和 Pierini 皮肤萎缩症，右侧腹部褐色片状轻度皮肤萎缩斑片，呈浅盘状，其周边还有多个小的类似萎缩斑

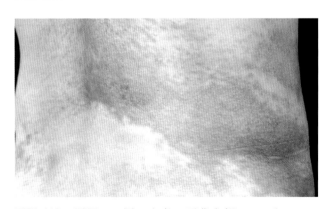

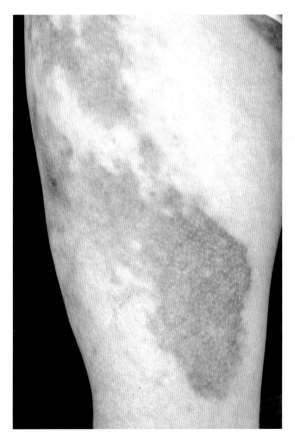

图Ⅳ-110　图Ⅳ-109 同一患者，下背右侧 Pasini 和 Pierini 皮肤萎缩症，可见大片褐色浅盘状皮肤萎缩。周边也有较密集的小萎缩斑。该处皮损与图Ⅳ-109 右侧腹部皮损实际上是连接在一起的。整个皮损从下背右侧延及右侧腹部，呈宽带状分布

图Ⅳ-111　图Ⅳ-109 同一患者，右股部 Pasini 和 Pierini 皮肤萎缩症，可见浅盘状褐色皮肤萎缩斑片，呈浅盘状，边缘陡峭，底部静脉显露，皮损从股部右上延及左下，呈带状分布

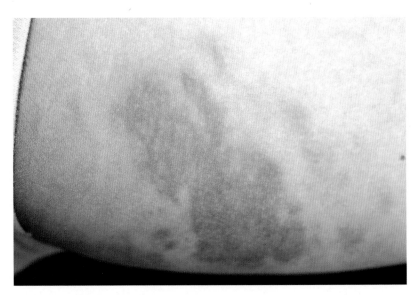

图Ⅳ-112 图Ⅳ-109 同一患者，左股部 Pasini 和 Pierini 皮肤萎缩症

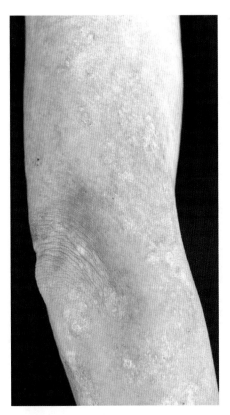

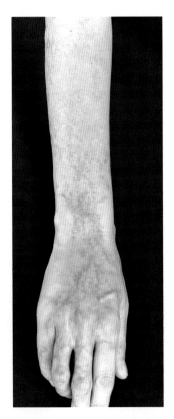

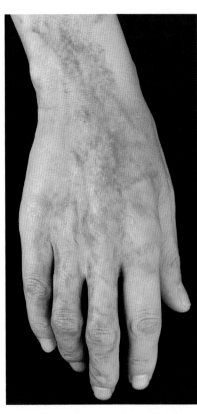

图Ⅳ-113 图Ⅳ-109 同一患者，右上臂外侧和前臂伸侧淡白色皮肤增厚、轻度硬化或萎缩斑片，点片状，呈带状分布

图Ⅳ-114 图Ⅳ-109 同一患者，右前臂伸侧和手背呈带状分布的点片状皮肤硬化或萎缩斑片，该处皮损与图Ⅳ-113 皮损实际上是相连接的，从右上臂外侧延及前臂、手背和手指

图Ⅳ-115 图Ⅳ-109 同一患者，右前臂和手背皮损放大图片。可见淡白色硬化斑片和褐色萎缩斑片相间分布

病例 10

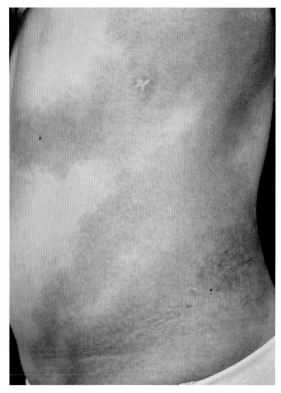

图Ⅳ-116 Pasini 和 Pierini 皮肤萎缩症。左侧胸腹部大片褐色皮肤萎缩斑片，皮损处静脉显露

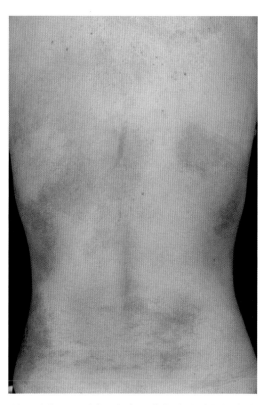

图Ⅳ-117 图Ⅳ-116 同一患者，背部多发片状褐色皮肤萎缩斑片，浅盘状，皮损处静脉显露

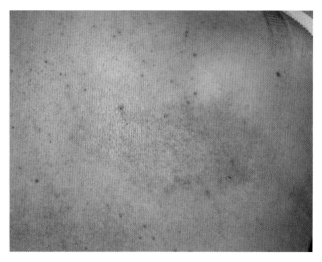

图Ⅳ-118 图Ⅳ-116 同一患者，上背右侧巴掌大浅盘状褐色皮肤萎缩斑片，皮损左侧可见淡白色色素减退斑点，彼此融合成片，类似不典型硬化萎缩性苔藓皮损

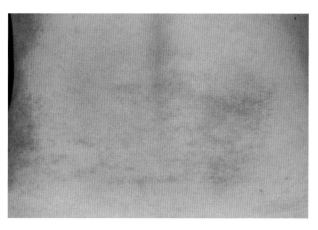

图Ⅳ-119 图Ⅳ-116 同一患者，下背部 Pasini 和 Pierini 皮肤萎缩症放大图片。散在的点片状褐色萎缩斑聚集在一起，形成一大片皮肤萎缩区

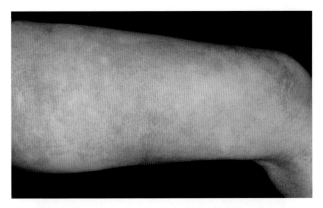

图Ⅳ-120　图Ⅳ-116同一患者，左股内侧 Pasini 和 Pierini 皮肤萎缩症。可见大片褐色萎缩斑片，皮损处静脉显露

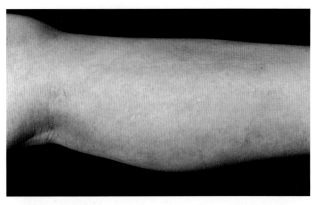

图Ⅳ-121　图Ⅳ-116同一患者，左小腿内侧 Pasini 和 Pierini 皮肤萎缩症，该处皮损系图Ⅳ-120 左股内侧皮损的延伸段，皮损表现相似

病例 11

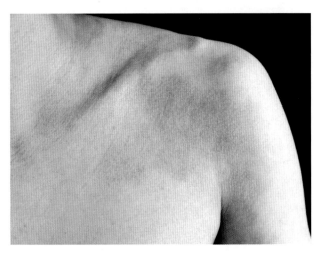

图Ⅳ-122　Pasini 和 Pierini 皮肤萎缩症。左胸外侧浅盘状褐色萎缩斑片，局部静脉显露

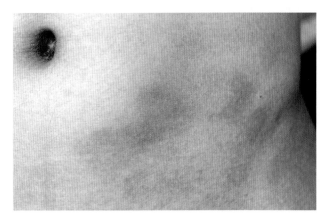

图Ⅳ-123　图Ⅳ-122同一患者，左下腹多发 Pasini 和 Pierini 皮肤萎缩

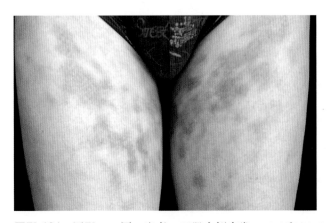

图Ⅳ-124　图Ⅳ-122同一患者，双股内侧多发 Pasini 和 Pierini 皮肤萎缩

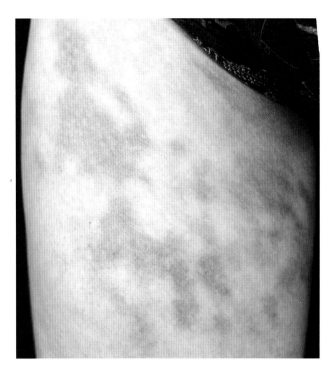

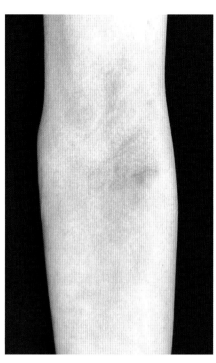

图Ⅳ-125 图Ⅳ-122同一患者，右股内侧Pasini和Pierini皮肤萎缩症放大图片，褐色萎缩斑边界清楚，边缘陡峭，其上可见淡白色色素减退斑点，局部静脉显露

图Ⅳ-126 图Ⅳ-122同一患者，左上肢内侧肘窝及其附近呈带状分布的Pasini和Pierini皮肤萎缩

病例 12

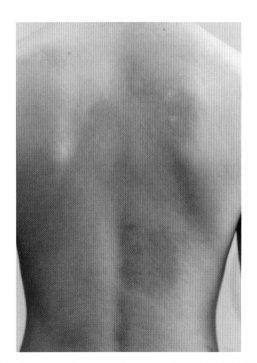

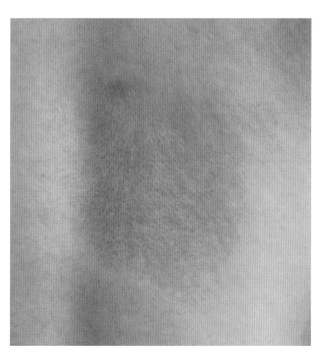

图Ⅳ-127 Pasini和Pierini皮肤萎缩症。背部大片浅盘状褐色萎缩斑片，边缘陡峭

图Ⅳ-128 图Ⅳ-127同一患者，背部右侧Pasini和Pierini皮肤萎缩放大图片

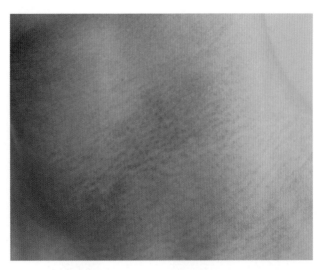

图Ⅳ-129　图Ⅳ-127 同一患者，颈左侧下部 Pasini 和 Pierini 皮肤萎缩斑片

病例 13

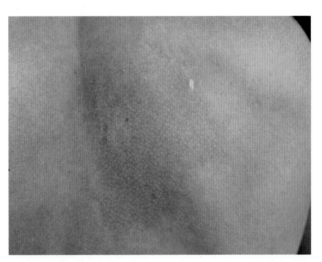

图Ⅳ-130　Pasini 和 Pierini 皮肤萎缩症，上背右侧巴掌大褐色浅盘状皮肤萎缩斑片，局部静脉显露

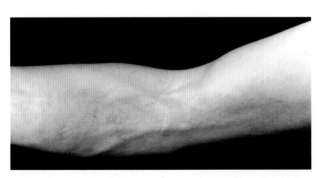

图Ⅳ-131　图Ⅳ-130 同一患者，右上臂内侧和前臂屈侧 Pasini 和 Pierini 皮肤萎缩斑片

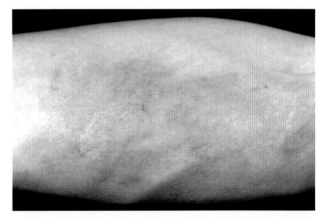

图Ⅳ-132　图Ⅳ-130 同一患者，右前臂屈侧皮损放大图片，褐色萎缩斑，浅盘状，边缘陡峭，局部静脉显露，在萎缩斑片中可见淡黄色硬化斑片

病例 14

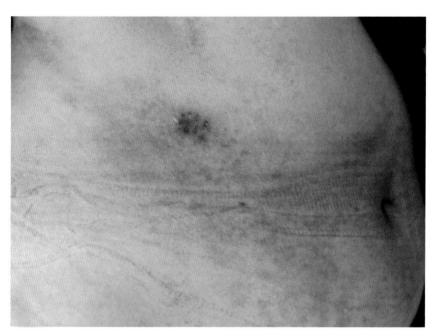

图Ⅳ-133　Pasini 和 Pierini 皮肤萎缩症。右侧腹部大片褐色皮肤萎缩，呈带状分布，局部静脉显露

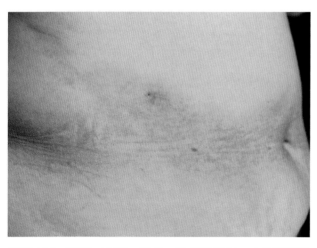

图Ⅳ-134　图Ⅳ-133 同一患者，治疗后半年，皮肤萎缩明显减轻，褐色色素沉着消退

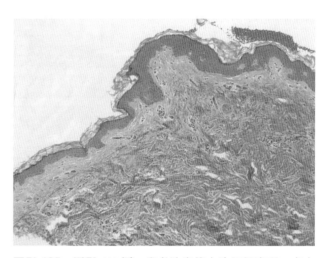

图Ⅳ-135　图Ⅳ-133 同一患者治疗前皮肤组织病理。表皮萎缩，真皮胶原增生，真皮浅层血管周围少许炎症细胞浸润

病例 15

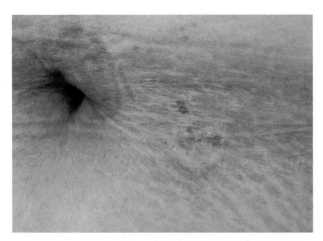

图Ⅳ-136　泛发性硬斑病，脐部左侧牙白色皮肤硬化斑片，皮损上部有散在褐色色素沉着斑点，皮损表面少许脱屑

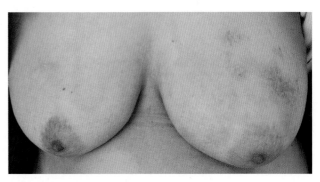

图Ⅳ-137　图Ⅳ-136同一患者，双侧乳腺正面散在斑状皮肤轻度硬化或萎缩斑片

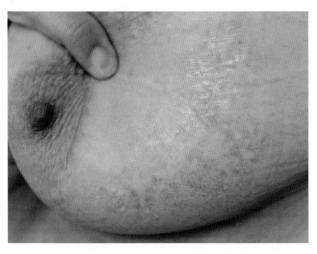

图Ⅳ-138　图Ⅳ-136同一患者，左侧乳腺外侧淡白色皮肤轻度硬化，斑点状，聚合成斑片状

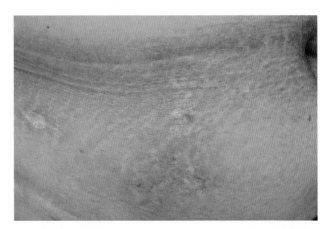

图Ⅳ-139　图Ⅳ-136同一患者，右侧腹部淡白色皮肤轻度硬化，斑点状，聚合成斑片状

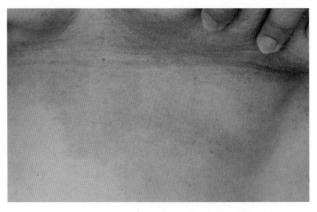

图Ⅳ-140　图Ⅳ-136同一患者，乳腺下、上腹部大片紫褐色皮肤萎缩，边界清楚，系 Pasini 和 Pierini 皮肤萎缩症

病例 16

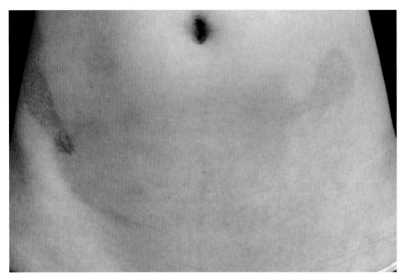

图 IV-141 Pasini 和 Pierini 皮肤萎缩症。14 岁男童，下腹部浅盘状皮肤萎缩，淡褐色，边缘陡峭，右髂上方萎缩斑有深褐色色素沉着。如只看腹部皮损，容易误诊为儿童腹部脂肪营养不良

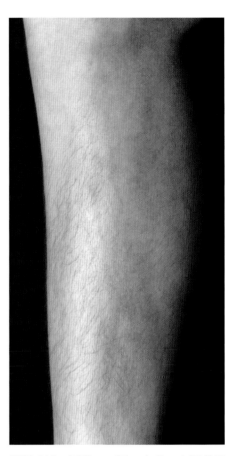

图 IV-143 图 IV-141 同一患者，左胫前纵行带状硬斑病皮损，皮损呈蜡黄色

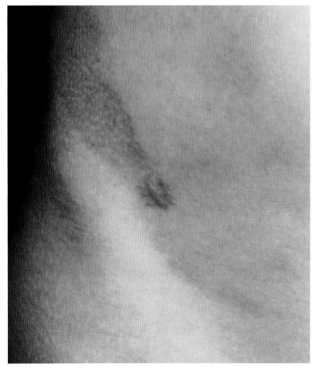

图 IV-142 图 IV-141 同一患者，右下腹和髂部上方萎缩皮损放大图片

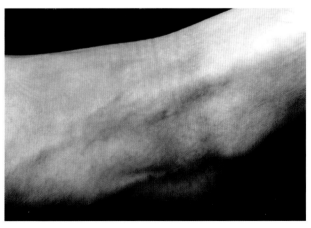

图 IV-144 图 IV-141 同一患者，左足背 Pasini 和 Pierini 皮肤萎缩，可见褐色浅盘状萎缩斑片，局部静脉显露

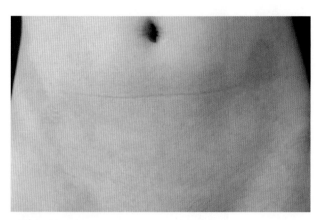

图Ⅳ-145 图Ⅳ-141同一患者，治疗1年后，皮肤萎缩明显减轻，色素沉着基本消失

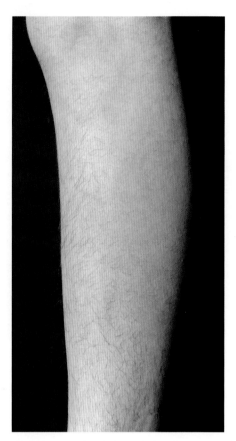

图Ⅳ-146 图Ⅳ-141同一患者，治疗1年后，左胫前带状硬斑病皮损消失

病例 17

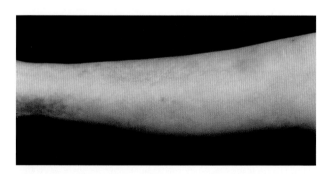

图Ⅳ-147 带状硬斑病，左胫前、外侧纵行硬化条带，蜡黄色，已有萎缩，并延及足部

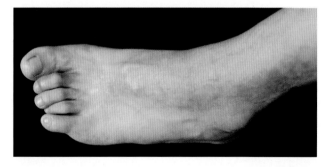

图Ⅳ-148 图Ⅳ-147同一患者，左足背、足趾带状硬化，蜡黄色，左第2至4趾严重萎缩畸形。由于小腿带状硬化、萎缩，导致小腿下段皮肤挛缩，走路时左足跟不能落地

病例 18

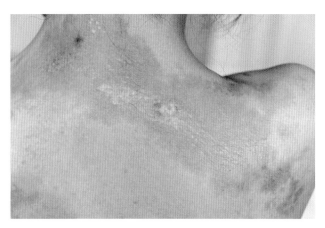

图Ⅳ-149　Pasini 和 Pierini 皮肤萎缩症合并硬斑病。颈后、肩部和右肩胛部大片褐色皮肤萎缩，皮损中部有淡白色皮肤硬化斑片，大片萎缩斑的周边可见散在小的褐色萎缩斑

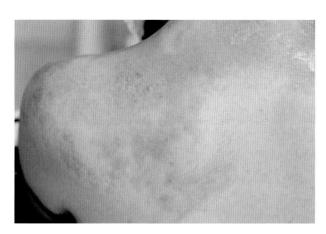

图Ⅳ-150　图Ⅳ-149 同一患者，左肩胛部 Pasini 和 Pierini 皮肤萎缩症

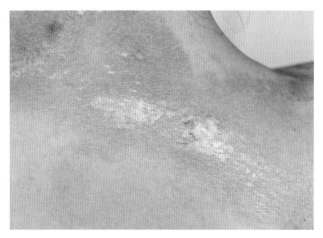

图Ⅳ-151　图Ⅳ-149 同一患者，右肩部皮损放大图片，淡白色皮肤硬化斑明显，周围是褐色萎缩斑片

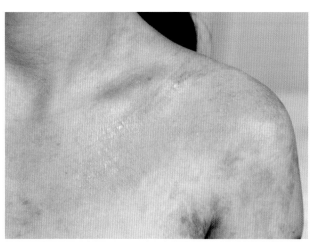

图Ⅳ-152　图Ⅳ-149 同一患者，胸部左侧 Pasini 和 Pierini 皮肤萎缩症

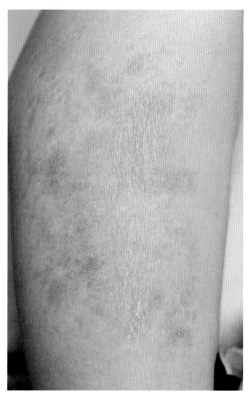

图Ⅳ-153　图Ⅳ-149 同一患者，右上臂外侧轻度硬化斑片，淡黄色

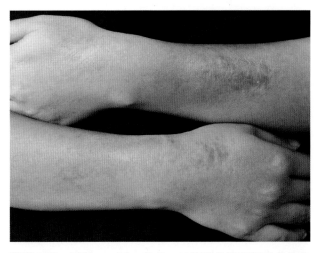

图Ⅳ-154 图Ⅳ-149同一患者，双前臂伸侧延至手背的典型的带状硬斑病皮损

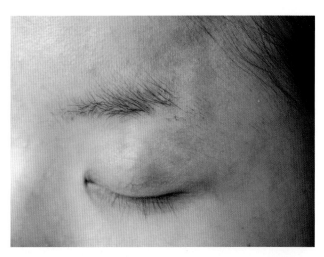

图Ⅳ-155 图Ⅳ-149同一患者，左上睑和眉弓外侧附近褐色皮肤萎缩，其间可见淡白色色素减退斑片

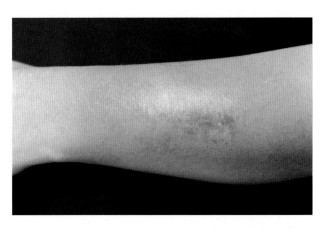

图Ⅳ-156 图Ⅳ-149同一患者，左前臂带状硬斑病皮损放大图片，硬化皮损呈蜡黄色。该患者在同一时期，不同部位有不同皮损，Pasini 和 Pierini 皮肤萎缩与淡白色硬斑病和蜡黄色带状硬斑病同时存在，甚至见于同一处皮损，说明硬斑病有很大的异质性。同一致病因素，因身体部位不同，局部微环境有差异，可引起不同皮损

病例 19

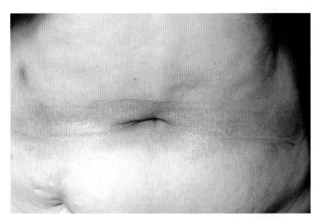

图Ⅳ-157 带状硬斑病，平脐部横行的带状皮肤硬化斑，蜡黄色，已有萎缩

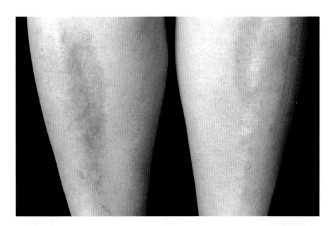

图Ⅳ-158 图Ⅳ-157同一患者，双胫前纵行带状硬斑病，右侧硬化皮损呈蜡黄色，轻度萎缩，左侧只见萎缩，可见纵行的沟槽状凹陷

病例 20

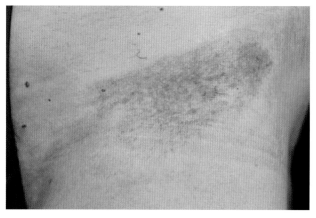

图Ⅳ-159 带状硬斑病，左髂部上方带状分布的褐色硬化斑片，周围有淡白色色素减退斑

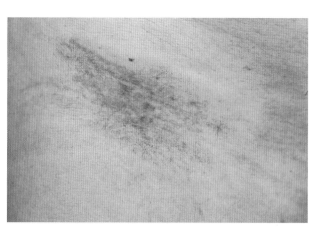

图Ⅳ-160 图Ⅳ-159同一患者，右下腹带状分布的褐色硬化斑片，周围有淡白色色素减退斑

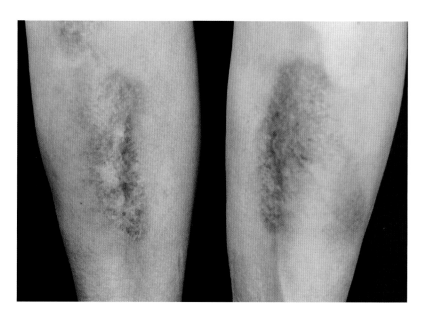

图Ⅳ-161 图Ⅳ-159同一患者，双胫前带状褐色硬化斑，已有萎缩，右胫前皮损有色素减退

病例 21

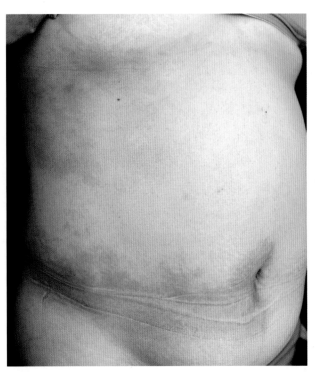

图Ⅳ-162　PP 萎缩症，右上腹乳腺下片状、右侧腹平脐带状褐色皮肤萎缩

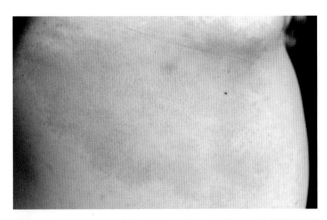

图Ⅳ-163　图Ⅳ-162 同一患者，右上腹乳腺下皮损放大图片，在大片褐色萎缩斑片上有淡白色色素减退斑点，彼此融合成片，似不典型的硬化萎缩性苔藓样表现

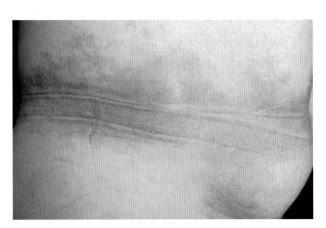

图Ⅳ-164　图Ⅳ-162 同一患者，右侧腹平脐部皮损放大图片，可见呈条带状褐色皮肤萎缩

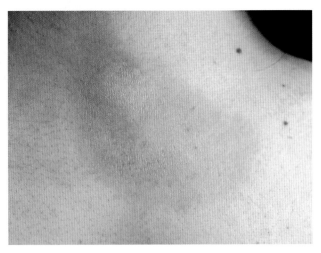

图Ⅳ-165　图Ⅳ-162 同一患者，上背部硬斑病，硬化皮损呈蜡黄色，其周围绕以红斑，提示皮损处于进展期

病例 22

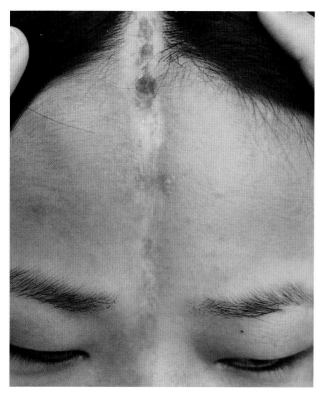

图Ⅳ-166　刀劈状硬斑病，前额近中线略偏右有纵行皮肤硬化斑，已萎缩，形成沟槽状，前额近发际和头皮一段已成萎缩性瘢痕，色素减退，表面有痂，皮损处头发脱失

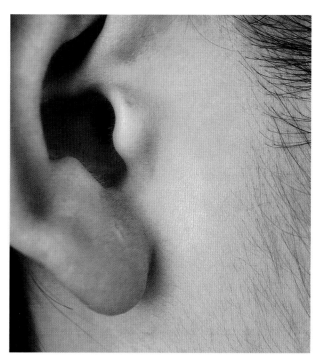

图Ⅳ-167　图Ⅳ-166 同一患者，右耳前色素减退斑

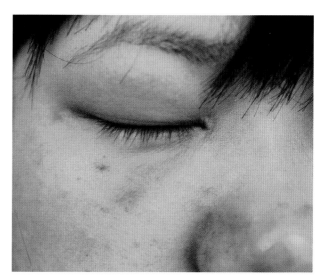

图Ⅳ-168　图Ⅳ-166 同一患者，右下睑下方可见皮肤萎缩斑，其外下方皮肤增厚

病例 23

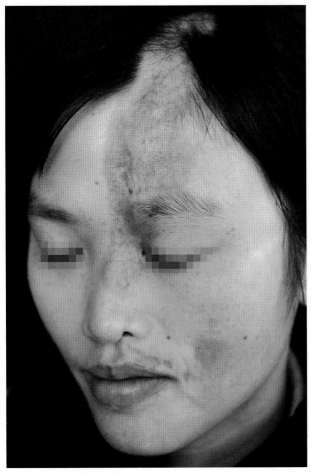

图Ⅳ-169 刀劈状硬斑病，前额左侧宽带状灰褐色皮肤硬化，已有萎缩，皮损上方延及头皮，导致头发脱失，下方延及鼻背左侧和上唇左侧。该患者皮损的特点是前额部皮损较宽，另外，上唇部也有累及

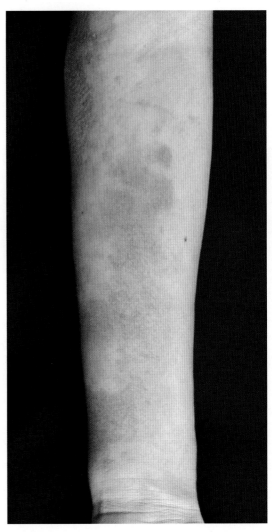

图Ⅳ-170 图Ⅳ-169 同一患者，左前臂屈侧 Pasini 和 Pierini 皮肤萎缩症，见褐色萎缩斑片，呈带状分布。前额刀劈状硬斑病与身体其他部位的 Pasini 和 Pierini 皮肤萎缩同时发生比较少见

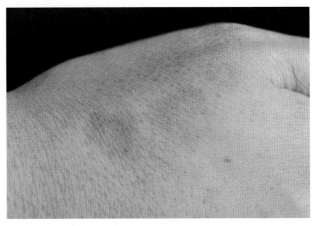

图Ⅳ-171 图Ⅳ-169 同一患者，右手背外侧两处淡褐色萎缩斑片，系 Pasini 和 Pierini 皮肤萎缩症

病例 24

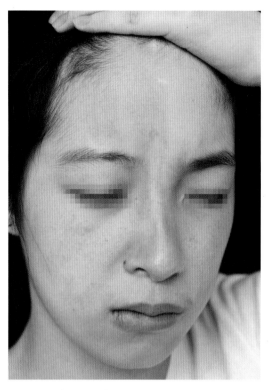

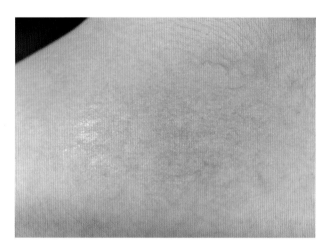

图Ⅳ-172　刀劈状硬斑病，前额近中线略偏右，上至发际，下至鼻背右侧和右侧鼻翼，已有萎缩

图Ⅳ-173　图Ⅳ-172同一患者，左肩部巴掌大褐色轻度萎缩斑片，表面有蜡黄色光泽的散在条状横行的皮肤增厚斑，皮损处静脉显露

病例 25

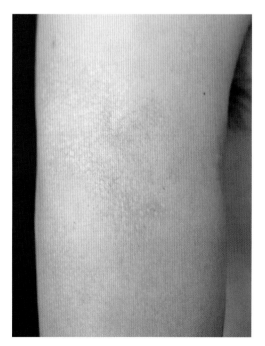

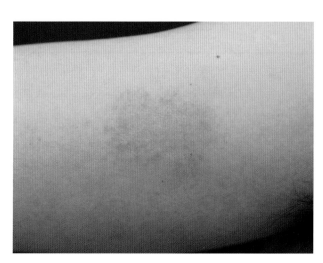

图Ⅳ-174　深部硬斑病，右上臂外侧皮肤硬化，淡黄色，深部组织有绷紧感，皮损表面有点状淡白色色素减退斑

图Ⅳ-175　图Ⅳ-174同一患者，右前臂内侧暗红斑，轻度萎缩，表面少许淡白色色素减退斑

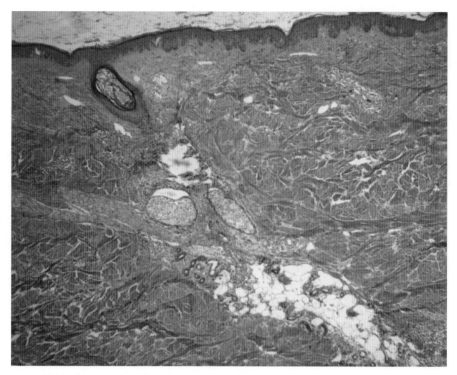

图Ⅳ-176　图Ⅳ-174同一患者前臂外侧皮损组织病理。表皮无明显异常，真皮胶原增生、致密，真皮浅层、皮肤附属器和血管周围炎症细胞浸润

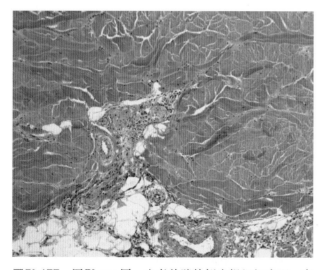

图Ⅳ-177　图Ⅳ-174同一患者前臂外侧皮损组织病理。真皮深部胶原纤维增生，皮下脂肪间隔和血管周围较多炎症细胞浸润

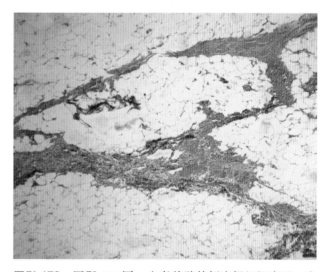

图Ⅳ-178　图Ⅳ-174同一患者前臂外侧皮损组织病理。皮下脂肪间隔增宽，胶原纤维增生，炎症细胞浸润

病例 26

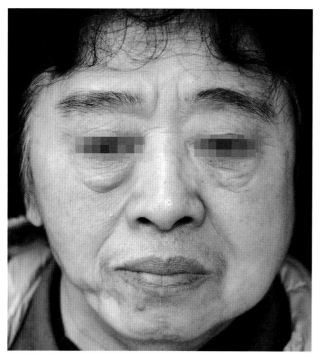

图Ⅳ-179　面部偏侧萎缩30年，正面照显示右侧面部明显萎缩

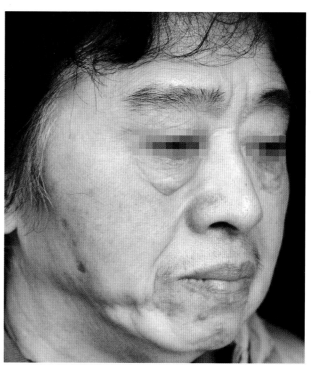

图Ⅳ-180　图Ⅳ-179同一患者，侧面照显示右侧面部萎缩，面部咬肌等肌肉也萎缩凹陷

四、鉴别诊断

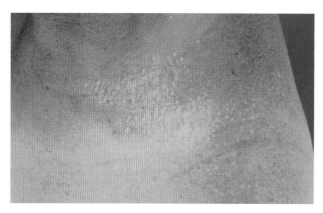

图Ⅳ-181　硬化萎缩性苔藓，左侧肩部点状白斑，淡白色，轻度萎缩

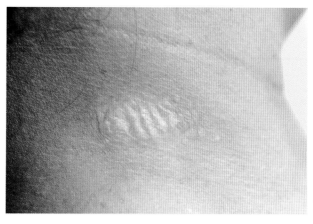

图Ⅳ-182　图Ⅳ-181同一患者，右肩部点状白斑，淡白色，融合成片，局部萎缩

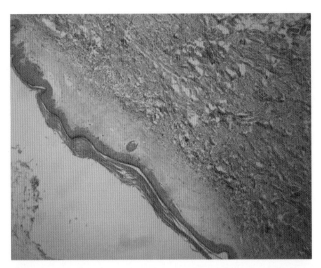

图Ⅳ-183　图Ⅳ-181同一患者皮损组织病理。表皮萎缩，角化过度，真皮浅层有淡红染色的均质条带，其下方炎症细胞呈带状浸润，真皮胶原增生

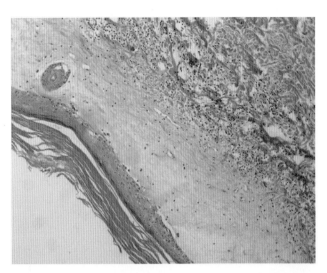

图Ⅳ-184　图Ⅳ-181同一患者，皮损组织病理放大图片，除有图Ⅳ-181描述外，皮肤附属器和血管周围炎症细胞浸润

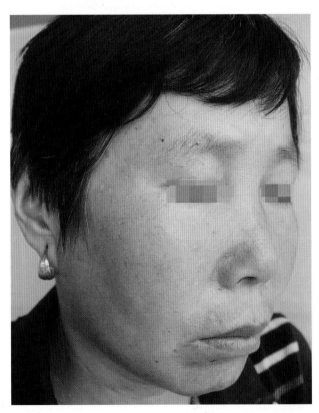

图Ⅳ-185　成人硬肿症，面部皮肤肿胀、增厚，有绷紧感，呈蜡黄色。面部缺乏表情，似面具样

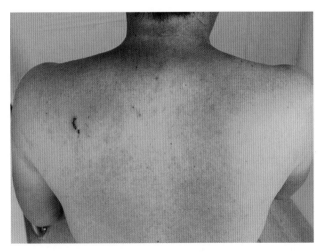

图Ⅳ-186　图Ⅳ-185同一患者，肩背部皮肤肿胀、增厚，有绷紧感，难以捏起，按之如木板样。但肿胀非凹陷性。患者系农妇，从事体力劳动，背部较粗壮

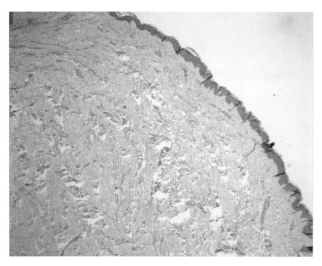

图Ⅳ-187 图Ⅳ-185同一患者皮损组织病理。显示表皮正常，真皮增厚，血管周围少许淋巴细胞为主的慢性炎症细胞浸润，胶原增粗，胶原间隙明显，毛囊和汗腺等皮肤附属器未见异常（HE染色×4）

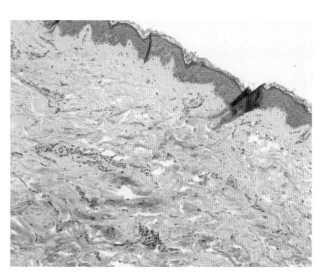

图Ⅳ-188 图Ⅳ-185同一患者皮损组织病理（HE染色×10）

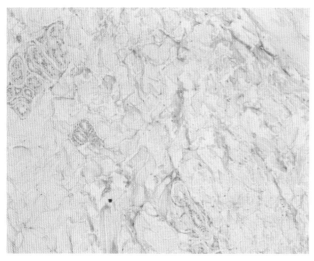

图Ⅳ-189 图Ⅳ-185同一患者皮损组织病理阿新蓝染色（HE染色×10）。胶原间隙（+）

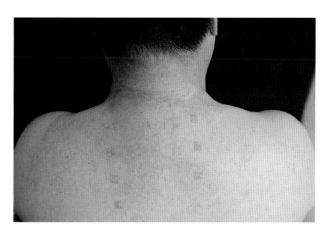

图Ⅳ-190 成人硬肿症，颈后和肩背部皮肤肿胀、增厚，有绷紧感，难以捏起，按之如木板样

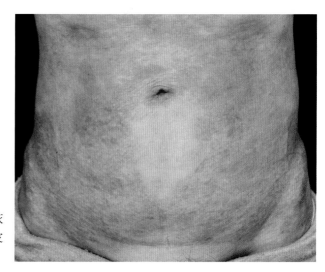

图Ⅳ-191 移植物抗宿主病，骨髓移植患者。腹部弥漫性灰褐色皮肤萎缩，静脉显露，类似硬斑病的Pasini和Pierini皮肤萎缩症表现，容易误诊为腹部脂肪营养不良

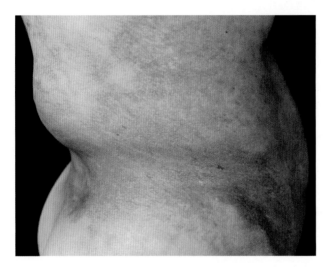

图Ⅳ-192　图Ⅳ-191 同一患者，右侧腹和腰部类似 Pasini 和 Pierini 皮肤萎缩症表现

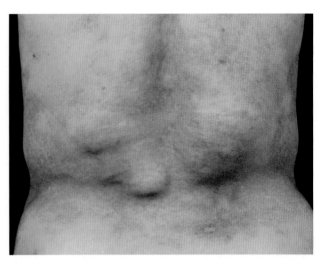

图Ⅳ-193　图Ⅳ-191 同一患者，下背部灰褐色皮肤萎缩斑片

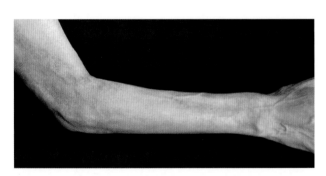

图Ⅳ-194　图Ⅳ-191 同一患者，右上肢外侧灰褐色皮肤萎缩斑片，近腕背处皮肤硬化，蜡黄色

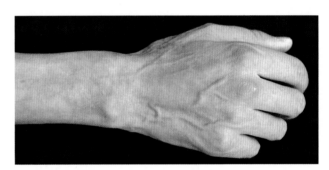

图Ⅳ-195　图Ⅳ-191 同一患者，为图Ⅳ-191 放大图片，示右腕背蜡黄色硬化斑片和手背褐色萎缩

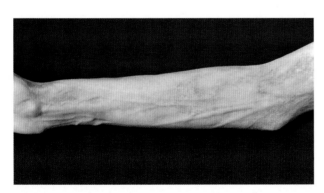

图Ⅳ-196　图Ⅳ-191 同一患者，右上肢屈侧皮肤萎缩，带状分布，类似 Pasini 和 Pierini 皮肤萎缩症

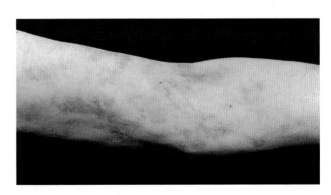

图Ⅳ-197　图Ⅳ-191 同一患者，左上臂和肘窝灰褐色皮肤萎缩斑，类似 Pasini 和 Pierini 皮肤萎缩症

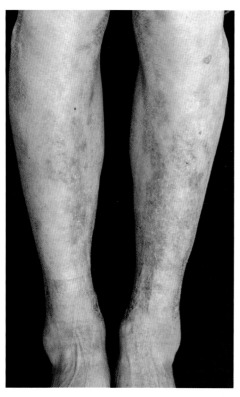

图Ⅳ-198　图Ⅳ-191 同一患者，双胫前纵行条带状硬斑病样皮损，呈蜡黄色

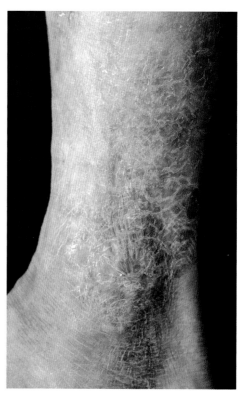

图Ⅳ-199　图Ⅳ-191 同一患者，左小腿下段外侧皮肤硬化，呈蜡黄色，已有萎缩。该患者移植骨髓后发生免疫细胞针对宿主皮肤的损伤。虽是同一群致病细胞，但攻击宿主后的表现有异质性。同一患者，既可表现为 Pasini 和 Pierini 皮肤萎缩样皮损，又可有硬斑病表现。由此有助于理解上述很多硬斑病患者皮损的异质性

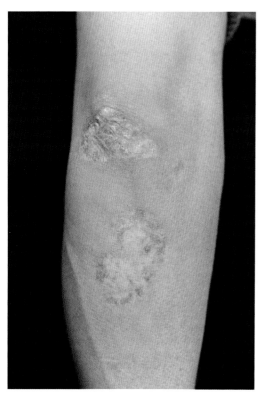

图Ⅳ-200　放射性皮炎遗留的萎缩性瘢痕，由同位素贴覆治疗引起

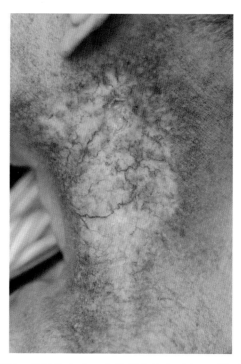

图Ⅳ-201　放射性皮炎，由鼻咽癌放疗引起。颈部左侧皮肤硬化，呈蜡黄色，其间有色素沉着和减退以及毛细血管扩张

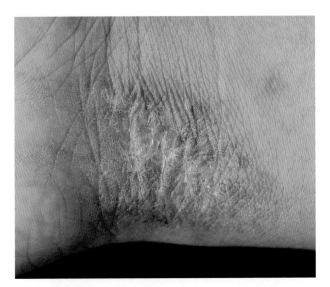

图Ⅳ-202 放射性皮炎。患者在 2 岁时因血管瘤用同位素贴覆治疗后引起

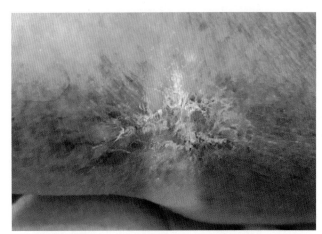

图Ⅳ-203 放射性皮炎，右手腕部接触过量 X 线照射引起，局部皮肤硬化，有萎缩性瘢痕，表面有色素沉着或减退，局部脱屑

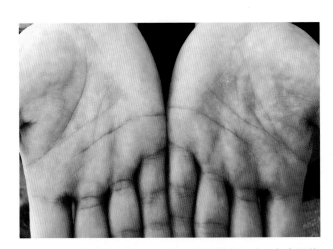

图Ⅳ-204 掌腱膜挛缩，双手掌对称性硬化斑片，色素沉着

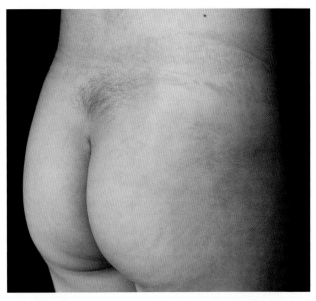

图Ⅳ-205 5 岁女童，皮肤僵硬综合征。右侧臀部和下背部硬化近 5 年。患儿出生后不久，右侧臀部和下背部有硬化，3 年前硬化已很明显。右侧臀部和下背部右侧皮肤浅层无增厚和硬化，但该处的深部组织有绷紧和硬化感，皮肤轻度凹凸不平。骶尾部有束状毛发生长

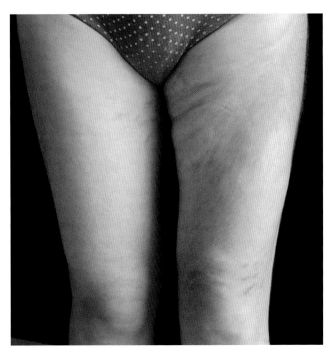

图Ⅳ-206　12岁女童，皮肤僵硬综合征。左股内侧皮肤条带状凹陷，皮肤表面不硬化，扪之肢体有绷紧感，深层组织硬化，系深层筋膜炎导致纤维化后牵拉皮肤引起的改变

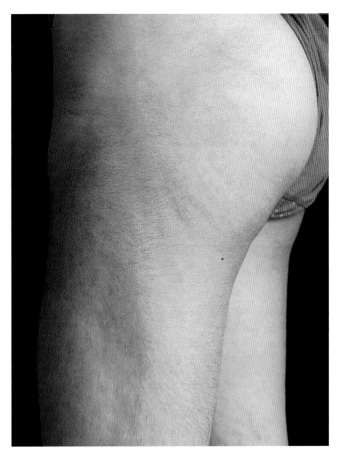

图Ⅳ-207　图Ⅳ-206同一患者，左侧臀部和股外侧皮肤凹凸不平，多毛，皮肤表面不硬化，深组织硬化，绷紧感

参考文献

1. 王侠生, 廖康煌. 杨国亮皮肤病学. 上海: 上海科学技术文献出版社. 2005:540-542.

2. James WD, Berger TG, Elston DM.Andrew's Disease of the Skin. CLINICAL DERMATOLOGY. 10th ed.Philadelphia: Saunders Elsevier. 2006:171

3. Christianson H, Dorsey C, O'Leary P, Kierland R. Localized scleroderma:A clinical study of twohundred thirty-five cases. Arch Dermatol, 1956, 74:629-639.

4. Jabłoń ska S. Localized scleroderma. // Jablonska S(ed) Scleroderma and pseudoscleroderma.2nd edn.Warsaw: Polish Medical Publishers. 1975:277-303.

5. Silman A, Jannini S, Symmons D, et al. An epidemiological study of scleroderma in the west midlands. Br J Rheumatol, 1988, 27(4):286-290.

6. Peterson LS, Nelson AM, Su WP, et al. The epidemiology of morphea (localizzed scleroderma)in Olmsted county 1060-1993. J rheumatol, 1997, 24(1):73-80.

7. Jones SM, Mathew CM, Dixey J, et al. Vcam-1 expression on endothelium in lesions from cutaneous lupus erythematosus is increased compared with systemic and localized scleroderma. Br J Dermatol, 1996, 135(5):678-686.

8. Yamane K, Ihn H, Kubo M, et al. Increased serum levels of soluble vascular cell adhesion molecule 1 and e-selectin in patients with localized scleroderma. J Am Acad Dermatol, 2000, 42(1 Pt 1):64-69.

9. Sgonc R, Gruschwitz MS, Dietrich H, et al. Endothelial cell apoptosis is a primary pathogenetic event underlying skin lesions in avian and human scleroderma. J Clin Invest, 1996, 98(3):785-792.

10. Antiga E, Quaglino P, Bellandi S, et al. Regulatory T cells in the skin lesions and blood of patients with systemic sclerosis and morphea. Br J Dermatol, 2010, 162(5):1056-1063.

11. Ihn H, Sato S, Fujimoto M, et al. Demonstration of interleukin-2, interleukin-4 and interleukin-6 in sera from patients with localized scleroderma. Arch Dermatol Res, 1995, 287(2):193-197.

12. Ihn H, Sato S, Fujimoto M, et al. Clinical significance of serum levels of soluble interleukin-2 receptor in patients with localized scleroderma. Br J Dermatol, 1996, 134(5): 843-847.

13. Sato S, Fujimoto M, Kikuchi K, et al. Soluble CD4 and CD8 in serum from patients with localized scleroderma. Arch Dermatol Res, 1996, 288(7):358-362.

14. Ihn H, Yazawa N, Kubo M, et al. Circulating levels of soluble CD30 are increased in patients with localized scleroderma and correlated with serological and clinical features of the disease.J Rheumatol, 2000, 27(3):698-702.

15. Salmon-Ehr V, Serpier H, Nawrochi B, et al. Expression of interleukin-4 in scleroderma skin specimens and scleroderma fibroblast cultures. Potenial role in fibrosis. Arch Dermatol, 1996, 132(7):802-806.

16. Sato S, Fujimoto M, Kikuchi K, et al. Elevated soluble CD23 levels in the sera from patients with localized scleroderma. Arch Dermatol Res, 1996, 288(2):74-78.

17. Mattila L, Airola K, Ahonen M, et al. Activation of tissue inhibitor of metalloproteinases-3(timp-3)mRNA expression in scleroderma skin fibroblasts. J Invest Dermatol, 1998, 110(4):416-421.

18. Hertl M. Autoimmune Diseases of the Skin. 3rd ed. Austria: SpringerWienNewYork. 2011:252

19. Burns T, Breathnach S, Cox N, Griffiths C. Rook's Textbook of Dermatology. 8th ed. Oxford:Wiley-Blackwell. 2010.

20. Peterson LS, Nelson AM, Su WP. Classification of morphea (localized scleroderma) Mayo Clin Proc, 1995, 70(11):1068-1076.

21. Laxer RM, Zulian F. Localized scleroderma. Curr Opin Rheumatol, 2006, 18:606-613

22. 李明, 孙建方. 结缔组织病皮肤表现图鉴与诊疗精要. 北京: 北京大学医学出版社. 2009:95-96.

23. Kencka D, Blaszczyk M, Jabłońska S. Atrophoderma Pasini-Pierini is a primary atrophic abortive morphea. Dermatology, 1995, 190(3):203-206.

24. Hauser C, Skaria A, Harms M, Saurat JH. Morphoea following Blaschko's lines.Br J Dermatol,1996,134(3):594-595.

25. Uitto J, Santa Cruz DJ, Bauer EA, et al. Morphea and lichen sclerosus et atrophicus. Clinical and histopathologic studies in patients with combined features. J Am Acad Dermatol, 1980, 3(3):271-279.

26. Cannick L 3rd, Douglas G, Crater S, et al. Nodular scleroderma: case report and literature review. J Rheumatol, 2003, 30(11):2500-2502.

27. Daoud MS, Su WP, Leiferman KM, Perniciaro C. Bullous morphea: clinical, pathologic, and immunopathologic evaluation of thirteen cases. J Am Acad Dermatol, 1994, 30(6):937-943.

28. Falanga V, Medsger TA Jr, Reichlin M, Rodnan GP. Linear scleroderma. Clinical spectrum, prognosis, and laboratory abnormalities. Ann Intern Med, 1986, 104(6):849-857.

29. Whittaker SJ, Smith NP, Jones RR. Solitary morphea profunda. Br J Dermatol, 1989, 120(3):431-440.

30. Diza-Perez J, Conbolly S, Winkelmann R. Disabling

pansclerotic morphea of children. Arch Dermatol, 1980, 116:169-173.

31. Torres JE, Sánchez JL. Histopathologic differentiation between localized and systemic scleroderma. Am J Dermatopathol, 1998, 20(3):242-245.

32. 朱学骏, 王宝玺, 孙建方, 等主译. 皮肤病学. 北京: 北京大学医学出版社, 2011:1809.

33. Joly P, Bamberger N, Crickx B, et al. Treatment of severe forms of localized scleroderma with oral corticosteroids: follow-up study on 17 patients. Arch Dermatol, 1994, 130(5):663-664.

34. Uziel Y, Feldman BM, Krafchik BR, et al. Methotrexate and corticosteroid therapy For pediatric localized scleroderma. J Pediatr, 2000, 136:91-95.

35. Curley RK, Macfarlane AW, Evans S, et al. The treatment of linear morphoea with D-penicillamine. Clin Exp Dermatol, 1987, 12(1):56-57.

36. Seyger MM, van den Hoogen FH, de Boo T, et al. Low-dose methotrexate in the treatment of widespread morphea. J Am Acad Dermatol, 1998, 39(2 Pt 1):220-225.

37. Weibel L, Sampaio MC, Visentin MT, et al. Evaluation of methotrexate and corticosteroids for the treatment of localized scleroderma (morphoea) in children. Br J Dermatol, 2006, 155(5):1013-1020.

38. Sator PG, Radakovic S, Schulmeister K, et al. Medium-dose is more effective than low-dose ultraviolet A1 phototherapy for localized scleroderma as shown by 20-MHz ultrasound assessment. J Am Acad Dermatol, 2009, 60(5):786-791.

39. Kerscher M, Volkenandt M, Gruss C, et al. Low-dose UVA phototherapy for treatment of localized scleroderma. J Am Acad Dermatol, 1998, 38(1):21-26.

40. Stege H, Berneburg M, Humke S, et al. High-dose UVA1 radiation therapy for localized scleroderma (see comments). J Am Acad Dermatol, 1997, 36(6 Pt 1):938-944.

41. Kreuter A, Gambichler T, Avermaete A, et al. combined treatment with calcipotriol ointment and low-dose ultraviolet A1 phototherapy in childhood morphea. Pediatr Dermatol, 2001, 189(3):241-245.

42. Martini G, Ramanan AV, Falcini F, et al. Successful treatment of severe or methotrexate-resistant juvenile localized scleroderma with mycophenolate mofetil. Rheumatology (Oxford, England), 2009, 48(11):1410-1413.

43. Crespo MP, Mas IB, Díaz JM, et al. Rapid response to cyclosporine and maintenance with methotrexate in linear scleroderma in a young girl. Pediatr Dermatol, 2009, 26(1):118-120.

44. Peter RU, Ruzicka T, Eckert F. Low-dose cyclosporine A in the treatment of disabling morphea. Arch Dermatol, 1991, 127(9):1420-1421.

同义名

- Shulman 综合征（Shulman's syndrome）
- 嗜酸性粒细胞增多性弥漫性筋膜炎（diffuse fasciitis with eosinophilia）
- 弥漫性筋膜炎 (diffuse fasciitis)

要点

- 皮肤局限性或对称性深层硬化，触诊皮肤，深层组织有"铁皮箍"样感觉。
- 皮肤表面不硬，常见凹凸不平及橘皮样外观，有沿浅静脉走向的坑道状凹陷。
- 四肢多发，常对称发生，皮损部位多有色素沉着。
- 无雷诺现象。
- 无内脏器官等系统累及。

第一节 定 义

　　嗜酸性筋膜炎（eosinophilia fasciitis）又称高丙种球蛋白血症、嗜酸性粒细胞增多性弥漫性筋膜炎、Shulman 综合征和弥漫性筋膜炎。嗜酸性筋膜炎是一种少见的主要以筋膜发生弥漫性肿胀、硬化为特征的皮肤疾病。临床上以四肢硬肿为主要表现，很少累及内脏，部分患者外周血嗜酸性粒细胞增多[1]。

第二节 历 史

　　本病由 Schulman（1974 年）首先报道[2]，Rodnan 等（1975 年）将其命名为嗜酸性筋膜炎。其后文献中陆续有报道，施守义等（1992 年）曾将 1984 年在华山医院所见的 21 例进行分析报道。

　　对于本病的归属，目前尚有不同意见。一种观点认为本病为一种独立的疾病；另一种观点认为本病应归属于硬斑病[3-4]，属于深部硬斑病的一个类型。从该病的组织病理来看，除了筋膜有显著的胶原纤维增生和纤维化外，约 86% 病例的皮下组织的小叶间隔和 30% 的真皮亦有程度不等的类似变化，17% 病例的表皮有轻度萎缩性改变。笔者见过多例在同一患者身上既有嗜酸性筋膜炎表现，又有硬斑病表现，故支持该病应归属于硬斑病的观点。

第三节　病因和发病机制

本病应为一种免疫性疾病，患者有许多免疫异常，如高丙种球蛋白血症，血清 IgG 和 IgM 升高，循环免疫复合物升高，补体水平降低，部分患者有低滴度抗核抗体阳性，类风湿因子阳性，周围血和筋膜组织中有嗜酸性粒细胞升高，糖皮质激素治疗有效；常可同时伴发一些自身免疫性疾病和现象，如干燥综合征、桥本甲状腺炎、类风湿关节炎、白癜风、进行性特发性皮肤萎缩症，甚至 Hodgkin 病。Buchanan 等（1980 年）报道 1 例服苯妥英钠后发病，停药后消失病例。文献中尚有本病转成硬皮病（Urbano-Marqudz，1983 年）和 SLE（Sills，1988 年）的报道。Thomson（1989 年）报道发生在孪生兄弟中的本病，提出是否与 HLA-DR2、HLA-DR3 或 HLA-DQw1、HLA-DQw2 相关，尚待研究。

第四节　皮肤表现

本病以男性发病为多，男女之比约为 2∶1，所有年龄都可发病，但以 30 ~ 69 岁为多。发病季节以秋冬季占多数，发作突然，诱因常有过度劳累或劳作、外伤、受寒或感冒后起病。

首发症状以肢体皮肤肿胀、红斑、局部绷紧感或肢体关节活动受阻占首位，其次为躯干部发生肿硬斑块、关节或肌肉酸痛或乏力以及发热等。病变首发部位以下肢，尤以小腿下端多见，其次是前臂，亦有少数从股部、足背、脐部和腰部起病。病程中累及四肢者占 95%，累及躯干者占 43%，手足累及者占 48%，面部通常不受累及。但近期有累及儿童头面部的报道。

该病特征性损害为皮下深部组织硬肿，边缘局限或弥漫不清，呈弥漫性对称累及。肢体上举时皮损表面凹凸不平，内侧面常呈橘皮样外观或假性"蜂窝织炎"样改变，可见沿浅静脉走向的坑道状凹陷，皮损表面可有程度不一的色素沉着，约 2/3 的病例皮损表面皮纹正常，可捏起（图 5-1 ~ 4，以及 V -1 ~ 16）。偶见腕和手指伸屈困难，握拳受阻，指、趾通常不发生病变，无雷诺现象、指尖溃疡和瘢痕以及皮肤甲周毛细血管扩张等 [5~7]。

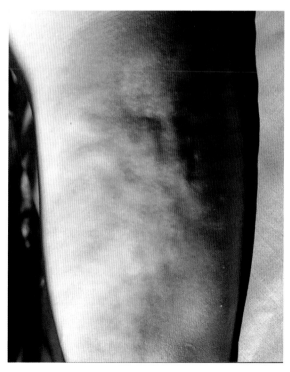

图 5-1　嗜酸性筋膜炎。前臂伸侧皮肤凹凸不平，触诊前臂深层有铁皮箍状感，但局部皮软可捏起

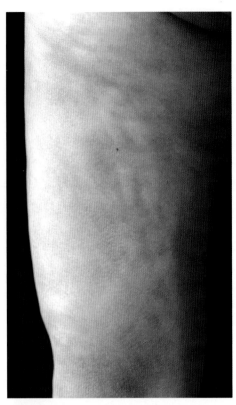

图 5-2　嗜酸性筋膜炎。右股内侧皮肤凹凸不平，局部皮肤尚软，深层组织绷紧感，如铁皮桶状硬化

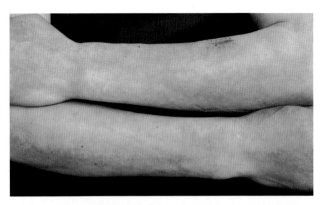

图 5-3　双前臂嗜酸性筋膜炎。皮肤肿胀，灰褐色色素沉着，皮肤可捏起，触诊深层组织硬化，如铁桶状

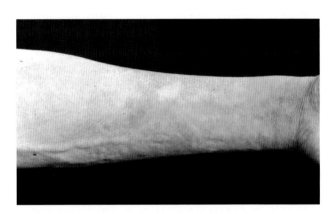

图 5-4　嗜酸性筋膜炎。左前臂屈侧皮肤凹凸不平，褐色色素沉着，屈侧皮肤可捏起，深层组织硬化，绷紧，触诊有铁皮箍状感

第五节　皮肤组织病理

　　本病的主要病变在筋膜，表现为深筋膜增厚，可达正常厚度的 10～50 倍。局部胶原增生显著，血管周围有灶性或小片状淋巴细胞、浆细胞、肥大细胞和组织细胞浸润，部分有数量不等的嗜酸性粒细胞浸润，可见细血管扩张和增生。筋膜中增生的胶原组织可向上蔓延至皮下脂膜小叶间隔内，部分脂肪小叶被纤维增生的间隔包裹。脂肪小叶间隔纤维化的程度和分布不均，疾病过程中纤维化部位收缩、牵拉皮肤，使皮肤表面凹凸不平，肢体上举时呈橘皮样外观，同时因静脉壁和周围胶原组织粘连，当肢体上举或握拳时可见沿静脉走向的坑道状凹陷。约 86％ 的病例皮下小叶间隔和 30％ 的病例真皮有程度不等的类似变化，17％ 的病例表皮有轻度萎缩性改变。部分患者活检时肌肉也有轻度炎症，肌束间血管周围有不同程度的炎症细胞浸润，包括淋巴细胞、浆细胞、组织细胞和嗜酸性粒细胞，并有肌膜核增加和肌纤维变性等。直接免疫荧光检查显示筋膜和肌间隔中有 IgG 和 C3 沉积，真皮深部与皮下脂肪中的脉管周围可见 IgM 和 C3 沉积，真皮与表皮交界处可见 IgM 沉积 [8]。

第六节 实验室检查

血常规检查可有轻度贫血，嗜酸性粒细胞显著升高，少数患者血小板可降低；偶见蛋白尿，红细胞沉降率可加快，可有高丙种球蛋白血症，IgG 和（或）IgM 升高，循环免疫复合物升高，补体水平正常或降低。少数患者类风湿因子和抗核抗体阳性，血清肌浆酶 CK 和 AST 少数升高，24h 尿肌酸少数可轻度升高。甲皱微循环检查可有异常，表现为管袢变短、畸形增多，部分袢顶淤血，血流呈粒状，流速变慢或正常，血液黏度升高。

第七节 诊断和鉴别诊断

根据以下表现可作出诊断：肢体和躯干硬皮病样皮损，而皮肤表面可以捏起，皮肤深层有硬化和绷紧感，肢体上举时皮损表面凹凸不平，可见沿浅静脉走向的坑道状凹陷，无雷诺现象，内脏一般不受累，血常规可有嗜酸性粒细胞增多，组织病理示筋膜增厚，累及皮下组织，局部可有嗜酸性粒细胞浸润等。通过临床表现可以作出论断。

本病需与硬肿病相鉴别。后者常起病于颈、肩部，随后扩展至面、躯干及上体等处，皮损呈弥漫性，局部肿硬，不能捏起，呈非凹陷性肿胀。发病前常有感染史，组织病理见真皮增厚，胶原纤维肿胀、均质化，胶原间隙增宽，充满酸性黏多糖基质。

本病尚需与移植物抗宿主病鉴别。后者多由骨髓移植引起，少数由器官移植引起。患者可有硬斑病、嗜酸性筋膜炎、进行性特发性皮肤萎缩和硬化萎缩性苔藓样皮损，可单有或几种皮损同时见于一个患者，提示上述几种疾病的表现可能有相同的发病机制。

本病还需与皮肌炎和多发性肌炎鉴别。后者的双上眼睑有水肿性紫红色斑和 Gottron 征，甲皱襞可见僵直的毛细血管扩张和瘀点。受累肌肉往往以肩胛带、骨盆带和四肢近端肌肉为主，活动期患者血清肌浆酶可有 CK、AST、LDH 以及 24h 尿肌酸显著升高。

其他皮肤硬化或筋膜纤维化疾病也要与嗜酸性筋膜炎鉴别，具体详见硬斑病鉴别诊断章节。

第八节 治 疗

糖皮质激素对早期病例有效[9]。成人剂量可用泼尼松每日 30~50mg，疗程 1~3 个月。同时用低分子右旋糖酐 500ml 加丹参注射液 16~20ml（每支丹参 2ml 相当于生药 4g）静脉滴注，每日 1 次，10 次为一疗程，共 3~6 个疗程。用该疗法时如患者有皮肤瘙痒，难以忍受，可将低分子右旋糖酐改为 5% 葡萄糖溶液，瘙痒即可消失。可采用西咪替丁，每日口服 0.8g，或静脉滴注每日 1.2g，共 1~3 个月；或使用雷尼替丁，每日口服 0.45g，或静脉滴注每日 100mg，共 1 个月。雷公藤制剂治疗该病有很好的疗效，可与小剂量糖皮质激素合并使用。阿司匹林或非甾体类抗炎药可缓解关节或肌肉疼痛。也有氯喹或羟氯喹、甲氨蝶呤[10]、环孢素[11] 以及英夫利昔单抗治疗有效的病例报道。病情严重时青霉胺亦可选用，用以抑制组织纤维化。活血化瘀中药配合以上药物使用有明显疗效。

第九节 皮损图片

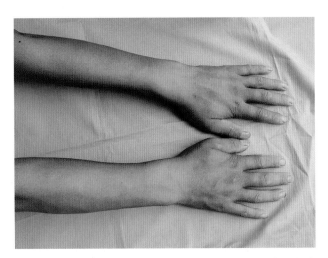

图 V-1 嗜酸性筋膜炎，双前臂及手背皮肤绷紧感，皮肤软，可捏起，但深层硬，有铁皮箍的感觉。前臂皮肤色素沉着

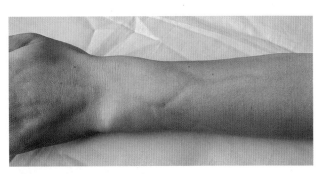

图 V-2 图 V-1 同一患者，左前臂伸侧及手背可见静脉凹陷

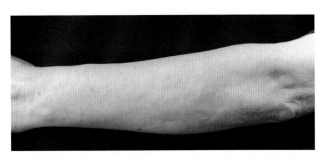

图 V-3 左前臂嗜酸性筋膜炎，皮肤可捏起，深层组织硬化，绷紧感

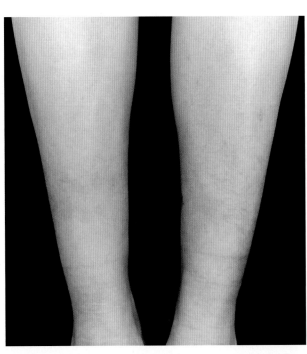

图 V-4 双小腿嗜酸性筋膜炎，局部皮肤肿胀，色素沉着，皮肤轻度凹凸不平，组织绷紧感，扪之如触及铁皮箍状

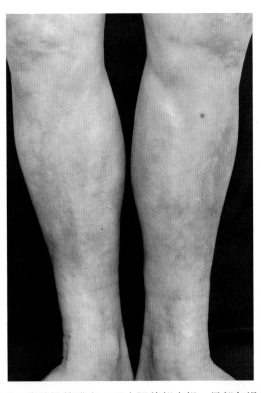

图 V-5 嗜酸性筋膜炎，双小腿前部皮损，局部灰褐色色素沉着，凹凸不平

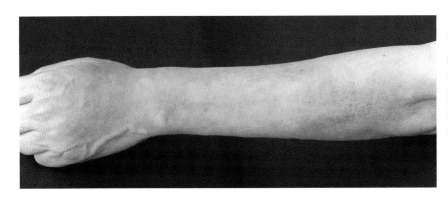

图 V-6　图 V-5 同一患者，左前臂伸侧和手背皮肤带状硬斑病，蜡黄色，不能捏起，深层组织也硬化，绷紧感。该患者既有带状硬斑病，又有深层组织的嗜酸性筋膜炎，说明嗜酸性筋膜炎不是一种独立的疾病。目前，很多学者已将嗜酸性筋膜炎归类于深部硬斑病

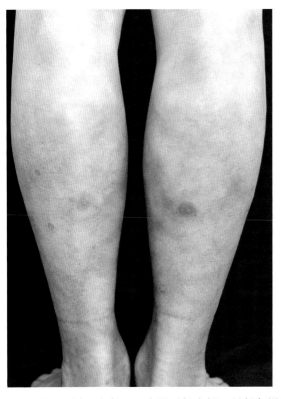

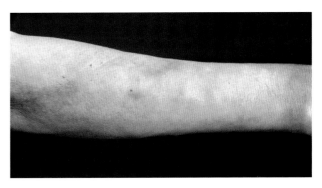

图 V-8　图 V-5 同一患者，右前臂伸侧皮损，局部色素沉着，凹凸不平

图 V-7　图 V-5 同一患者，双小腿后部皮损，局部灰褐色色素沉着，凹凸不平。整个小腿都受累及，皮肤肿胀，深层硬化，绷紧感

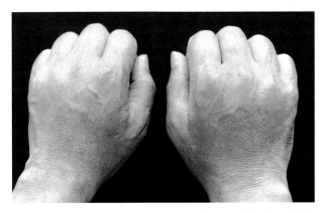

图 V-9　图 V-5 同一患者，双手背皮损。皮肤硬化，棕褐色，紧贴于深层组织上

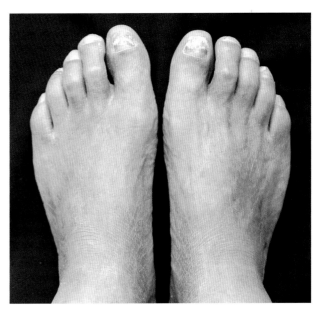

图 V-10　图 V-5 同一患者，双足背皮损。皮肤硬化，棕褐色，紧贴于深层组织上

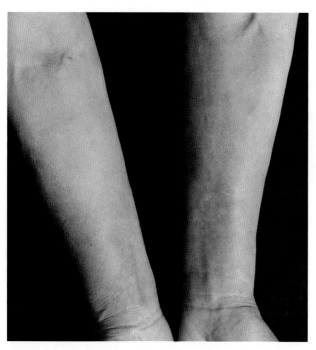

图 V-11　双前臂嗜酸性筋膜炎，皮肤褐色色素沉着，可捏起，深层绷紧硬化，触诊有铁皮箍状感

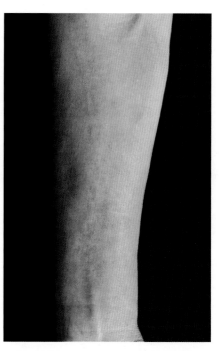

图 V-12　图 V-11 同一患者，左前臂屈侧放大图片，皮肤凹凸不平，褐色色素沉着，深层绷紧

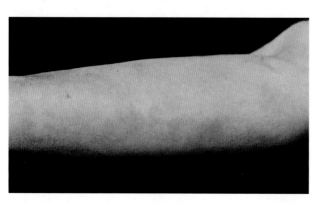

图 V-13　图 V-11 同一患者，右前臂尺侧皮损，皮肤凹凸不平，褐色色素沉着，深层硬化

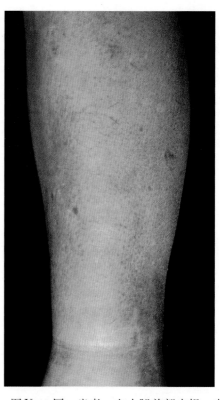

图 V-14　图 V-11 同一患者，左小腿前部皮损，皮肤色素沉着，深层铁皮箍状感

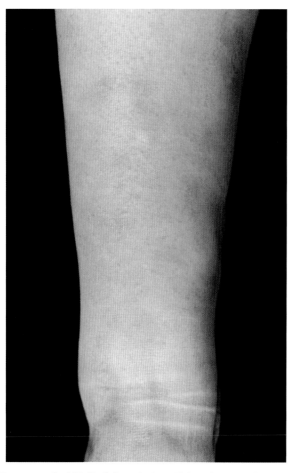

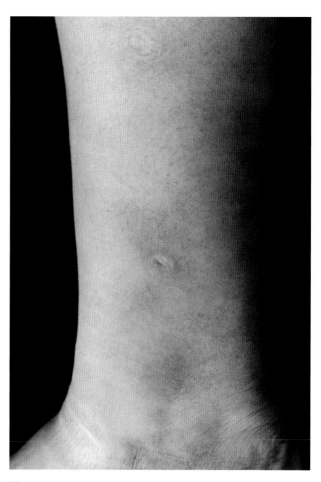

图 V-15　嗜酸性筋膜炎，右小腿前部皮损，皮肤凹凸不平，深层绷紧感

图 V-16　图 V-15 同一患者，右小腿内侧皮损，皮肤凹凸不平，深层绷紧感

参考文献

1. Burns T, Breathnach S, Cox N, Griffiths C. Rook's Textbook of Dermatology. 8th ed. Oxford: Wiley-Blackwell. 2010:51.86.

2. Shulman L. Diffuse fasciitis with hypergammaglobulinemia and eosinophilia: A new syndrome? Clinical Research, 1974, 23:443A.

3. James WD, Berger TG, Elston DM. Andrew's Disease of the Skin. CLINICAL DERMATOLOGY. 10th ed. Philadelphia: Saunders Elsevier. 2006:171.

4. Hertl M. Autoimmune Diseases of the Skin. 3rd ed. Austria: SpringerWienNewYork. 2011:147.

5. 赵辨. 中国临床皮肤病学. 南京: 江苏科学技术出版社. 2009:826.

6. 李明, 孙建方. 结缔组织病皮肤表现图鉴与诊疗精要. 第一版. 北京: 北京大学医学出版社. 2009:132-133.

7. 朱学骏, 王宝玺, 孙建方主译. 皮肤病学. 第2版. 北京: 北京大学医学出版社. 2011:743.

8. 王侠生, 廖康煌. 杨国亮皮肤病学. 上海: 上海科学技术文献出版社. 2005:548.

9. Lakhanpal S, Ginsburg WW, Michet CJ, et al. Eosinophilic fasciitis: clinical spectrum and therapeutic response in 52 cases. Semin Arthritis Rheum, 1988, 17:221-231.

10. Pouplin S, Daragon A, Le Loet X. Treatment of eosinophilic fasciitis with methotrexate. J Rheumatol, 1998, 25:606-607.

11. Bukiej A, Dropiski J, Dyduch G, et al. Eosinophilic fasciitis successfully treated with cyclosporine. Clin Rheumatol, 2005, 24:634-636.

第六章 混合性结缔组织病

同义名
- Sharp 综合征（Sharp's syndrome）
- 未分化结缔组织病（undifferentiated connective tissue disease）

要点
- 作为一种独立疾病，混合性结缔组织病（mixed connective tissue disease，MCTD）迄今仍有争议，在临床上兼有系统性红斑狼疮、皮肌炎或多发性肌炎、系统性硬皮病及类风湿关节炎的临床表现，但又不能独立诊断为其中任何一种疾病。
- 血清中高滴度抗 U_1-RNP 抗体是其主要特征之一。
- 皮肤表现以雷诺现象、面部和手指肿胀最具特点。
- 与 SLE 比较，肾损害发生率较低，肺损害发生率较高。
- 红斑狼疮、皮肌炎和系统性硬皮病可见到的临床表现在该病也可见到。

第一节 定 义

混合性结缔组织病（MCTD）是 Sharp 于 1971 年首先报道的一种新的结缔组织病。在临床上兼有系统性红斑狼疮、皮肌炎或多发性肌炎、系统性硬皮病及类风湿关节炎的临床表现，但又不能独立诊断为其中任何一种疾病。免疫学方面以血清中有高滴度的斑点型抗核抗体（ANA）和抗 U_1-RNP 抗体为特征[1]。

第二节 历 史

Sharp 等在 1972 年最早将 MCTD 作为一种独立疾病来描述，缘于该病确有其临床特点，即面部肿胀、手肿胀、腊肠指、雷诺现象、血清中高滴度抗 U_1-RNP 抗体等[2]。Sharp 等最初报告的一组 30 多例患者，经过多年后，部分变成了典型的系统性硬皮病，部分转化成典型的 SLE。因此，很多学者认为该病仅是系统性硬皮病和 SLE 等疾病的早期表现。但是，这组患者中的多数患者经过多年后仍保持最初的特点。目前，该病是否为一种独立疾病仍有争议。

第三节　流行病学

女性 MCTD 患者远较男性多见（16∶1）。多数患者在 20～30 岁发病，但具体的发病率尚有待研究。在结缔组织病中，MCTD 比较少见，10～12 年的死亡率为 16%～28%，低于经典的 SLE。

第四节　发病机制

MCTD 是自身免疫病，发病机制与系统性红斑狼疮、皮肌炎和系统性硬皮病等疾病类似。本病与遗传因素有关，相关联的基因型主要是 HLA-DR4。其他的尚有 HLA-DR1 和 HLA-DR9，具体的相关基因型是 DRB1-04、DRB1-01、DRB1-0401 和 DRB1-0101 等。Barakat 等（1991 年）用含有 U_1sn-RNP-A 肽全长序列的合成肽检测多种结缔组织病患者血清中 U_1sn-RNP 的抗原表位（ELISA 法），结果 94% 的 MCTD 患者具有第 35～58 位肽，而 SLE 患者中仅 19% 有该肽段，其他结缔组织病患者则均为阴性，免疫印迹法也证实了这一结果。氯乙烯和硅是少有的被认为与 MCTD 发病有关的外部环境因素。

我国 MCTD 的发病率不明，但该病并不少见。大多数患者 30～40 岁出现症状，女性多发。疾病早期，多数患者不能与其他经典的结缔组织病区分，因为该病的系统性红斑狼疮、皮肌炎、系统性硬皮病和类风湿关节炎的临床表现不是同时出现的。但随着病程发展，这些疾病的临床表现会陆续发生。比较早期的表现往往只有雷诺现象、乏力、关节痛和肌痛，此时多诊断为未分化结缔组织病。待患者出现手肿胀、高滴度斑点型 ANA 时，就应警惕该病的发生。未分化结缔组织病伴有高滴度抗 U_1-RNP 抗体，以后进展为 MCTD 的可能性很大。

第五节　皮肤表现

一、雷诺现象

雷诺现象常为该病的首发症状，先于其他症状数月或数年发生，且发作特别频繁和严重（图 Ⅵ-6～7）。发生率接近 100%，可早于其他表现数月以至数年发生，天气变暖或病情缓解通常也不消失。约 2/3 有雷诺现象的患者同时有食管蠕动功能降低。

二、手肿胀

手肿胀是该病最常见的症状，常为早期表现之一。手指在早期肿胀呈腊肠样外观（图 Ⅵ-10），晚期手指皮肤可以硬化，指尖变尖（图 Ⅵ-5）。指端可有坏死和溃疡，但通常不如系统性硬皮病那样严重。手背也可肿胀。个别患者可有手指末端干性坏疽。

三、面部肿胀

许多患者面部肿胀、绷紧，质地韧，苍白或蜡黄，有光滑感，简称面肿滑，似系统性硬皮病早期表现（图 Ⅵ-1、4 和 9）。

四、面部红斑

本病可有面部红斑，累及颧、颊、额或眼睑等处，但多不呈典型的蝶形红斑。

五、指关节背面萎缩性红斑及丘疹

手指背可有类似皮肌炎 Gottron 征样的皮疹

（图Ⅵ -2），如指关节背面萎缩性红斑及丘疹。

六、其他

可有皮肤异色症样皮损，类似系统性硬皮病皮损，有色素减退斑点（图Ⅵ -3），其他还可有口腔溃疡、网状青斑、舌系带挛缩（图Ⅵ -8）、肢端缺血坏死（图Ⅵ -6）、青斑血管炎、结节性红斑、皮下结节、小腿溃疡、面部毛细血管扩张、甲小皮增生、甲皱毛细血管扩张和瘀点等皮损。

第六节　组织病理和免疫病理

最突出的组织学特征是广泛的增殖性血管病变，主要见于中小动脉，大动脉如冠状动脉、肺动脉、肾动脉和主动脉也可累及。阻塞性血管损害是主要表现。MCTD 的血管损害与 SLE 和 SSc 有不同之处。SLE 血管炎损害所表现的血管周围性炎症细胞浸润和纤维蛋白样坏死在 MCTD 少见。MCTD 以小动脉中膜肥厚具有特征性[3]，而 SSc 往往表现为血管内膜增生。另外，SSc 微血管病变常合并显著的器官纤维化，这一点在 MCTD 见不到。手肿胀皮肤示胶原组织增生和水肿。肌肉组织有肌纤维退行性变，间质和血管周围有淋巴细胞和浆细胞浸润。

皮肤间接免疫荧光检查可见表皮棘细胞核有斑点状荧光染色，主要是 IgG 沉积，是一个比较有特点的改变，反映了患者血清中有高滴度抗 U$_1$-RNP 抗体。1/3 的患者表皮与真皮结合处有免疫球蛋白沉积，以 IgM 多见。肾小球可见 IgG、C2 和 C4 的颗粒状沉积。

第七节　其他临床表现

一、关节症状

多发性关节痛或关节炎多见，可有关节肿胀，一般无关节畸形。

二、肌肉损害

本病常有肌炎，甚至是重症肌炎表现。可有肌力减退，四肢近端肌肉压痛。炎性肌病的表现与典型的多发性肌炎患者相同。血清肌浆酶如 CK、AST 和 LDH 可有不同程度的升高。

三、系统损害

（一）肺部损害

肺部损害的发生率比系统性红斑狼疮高。主要表现为肺间质纤维化、胸膜炎、肺动脉高压和肺实质损害四大特征。该病肺部受累的发生率约为 85%，其中 73% 的患者临床上无症状。约 72% 的患者肺一氧化碳弥散量（单吸气法）降低。该检测对早期发现肺受累很有帮助。肺动脉高压的发生可能是隐匿性的。在其他临床症状在出现前往往无迹象，并为该病最常见的致死因素[4]。

（二）心脏损害

心包炎较常见，并可发生心肌损害和充血性心力衰竭，主要是由肺动脉高压引起的[5-6]。

（三）肾病变

过去认为该病肾累及少见，但近年资料显示，约 25% 的患者有肾累及，大多表现为膜性肾小球肾炎[7-8]。经常无症状，但有时可有明显的肾病综合征表现。增殖性肾小球肾炎和肾间质病变罕见。

（四）神经系统病变

神经系统病变以三叉神经受累最为多见[9]，这一点与系统性硬皮病和系统性红斑狼疮不同。血管性头痛比较常见，且多为偏头痛[10]。

（五）消化系统病变

消化道症状与系统性硬皮病相似。80%的患者有食管蠕动障碍，主要表现为食管下 2/3 蠕动减慢，括约肌张力下降。可有肝大和轻度肝损害。

第八节　实验室检查

有贫血、白细胞和（或）血小板减少、高丙种球蛋白血症、红细胞沉降率加快、循环免疫复合物升高和肌浆酶升高等。ANA 阳性率为 100%，多为高滴度，斑点型；抗 U_1-RNP 抗体阳性率为 100%，呈高滴度，与疾病活动性无关。

第九节　诊　　断

目前国际上尚无统一的 MCTD 分类标准。Sharp 在 1986 年提出的分类标准具有较高的特异性[11]。具体标准如下：

1. 肌炎（严重）。
2. 肺部损害　①肺—氧化碳弥散量＜预计值的 70%；或②肺动脉高压；或③肺活检示血管增殖性损害。

3. 雷诺现象或食管蠕动功能异常。
4. 手肿胀或手指硬化。
5. 抗 ENA 抗体滴度＞1∶10000，且抗 U_1-RNP 抗体阳性，抗 Sm 抗体阴性。

确定诊断需符合上述四项主要标准，且抗 U_1-RNP 抗体滴度＞1∶4000，抗 Sm 抗体阴性。

第十节　鉴别诊断

本病需与系统性红斑狼疮、皮肌炎、系统性硬皮病及类风湿关节炎相鉴别。但在疾病早期，多数患者不能与其他经典的结缔组织病区分，此时往往只能诊断为未分类结缔组织病。但随着病情进展，系统性红斑狼疮、皮肌炎、系统性硬皮病和类风湿关节炎的临床表现陆续出现，但又不典型，不能确诊其中任何一种疾病，MCTD 所具有的混合特征逐渐显现，可在仔细分析其临床表现后作出诊断。但无论如何，MCTD 都要与以下疾病进行鉴别：

一、系统性红斑狼疮

有典型蝶形红斑、指（趾）腹红斑、光敏感和肾损害等特征性临床表现，血清可有抗 ds-DNA 抗体阳性或抗 Sm 抗体阳性，而 MCTD 患者往往肾损害少见且损害较轻，血清中有高滴度抗 U1-RNP 抗体等可资鉴别。

二、皮肌炎

有典型的双上眼睑暗紫红色水肿性斑疹及典型的 Gottron 丘疹或 Gottron 征。而 MCTD 除有肌炎外，还有系统性红斑狼疮、系统性硬皮病的临床特征，但又不能诊断为其中任何一种疾病。

三、系统性硬皮病

本病需与系统性硬皮病相鉴别，特别是在未检测到系统性硬皮病特异抗体的情况下。随着病情进展，系统性硬皮病患者的手指硬化往往较重，不仅累及手指，还可累及手背、前臂、面部及躯干等处，指尖溃疡或凹陷多见。甲皱襞可见迂曲扩张的毛细血管袢，有出血点。血清中可查见抗 Scl-70 抗体、抗着丝点抗体、抗 RNA 多聚酶Ⅲ抗体等特异性抗体，能够与 MCTD 鉴别。

四、重叠综合征

患者所具有的临床表现能同时满足 2 种以上结缔组织病的分类标准，此点是与 MCTD 的主要不同。

第十一节　治　疗

由于缺乏大样本、双盲、随机对照的临床研究，尚不能确定 MCTD 的治疗原则。目前所推荐的方法多是基于系统性红斑狼疮、皮肌炎、系统性硬皮病及类风湿关节炎的传统治疗方法[12]。小剂量糖皮质激素（15～30mg）对发热、皮疹、贫血、白细胞减少、关节炎和浆膜炎等有效。雷诺现象可用硝苯地平等钙通道阻滞剂治疗。有重症肌炎和肾损害者需加大糖皮质激素的用量，前者可加用甲氨蝶呤（MTX），后者可加用环磷酰胺（CTX）治疗。雷公藤制剂对发热、皮疹、关节炎和肌炎等症状有效[13]，但未生育者慎用。关于该病的预后，最初认为良好。但近年认为，其预后类似系统性红斑狼疮，但较系统性硬皮病为好。进行性肺动脉高压及心脏并发症是主要的死亡原因[14]。有时肺动脉高压发展得极为迅速，患者可于数周内死亡。中医中药能改善患者的临床症状，需辨证施治。

第十二节　皮损图片

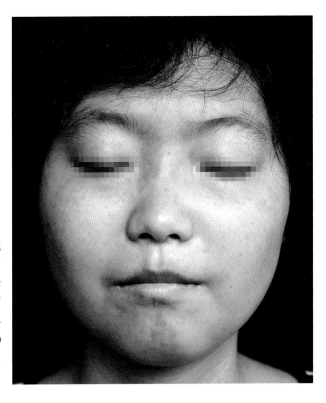

图Ⅵ-1　患者，女、19岁。双手遇冷变白、变紫 2 年，肌无力 1 年。2 年来患者有雷诺现象。1 年来，患者常感乏力，下肢无力，下蹲起立困难。当地曾查肌浆酶升高明显，曾疑诊皮肌炎，给予泼尼松口服，病情好转。应用糖皮质激素治疗前 CK-MM 曾达 1500U，ANA 1:6400 阳性（颗粒型），抗 U$_1$-RNP 抗体 1：4000 阳性，抗 Sm 抗体抗着丝点抗体和抗 Scl-70 抗体均为阴性；肺一氧化碳弥散量降低（为预计值的 67%），诊断为 MCTD。面部肿胀，质地韧，色素沉着，皮肤不硬

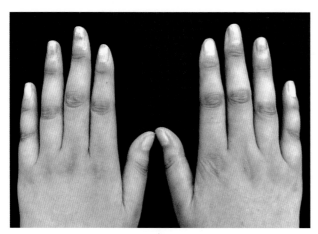

图Ⅵ-2 图Ⅵ-1 同一患者，双手指尖细，指背绷紧感，掌指关节和指间关节伸侧皮肤增厚，色素沉着，类似 Gottron 征样皮损

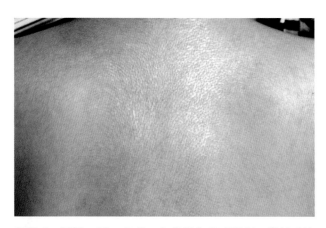

图Ⅵ-3 图Ⅵ-1 同一患者，上背部色素减退斑，类似系统性硬皮病样皮损

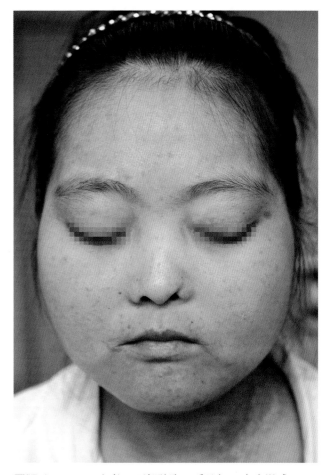

图Ⅵ-4 MCTD 患者，面部肿胀，质地韧，有光滑感

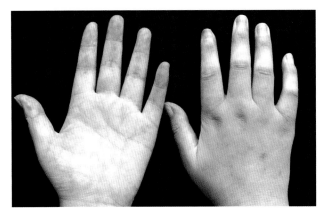

图 Ⅵ-5　图 Ⅵ-4 同一患者，指尖变尖，绷紧感，指腹红斑，类似 SLE 指腹红斑

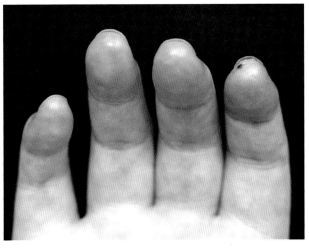

图 Ⅵ-6　图 Ⅵ-4 同一患者，指腹红斑，示指指尖梗死坏死

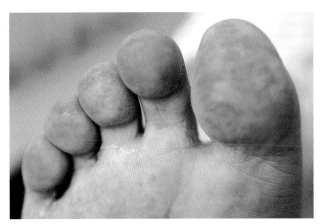

图 Ⅵ-7　图 Ⅵ-4 同一患者，足趾正在发生雷诺现象，局部发绀

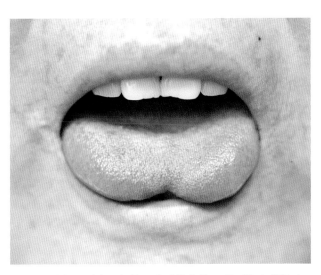

图 Ⅵ-8　图 Ⅵ-4 同一患者，舌系带挛缩，舌不能全部伸出

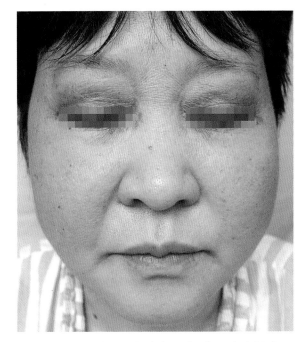

图 Ⅵ-9　MCTD 患者，面部肿胀，质地韧，有光滑感

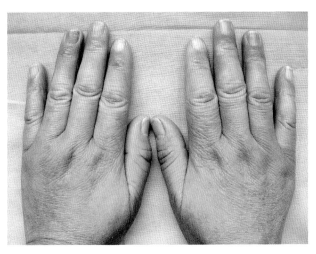

图 Ⅵ-10　MCTD 患者，双手背、手指肿胀，称为肿胀手。患者正在发生雷诺现象，手指部分变白

参考文献

1. Sharp GC, Irvin WS, LaRoque RL, et al. Association of autoantibodies to different nuclear antigens with clinical patterns of rheumatic disease and responsiveness to therapy.J Clin Invest,1971, 50:350-359.

2. Sharp GC, Irvin WS, Tan EM, et al. Mixed connective tissue disease: an apparently distinct rheumatic disease syndrome associated with a specific antibody to an extractable nuclear antigen. Am J Med, 1972, 52: 148-159.

3. Alpert MA, Goldberg SH, Singsen BH, et al.Cardiovascular manifestations of mixed connective tissue disease in adults. Circulation ,1983,68(6):1182-1193.

4. Coghlan JG, Pope J, Denton CP. Assessment of endpoints in pulmonary arterial hypertension associated with connective tissue disease. Curr Opin Pulm Med, 2010, 16(Suppl 1): S27-S34.

5. Sullivan WD, Hurst DJ, Harmon CE, et al. A prospective evaluation emphasizing pulmonary involvement in patients with mixed connective tissue disease. Medicine (Baltimore), 1984, 63(2):92-107.

6. Wigley FM, Lima JA, Mayes M, et al. The prevalence of undiagnosed pulmonary arterial hypertension in subjects with connective tissue disease at the secondary health care level of community-based rheumatologists (the UNCOVER study). Arthritis Rheum, 2005, 52(7): 2125-2132.

7. Kitridou RC, Akmal M, Turkel SB, et al.Renal involvement in mixed connective tissue disease: a longitudinal clinicopathologic study. Semin Arthritis Rheum, 1986, 16(2): 135-145.

8. Bennett RM, Spargo BH.Immune complex nephropathy in mixed connective tissue disease. Am J Med, 1977, 63(4): 534-541.

9. Bennett RM, Bong DM, Spargo BH. Neuropsychiatric problems in mixed connective tissue disease. Am J Med, 1986, 65(6):955-962.

10. Firestein GS, Budd RC, Gabriel SF, McInnes IB, O'Dell JR. Kelley's Textbook of Rheumatology. 9th ed. Singapore: Elsevier Pte Ltd. 2012:1445.

11. Sharp GC. Diagnostic criteria for classification of MCTD. In:Kasukawa R, Sharp GC（eds）Mixed Connective Tissue Disease and Antinuclear Autoantibodies.Amsterdam: Elsevier, 1987: 23-32.

12. 李明, 孙建方. 结缔组织病皮肤表现图鉴与诊疗精要. 第一版. 北京: 北京大学医学出版社. 2009:136.

13. 秦万章. 中西医结合研究丛书-皮肤病研究.第一版.上海: 上海科学技术出版社, 1990: 217.

14. Burdt MA, Hoffman RW, Deutscher SL, et al. Long-term outcome in mixed connective tissue disease: longitudinal clinical and serologic findings. Arthritis Rheum, 1999, 42(5): 899-909.

同义名

- Sicca 综合征（Sicca syndrome）
- Mikulicz 病（Mikulicz disease）

要点

- 干燥综合征是一种影响外分泌腺的自身免疫病，分为原发性和继发性。
- 眼和口腔干燥是最特征性的表现。
- 相对特征性表现有舌质红、无苔、猖獗龋及高球蛋白血症性紫癜。
- 抗 SS-A 抗体和抗 SS-B 抗体的阳性率高。

第一节　定　　义

干燥综合征（Sjögren's syndrome，SS）是一种累及全身外分泌腺的系统性自身免疫性结缔组织病，主要侵犯泪腺和唾液腺，以眼和口腔干燥为主要表现，腺体内有大量淋巴细胞浸润。SS 可分为原发性和继发性两类。原发性 SS 是指由于外分泌腺的自身免疫紊乱引起的口眼干燥。继发性 SS 是指除了口眼干燥综合征外，还伴有其他自身免疫病[1]。就继发性 SS 而言，不同的结缔组织病出现的 SS 症状可能不同。此外，SS 所伴发的不一定都是结缔组织病，还常继发于甲状腺炎和原发性胆汁性肝硬化等其他自身免疫病。系统性红斑狼疮伴有 SS 的占 8%～20%[2-4]，类风湿关节炎伴 SS 的占 17.1%[5]，而系统性硬皮病伴 SS 的占 14%[6]。

第二节　历　　史

本病由 Hadden（1888 年）首先报道，其后 Mikulicz（1892 年）报道了 1 例称为 Mikulicz 综合征的男性患者。该患者双侧腮腺和泪腺肿大，并伴有大量圆细胞浸润。Henrich Sjögren（1933 年）报道了 19 例干燥性角膜结膜炎和口腔干燥的女性患者。其中 13 例伴有慢性关节炎，其后本病即以"Sjögren 综合征"命名，又称干燥综合征[7]。Morgan 和 Castleman（1953 年）认为 Mikulicz 综合征和 Sjögren 综合征为同一种疾病[8]。1980 年，自 Talal 提出使用"自身免疫性外分泌疾病"（autoimmune exocrinopathy）的定义后，Skopouli 和 Moutsopoulos 提出了"自身免疫性上皮炎"（autoimmune epithelitis），两者均强调了该病的病因和系统性特征。

第三节 流行病学

本病的发病率在国外文献中为 1/200 ~ 1/500，是仅次于类风湿关节炎的常见结缔组织病。我国张乃铮等于 1995 年对 2166 名中国成年人进行了调查，显示原发性 SS 的患病率为 0.77%。本病任何年龄都可发病，以中年女性多见，但是也有儿童发病的报道。自 1980 年，"sicca syndrome" 和 "sicca complex" 在文献上都是指干燥综合征。在拉丁语中，"sicca" 就是"干燥"的意思。有的医师用"sicca"一词描述口干燥症和（或）眼干燥症的患者，但其中有些患者并未达到 SS 的标准。所以，用 SS 描述符合分类标准的患者更为合适。

第四节 病因和发病机制

本病病因迄今还不清楚。该病有家族发病的文献报道，有人报道所有 SS 患者的腺体上皮细胞均有不同程度的 HLA-DR 抗原表达，表达的程度与浸润淋巴细胞病灶积分值成正比。具有 HLA-DR3 和 HLA-DQ 的患者易患 SS。多数学者认为 SS 是一种自身免疫病，患者的血液中含有高阳性率和高滴度的抗 SS-A（Ro）和抗 SS-B（La）抗体。迄今已知 SS-A（Ro）抗原包括分子量为 52kD 和 60kD 的两种蛋白。针对这两种抗原的抗体常同时见于患者的血清中，尽管这两种抗体之间并无交叉反应。分子克隆和结构分析显示这两种抗原来自不同的特殊基因。分子量为 52kD 的 SS-A（Ro）蛋白有 475 个氨基酸。该蛋白质与转录调节相关，因为它具有 N 末端锌指区（环指）和一个亮氨酸拉链。这两者均为转录因子中的结构基元。从整体结构来看，该蛋白与 rpt-1 蛋白有高度同源性，后者是白介素 -2 受体和人类免疫缺陷病毒（HIV）长末端重复启动子的转录调节因子。已知的研究结果显示，SS-A（Ro）和 SS-B（La）抗原的功能主要与转录和转录后 mRNA 的修饰密切相关。在 SS 患者，抗 SS-A（Ro）和抗 SS-B（La）抗体的产生与主要组织相容性复合体（major histocompatibility complex，MHC）Ⅱ类等位基因有关。这些抗体的产生大致取决于 DR 肽与 T 细胞的交互作用。抗 SS-A（Ro）抗体伴有或不伴有抗 SS-B（La）抗体在很大程度上取决于是否具有 DQ1 和 DQ2 单倍型基因。SS 患者的唾液腺和腮腺中有大量 CD4$^+$ 的 T 细胞浸润，腺体导管上皮细胞则表达 HLA-DR$^+$ 和 HLA-DQ 抗原，因而使这些细胞易于与 CD4$^+$T 细胞接触。浸润的 T 细胞释放细胞因子，可启动免疫过程，并可刺激 B 细胞产生自身抗体。

SS 除有皮肤和黏膜表现外，还可有咽炎、关节炎、肌炎、间质性肺炎、肾病变（肾小管功能障碍和低钾性麻痹）、消化道症状、肝症状、胰腺受累、血管受累和神经系统紊乱等。还可伴发类似于桥本甲状腺炎的甲状腺肿大、恶性淋巴瘤、血栓性血小板减少性紫癜和脾大等。

第五节 临床表现

多数患者呈隐匿起病和缓慢进展，少数患者急性起病并快速进展。

一、眼

主要表现为干燥性角膜结膜炎，眼干燥发痒

或疼痛，有异物感或烧灼感，视力模糊似有幕状物，畏光，角膜可混浊，可见散在浸润点和小血管增生，有糜烂或溃疡。严重时角膜可穿孔，合并虹膜脉络膜炎、结膜炎时可见球结膜血管扩张，分泌物多，泪液少，少数泪腺肿大，常易并发细菌、病毒和真菌感染。

二、口腔

初起或病变较轻时常不易为患者察觉或重视。病变较重时出现唾液少，常影响食物咀嚼和吞咽。舌质红、干燥或有裂隙，表现如中医舌诊中的"阴虚舌"。也可表现为舌质红绛、干燥，表面光滑、无舌苔，或有沟纹（图Ⅶ-1、3、4）。舌体活动不便，可发生溃疡。由于唾液分泌量减少和唾液中抗菌成分相应减少，龋齿发生明显增多，通常可出现"猖獗龋"，即在短时间内有许多龋齿发生。病情晚期患者的牙齿可全部脱落。龋洞通常发生在齿龈线或咀嚼面等少见部位（图Ⅶ-2），在填充物连接处和牙冠面的釉质更容易被腐蚀掉，牙齿可呈粉末状或小块状破碎掉落。口腔、唇和口角黏膜干燥皲裂，有口臭。约半数患者的腮腺可反复发生肿大，严重时状如松鼠样脸，质地中等。如腮腺质地坚硬或呈结节状，提示有肿瘤可能。颌下腺亦可肿大。齿龈炎多见，口腔白假丝酵母菌感染多见，有的报道可超过80%。患者常有口舌烧灼感。

三、皮肤干燥

约半数病例表现为皮肤干燥，有的皮肤表面有鳞屑如鱼鳞病样。汗液分泌减少，有的患者诉全身性瘙痒，外生殖器、肛门和阴道等皮肤、黏膜可干燥或萎缩。毛发干枯、稀疏，易脆断。

四、皮肤血管炎

比较多见的是反复发作的见于小腿的紫癜，为瘀点或瘀斑，可触及或不可触及。高球蛋白血症性紫癜在SS血管炎中占有相当大的比例（图Ⅶ-6~7）。约30%的良性高球蛋白血症性紫癜患者最终发展为SS。这些患者中相当比例可检测到抗SS-A（Ro）和抗SS-B（La）抗体。免疫病理

提示，该紫癜的发生可能与血液黏滞性升高和免疫复合物介导的皮肤血管炎共同作用有关。随后，紫癜逐渐消退，局部留有色素沉着斑。也可发生荨麻疹性血管炎和肢端溃疡[9]。原发性SS患者雷诺现象的发生率为13%~66%[10]。有些患者有环形红斑，血液中可检测到抗SS-A（Ro）抗体[11-12]。

五、淋巴结肿大和假性淋巴瘤

5%~10%的患者有淋巴结肿大，以良性反应性病变为主。有时患者的腺体肿大和淋巴结肿大进展迅速，往往是淋巴瘤的征兆，但组织病理检查多仅显示淋巴样组织增生。这种非典型增生的表现不能诊断为恶性肿瘤。这种情况被称为"假性淋巴瘤"，可能是淋巴瘤生成的一个中间阶段。在同龄人中，原发性SS合并非霍奇金淋巴瘤的风险约是对照组的40倍。

六、呼吸道

鼻黏膜腺体受累可使分泌减少，鼻腔干燥，鼻痂形成，常有鼻出血和鼻中隔炎。欧氏管被痂皮堵塞后可发生浆液性中耳炎，导致传导性耳聋。咽喉干燥，有声音嘶哑、痰液黏稠。可并发气管炎、支气管炎、间质性肺炎、肺纤维化、肺不张和胸膜炎，无明显肺部病变的患者肺功能检测可有限制性换气障碍和弥散功能下降。

七、消化道

食管干燥可使吞咽困难，偶见环状软骨后食管狭窄，胃黏膜可因腺体淋巴细胞浸润增厚，胃酸分泌减少形成鹅卵石样假癌。急性和慢性复发性胰腺炎少见。约20%的病例有肝、脾大。

八、泌尿道

约30%的病例发生肾病变，常见的为间质性肾炎，有肾小管功能缺陷，夜尿增多。肾小管性酸中毒和低钾性瘫痪有时为SS病的早期表现。还可有肾性糖尿、氨基酸尿、磷酸盐尿和尿酸排出增多，也有的并发肾小球肾炎。

九、神经系统

有单发或多发性脑神经受累，以三叉神经受累多见，亦有发生周围神经炎的报道。

十、其他

可有局灶性肌炎和轻型复发性侵蚀性关节炎。

亦可有动脉炎，累及小动脉至中等大小动脉，可引起皮肤溃疡和周围神经病变。10%～14%的SS患者有甲状腺病，有报道以突眼为首发症状，亦可见心肌炎和心包炎。继发性干燥综合征伴发的结缔组织病，最多见的为类风湿关节炎，其他的有系统性红斑狼疮、系统性硬皮病、结节性多动脉炎、混合性结缔组织病、桥本甲状腺炎、原发性胆汁性肝硬化及慢性活动性肝炎等。

第六节　组织病理

下唇内侧唇腺活检是确诊SS最重要的检验之一。典型的组织病理表现可见小唾液腺内有致密的淋巴细胞浸润，其中很多是浆细胞，少许组织细胞。典型的病例，在每 $4mm^2$ 活检组织中至少应有1个以上含有50个以上淋巴细胞的浸润灶（图Ⅶ-5）。

皮肤直接免疫荧光检测显示表皮基底膜带有IgG沉着。活组织检查显示，其特征性病理改变为泪腺、腮腺和颌下腺内有大量淋巴细胞浸润，以B细胞为主，重度病例形成以B细胞为主的淋巴结生发中心。外分泌腺萎缩，导管的上皮细胞增殖形成"上皮-肌上皮细胞岛"，腺管狭窄或扩张，后期被纤维组织替代。其他部位的小唾液腺和呼吸道、消化道等黏膜腺体中具有同样变化，腺外的淋巴细胞浸润可累及肺、肾或骨骼肌等处。

第七节　实验室检查

一、血液检查

可有轻度贫血、白细胞减少、嗜酸性粒细胞增多和红细胞沉降率加快。电泳示多株峰免疫球蛋白增多，以IgG最显著。类风湿因子阳性率高，常为IgM型。抗核抗体17%～68%为阳性，抗ds-DNA抗体阳性者少见。抗SS-A（Ro）抗体在原发性SS中阳性率达70%～75%，抗SS-B（La）抗体阳性率在原发性SS中达48%～60%。抗唾液腺导管上皮细胞抗体（antisalivary duct epithelial antibody，ASDA）在原发性SS中25%为阳性，而在SS合并类风湿关节炎的阳性率达70%～80%。抗甲状腺球蛋白抗体30%～40%为阳性。抗胃壁细胞抗体30%为阳性。抗人球蛋白试验10%为阳性。抗线粒体抗体10%为阳性。唾液中IgG含量增加，有高水平IgA和IgM类风湿因

子。当SS的良性淋巴细胞增生转变为恶性淋巴瘤时，高丙种球蛋白血症可转变为低丙种球蛋白血症，自身抗体的滴度下降或转阴。

二、唾液腺功能检查

含糖试验可检测唾液分泌量。将蔗糖压成糖片，每片800mg，放在舌背中央，记录完全溶解所需时间。正常人通常<30s。近来有人采用口含一颗柠檬糖测试，SS患者的唾液分泌量为6.6±3.7ml/10min（对照为21.9±3.1ml/10min）。或用中空导管相连的小吸盘，以负压吸附于单侧腮腺导管开口处，收集唾液分泌量，正常人>0.5ml/min。以40%碘油做腮腺造影，观察腺体形态是否有破坏与萎缩、造影剂在腮腺内停留时间及腮腺导管是否有狭窄或扩张。亦可以 ^{131} 碘或 ^{99m} 锝做腮

腺同位素扫描，根据放射活性分布情况以判断唾液腺受损程度，并在注射 ^{99m} 锝后测定唾液单位容量中的放射活性，以了解唾液腺的分泌功能。

三、泪腺功能检测

可采取 Schirmer 试验检测泪腺功能，方法是用滤纸测定泪流量，以 5mm×35mm 滤纸在 5mm 处折弯，放入结膜囊内，5min 时取下，观察泪液湿润滤纸的长度，<10mm 为低于正常。泪膜破裂时间（BUT 试验）<10s 为不正常。以 2% 荧光素、1% 刚果红或 1% 孟加拉玫瑰红滴于角膜做活体染色，以角膜浅层染色点（点状或丝状着色点）少于 10 个者为正常。

第八节 诊 断

SS 的分类标准很多，目前较具代表性的是欧洲 2002 年修订的分类标准[13]，详见表 7-1。

表 7-1 2002 年欧洲干燥综合征分类标准

1. 口腔症状 3 项中有 1 项或 1 项以上
   (1) 每日感到口干，持续 3 个月以上
   (2) 成年后腮腺反复或持续肿大
   (3) 吞咽干性食物时需用水帮助
2. 眼部症状 3 项中有 1 项或 1 项以上
   (1) 每日感到不能忍受的眼干持续 3 个月以上
   (2) 感到反复有沙子进眼或有沙磨感
   (3) 每日需要人工泪液 3 次或 3 次以上
3. 眼部体征 下述检查任 1 项或 1 项以上阳性
   (1) Schirmer 试验（+）（≤10mm/5min）
   (2) 角膜染色（+）（≥4 分，van Bijsterveld 计分法）
4. 组织学检查 下唇腺病理示淋巴细胞灶≥1（指 4mm³ 组织内至少有一个聚集于唇腺间质的淋巴细胞病灶，该病灶中淋巴细胞数需大于 50 个）
5. 唾液腺受损 下述检查任 1 项或 1 项以上阳性
   (1) 唾液流率（+）（≤1.5ml/15min，不刺激法）

续表

(2) 腮腺造影（+）
(3) 唾液腺核素检查（+）
6. 自身抗体 抗 SSA 或 SSB 抗体（+）（双扩散法）

具体判定方法：

1. 原发性 SS 无任何潜在疾病的情况下，有下述 2 条则可诊断
   (1) 符合表 7-1 中 4 条或 4 条以上，但必须含有条目 4（组织学检查）和（或）6（自身抗体）
   (2) 条目 3、4、5、6 条中任 3 条阳性
2. 继发性 SS 患者有潜在的疾病（如任一种结缔组织病），符合表 7-1 条目 1 和 2 中任 1 条，同时符合 3、4、5 中任 2 条
3. 诊断 1 或 2 者必须除外下列疾病 头颈面部放疗史，丙型肝炎病毒感染、艾滋病、淋巴瘤、结节病、移植物抗宿主病、应用抗乙酰胆碱药（如阿托品、莨菪碱、溴丙胺太林和颠茄等）

第九节 鉴别诊断

需要与 SS 鉴别的疾病主要有艾滋病、移植物抗宿主病、结节病、淀粉样变性和淋巴瘤等，兹分述如下：

一、艾滋病

有 3%～8% 的艾滋病患者可发生弥漫性浸润性淋巴细胞增多综合征（diffuse infiltrative lymphocytosis syndrome，DILS）。患者可出现类似 SS 的表现，包括干眼症、口干燥症、唾液腺肿大以及发生淋巴瘤的倾向。但患者多为男性，血中不能检测到抗 SS-A（Ro）和抗 SS-B（La）抗体。约 10% 的 DILS 患者可查到 ANA 和 RF，当两者实在难以鉴别时，小唾液腺免疫组化检查可提供

有价值的资料：DILS 的 CD4+ 与 CD8+ 细胞之比为 0.66，而 SS 患者的比值超过 3.0。

二、移植物抗宿主病

该病唾液腺淋巴细胞浸润可引起 SS 样症状，多在骨髓移植术后 12 周以内出现，在术后 26 ~ 52 周内浸润达到高峰。术后 1 ~ 2 年内可出现干眼症和口干燥症的表现，2 年后症状逐渐减轻。抗 SS-A（Ro）和抗 SS-B（La）抗体阴性，ANA 和抗平滑肌抗体通常阳性。患者的皮肤还可有局限性硬皮病样变化。

三、结节病

该病可有泪腺和唾液腺肿大、高球蛋白血症、关节痛和肌痛以及肺部结节，但结节病皮肤或肺活检组织病理检查可资鉴别。

四、淀粉样变性

系统性淀粉样变性可引起唾液腺肿大、舌肿胀、口干、关节痛以及肾功能不全。组织病理检查可查见淀粉样物质典型的双折射和免疫化学染色。

五、淋巴瘤

可发生于唾液腺内，尤其多发于腮腺。表现为无痛性肿块，少部分病例（约 15%）可有干燥症状，组织病理检查可资鉴别。

第十节　治　疗

注意口腔和眼的卫生。龋齿是常见的并发症，每次餐后漱口或刷牙。目前对口、眼干燥症以对症处理为主，眼干燥者用 0.5% 羧甲基纤维素滴眼，口干燥者可给予柠檬酸溶液或柠檬汁漱口以刺激唾液腺的分泌功能及代替部分唾液。气道干燥可用湿化和促分泌剂。避免采用减少唾液腺分泌的药物如抗组胺药和阿托品等。溴己新（必漱平）能改善口、眼、皮肤和阴道的干燥，增加气管和支气管的分泌，减少其黏稠度。

该病是自身免疫病，可酌情采用雷公藤制剂[14]、羟氯喹[15]等免疫抑制剂和调节剂治疗。糖皮质激素和其他免疫抑制剂可在有明显系统性累及以及有血管炎、肾损害、间质性肺炎、神经系统累及、冷球蛋白血症、血液高黏综合征等广泛淋巴细胞浸润和伴有其他结缔组织病时应用[16]。小剂量糖皮质激素可缓解严重的关节痛。轻中度肾小管酸中毒的治疗包括补充氯化钾和使用枸橼酸钾进行碱化尿液。临床上继发性 SS 多见，如对原发病治疗措施得当，SS 症状也可减轻和缓解。

本病病程为慢性，预后取决于病变的累及范围以及严重度，继发性 SS 者取决于伴发的结缔组织病，发生恶性淋巴瘤者预后差。对于干燥的皮肤可用保湿剂，下肢不可穿紧身弹力衣，以免加重高丙种球蛋白血症紫癜。

中医中药对于干燥症状的改善有明显疗效。应对患者进行辨证论治，如果有明显的阴虚表现，常用知柏地黄丸合并大补阴丸加减治疗。

第十一节 皮损和组织病理图片

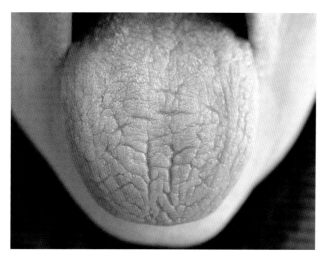

图Ⅶ-1 SS，舌质暗红，无舌苔，舌面有沟纹

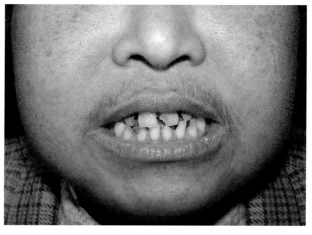

图Ⅶ-2 SS 猖獗龋，短时间内出现多个龋齿，牙齿呈小块破碎脱落，龋洞发生在齿龈线或咀嚼面等部位

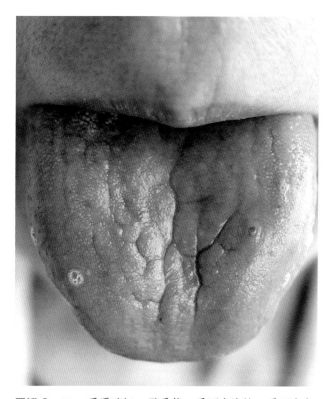

图Ⅶ-3 SS，舌质暗红，无舌苔，舌面有沟纹，舌面光亮

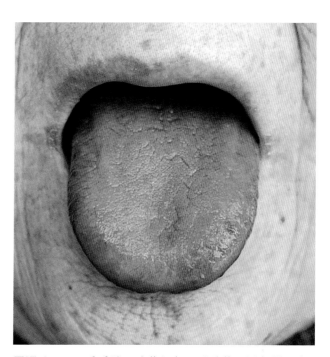

图Ⅶ-4 SS，舌质胖，暗紫红色，无舌苔，属气阴两虚、血瘀证

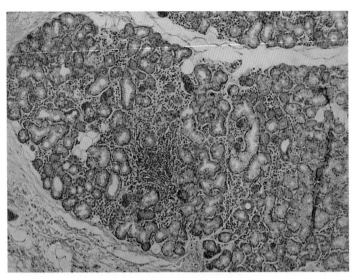

图Ⅶ-5　SS唇腺活检组织病理。唇腺活检示腺管间可见淋巴细胞浸润，部分形成小灶状，部分腺腔被破坏（HE染色×10）

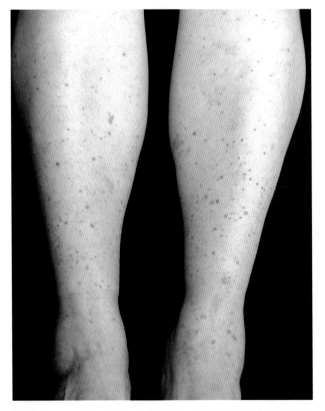

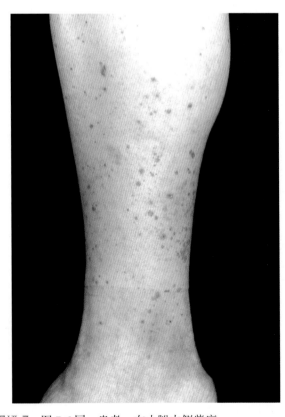

图Ⅶ-6　SS，高球蛋白血症紫癜。双小腿粟粒至绿豆大紫癜，有的略高起皮面，γ球蛋白为47.8%

图Ⅶ-7　图7-6同一患者，右小腿内侧紫癜

参考文献

1. Firestein GS, Budd RC, Gabriel SF, et al. Kelley's Textbook of Rheumatology. 9th ed. Singapore: Elsevier Pte Ltd. 2012:1169.

2. Andonopoulos AP, Skopouli FN, Dimou GS, et al. Sjögren's syndrome in systemic lupus erythematosus. J Rheumatol, 1990, 17:201-204.

3. Nossent JC, Swaak AJ. Systemic lupus erythematosus VII: frequency and impact of secondary Sjögren's syndrome. Lupus, 1998, 7:231-234.

4. Baer AN, Maynard JW, Shaikh F, et al. Secondary Sjögren's syndrome in systemic lupus erythematosus defines a distinct disease subset. J Rheumatol, 2010, 37:1143-1149.

5. Turesson C, O'Fallon WM, Crowson CS, et al. Occurrence of extraarticular disease manifestations is associated with excess mortality in a community based cohort of patients with rheumatoid arthritis.J Rheumatol, 2002, 29:62-67.

6. Avouac J, Sordet C, Depinay C, et al. Systemic sclerosis-associated Sjögren's syndrome and relationship to the limited cutaneous subtype: results of a prospective study of sicca syndrome in 133 consecutive patients. Arthritis Rheum, 2006 54:2243-2249.

7. Sjögren H. Zur kenntnis der keratoconjunctivitis sicca. Acta Ophthalmol, 1933, Suppl 2:1-151.

8. Morgan WS, Castleman B. A clinicopathologic study of "Mikulicz's disease". Am J Pathol, 1953, 9:471-503.

9. Ramos-Casals M, Anaya J, García-Carrasco M, et al. Cutaneous vasculitis in primary Sjögren's syndrome. Classification and clinical significance of 52 patients. Medicine, 2004, 83:96-106.

10. García-Carrasco M, Sisó A, Ramos-Casals M, et al. Raynaud's phenomenon in primary Sjögren's syndrome. Prevalence and clinical characteristics in a series of 320 patients.J Rheumatol, 2002, 29:726-730.

11. Katayama I, Kotobuki Y, Kiyohara E, Murota H. Annular erythema associated with Sjögren's syndrome: review of the literature on the management and clinical analysis of skin lesions.Mod Rheumatol, 2010, 20:123-129.

12. Teramoto N, Katayama I, Arai H, et al. Annular erythema: a possible association with primary Sjögren's syndrome. J Am Acad Dermatol, 1989, 20:596-601.

13. Vitali C, Bombardieri S, Jonsson R, et al. Classification criteria for Sjögren's syndrome: a revised version of the European criteria proposed by the American-European consensus group. Ann Rheum Dis, 2002, 61:554-558.

14. 秦万章.中西医结合研究丛书-皮肤病研究.上海:上海科学技术出版社. 1990:203.

15. 李明,孙建方.结缔组织病皮肤表现图鉴与诊疗精要.北京:北京大学医学出版社. 2009:140.

16. 蒋明,David Yu,林孝义,等.中华风湿病学.北京:华夏出版社. 2004:853-854.

要点
- 类风湿关节炎患者除了关节病变外，还可有类风湿结节、坏疽性脓皮病和其他血管炎。
- 其他皮肤表现包括类风湿性嗜中性皮病

（rheumatoid neutrophilic dermatitis）和栅栏状嗜中性和肉芽肿性皮炎（palisaded neutrophilic and granulomatous dermatitis, PNGD）。

第一节　定　义

类风湿关节炎（rheumatoid arthritis，RA）简称类风关，是一种以关节炎为主要表现的结缔组织病，是当今最常见的炎症性关节炎，但可有皮肤表现。一些皮肤表现对该病诊断和提示病情程度有帮助，如类风湿血管炎，提示病情严重。RA以对称性多关节炎，尤以手和足小关节炎为主要表现，晨僵明显。关节的主要组织病理改变为滑膜细胞增生、炎症细胞浸润、血管翳形成、软骨和骨组织的侵蚀和破坏。关节炎可导致关节结构破坏、畸形和功能障碍。肺损害可有间质性肺炎、肺间质纤维化和类风湿胸膜炎等。心脏损害有心包炎、心肌炎和心内膜炎。神经系统损害临床表现多样，不仅有周围神经损害，还可有脊髓病变以及类风湿脑病。其他内脏器官和组织的累及还有干燥综合征、消化系统和造血系统损害等。

第二节　流行病学

本病在世界上的患病率为 0.5%~1%，全球发病率比较稳定，与地域和种族关系不大[1-3]。但在中国患病率较低，为 0.3%~0.6%[4]。女性患者比男性多 2~3 倍，尽管该病可见于各种年龄，但以 30~55 岁为发病高峰。

第三节　发病机制

RA 的病因尚不清楚，但遗传与环境因素的相互作用是导致疾病发生的主要因素[5]，两者都是必备因素。与普通人群 1% 的患病率相比，同卵双生子中的一个患病后，另一个的共患率为 30%~50%。在双卵双生子中，一个患病后，另一个的患病危险性也升高，为 2%~5%，与其他 RA 患者一级亲属的患病率几乎相同。该病最主要的危险因子是 MHC Ⅱ类分子的单体型。HLA-DR 的遗传连锁在 20 世纪 70 年代已被描述，其中 HLA-DR4 可见于 70% 的 RA 患者，而对照组只占 28%。总的来说，在 RA 的发病中，来自 HLA 的等位基因占整个遗传因素的 30%~40%。此外，RA 发病的遗传特点还表现在家族聚集性较低，多基因参与发病，没有一个特定的基因是发病所必需或是可单独致病的，它们各自起一定作用，使疾病发生的概率累积增加，表现为遗传的低外显或不完全外显。RA患者女性与男性的患病比率为2∶1～4∶1，造成该差异的本质尚不清楚，可能与体内激素环境对免疫功能的影响有关。感染因素，包括病毒、细菌、支原体和衣原体等微生物的感染，可能与RA的发病相关，但一直未找到确切的致病病原体。

RA的发病机制迄今尚不清楚。RA的病变部位在关节，表现为关节内滑膜组织有异常增生、大量炎症细胞浸润以及软骨和骨组织的进行性破坏。关节外组织的病理改变主要是血管炎。20世纪40年代，Waaler和Rose等发现了类风湿因子（RF），并将其与RA的发病联系在一起。以后陆续观察到B细胞、免疫复合物和补体等在RA发病中的作用，体液免疫异常致病一度被认为在RA的发病中起关键作用。这种思想统治了近40年，直到20世纪80年代，人们认识到细胞因子在RA发病中的作用，提出RA是T细胞介导的自身免疫病，随之采取了针对T细胞的治疗方法，取得了一定疗效。20世纪后期，随着对RA滑膜细胞的再认识，了解到成纤维样滑膜细胞具有转化的特点，随之又将其在发病中的作用提到重要位置。因此，对RA发病机制的认识过程也是对整个RA的认识过程。

第四节　皮肤表现

RA相关的皮肤表现很多，主要有类风湿结节（rheumatoid nodules）、类风湿性血管炎（rheumatoid vasculitis）、Bywater损害、Felty综合征和中性粒细胞性皮病（neutrophilic dermatosis），后者依患者不同可有坏疽性脓皮病（pyoderma gangrenosum，PG）、Sweet综合征和类风湿性嗜中性皮炎（rheumatoid neutrophilic dermatitis）等[6-9]。

一、类风湿结节

类风湿结节多见于病程晚期、RF持续阳性及有严重全身症状者。结节多见于关节隆突和易受压部位，如肘部鹰嘴、手背、足跟、枕部和坐骨结节等处。结节呈圆形或卵圆形，单发或多发，起初为暗红色肿块，以后为质地硬韧的结节，表面可有破溃结痂（图Ⅷ-6、22～23），无压痛，常与其下的骨面相连。有的可形成溃疡，尤其是长期卧床的患者，最终可发展为瘘管。结节位于真皮深层至皮下组织。除了皮下结节外，结节还可见于心包、胸膜、心肺及脑等处。

二、类风湿性血管炎

类风湿性血管炎多见于RA晚期，患者RF滴度通常很高。血管炎可累及大小不同的血管，如小动脉、中动脉和大动脉。累及小血管时，临床表现为可触及或不可触及的紫癜、荨麻疹和出血性水疱等（图Ⅷ-9、31～36）；累及中等血管时，表现为结节、溃疡、网状青斑或指梗死。累及较大血管时，皮损呈节段性分布于手、足和小腿，表现为指（趾）梗死，严重者有肢端坏疽。

类风湿性血管炎病程呈进行性，具有毁损性和高致死率，需积极治疗。取皮损活检时如选择结节，更有可能作出诊断。如在溃疡部进行活检，应取垂直于溃疡边缘的楔状组织，包括从外周至溃疡边缘和内部的组织。同时患有RA和中等大小血管炎的患者，可发生多发性单神经炎的外周神经病变，有泛发皮损的患者发生率更高。

类风湿性血管炎的皮肤组织病理表现为病变处表皮中上层坏死，形成表皮内脓疱，真皮血管及附属器周围炎症细胞呈小灶状或弥散浸润，真皮内血管壁纤维素样坏死及真皮内大量红细胞溢出（图Ⅷ-10～12）。

三、Bywater损害

Bywater损害为通常见于指垫的紫癜样丘疹，但也可见于指（趾）远端的任何部位。组织学表现为小血管白细胞碎裂性血管炎。严格来说这些损害与系统性血管炎不相关。

四、Felty 综合征

Felty 综合征代表了一种不常见但却严重的血清学阳性的 RA 亚型,以粒细胞减少、脾大和难治性小腿溃疡为特征。患者容易发生皮肤和全身感染,后者对常规治疗抵抗。溃疡可能继发于坏疽性脓皮病、中等大小血管炎或可能表现为栅栏状嗜中性和肉芽肿性皮炎的溃疡。

五、中性粒细胞性皮病

在 RA 患者的皮肤中可见到无菌性中性粒细胞浸润。引起的疾病主要有坏疽性脓皮病、Sweet 综合征、类风湿性嗜中性皮炎和栅栏状嗜中性和肉芽肿性皮炎。它们之间可能存在重叠,故通常使用"中性粒细胞性皮病"这一名称。

坏疽性脓皮病在 RA 的发生率高于一般人群。起初表现为红色至紫色丘疹或结节,迅速扩大为具有特征性的、潜行性、边缘不整的溃疡。坏疽性脓皮病常见于下肢,常为单发的疼痛性皮损,但如果在不常见部位如面部、上肢和腹部出现慢性复发性损害,应怀疑存在其他疾病特别是风湿性、血液性疾病或者溃疡性结肠炎等。

典型的 Sweet 综合征表现为红色、水肿性、触痛性肿块,好发于头、颈部和上肢。与坏疽性脓皮病一样,如出现大疱性损害或非典型部位受累,应考虑是否患有风湿性或血液性疾病。

类风湿性嗜中性皮炎见于严重的、通常 RF 为强阳性的 RA 患者。皮疹为红色或紫红色荨麻疹样丘疹和斑块(图Ⅷ -13 ~ 16、24 ~ 26),局部无自觉症状或有疼痛、触痛,持续时间久,偶尔发生破溃。损害呈对称性分布,多见于前臂伸侧和手部,也可见于其他部位。组织病理表现类似 Sweet 综合征,表皮大致正常,表皮下可见无浸润带,真皮上部可见呈带状分布的炎症细胞浸润,真皮中下部血管附属器周围见灶状炎症细胞浸润,高倍镜下可见浸润的炎症细胞中有大量中性粒细胞(图Ⅷ -27 ~ 30)。有的患者的皮损可见表皮角化不全,部分区域基底细胞空泡变性,有表皮下水疱形成,内充满红细胞,真皮浅、中层细血管周围片状淋巴细胞浸润伴较多中性粒细胞,可见核尘(图Ⅷ -18 ~ 21)。

栅栏状嗜中性和肉芽肿性皮炎可见于 RA 患者,此外,还可见于 SLE 和韦格纳肉芽肿病等疾病患者。最常表现为肘部和指(趾)伸侧面的脐凹状丘疹,也可形成斑块,脐凹内有痂皮或穿孔(排除渐进性坏死的胶原),有时可出现溃疡。组织病理表现为伴中性粒细胞浸润的白细胞破碎性血管炎(早期损害)至栅栏状肉芽肿表现(发展成熟损害)。这两个阶段均可出现胶原嗜碱性变性。

六、其他

RA 患者也可发生持久性隆起性红斑以及由治疗关节炎的药物诱发的一些皮肤副作用。

第五节　关节特征

一、部位

典型表现为对称性多关节炎,累及周围小关节和大关节。近端指间关节、掌指关节、腕关节和足关节最常累及,其次是肘、肩、踝、膝、颈、颞颌以及髋关节。远端指间关节和脊柱较少累及。在疾病初期,可表现为单一关节累及或游走性多关节肿痛。

二、晨僵

晨僵系炎症导致关节充血水肿和渗液,使关节肿胀、僵硬、疼痛及握拳困难,晨起或关节休息后更为明显。晨僵是 RA 突出的临床表现,持续时间超过 1h。晨僵时间长短反映了滑膜炎的严重程度。

三、关节肿痛

关节肿胀（图Ⅷ-1～3、7～8）是关节周围炎症、关节腔积液以及滑膜增生所致。持续性关节酸胀痛是其疼痛特点，休息时明显。

四、关节畸形

常见的关节畸形有掌指关节尺侧偏斜（图

Ⅷ-1～2、7～8）；近端指间关节过度屈曲，远端指间关节过伸呈"纽扣花"畸形；近端指间关节过伸，远端指间关节屈曲，形成"鹅颈样"畸形（图Ⅷ-1、5、8、22）；指（趾）骨的吸收导致指（趾）可被拉长或缩短，如同可伸缩的单筒望远镜，故称"望远镜"畸形（图Ⅷ-4）。这种畸形在银屑病关节炎更为多见。此外，还可有掌指关节半脱位，肘、膝和踝关节强直畸形等。

第六节　诊　　断

一、1987年美国风湿病学学会提出的类风湿关节炎分类标准

1987年美国风湿病学学会（ACR）提出了RA的修订标准，并在世界范围内得到了广泛应用，迄今仍作为经典的RA分类标准被采用。该标准要求符合下列7项中的4项则可诊断RA。该标准的敏感性为91%～94%，特异性为89%[10]。

（一）晨僵

每日持续至少1 h，持续至少6周。

（二）3个或3个以上关节炎

指14个关节区中至少有3个同时出现肿胀或积液（不是单纯的骨质增生），持续至少6周。这14个关节区是：双侧近端指间关节、掌指关节、腕、肘、膝、踝和跖趾关节。

（三）手部关节关节炎

腕、掌指和近端指间关节至少有1处肿胀，持续至少6周。

（四）对称性关节炎

身体两侧相同关节区同时受累，但近端指间关节、掌指关节和跖趾关节区受累时可以不是完全对称。

（五）类风湿结节

指关节伸侧、关节周围或骨隆突部位的皮下结节。

（六）类风湿因子

类风湿因子检查为阳性。

（七）影像学改变

手及腕部前后位X线片有骨质侵蚀或骨质疏松。

二、2010年美国风湿病学学会和欧洲抗风湿病联盟提出的类风湿关节炎分类标准

2010年，美国风湿病学学会和欧洲抗风湿病联盟（ACR/EULAR）对RA的分类标准进行了修订，提出了新的RA分类标准（表8-1）[11]。新的分类标准采用积分法，共分成4个方面，分别是关节受累、血清学检测、急性期反应指标和症状持续时间，分别进行积分。各项积分综合共10分，积分≥6分可分类为RA。制订新标准的目的是希望早期诊断和治疗RA，减少致残率。新标准重视血清学检测和早期临床表现的识别，单发关

表8-1　2010年ACR/EULAR提出的RA分类标准

关节累及	（0~5分）
1 个中等到大关节受累	0 分
2~10 个中等到大关节受累	1 分
1~3 个小关节受累（有或没有大关节受累）	2 分
4~10 个小关节受累（有或没有大关节受累）	3 分
>10 个关节受累（至少有 1 个小关节受累）	5 分
血清学检测	（0~3分）
RF 和抗瓜氨酸蛋白 / 多肽抗体（ACPA）均为阴性	0 分
低滴度 RF 阳性或低滴度 ACPA 阳性	2 分
高滴度 RF 阳性或高滴度 ACPA 阳性	3 分
急性期反应指标	1 分
慢反应蛋白（CRP）正常或红细胞沉降率（ESR）正常	0 分
CRP 或 ESR 异常	1 分
症状持续时间	
＜6 周	0 分
≥6 周	1 分
共计 10 分，积分 ≥ 6 分可分类为 RA。	

备注：①关节受累是指关节肿胀或压痛，或有 MRI 或超声检查的证据。远端指间关节、第一腕掌关节、第一跖趾关节不包括在内。②中等关节和大关节是指肩关节、肘关节、髋关节、膝关节和踝关节。③小关节是指掌指关节、近端指间关节、第 2 至第 5 跖趾关节、拇指指间关节和腕关节。受累关节中至少应有一个是小关节。患者应至少有一项血清学检测指标阳性和至少一项急性期反应指标阳性才适于使用该分类标准。血清学检测高滴度是指高于当地实验室检测上限值 3 倍，低滴度是指高于正常值但低于上限值 3 倍。有的单位血清学检测仅标注 RF 阳性或阴性，此时的阳性结果按低滴度积分。症状持续时间是指患者自己主诉症状的持续时间或者是就诊时关节滑膜炎症状（疼痛、肿胀和压痛）的持续时间。ACPA 是 RA 的标记抗体，而抗环瓜氨酸多肽抗体的抗原也是瓜氨酸蛋白，该抗体对 RA 有很高的特异性和敏感性。

节病变，甚至无肿胀或压痛的关节病变也可积分，并且不再强调对称性关节病变的必要性。如果患者有急性期反应指标，又有高滴度 RF 因子或抗瓜氨酸蛋白 / 多肽抗体（ACPA），即使没有临床症状，如果超声或 MRI 有关节滑膜炎的证据，也可分类为 RA。新标准远期使用的特异性和可靠性还有待进一步研究。但如同任何结缔组织病分类标准一样，这一标准也只是一个疾病的分类标准，主要用于临床研究中将患者进行分类。

第七节　鉴别诊断

一、皮损方面的鉴别

尽管类风湿结节与栅栏状嗜中性和肉芽肿性皮炎在组织学上有一些共同特点，但后者皮损多形性更为明显，有丘疹和斑块，而不仅仅是关节周围正常肤色的结节。皮下环状肉芽肿可被误诊为类风湿结节。但是，皮下环状肉芽肿患者无其他临床表现，而且通常为儿童。有时痛风石也可被误诊为类风湿结节。

类风湿性嗜中性皮病是发生于 RA 患者的嗜中性皮病，包括 Sweet 病样和坏疽性脓皮病样表现等，需要与一般的 Sweet 病样和坏疽性脓皮病等鉴别，前者除有嗜中性皮病表现外，还有 RA 的其他表现。有时类风湿性嗜中性皮病可被误诊为荨麻疹或荨麻疹性血管炎。

RA 和 Felty 综合征的溃疡需要与坏疽性脓皮病、类风湿性血管炎、浅表性溃疡性类风湿渐进性坏死和继发性抗磷脂综合征相鉴别。

二、关节方面的鉴别

RA 的关节病变需与以下疾病鉴别：

（一）其他结缔组织病

系统性红斑狼疮、系统性硬皮病和混合性结缔组织病等在疾病早期可以对称性多关节炎为首发症状，而且可以有 RF 阳性，需与 RA 鉴别。这些疾病除有特征性皮肤表现外，还可有特征性自身抗体等可资鉴别。

（二）血清阴性脊柱关节病

1. **强直性脊柱炎** 主要侵犯骶髂关节和脊柱，肌腱和韧带附着端炎症为本病的特征性表现，RF 阴性，90%~95% 的患者 HLA-B27 阳性。X 线片示典型的骶髂关节炎，脊柱呈竹节样改变。

2. **赖特综合征** 患者除有尿道炎、结膜炎和关节炎三联征外，还可有蛎壳状银屑病样皮损是其特征。关节炎多发但往往不对称，关节面侵蚀少见。

3. **银屑病关节炎** PA 的多关节型与 RA 较难鉴别，尤其是 RF 阳性的少数 PA 患者。但 PA 多有银屑病表现，晨僵不及 RA 明显。RA 多表现为三种类型的 RF 分型均呈阳性。近年建立的抗环瓜氨酸肽抗体有重要的鉴别价值，在 RA 患者该抗体的阳性率较高。

（三）骨关节炎

骨关节炎多见于中老年人，多累及远端指间关节和膝关节，以疼痛为主，活动时加重，休息可缓解。关节呈骨性隆起，可见 Heberden 结节和 Bouchard 结节，膝关节有摩擦感。ESR 和 CRP 等多正常，X 线多为增生性而非侵蚀性破坏。

（四）风湿关节炎

类风湿关节炎多见于青少年，四肢大关节有游走性关节肿痛，少有关节畸形。

常见的关节外表现还有发热、咽痛、心肌炎、皮下结节和环形红斑等。血清 ASO 滴度升高，RF 阴性，一般无晨僵。

（五）痛风

痛风虽以单关节或少关节炎多见，但有时也有全身关节受累、对称发生、关节肿胀以及皮下结节等，而且使用阿司匹林治疗的 RA 患者也可发生高尿酸血症。但痛风关节炎多见于第一跖趾关节，炎症部位红、肿、热、痛明显，疼痛剧烈，不能触摸。此外，发病前患者往往有高嘌呤食物摄入史，还有血尿酸升高史等可资鉴别。

第八节 治 疗

治疗目的是缓解关节症状，延缓病情进展，减少残疾发生，维护关节功能，改善患者的生活质量。在急性期关节肿痛明显，应以卧床休息为主，缓解期应进行关节功能锻炼，避免肌肉萎缩和关节强直。

非甾体抗炎药起效快，是治疗 RA 的基础药物。可选用双氯芬酸 25mg，每日 3 次，或美洛昔康 7.5~15mg，每日 1 次。与前两药相比，塞来昔布的胃肠道不良反应少，适用于老年患者以及以往有消化道溃疡史的患者。

糖皮质激素的不良反应较大，使用前应权衡利弊，目前主要用于急性发作期伴有发热、多关节肿痛明显、非甾体抗炎药治疗无效以及合并严重的关节外表现，如严重的血管炎、浆膜炎、神经系统病变、重度巩膜炎及 Felty 综合征等。每日剂量相当于泼尼松 1~2mg/kg，病情缓解后逐渐减量。

改变病情药以前也称二线药、慢作用药。本药起效时间较慢，通常需 3~6 个月才有明显疗效。目前认为这类药物能改善患者症状，降低 ESR，早期使用能延缓或阻止关节的破坏，降低致残率。此类药中常用的有甲氨蝶呤（MTX）、柳氮磺胺吡啶（SSZ）、抗疟药、青霉胺、金制剂、来氟米特、硫唑嘌呤（AZA）、环磷酰胺（CTX）、环孢素（CsA）以及雷公藤制剂等[12-14]。MTX治疗RA有肯定的疗效，小剂量应用不良反应较小。用药剂量一般为每周10~15mg，口服、肌内注射或静脉注射。不良反应包括恶心、纳差、口炎、脱发、骨髓抑制、肝损害和肺部病变等。有肝疾病者慎用。用药总剂量超过1.5~2.0g时，应注意检测肝功能。SSZ的推荐剂量为每日1.5~3.0g，分次服用。不良反应主要为胃肠道和神经系统，如恶心、呕吐、腹泻、头痛和眩晕，还可有药疹、男性不育和骨髓抑制等。抗疟药对早期和轻度RA常有较好的疗效。羟基氯喹的用药剂量为6mg/kg。该药也是治疗红斑狼疮的常用药物，详情可见该章介绍。青霉胺可抑制胶原纤维的交联，有免疫抑制和减少组织关节破坏的作用，可从小剂量起用，逐渐加量。不良反应包括胃肠道、血液系统和肾等方面的症状。金制剂治疗RA疗效肯定，但作用机制尚不清楚。金诺芬（auranofin），商品名瑞德，一般剂量每日口服6mg，不良反应有皮疹、口腔炎、腹泻、蛋白尿和全血细胞减少等。来氟米特治疗RA有较好的疗效，但其长期疗效和不良反应尚有待探讨。采用雷公藤制剂治疗RA有肯定的疗效，适用于轻中度患者，但应注意其生殖系统不良反应，未生育过的患者应慎用，或仅能短期使用。也要随访血液系统和肝、肾损害指标。

针对RA的治疗可使相关的皮肤表现得到改善，但类风湿结节常持续存在。类风湿结节可以被切除，但常频繁复发。皮损内注射糖皮质激素可能缩小结节，但不会使结节完全消失。类风湿性嗜中性皮病患者可以用口服糖皮质激素或抗中性粒细胞药物如氨苯砜或秋水仙碱治疗，沙利度胺和雷公藤也有较好的疗效。

累及中大血管的类风湿性血管炎病情进展快并可危及生命，故需要积极治疗。可用较大剂量的糖皮质激素治疗，必要时用环磷酰胺冲击治疗，方法同狼疮肾炎的环磷酰胺治疗。

对于较轻病例，包括小血管型类风湿性血管炎，可用硫唑嘌呤[3~4mg/（kg·d）]和霉酚酸酯[30~50mg/（kg·d）]治疗；甲氨蝶呤对RA的这类并发症并不总是有效。对于RA相关坏疽性脓皮病的治疗，全身应用糖皮质激素和环孢素[3~4mg/（kg·d）]非常有效。

近年来，生物制剂如肿瘤坏死因子α（TNF-α）拮抗剂、白介素-1受体拮抗剂（IL-1 Ra）已用于临床。前者已上市的有益赛普和英夫利昔等制剂，近期疗效较好，其远期疗效和安全性仍有待进一步研究[15-16]。

第九节　皮损和组织病理图片

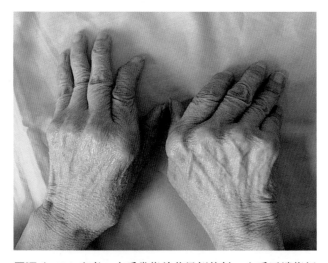

图Ⅷ-1　RA患者，右手掌指关节尺侧偏斜，左手近端指间关节过伸，远端指间关节屈曲，形成"鹅颈样"畸形

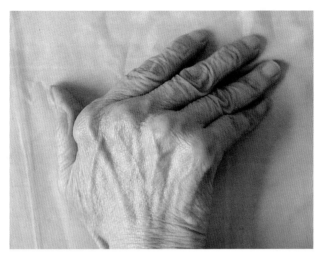

图Ⅷ-2　图Ⅷ-1同一患者，右手近距离照片，掌指关节肿胀并尺侧偏斜非常明显

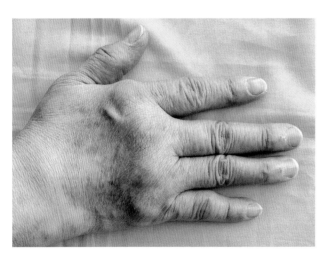

图Ⅷ-3　RA患者，掌指关节肿胀明显

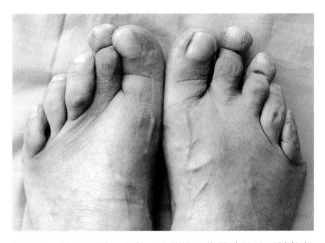

图Ⅷ-4　图Ⅷ-3同一患者，趾骨的吸收导致足趾可被拉长或缩短，如同可伸缩的单筒望远镜，呈"望远镜"畸形

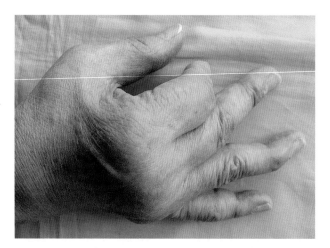

图Ⅷ-5　图Ⅷ-3同一患者，右手侧面照片，显示无名指近端指间关节过伸，远端指间关节屈曲形成的"鹅颈样"畸形非常明显

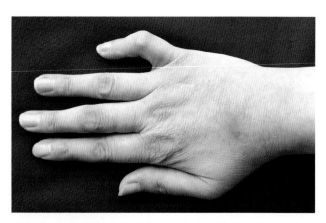

图Ⅷ-6　类风湿结节，手背暗红色扁平结节，小指近端指间关节屈曲畸形

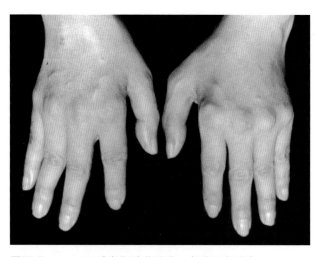

图Ⅷ-7　RA，双手掌指关节肿胀，轻度尺侧偏斜

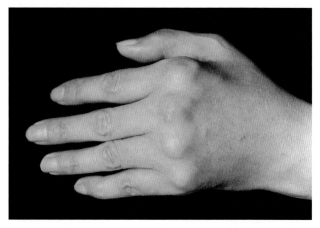

图Ⅷ-8　图Ⅷ-7同一患者，左手放大图片，掌指关节肿胀，左小指近端指间关节过伸，远端指间关节屈曲，形成"鹅颈样"畸形

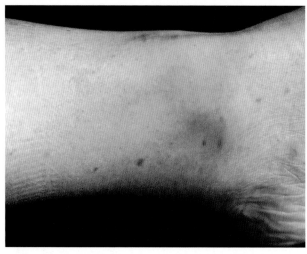

图Ⅷ-9　图Ⅷ-7同一患者，左内踝及其上方紫癜，紫癜粟粒至豆粒大，较稀疏

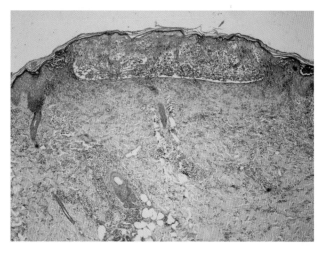

图Ⅷ-10　RA血管炎组织病理表现。病变处表皮中上层坏死，形成表皮内脓疱，真皮血管及附属器周围炎症细胞呈小灶状或弥散浸润（HE染色×4）

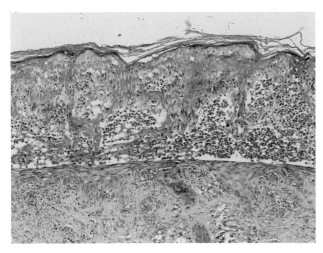

图Ⅷ-11 RA 血管炎组织病理。显示表皮内脓疱形成（HE 染色 ×10）

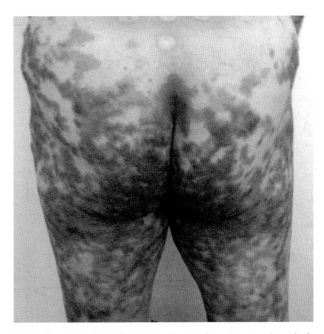

图Ⅷ-13 类风湿性嗜中性皮病。患者，女，58 岁，全身皮疹伴痛、痒 4 年余。约 4 年前患者的臀部出现略高出皮面的红色皮疹，渐发展至双下肢，伴刺痛感。皮疹新发时，可伴有小水疱或血疱，过后自行干涸。皮疹缓慢增多，部分融合成大片。面部、耳廓、肩部和四肢也有类似皮疹。患者既往有类风湿关节炎病史 13 年。皮肤科检查：面颊部、躯干、四肢广泛对称分布针尖至绿豆大小的暗红色丘疹，呈大小不一的暗红色斑片、斑块及色素沉着。双侧耳郭、臀部坐骨结节处、肘关节伸面、手背和手指关节伸面见黄豆至钱币大小的暗紫红色斑块。在大部分斑片基础上见深红色丘疹和紧张性的小水疱和血疱，在色素沉着的基础上及其边缘有可触性紫癜。ANA 1:320(+)，RF >612 IU/ml（正常 <15IU/ml）；抗环瓜氨酸肽抗体（CCP）2001RU/ml（正常 <5RU/ml）。骨髓穿刺结果：骨髓象增生活跃，粒系有成熟障碍，部分伴退行性变，片上浆细胞较易见，并可见少量异形淋巴细胞，偶见噬血细胞。诊断：类风湿关节炎，类风湿性嗜中性皮病。图片显示臀部和股后部弥漫性大小不一的暗紫褐色斑疹、斑片、丘疹、斑块、瘀斑和色素沉着斑，有的部位呈网状分布。部分皮损类似荨麻疹性血管炎样改变（图Ⅷ-13～21 由复旦大学附属华山医院皮肤科陈连军教授惠赠）

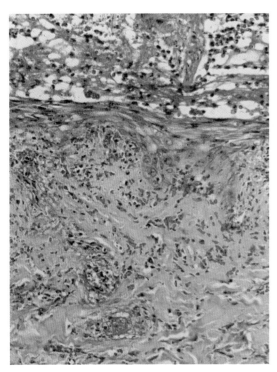

图Ⅷ-12 RA 血管炎组织病理。显示真皮内两个血管管壁纤维素样坏死及真皮内大量红细胞溢出（HE 染色 ×20）

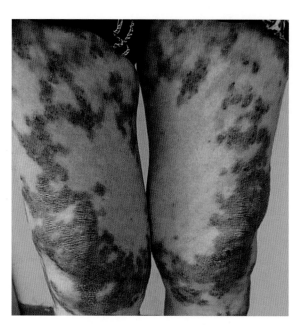

图Ⅷ-14 图Ⅷ-13同一患者，双股前部暗紫褐色斑疹、斑片、丘疹、斑块、紫癜和色素沉着斑

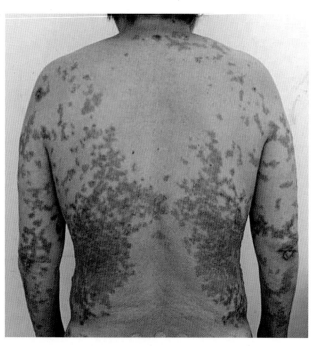

图Ⅷ-15 图Ⅷ-13同一患者，背部暗紫褐色斑疹、斑片、丘疹、斑块、瘀斑和色素沉着斑

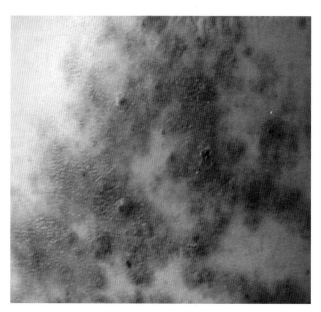

图Ⅷ-16 图Ⅷ-13同一患者皮损放大图片，可见呈浸润状的红斑、丘疹和斑块

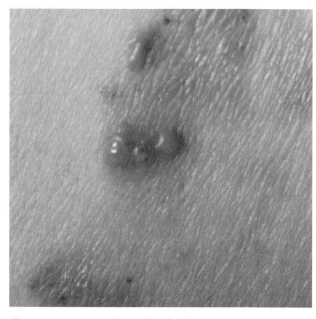

图Ⅷ-17 图Ⅷ-13同一患者皮损放大图片，可见簇集的水疱

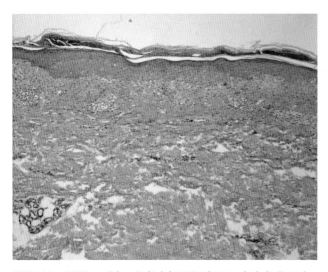

图Ⅷ-18 图Ⅷ-13同一患者皮损组织病理。表皮角化不全，部分区域基底细胞空泡变性，有表皮下水疱形成，内充满红细胞，真皮浅、中层细血管周围片状淋巴细胞浸润并伴较多的中性粒细胞（HE 染色 ×20）

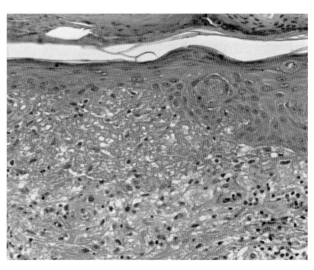

图Ⅷ-19 图Ⅷ-13同一患者皮损组织病理。表皮角化不全，部分区域基底细胞空泡变性，有表皮下水疱形成，内充满红细胞，真皮浅、中层细血管周围淋巴细胞浸润伴较多中性粒细胞（HE 染色 ×40）

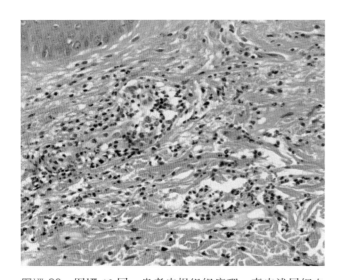

图Ⅷ-20 图Ⅷ-13同一患者皮损组织病理。真皮浅层细血管周围片状淋巴细胞浸润伴较多中性粒细胞，可见核尘（HE 染色 ×40）

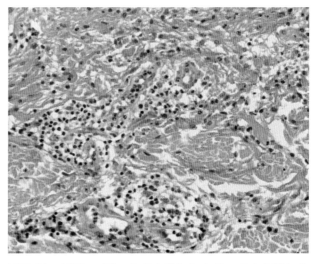

图Ⅷ-21 图Ⅷ-13同一患者皮损组织病理。真皮中层细血管周围片状淋巴细胞浸润伴较多中性粒细胞，可见核尘（HE 染色 ×40）

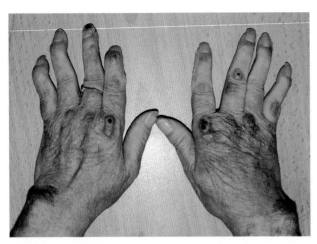

图Ⅷ-22　类风湿关节炎，类风湿结节。患者，女，72岁。手足晨僵、关节疼痛畸形及活动受限30年，四肢暗红色结节、斑块伴疼痛3年就诊。双手近端指间关节过伸，远端指间关节屈曲呈"鹅颈样"畸形，掌指关节伸侧和手指伸侧可见花生米大小的质地坚实的结节，有的结节表面结痂，系类风湿结节。3年患者前手部关节伸侧、膝关节伸侧及双股内侧出现暗红色结节及斑块，伴有疼痛。病理检查显示真皮内大量中性粒细胞为主的炎症细胞浸润，结合临床表现，诊断类风湿嗜中性皮病

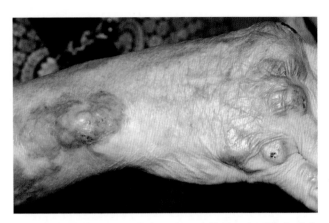

图Ⅷ-23　图Ⅷ-22同一患者，类风湿结节。右手掌指关节伸侧以及腕关节尺骨小头表面可见质地坚实的黄豆至花生米大小的暗红色或黄色结节。尺骨小头周围有暗红偏黄色的斑块

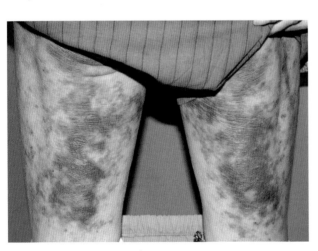

图Ⅷ-24　图Ⅷ-22同一患者，类风湿嗜中性皮病。双股后部大片暗紫红色斑疹、斑片、丘疹和斑块，呈浸润状，有的红斑压后不退色，系瘀斑

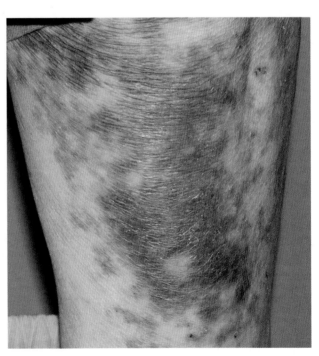

图Ⅷ-25　图Ⅷ-22同一患者，类风湿嗜中性皮病。右股后部皮损放大图片

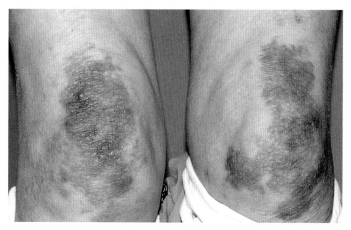

图Ⅷ-26　图Ⅷ-22 同一患者，类风湿嗜中性皮病。双膝关节伸侧暗紫红偏黄色斑片，黄色系瘀斑中含铁血黄素的颜色

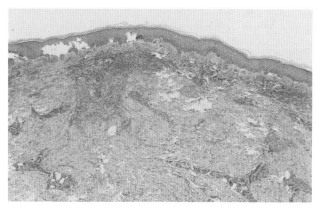

图Ⅷ-27　图Ⅷ-22 同一患者，类风湿嗜中性皮病皮损组织病理。表皮大致正常，真皮上部可见带状炎症细胞浸润，真皮中下部血管附属器周围见灶状炎症细胞浸润（HE 染色 ×40）

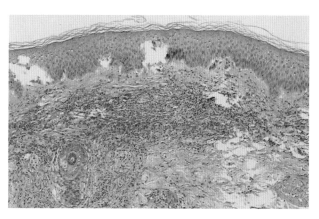

图Ⅷ-28　图Ⅷ-22 同一患者，类风湿嗜中性皮病皮损组织病理。切片显示表皮下出现无浸润带，真皮上部大量中性粒细胞浸润（HE 染色 ×100）

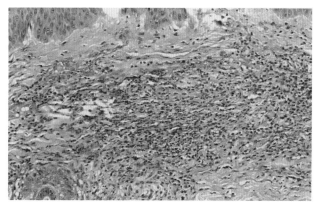

图Ⅷ-29　图Ⅷ-22 同一患者，类风湿嗜中性皮病皮损组织病理。高倍镜下显示真皮上部大量中性粒细胞浸润（HE 染色 ×200）

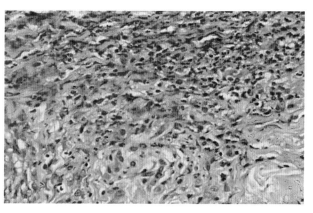

图Ⅷ-30　图Ⅷ-22 同一患者类风湿嗜中性皮病皮损组织病理。高倍镜下显示真皮上部大量中性粒细胞浸润（HE 染色 ×400）

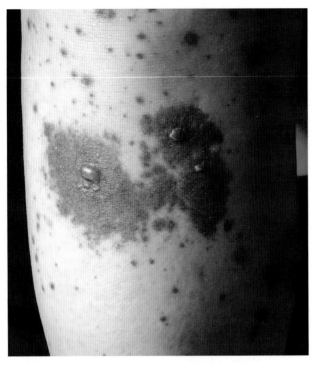

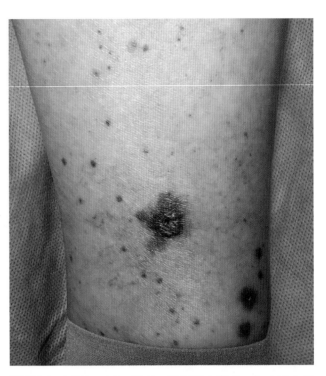

图Ⅷ-31　类风湿关节炎，类风湿血管炎。患者，女，67岁。双手指关节肿痛半个月，四肢紫红色皮疹5天。患者双手近端指间关节8个关节肿胀、压痛。查体见四肢散在或密集分布的紫红色斑疹、斑丘疹，粟粒至黄豆大，部分融合成蚕豆大至鸡蛋大，压之不退色或部分退色。部分皮损上有水疱或血疱。类风湿因子（RF）87 IU/ml（正常 <14 IU/ml），抗环瓜氨酸肽抗体369.9U/ml（正常 <17 IU/ml），CRP 43.1mg/L（正常 0~3 mg/L）。ANA 阴性，抗 ENA 抗体阴性，抗心磷脂抗体阴性，抗 ds-DNA 抗体阴性，ANCA 阴性，血、尿常规均为阴性。根据 2010 年 ACR/EULAR 的 RA 分类标准，诊断为类风湿关节炎（积分 7）。照片示右膝下方紫癜，粟粒至豆粒大小，散在分布。或融合成片，表面有大小不一的水疱或血疱，系类风湿性血管炎累及小血管的皮肤表现

图Ⅷ-32　图Ⅷ-31 同一患者，类风湿血管炎。左小腿内侧散在或融合成片的紫癜，表面有血疱，系类风湿性血管炎累及小血管的皮肤表现

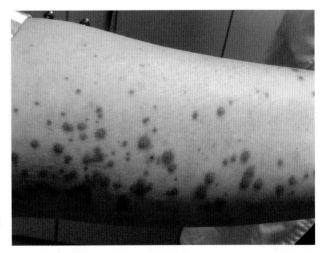

图Ⅷ-33　图Ⅷ-31 同一患者，类风湿血管炎。左上臂内侧密集的紫红色丘疹或斑丘疹，粟粒至小花生米大小，压之不完全退色，系类风湿血管炎累及小血管的皮肤表现

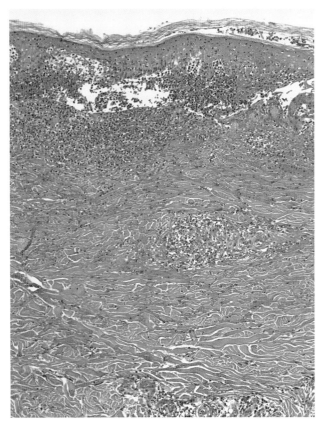

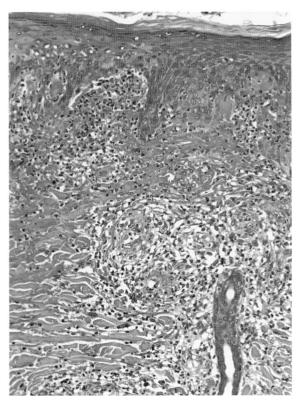

图Ⅷ-35 图Ⅷ-31同一患者类风湿血管炎皮损组织病理
（HE染色 ×20）

图Ⅷ-34 图Ⅷ-31同一患者类风湿血管炎皮损组织病理。
表皮角化过度，局部坏死，真皮乳头水肿，表皮下水疱形
成，可见大量中性粒细胞、淋巴细胞浸润及红细胞溢出，
真皮浅中层血管壁纤维素样变性及管壁破坏，其周围可见
中性粒细胞及淋巴细胞为主的炎症细胞浸润，并可见核尘，
切片呈白细胞碎裂性血管炎表现，结合临床诊断类风湿血
管炎（HE染色 ×10）

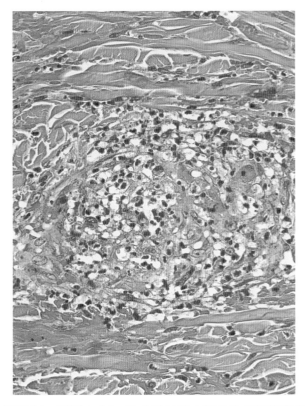

图Ⅷ-36 图Ⅷ-31同一患者类风湿血管炎皮损组织病理
（HE染色 ×40）

参考文献

1. Wolfe AM.The epidemiology of rheumatoid arthritis: a review. I. Surveys.Bull Rheum Dis, 1968, 19:518-523.

2. Engel A, Roberts J, Burch TA . Rheumatoid arthritis in adults in the United States, 1960–1962. In Vital and health statistics, Series 11, Data from the National Health Survey, Number 17, Washington, DC, 1966, National Center for Health Statistics.

3 Mikkelsen WM, Dodge HJ, Duff IF, et al. Estimates of the prevalence of rheumatic disease in the population of Tecumseh, Michigan, 1959-1960. J Chronic Dis, 1967, 20: 351-369.

4. 蒋明, David Yu, 林孝义, 等. 中华风湿病学. 第1版. 北京: 华夏出版社, 2004:736.

5. Firestein GS, Budd RC, Gabriel SF, McInnes IB, O'Dell JR. Kelley's Textbook of Rheumatology. 9th ed. Singapore: Elsevier Pte Ltd, 2012:1059-1105.

6. Burns T, Breathnach S, Cox N, Griffiths C. Rook's Textbook of Dermatology. 8th ed. Oxford:Wiley-Blackwell, 2010: 51.1 30-131.

7. Wolff K, Goldsmith LA, Katz SI, Gilchrest BA, Paller AS, LEffell DJ. Fitzpatrick's Dermatology in General Medicine. 7th ed. New York: McGraw-Hill Conpanies, Inc, 2008:1571-1572.

8. 朱学骏, 王宝玺, 孙建方, 项蕾红主译. 皮肤病学. 第二版. 北京: 北京大学医学出版社, 2011:761-765.

9. 李明, 孙建方. 结缔组织病皮肤表现图鉴与诊疗精要. 第一版. 北京: 北京大学医学出版社, 2009:143.

10. Arett FC, Edworthy SM, Bloch DA, et al. The American Rheummatism Association 1987 revised criteria for the classification of rheumatoid arthritis. Arthritis Rheum, 1988, 31, 313-324.

11. Aletaha D, Neogi T, Silman AJ, et al. 2010 rheumatoid arthritis classification criteria: an American College of Rheumatology/ European League Against Rheumatism collaborative initiative. Ann Rheum Dis , 2010, 69: 1580-1588.

12. Singh JA, Furst DE, Bharat A, et al. 2012 update of the 2008 American College of Rheumatology recommendations for the use of disease-modifying antirheumatic drugs and biologic agents in the treatment of rheumatoid arthritis. Arthritis Care Res (Hoboken), 2012, 64:625-639.

13. Smolen JS, Landewe R, Breedveld FC, et al. EULAR recommendations for the management of rheumatoid arthritis with synthetic and biological disease-modifying antirheumatic drugs. Ann Rheum Dis, 2010, 69:964-975.

14. 王侠生, 廖康煌. 杨国亮皮肤病学. 第1版. 上海: 上海科学技术文献出版社. 2005: 554 -555.

15. Genovese MC, Cohen S, Moreland L, et al. Combination therapy with etanercept and anakinra in the treatment of patients with rheumatoid arthritis who have been treated unsuccessfully with methotrexate. Arthritis Rheum, 2004, 50(5): 1412-1419.

16. Greenwald MW, Shergy WJ, Kaine JL, et al: Evaluation of the safety of rituximab in combination with a tumor necrosis factor inhibitor and methotrexate in patients with active rheumatoid arthritis: results from a randomized controlled trial. Arthritis Rheum, 2011, 63: 622-632.

要点

- 两种或两种以上结缔组织病同时或先后存在于一个患者身上。
- SLE 相应的重叠综合征包括 SLE 与 SSc 重叠，SLE 与 RA 重叠，SLE 与 DM/PM 重叠以及 SLE 与结节性多动脉炎重叠等。
- SSc 相应的重叠综合征包括 SSc 与 DM/PM 重叠，SSc 与原发性胆汁性肝硬化重叠以及 SSc 与 RA 重叠等。
- DM/PM 相应的重叠综合征包括 DM/PM 与 SLE 重叠，DM/PM 与 SSC 重叠已如上述，但 DM/PM 与 RA 重叠临床少见。

第一节 定 义

重叠综合征（overlap syndrome，OS）又称重叠结缔组织病（overlap connective tissue diseases，OCTD），比较公认的重叠综合征是指两种或两种以上结缔组织病同时或先后存在于同一个患者身上，该患者有能够明确诊断一种结缔组织病的充分依据，同时或先后，又有明确诊断另一种或多种结缔组织病的充分依据。目前，共有四种传统的或称为经典的弥漫性结缔组织病（diffuse connective tissue diseases，DCTDs），分别是：系统性红斑狼疮（SLE）、系统性硬皮病（SSc）、皮肌炎/多发性肌炎（DM/PM）和类风湿关节炎（RA）。继发性干燥综合征可见于多种结缔组织病，是由于后者疾病本身累及外分泌腺导致疾病发生，是某一种结缔组织病临床表现的一部分，国际上倾向于不将其列入重叠综合征范畴。但如起初临床诊断为原发性干燥综合征，并逐渐出现另一种明确的结缔组织病，有的人认为可以诊断为重叠综合征，理由是原发性干燥综合征的眼干症、口干症和腺体肿大更明显，有其自身的分类标准。但笔者认为，如果患者有了某一种明确的结缔组织病，其干燥综合征临床表现无论发生在该病之前或之后，都应认为是继发的干燥综合征，其临床表现的明显与否只是程度上的不同，可能并无质的差异，干燥综合征的临床表现既可出现早，也可出现晚，不能以其出现的早晚来确定是原发性还是继发性干燥综合征。

第二节 历 史

日本学者大藤 真和铃木颜辉对重叠综合征的都采用以下分类：Ⅰ型（同时合并型），两种以上结缔组织病同时合并存在；Ⅱ型（经时型或移行性），两种以上结缔组织病在不同时间内合并存在；Ⅲ型（不全型）：两种以上不典型或不完全的结缔组织病的临床征象合并存在，但又很难归于哪一类疾病，不能确定诊断。早年，MCTD 便被归在这一类。1972 年，Sharp 提出 MCTD 为一种独立疾病后，便不再如此分类。目前，大藤真和铃木颜辉关于重叠综合征的分类已比较少用，但其提出的不全型重叠综合征的表现在临床上确实存在，应该是发展不完全的结缔组织病的表现[1]。严格来说，上述四个传统的结缔组织病都是描述性综合征而没有诊断的金标准[2]，所用的都是分类标准，它们在临床表现上都有很大的异质性，如果从病谱角度来看，应该是一类疾病[3]。起病时可能发展不完全，以后可能成为某一种典型的结缔组织病，也可能一生都处于发展不完全的阶段，这种情况现在可分类为未分化结缔组织病（UCTD）。

近年来，有的学者将重叠综合征的范畴由四种传统的结缔组织病推广至结缔组织病与其近缘病和其他自身免疫病的重叠，称之为广义的重叠综合征。如某一种结缔组织病与结节性多动脉炎、白塞病和自身免疫性甲状腺炎重叠等。

传统的 DCTDs 与患者体内特殊的血清学检查特征和主要组织相容性抗原等基因类型的特殊性有密切关系。大多数皮肤病和风湿病专家习惯用经典的 DCTDs 范例来思考问题，但应用血清学检查和基因定位可以更好地理解疾病的临床表现和预后。对重叠综合征与其血清学之间关系的分析有助于对 DCTDs 不同临床表现的理解[4-7]。

第三节　临床表现

按照广义重叠综合征的概念，该病是各种传统的结缔组织病与其近缘病和其他自身免疫病的重叠，其临床表现取决于所重叠的结缔组织病的种类。从临床资料来看，以 SLE、SSc 和多发性肌炎（PM）之间的重叠及其与结缔组织病近缘病和其他自身免疫病之间的重叠更为多见。兹分述如下：

一、系统性红斑狼疮相应的重叠综合征

（一）系统性红斑狼疮与系统性硬皮病重叠

重叠综合征起初常为典型的 SLE 表现，如关节炎、浆膜炎和血液中白细胞减少等，以后逐渐出现 SSc 表现，如手指皮肤硬化，指尖溃疡或萎缩，口唇变薄，口周放射状条纹，吞咽困难及面部毛细血管扩张等。有雷诺现象，且往往是首发症状，ANA 阳性且多为高滴度。有些患者起病时即有 SLE 和 SSc 双重表现，并能符合这两种疾病的分类标准（图Ⅸ-1~18）。

（二）系统性红斑狼疮与类风湿性关节炎重叠

在结缔组织病的发病中，RA 的发病率要高于其他疾病。SLE 与 RA 重叠综合征的患者往往有严重的关节病变（图Ⅸ-19），还有血管炎、胸膜炎、高球蛋白血症和 ESR 显著加快，但合并狼疮肾炎的少见。1969 年，Leonhardt 调查了一个 SLE 家族，观察到其合并 RA 者为 3.8%。如仅从女性计算，其 SLE 以外的自身免疫病的发生率为 10%，故提示有家族性重叠综合征的情况。

（三）SLE 与 DM/PM 重叠

该种重叠综合征临床发生相对较少。除了能符合 SLE 分类标准外，还可有四肢近端肌力降低、肌痛，肌浆酶升高，24h 尿肌酸排出量增加等肌炎的证据，肌电图和肌活检也有 DM/PM 的典型表现，并能符合 DM/PM 的分类标准。

（四）SLE 与结节性多动脉炎重叠

除了有 SLE 临床表现，符合 SLE 分类标准外，还有特征性的皮肤触痛性结节，多见于下肢，沿动脉分布；多见周围和中枢神经症状，肺部表现，腹痛和肌痛；皮肤和肌肉等病理检查可见中小动脉的炎症性、坏死性和阻塞性动脉炎等表现。

二、SSc 相应的重叠综合征

（一）SSc 与 DM/PM 重叠

SSc 与其他结缔组织病重叠出现多发生于局限皮肤型 SSc，即 CREST 综合征，有时表现为不全型 CREST 综合征。SSc 的肌肉受累并不少见，据报道 50% ~80% 的患者有肌肉累及，但大多数患

者其临床表现并不显著。SSc 与 DM/PM 重叠时则有明显的肌病，表现为较重的肌痛和肌无力。SSc 与 DM/PM 重叠时除能满足 SSc 的分类标准外，还有肌痛、肌无力、肌浆酶升高、Gottron 征、曝光部位的皮损等 DM/PM 的表现，并能符合 DM/PM 的分类标准。在很多患者可检测到抗 Ku 抗体、抗 PM-Scl 抗体[8]和抗 U_1-RNP 体。

（二）SSc 与原发性胆汁性肝硬化重叠

SSc 与原发性胆汁性肝硬化（PBC）重叠综合征临床常见，发生该综合征的 SSc 患者主要是局限皮肤型，该综合征也称 Reynold 综合征（图Ⅲ-124～127）。抗线粒体抗体是 PBC 的标记抗体，在高达 27% 的 SSc 患者也可检测到该抗体，且此类患者中 84% 出现 PBC 的临床表现。有文献报道，在 558 例 PBC 患者中，8.9% 合并 CREST 综合征。CREST 综合征的临床特征平均在 PBC 诊断前的 14 年（1～28 年）出现。与此相反，10%～29% 的 PBC 患者抗着丝点抗体阳性，其中约半数出现 CREST 综合征。因此，CREST 综合征与 PBC 的血清学重叠比其临床表现的重叠更为普遍[9-10]。该综合征患者还常合并干燥综合征和慢性甲状腺炎。

（三）SSc 与 RA 重叠

患者能同时或先后符合 SSc 与 RA 的分类标准。符合该综合征的患者常表现为不完全型 CREST 综合征[11]。有文献记载，约 60% 的 SSc 患者有明显的滑膜炎，35% 的患者类风湿因子阳性，但侵蚀性关节炎并不常见。

三、DM/PM 相应的重叠综合征

DM/PM 与 SLE 重叠以及 DM/PM 与 SSc 重叠已如上述，但 DM/PM 与 RA 重叠临床罕见。

当 DM/PM 出现重叠综合征时，经常出现三种特异性自身抗体，即抗 PM-Scl 抗体、抗 Ku 抗体和抗 U_1-RNP 抗体[12]。日本患者的 PM-SSc 重叠综合征常与抗 Ku 抗体有关；美国患者的 PM-SSc 更多的是与抗 PM-Scl 抗体有关。抗 PM-Scl 抗体阳性的北美患者有以下临床表现：雷诺现象（100%）、指端硬化（96%）、关节炎 - 关节痛（96%，其中 28% 为侵蚀性关节炎）、肌炎（88%）、限制性肺疾患（78%）、钙质沉积（47%）和干燥症状（34%）。抗 Ku 抗体见于 10% 的肌炎患者，也与 PM-SSc 重叠综合征和原发性肺动脉高压有关。

第四节　诊　　断

患者同时或先后具有两种或两种以上结缔组织病及其近缘病和其他自身免疫病的表现，并符合各自的分类标准，即可诊断为重叠综合征或重叠结缔组织病。

第五节　治　　疗

主要依据重叠综合征所重叠的临床疾病以及患者发病的具体情况来考虑相应的治疗方案，比单一的结缔组织病治疗要考虑得更全面，兼顾得更多。

第六节 皮损图片

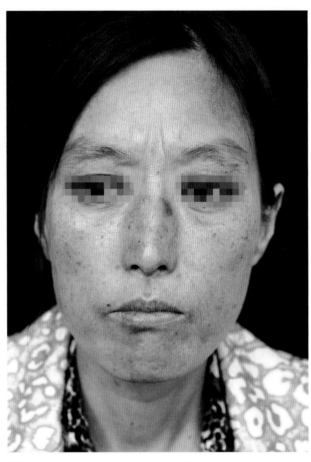

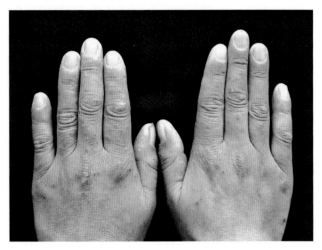

图IX-2 图IX-1同一患者，双手指背盘状损害

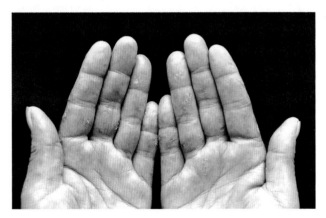

图IX-3 图IX-1同一患者，双手指腹发绀，正发生雷诺现象，指腹有盘状损害

图IX-1 患者，女，42岁，双手遇冷变白、变紫10年，活动后胸闷、气急1年余，加重1周入院。ANA 1:320，颗粒型；抗 U_1-RNP 抗体（＋），抗 SS-A 抗体（＋），抗着丝点抗体（＋），抗 AMA M_2 抗体（＋），抗心磷脂抗体（＋）。肝、肾功能检查：总胆红素 64.8μmol/L，直接胆红素 35.8μmol/L。心脏超声检查：重度肺动脉高压（132mmHg）伴中重度三尖瓣反流，轻度主动脉瓣反流，少量心包积液。诊断：重叠综合征（SLE、SSc），原发性胆汁性肝硬化？诊断依据：① SLE。ANA 1:320（＋），心包积液，血白细胞 3.17×10^9/L，血小板 5.3×10^9/L，DLE 皮损。② SSc。雷诺现象（3分），面部毛细血管扩张（2分），肺动脉压 132mmHg（2分），抗着丝点抗体阳性（3分）。面部皮肤黝黑，鼻背瘦削，面部可见毛细血管扩张

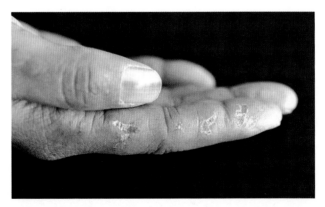

图IX-4 图IX-1同一患者，右手指外侧盘状损害

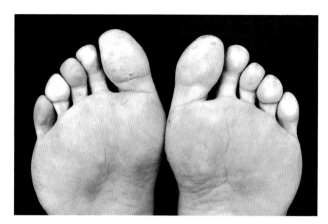

图IX-5　图IX-1同一患者，38岁时双跖前部、足趾雷诺现象发作，处于变白相和发绀相

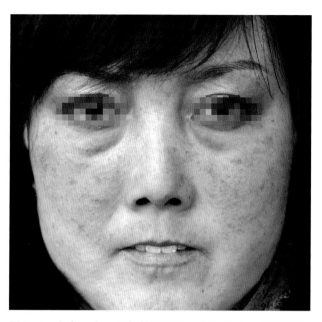

图IX-6　患者，女，面部蝶形红斑，鼻背瘦削，口唇变薄，面部毛细血管扩张。该患者还有雷诺现象、抗核抗体阳性和抗着丝点抗体阳性，曾有狼疮性肾炎、血白细胞降低和心包积液。诊断：重叠综合征（SLE、SSc）

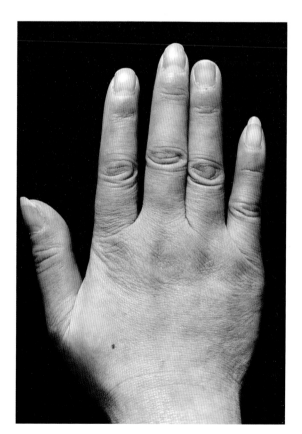

图IX-7　图IX-6同一患者，右手指肿胀

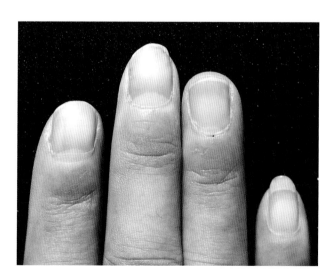

图IX-8　图IX-6同一患者，右手甲皱襞瘀点，甲周红斑

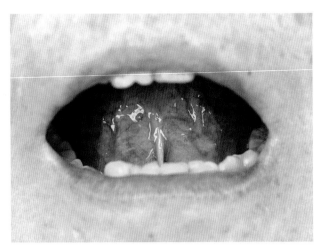

图Ⅸ-9　图Ⅸ-6同一患者，口唇变薄，舌系带短缩

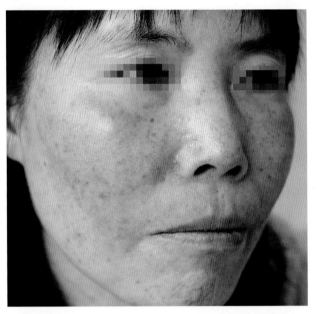

图Ⅸ-10　患者，女，44岁，面部可见多发毛细血管扩张。患者ANA阳性，抗Sm抗体阳性，抗U_1-RNP抗体阳性，血白细胞降低，有心包积液。诊断：重叠综合征（SLE、SSc）

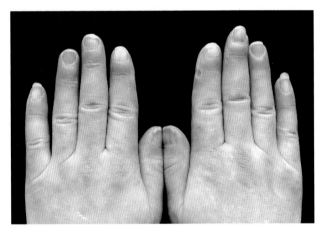

图Ⅸ-11　图Ⅸ-10同一患者，双手指肿胀，皮肤增厚

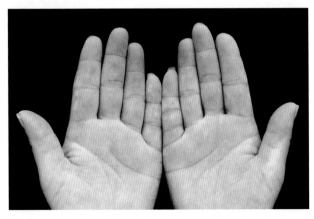

图Ⅸ-12　图Ⅸ-10同一患者，双手正在发生雷诺现象，手指有变白或变紫

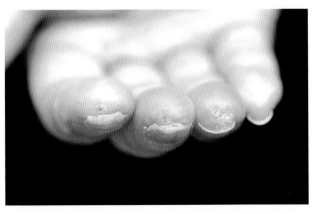

图Ⅸ-13　图Ⅸ-10同一患者，指尖有萎缩性瘢痕

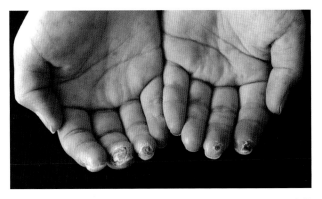

图Ⅸ-15 图Ⅸ-14 同一患者，双手指发绀，正在发生雷诺现象，多个手指尖干性坏疽

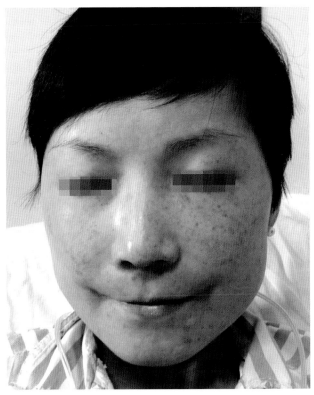

图Ⅸ-14 患者，女，32 岁，因双手遇冷变白、变紫 10 余年，气促 3 周入院。ANA 1:1000（+），抗 ds-DNA 抗体 368 IU/ml，抗 U_1-RNP 抗体（+），抗 Sm 抗体（+），抗 ANA M_2 亚型抗体（+）。血常规检查，血小板 $40 \times 10^9/L$，白细胞 $2.27 \times 10^9/L$，有心包积液和胸腔积液。肺部高分辨 CT 检查示两肺斑片、条索状高密度影，肺动脉主干直径大于同层主动脉。肺功能检查，中度限制性通气障碍，CO 弥散量重度降低；心脏超声检查，重度肺动脉高压伴中重度三尖瓣反流，继发性右房室增大，右室壁肥厚及卵圆孔重新开放（肺动脉平均压 61mmHg）。诊断：重叠综合征（SLE、SSc）。面部肿胀、色素沉着，鼻背瘦削，面部毛细血管扩张

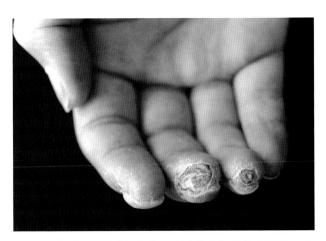

图Ⅸ-16 图Ⅸ-14 同一患者，右手指尖坏疽放大图片，右示指尖有轻度凹陷

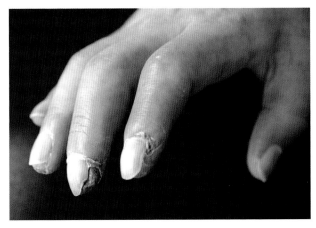

图Ⅸ-17 图Ⅸ-14 同一患者，右手指背图片，可见手指肿胀，手指末节有干性坏疽

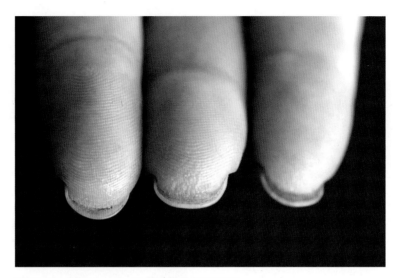

图Ⅸ-18　图Ⅸ-14同一患者，指尖轻度凹陷

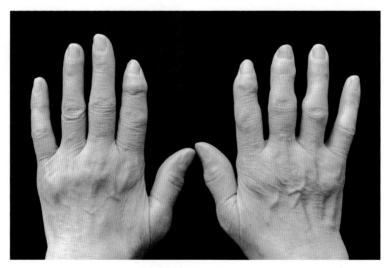

图Ⅸ-19　患者，女，60岁，双手掌指关节、指间关节肿胀畸形，ANA
1:640（+），抗 U₁-RNP 抗体（+），抗 SS-A 抗体（+），曾有心包积
液、关节肿痛和狼疮肾炎。诊断：重叠综合征（SLE、RA）

参考文献

1. 卢君健. 实用结缔组织病学. 北京: 人民卫生出版社. 1987: 412-415.

2. Firestein GS, Budd RC, Gabriel SF, et al. Kelley's Textbook of Rheumatology. 9th ed. Singapore: Elsevier Pte Ltd. 2012:1431.

3. 李明. 结缔组织病临床诊疗和科研应重视疾病谱系现象. 中华皮肤科杂志, 2009, 42(1):2-4.

4. Rahman A, Stollar BD. Origin and structure of autoantibodies and antigens in autoimmune rheumatic diseases. Lupus, 2008, 17(3):232-235.

5. Kattah NH, Kattah MG, Utz PJ.-The U1-snRNP complex: structural properties relating to autoimmune pathogenesis in rheumatic diseases. Immunol Rev, 2010, 233(1):126-145.

6. McClain MT, Ramsland PA, Kaufman KM, et al. Anti-sm autoantibodies in systemic lupus target highly basic surface structures of complexed spliceosomal autoantigens. J Immunol, 2002, 168(4):2054-2062.

7. Hoffman RW, Maldonado ME. Immune pathogenesis of mixed connective tissue disease: a short analytical review. Clin Immunol, 2008, 128(1):8-17.

8. Hanke K, Bruckner CS, Dahnrich C, et al. Antibodies against PM/Scl-75 and PM/Scl-100 are independent markers for different subsets of systemic sclerosis patients. Arthritis Res Ther, 2009, 11(1):R22.

9. Akimoto S, Ishikawa O, Muro Y, et al. Clinical and immunological characterization of patients with systemic sclerosis overlapping primary biliary cirrhosis: a comparison with patients with systemic sclerosis alone.J Dermatol, 1999, 26(1):18-22.

10. Jablonska S, Blaszczyk M. Scleroderma overlap syndromes. Adv Exp Med Biol, 1999, 455:85-92.

11. Zimmermann C, Steiner G, Skriner K, et al. The concurrence of rheumatoid arthritis and limited systemic sclerosis: clinical and serologic characteristics of an overlap syndrome. Arthritis Rheum, 1998, 41(11):1938-1945.

12. Ghirardello A, Zampieri S, Tarricone E, et al. Clinical implications of autoantibody screening in patients with autoimmune myositis. Autoimmunity, 2006, 39(3):217-221.

同义名

- Wissler-Fanconi 综合征（Wissler-Fanconi syndrome）
- Wissler 综合征（Wissler syndrome）
- 变应性亚败血症（subsepsis allergica）

要点

- 复发性弛张热。
- 伴随发热出现的鲑鱼肉色的红斑或斑丘疹。
- 关节炎和随之发生的关节强直。
- 血常规检查白细胞计数显著升高。
- 血培养阴性，骨髓穿刺可呈感染骨髓象，但骨髓培养阴性。
- 肝、脾可增大，淋巴结可有肿大。

第一节　定　义

　　成人 Still 病（adult-onset Still's disease）过去称为变应性亚败血症（subsepsis allergica）[1~2]。此病是一个独立疾病还是一个综合征，是否由儿童 Still 病延续而来，迄今尚不清楚。随着该病报道的增多，越来越清楚地认识到幼年型类风湿关节炎（juvenile rheumatoid arthritis，JRA）的临床表现与变应性亚败血症相同，说明变应性亚败血症不是一个独立的疾病，而是 JRA 的全身型。目前国际上已不用"变应性亚败血症"这一诊断。该病主要表现为间歇性弛张热、伴随发热出现的红斑或斑丘疹、关节炎、淋巴结肿大、肝和脾增大、血常规检查白细胞显著升高、血培养阴性、抗生素治疗无效、糖皮质激素治疗有效等临床特征。

第二节　历　史

　　Cornil 于 1864 年报告了首例 JRA。JRA 除了关节炎和畸形外，发热、皮疹以及肝、脾增大及淋巴结肿大等全身症状较成年类风湿关节炎明显。Still 于 1897 年观察到 JRA 有急性和慢性两种形式。他着重提出，除关节炎外，患者可有发热、肝、脾增大及淋巴结肿大等全身症状。1924 年，急性全身起病的 JRA 被命名为 Still 病。Wissler 于 1943 年报告了 5 例弛张热、关节炎和皮疹为主的综合征，称之为 Wissler 综合征。他推测该病的发生与轻型细菌感染和变态反应有关。该病的临床表现类似败血症，但血培养阴性，抗生素治疗无效。1946 年，Fanconi 以"变应性亚败血症"命名该病，故又称为 Wissler-Fanconi 综合征。Bywaters 等于 1967 年首先提出成人 Still 病的命名，并于 1971 年报道了 14 例成人 Still 病，其临床特征与儿童 Still 病基本相同。1973 年，成人 Sill 病得到正式命名[3]。

第三节　流行病学

成人 Still 病多累及青年或年长的成年，10～20 岁和 30～40 岁是两个患病的高峰年龄段，男女发病率无明显差别。

第四节　病因和发病机制

该病的病因和发病机制迄今尚不清楚。Albetini 认为是一种介于风湿热与 JRA 之间的变应性疾病。目前国内学者多认为该病是类风湿关节炎的一种临床类型或其急性阶段或全身型。发病机制可能与感染、免疫紊乱和遗传因素有关。由于该病的临床特征与感染性疾病相似，因而推测其病因可能与感染有关。多数患者发病前有上呼吸道感染史，发病时有咽炎或牙龈炎，血清抗"O"滴度升高，咽拭子培养有链球菌生长。Fanconi 曾用该病患者齿槽感染灶中培养出的链球菌制成疫苗给患者自身注射而获痊愈，提示该病与链球菌感染有关。此外，还有该病与许多其他病原微生物感染有关的报道。免疫紊乱在该病发病中也可能起重要作用。例如，在许多患者血清中可检测到一些自身抗体。在疾病活动期，患者外周血中 T 细胞受体 γδ+ 细胞显著增多。该细胞具有分泌多种细胞因子的功能和细胞毒性。活动期患者血清 TNF-α、IL-1、IL-2、sIL-2R 及 IL-6 水平升高。病变滑膜中有淋巴细胞和浆细胞浸润伴滤泡形成，滑膜内层有 IgG、IgM、RF 和补体的存在。滑液中有白细胞增多但无细菌存在。关于 HLA 与该病相关性的研究已有许多报道。该病与 HLA I 和 II 类抗原有关，包括 HLA-B8、HLA-Bw35、HLA-B44、HLA-DR4、HLA-DR5 和 HLA-DR7 等。

第五节　临床表现

主要表现为发热、皮疹和关节症状，部分患者出现内脏器官损害。

一、发热

呈弛张热，发热通常在 39～40℃以上，体温波动幅度每日在 2～3℃。患者的热度很高，但中毒症状轻，热退后活动如常。发热持续 1 周或数周后可自行消退，间歇一段时间后又有发热，有时可长达 1～2 年，甚至十余年。

二、皮肤表现

发热时常伴发皮疹。皮疹形态多形和多变，可呈斑疹、丘疹、荨麻疹样、猩红热样红斑、麻疹样红斑、多形红斑、环状红斑和结节性红斑等多种形式。但以豆粒或花生米大小的红色风团样皮疹最为多见，鲑鱼肉色是其特点[4-8]（图 10-1～2）。皮疹大小不一，分布不定，散在或融合成片，可见于身体任何部位，但以上半身，尤其是胸部和四肢近端多见。皮疹在短时间内甚至数小时内可自行消退，也可持续 1～2 天或更长时间，消退后可留有色素沉着。在不发热期也可发疹，常反复出现。

三、关节症状

以大关节受累为主，如肩、颈、膝、腕关节，

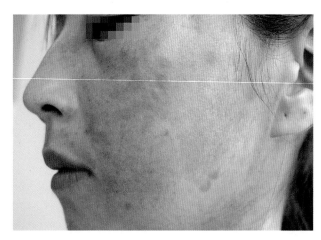

图 10-1　成人 Still 病，面部红斑和风团样皮损，风团约黄豆大或花生米大小

小关节和胸椎关节也可受累，表现为疼痛和活动障碍，但肿胀较轻且少见。少数呈游走性关节肿痛，并可有肌肉痛，成人关节受累较儿童显著。发热时关节症状出现或加重，持续一日或数日后可自行缓解，个别患者可遗留关节畸形。

四、其他表现

常有淋巴结、肝、脾增大和肾损害。后者可

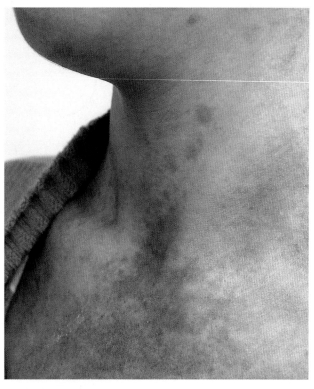

图 10-2　图 10-1 同一患者，颈部、前胸红斑和风团样皮损

有血尿，并导致低色素性贫血。心脏累及常见，可有心包炎，少数患者可发生严重的心肌炎。

第六节　实验室检查

血中白细胞计数显著增多，可达（10～45）×10⁹/L，白细胞分类见中性粒细胞增多、核左移，骨髓穿刺检查呈感染骨髓象但血培养阴性。有中度正常色素性贫血，ESR 加快，γ 球蛋白升高。血清铁蛋白可高达 30 000ng/ml，如高于 10 000ng/ml 则有力支持该病的诊断。

第七节　诊断和鉴别诊断

根据患者不规则高热持续 2 周以上，有弛张热、一过性皮疹、关节痛或关节炎、淋巴结肿大或肝、脾增大、血中白细胞计数显著增多、核左移、血培养阴性、抗生素治疗无效、糖皮质激素治疗有效并能排除其他相关疾病，再根据以下疾病分类标准就可作出诊断。

一、诊断

成人 Still 病的诊断要用排除法，需排除全身性感染、恶性疾病如淋巴瘤以及系统性血管炎等。Yamaguchi 等经过大量研究建立了成人 Still 病的诊断标准[9]，该标准的敏感性为 90% 以上。在排除了其他疾病后，如满足 5 条标准（包含 2 条以上主要标准），即可考虑成人 Still 病。

（一）主要标准

主要标包括：①体温超过 39 ℃持续 1 周以上；②血中白细胞＞10 000/mm³，中性粒细胞占 80% 以上；③有典型皮疹；④关节痛持续 2 周以上。

（二）次要标准

次要标准包括：①咽喉痛；②淋巴结肿大和（或）脾增大；③肝功能异常（AST/ALT 升高）；④ ANA、RF 阴性。

（三）排除疾病

该病必须排除以下疾病：①感染性疾病，尤其是败血症和传染性单核细胞增多症；②恶性肿瘤，尤其是恶性淋巴瘤和白血病；③系统性血管炎，如结节性多动脉炎、韦格纳肉芽肿病、血清病、血栓性血小板减少性紫癜和大动脉炎等系统性血管炎。此外，还要排除风湿热、系统性红斑狼疮以及药物过敏等。

二、鉴别诊断

常见的需要鉴别的疾病有 [10-11]：

（一）败血症

有原发性感染灶或有自身免疫病长期使用糖皮质激素等免疫抑制剂历史。表现为持续性发热，中毒症状重，病情非一过性，间歇性发展，血培养阳性，抗生素治疗有效等，可资鉴别。

（二）风湿热

风湿热是上呼吸道 A 组 β 型溶血性链球菌感染引起的自身免疫病。有五个主要表现：游走性多发性关节炎、心脏炎、皮下结节、环形红斑和舞蹈病。这些表现可以单独或合并出现。其中皮肤和皮下组织的表现不常见。50% ～70% 的患者有不规则发热，中度发热较常见，也可有高热，但发热为非特异性。如发生心脏炎，患者可有心悸、气促、心前区不适，心脏瓣膜区可听到杂音。咽拭子培养，链球菌阳性率在 20% ～25%，抗链球菌溶血素"O"（ASO）及抗 DNA 酶 -B 阳性率分别为 50% ～85%，后者的持续高峰时间较长，对判断链球菌感染病因有较大意义。

（三）类风湿关节炎

在成人中，类风湿关节炎通常不发热。在该病晚期，如有血管炎、浆膜炎或疾病进展迅速，则多有发热。RA 患者有晨僵，对称性、多发性小关节炎最为多见，尤以发生于腕、掌指关节或近端指间关节的关节肿胀最为多见。如治疗不及时，可有掌指关节向尺侧偏斜的关节畸形。可有类风湿结节，X 线片上可见骨质疏松和关节间隙的狭窄。类风湿因子（RF）阳性，抗环瓜氨酸肽抗体（抗 CCP 抗体）在该病诊断中的敏感性和特异性较高，均超过 85%。

（四）系统性血管炎

系统性血管炎包括结节性多动脉炎、韦格纳肉芽肿病、血清病、大动脉炎、赖特综合征和皮肤坏死性血管炎等。这些疾病都有特殊的临床表现，只要想到系统性血管炎这一类疾病，就会减少误诊和漏诊。

（五）系统性红斑狼疮

该病以育龄期妇女多见，特征性皮损有面部蝶形红斑、指（趾）腹红斑和盘状损害等。可有肾、血液、中枢神经系统、肺等多脏器或系统累及。ANA 阳性率很高，抗 ds-DNA 抗体（高滴度）和抗 Sm 抗体为标记抗体。病情活动时可有发热，多为不规则性，也可有各种高热。

第八节 治 疗

目前无统一的治疗方案，治疗目标是控制全身的炎症反应，减轻受累脏器损害，预防关节畸形和防止复发[12]。根据病情活动的程度、有无内脏器官病变以及关节炎的程度，选择单独给予非甾体抗炎药（NSAIDs）或合并使用糖皮质激素。病情活动程度的判断可依据发热、ESR、C反应蛋白、白细胞计数和血清铁蛋白含量等综合考虑[13]。

如患者的关节症状较轻，无全身症状和内脏器官损害，可仅给予非甾体抗炎药。其中以阿司匹林应用较多，如肠溶阿司匹林100mg，每天3～4次口服。如患者的全身症状明显，有关节炎，但无内脏器官损害，可给予非甾体抗炎药或中等剂量糖皮质激素。如患者的全身症状重，而且有内脏器官损害，如合并心肌炎和心包炎，需用中大量糖皮质激素。如患者有持续进行性关节炎，

可加用慢作用药物，如金诺芬、青霉胺、羟氯喹和柳氮磺胺吡啶等。中药雷公藤制剂治疗该病有确定的疗效，急性和慢性患者都可以使用。对需要长期应用大剂量糖皮质激素或患者有高血压、糖尿病以及消化道溃疡等并发症而不能耐受糖皮质激素者，需加用其他免疫抑制剂，如环磷酰胺、硫唑嘌呤和甲氨蝶呤（MTX）等。

对于病情严重而又不适合加大糖皮质激素剂量或应用其他免疫抑制剂者，可应用丙种球蛋白静脉冲击治疗。每天200～400mg/kg，连用3～5天，必要时1个月后重复使用。沙利度胺也可以试用。

该病急性发作与缓解交替出现，呈迁延过程，疾病复发时的临床表现多不及初次发作时严重，多数患者预后较好。

参考文献

1. 卢君健. 实用结缔组织病学. 北京：人民卫生出版社. 1987:449.

2. 蒋明，David Yu，林孝义，等. 中华风湿病学. 北京：华夏出版社. 2004:828.

3. 李明，孙建方. 结缔组织病皮肤表现图鉴与诊疗精要. 北京：北京大学医学出版社. 2009:147.

4. Firestein GS, Budd RC, Gabriel SF, McInnes IB, O'Dell JR. Kelley's Textbook of Rheumatology. 9th ed. Singapore: Elsevier Pte Ltd. 2012:602.

5. 王侠生，廖康煌. 杨国亮皮肤病学. 上海：上海科学技术文献出版社. 2005:557.

6. 赵辨. 中国临床皮肤病学. 南京：江苏科学技术出版社. 2009:829.

7. Schneider R, Passo MH. Juvenile rheumatoid arthritis. Rheum Dis Clin N Am, 2002, 28:503.

8. Hertl M. Autoimmune Diseases of the Skin. 3rd ed. Austria: SpringerWienNewYork. 2011:427.

9. Yamaguchi M, Ohta A, Tsunematsu T, et al. Preliminary criteria for classification of adult Still's disease. J Rheumatol, 1992, 19:424.

10. 郑志忠. 难治性风湿病. 上海：上海科学技术文献出版社. 2007:79.

11. Tean Bolognia著. 朱学骏，王宝玺，孙建方，项蕾红主译. 皮肤病学. 第2版. 北京：北京大学医学出版社. 2011:753.

12. Cush JJ, Medsger TA Jr, Christy WC, et al. Adult-onset Still's disease: clinical course and outcome. Arthritis Rheum, 1987, 30:186-94.

13. Elkon KB, Hughes GR, Bywaters EG, et al. adult-onset Still's disease: twenty-year follow-up and the further studies of patients with active disease. Arthritis Rheum, 1982, 25:647-54.

要点
- 未分化结缔组织病可能是弥漫性结缔组织病的早期阶段或顿挫型。
- 诊断该病需有一项以上典型的结缔组织病临床表现和一种以上自身抗体阳性。

第一节　定　义

未分化结缔组织病（undifferentiated connective tissue disease，UCTD）的概念最早是由 LeRoy 等在 1980 年提出的，该病具有某些结缔组织病的临床表现，但又不符合任何一种结缔组织病的分类标准，可能是某种结缔组织病的早期表现或顿挫型，有些患者也可终生维持这种疾病状态而不发展为某种完全的结缔组织病[1-3]。该病没有特征性临床表现，也没有特异性实验室检查指标。

第二节　流行病学

迄今国内外尚缺乏该病的流行病学资料，但在临床上并不少见。已有的研究资料显示，发病年龄在 18~67 岁，育龄期妇女多见，男女比例约为 1∶4~1∶6，可见于所有种族，白人发病率较高。由于病例入选条件的差异，文献报道的 UCTD 的患病率有很大差异。1991 年，Alarcon 等报道了 410 例病程短于 1 年的结缔组织病患者，213 例（52%）符合早期 UCTD。Mosca 等分析了 1979—1998 年就诊的 91 例结缔组织病患者，其中约 20% 符合 UCTD。

第三节　病　因

UCTD 的病因尚不明了，但一些学者倾向于该病可能是系统性红斑狼疮（SLE）和系统性硬皮病（SSc）等结缔组织病的早期阶段，因此，结缔组织病的病因也就是 UCTD 的病因。该病可能是在遗传的基础上，在机体内外环境的共同作用下引起的[4-5]。1988 年，Ganczarczyk 等比较了 22 例 UCTD 患者和 211 例 SLE 患者的 HLA 亚型，观察到 UCTD 患者 HLA-B8 及 HLA-DR3 亚型的阳性率比正常人显著增加，而最终进展为 SLE 的 7 例患者 HLA-DR1 亚型阳性率比正常人显著降低，与 SLE 患者类似。Mosca 等的研究显示，UCTD 患者在妊娠期病情复发率增加，提示性激素水平的变化也与该病发病有关。

第四节　皮肤表现

UCTD 的皮肤表现很多见，主要类似于其他弥漫性结缔组织病的早期表现，尤其是红斑狼疮和 SSc 的早期表现，归纳如下：

一、雷诺现象

雷诺现象可能是 UCTD 最常见的临床表现之一，约见于 50% 左右的患者，并可能是唯一的临床表现而持续多年，其病理基础是手指等部位小动脉的痉挛缺血继而充血造成的[6-8]。主要表现为遇冷或精神紧张时手指等肢端部位阵发性变白、变紫和变红三相颜色改变，也可只有变白、变红或变紫、变红两相颜色改变，并可伴有局部麻木和刺痛等感觉异常，整个过程持续约半小时（ XI -1 ）。阵发性变白、变紫和变红伴有麻木、刺痛是雷诺现象的特征性表现。如果患者手指等肢端部位持续性变紫，可能是肢端发绀症等其他疾病引起的；UCTD 引起的雷诺现象也要与冷球蛋白血症等冷抗体引起的肢端变白和变紫鉴别。

二、手指轻度肿胀

UCTD 患者，尤其是具有雷诺现象的患者，常具有手指的轻度肿胀（图 XI -2 ），有的患者手指中、远节指背可有轻度皮肤增厚和硬化，可能系雷诺现象反复发生缺血、缺氧而导致组织中胶原蛋白合成增加引起的。

三、非特异性红斑

UCTD 患者的面部、手指和手背等处可有非特异性红色斑疹，但不是典型的红斑狼疮蝶形红斑或盘状损害，因为后者是红斑狼疮的特异性皮损。如见到这些皮损，对于有经验的皮肤科医师，已可以据此诊断红斑狼疮，而不是诊断 UCTD。这一点对于有经验的皮肤科医师来说不是问题，其他临床科室的医师一定要注意。

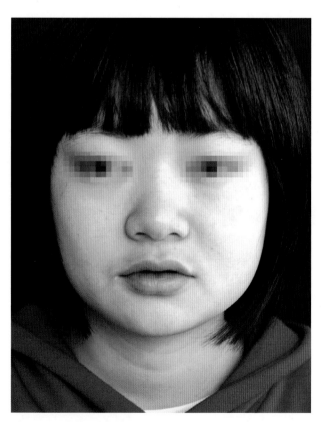

图 11-1　UCTD，双手遇冷变白、变紫 4 年，ANA1：3200，呈阳性，抗 U_1-RNP 抗体阳性，其母亲患 UCTD

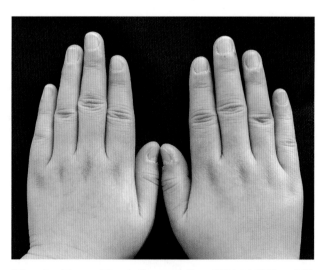

图 11-2　图 11-1 同一患者，双手背、手指轻度肿胀，皮肤无增厚或硬化

四、光敏感

UCTD 光敏感的发生率可达 13% ~24%，日晒后或曝光后，光敏感的表现有三种形式：第一，原有皮损加重，可伴有灼热、刺痒或刺痛感，避光后需 2~3 天或更长时间才能恢复；第二，出现新皮损，指原本正常的皮肤经光照后出现皮损；第三，病情加重，指除皮损以外其他临床表现的加重，如乏力、轻度发热和关节痛等。

五、黏膜溃疡

研究资料显示，UCTD 黏膜溃疡的发生率为 3% ~12%，比 SLE 发生率低。

六、网状青斑

部分 UCTD 患者有双下肢或四肢的网状青斑。网状青斑是各种弥漫性结缔组织病共有的临床表现，正常女性中也有一定的比例发生网状青斑，但通常较轻。

第五节　其他临床表现

一、全身表现

UCTD 患者多隐匿起病，全身临床表现通常较轻，可有乏力、低热和淋巴结肿大等全身症状。

二、关节及肌肉症状

37% ~80% 的 UCTD 患者可出现关节痛，14% ~70% 的患者可出现关节炎，多为非侵袭性关节炎，很少发生关节畸形。关节病变可累及全身各个大小关节，包括指间关节、跖趾关节和下颌关节等，但以大关节炎更为多见。可伴有晨僵，但持续时间较短。

肌肉累及也很多见，表现为四肢近端肌群的肌无力和肌痛，个别患者可有肌浆酶轻度升高，肌电图无异常或有轻度肌源性损害。

三、肺及心脏病变

浆膜炎多见，发生率为 5% ~16%，较 SLE 低，表现为胸腔积液、心包积液或两者同时出现。

肺部表现主要有间质性肺炎和肺间质纤维化，起病隐匿，可有呼吸困难。X 线检查可见肺纹理增粗、紊乱，肺功能检查可有弥散功能降低。肺高分辨 CT 检查是观察肺纤维化比较敏感的方法，可查到早期的肺间质病变。

若累及心脏，可有心包炎、心肌炎和心内膜炎等，患者可有胸闷、心悸和呼吸困难等临床表现，心电图可有心律失常及 ST-T 改变。

四、血液系统损害

11% ~41% 的患者可有血液白细胞降低、血小板减少和贫血，以白细胞轻中度降低和非溶血性贫血较多见。少数患者有血小板减少，个别患者减少明显，甚至可引起死亡。

五、肾损害

UCTD 肾损害的发生率约为 11%，临床表现有蛋白尿、血尿、水肿、高血压以及血清肌酐升高，但很少发生肾功能不全。

六、其他

神经精神损害少见，表现为偏头痛、行为异常和幻觉等，也可有周围神经炎、感觉异常和运动障碍等。甲状腺功能异常也有报道。

第六节　疾病转归

关于 UCTD 的转归，最初 LeRoy 提出，认为 UCTD 可能转化为特定的结缔组织病。1996 年，Calvo-Alen 等对 143 例早期 UCTD 进行了观察，结果显示 29% 的病例逐渐发展为 SLE、类风湿关节炎、SSc、多发性肌炎或皮肌炎。1999 年，Dijkstra 等对 65 例 UCTD 进行了随访，结果显示 51% 的患者在 2 年内病情发生变化，出现更多的临床症状、体征和实验室检查异常，并符合某种特定的结缔组织病分类标准。其他的研究显示，UCTD 发展为其他特定的结缔组织病的时间多在 9 个月到 5 年之间，在 4 年内发生转化的更为多见。

一、未分化结缔组织病与系统性红斑狼疮

综合已发表的文献资料，UCTD 以后转化为 SLE 占较大的比例。笔者认为，要早期了解到患者向 SLE 或其他类型红斑狼疮转化，一是要仔细观察红斑狼疮的特异性皮损（见红斑狼疮章节），二是要检测血清自身抗体。观察到红斑狼疮的特异性皮损如盘状损害、典型的蝶形红斑、亚急性皮肤红斑狼疮皮损（SCLE）和狼疮性脂膜炎皮损等，如果再经皮肤组织病理证实，就可诊断为不同类型的红斑狼疮。对于自身抗体检测，如查到抗 Sm 抗体、高滴度的抗 ds-DNA 抗体，也预示病情发展为 SLE 的可能性大。血常规检查示白细胞减少多见于 SLE 和 SCLE，其他结缔组织病出现血液白细胞降低的较少。另外，出现发热、脱发和浆膜炎者也常可发展为 SLE。

二、未分化结缔组织病与系统性硬皮病

UCTD 发展为 SSc 也有较高的比例[9-10]。如果 UCTD 患者有雷诺现象，首先要考虑今后会发展为 SSc 或者混合性结缔组织病（MCTD）。因为这两种结缔组织病雷诺现象的发生率几乎可达 100%。

SLE 患者的雷诺现象，经治疗可以缓解，夏季可减轻或消失。SSc 和 MCTD 患者的雷诺现象，经治疗不会消失。如果可观察到手指甲皱襞瘀点，甲皱襞毛细血管镜检查可看到盘曲粗大的毛细血管祥，指尖可有凹陷或萎缩性瘢痕，手指肿胀硬化，皮肤常有以色素减退为主的皮肤异色症样改变以及吞咽困难等（详见系统性硬皮病章节），提示今后发展为 SSc 的可能性大。血清抗体如查到抗 Scl-70 抗体、抗着丝点抗体和抗 RNA 多聚酶Ⅲ抗体等也提示今后发展为 SSc 的可能性大。

三、未分化结缔组织病与类风湿关节炎

UCTD 患者如有多关节炎，则发展为类风湿关节炎（RA）的可能性大。有资料显示，类风湿因子是 UCTD 发展为类风湿关节炎的危险因素。近年来观察到，抗环瓜氨酸肽抗体（抗 CCP 抗体）在 RA 患者的阳性率高。1993 年，Wolfe 等观察了 532 例单纯多关节炎患者，2 年内共有 16.7% 的患者转化为 RA，13.2% 仍维持原状，9.6% 分别发展为 SLE、强直性脊柱炎、SSc 和 MCTD，53.9% 的患者完全缓解，6.6% 的患者转化为纤维肌痛综合征或骨关节炎等。单关节炎患者很少发展为 RA，但如果患者抗核抗体阳性，则今后症状会逐渐增多，可能发展为某一特定的结缔组织病。

四、未分化结缔组织病与其他疾病

UCTD 患者如有雷诺现象、口干及抗 SS-A 抗体阳性，则今后可能发展为干燥综合征。UCTD 患者如有雷诺现象，又检出抗线粒体抗体阳性，提示今后有出现原发性胆汁性肝硬化的可能。该病常与局限皮肤型 SSc 合并发生，患者有胆汁淤积，肝、脾增大，严重的可有黄疸。也有部分 UCTD 患者今后发展为不止一种结缔组织病，可能出现重叠综合征，如 SLE 和 SSc 重叠综合征等。因此，考虑疾病转归

的面要放宽，不要局限。结缔组织病是一种病谱性疾病，疾病之间常有重叠。另外，结缔组织病也常与其他自身免疫病合并发生，如桥本甲状腺炎、白癜风和大疱性皮肤病等。

第七节　实验室检查

UCTD 可出现多种多样的实验室检查异常，但就同一个患者来说，通常只出现一种或几种检查异常。

血常规检查可见白细胞、血小板减少和贫血，尿常规检查可见蛋白尿、白细胞增多和红细胞增多。ESR 可加快，蛋白电泳可见 γ-球蛋白升高。

自身抗体检查中抗核抗体（ANA）阳性率为 55%～100%，核型以斑点型多见。部分患者抗 U_1-RNP 抗体、抗 SS-A 抗体和抗 SS-B 抗体阳性。抗 U_1-RNP 抗体阳性者雷诺现象多见，抗 SS-A 抗体和抗 SS-B 抗体阳性者可有眼干燥、口干燥和光敏感。有些 UCTD 患者可查见抗 Sm 抗体、抗 Scl-70 抗体和抗着丝点抗体等 SLE 或 SSc 的标志抗体，此时患者所有的临床表现如按照这些特定疾病的分类标准虽然不能进行分类，但预示今后发展为这些疾病的可能性较大，但也有许多患者终其一生就停留在 UCTD 阶段。

第八节　诊断和鉴别诊断

一、诊断

目前国际上还没有公认的 UCTD 分类标准，比较趋同的观点认为：有一项以上典型的结缔组织病临床表现和一种以上自身抗体阳性，病程 2 年以上，并能除外其他结缔组织病，则可分类为 UCTD[11-12]。对病程进行限定是考虑到有些患者病情进展较快，可在 1～2 年发展为典型的 SLE 或 SSc，这种情况临床上很常见。因此，病程在 2 年之内的患者不宜轻易诊断 UCTD。有些弥漫性结缔组织病患者，用过糖皮质激素治疗后，病情得到一定控制，在短时间内不表现出疾病的其他表现，而仅符合 UCTD 分类标准。对于这些患者，要注意密切随访，定期检查血清抗体等实验室指标，以期能早期诊断原发疾病以便给予正规治疗。

二、鉴别诊断

UCTD 除了要与其他弥漫性结缔组织病如 SLE、SSc、皮肌炎和类风湿关节炎进行鉴别以外，还要与混合性结缔组织病（MCTD）和重叠综合征进行鉴别。上述疾病都有各自的国际上公认的分类标准，可以采用。笔者认为有三点在鉴别这些疾病中比较重要：第①是特异性皮损，上述疾病都有各自的特异性皮损，有经验的皮肤科医师比较容易区分这些疾病；第②自身抗体检查，尤其是特异性自身抗体的检查，对于疾病转归的判断很有意义；第③雷诺现象的分析，非常重要。因为 UCTD 最常见的表现就是雷诺现象。在弥漫性结缔组织病中，SSc 和 MCTD 患者几乎 100% 都有雷诺现象且发作较重，而且几乎终生不会消失；SLE 患者 20%～40% 有雷诺现象，经治疗后可以消失，病情复发后又可出现；皮肌炎和类风湿关节炎患者约 10% 有雷诺现象，概率较低。以雷诺现象为切入点，结合特异性皮损、关节炎表现以及特异性自身抗体分析，可对上述疾病作出大致的鉴别诊断。

第九节 治 疗

UCTD 病情通常较轻，一般以对症治疗为主。治疗的目的是控制临床症状，使病情长期缓解，终止或延缓其向其他结缔组织病的发展。

关节痛和关节炎者可选用非甾体抗炎药。有雷诺现象者可选择钙通道阻滞剂如硝苯地平和硫氮䓬酮等药物治疗。羟基氯喹可作为 UCTD 的基础药物之一选择使用，成人每天 200mg，好转后缓慢减量，具体用法和注意事项可参考红斑狼疮一章。该药不仅对各种皮疹、光敏感和血管炎有效，还对关节、肌肉症状以及全身的自身免疫引起的炎症具有改善作用，可较长时间服用，但要定期检查肝功能，服用时间较长时也要注意眼底和视野的变化。

有内脏器官累及的患者，如血液系统异常和心包炎等，也可口服中小剂量的糖皮质激素治疗。成人一般每日用泼尼松 30mg，多可使病情改善，然后逐渐减量至维持量。

雷公藤制剂如雷公藤总苷和雷公藤片对于关节、肌肉症状以及较轻的内脏器官损害也可采用，疗效确切，但要注意血液、肝、肾和生殖系统的副作用，未生育过或还想生育者慎用或不用。

中医中药对患者的全身免疫反应具有很好的调节作用，而且比较温和，对改善患者整体的临床症状和稳定病情都有帮助，但需要请对自身免疫病有经验的医师根据患者的情况进行辨证施治。

参考文献

1. LeRoy EC, Mariq HR, Kahaleh MB, et al. Undifferentiated connective tissue syndrome. Arthritis Rheum, 1980, 23: 341-43.

2. James WD, Berger TG, Elston DM.Andrew's Disease of the Skin. CLINICAL DERMATOLOGY. 10th ed. Philadelphia: Saunders Elsevier, 2006:177.

3. 李明. 结缔组织病临床诊疗和科研应重视疾病谱系现象. 中华皮肤科杂志, 2009, 42(1):2-4.

4. Firestein GS, Budd RC, Gabriel SF, et al. Kelley's Textbook of Rheumatology. 9th ed. Singapore: Elsevier Pte Ltd. 2012:1435.

5. Okano Y, Steen VD, Medsger TA Jr: Autoantibody reactive with RNA polymerase III in systemic sclerosis, Ann Intern Med 119:1005-1013, 1993.

6. Okano Y, Steen VD, Medsger TA Jr. Autoantibody reactive with RNA polymerase III in systemic sclerosis. Ann Intern Med, 1993, 119:1005-1013.

7. Mosca M, Tani C, Neri C, et al. Undifferentiated connective tissue diseases (UCTD).Autoimmun Rev, 2006, 6(1):1-4.

8. Vaz CC, Couto M, Medeiros D, et al. Undifferentiated connective tissue disease: a seven-center cross-sectional study of 184 patients.Clin Rheumatol, 2009, 28(8):915-921.

9. Bodolay E, Csiki Z, Szekanecz Z, et al. Five-year follow-up of 665 Hungarian patients with undifferentiated connective tissue disease (UCTD). Clin Exp Rheumatol, 2003, 21(3):313-320.

10. Smith V, De Keyser F, Pizzorni C, et al. Nailfold capillaroscopy for day-to-day clinical use: construction of a simple scoring modality as a clinical prognostic index for digital trophic lesions. Ann Rheum Dis, 2011, 70(1):180-183.

11. Costner MI, Sontheimer RD. Lupus-Nonspecific Skin Disease. In: Dubois' Lupus Erythematosus. 7th ed. Philadelphia: Lippincott Williams & Wilkins. 2007: 985-986.

12. 蒋明, David Yu, 林孝义, 等. 中华风湿病学. 北京: 华夏出版社. 2004:1087-1088.

第十二章

银屑病关节炎

要点
- 关节损害的特征是手足小关节的少发性、不对称性关节炎。
- 手指末节指关节屈曲畸形呈"木槌"样，最具特征。
- 患者多有银屑病皮损。

第一节　定　义

银屑病关节炎（psoriatic arthritis，PA）是一种与银屑病相关的炎症性关节炎，是银屑病四种临床类型，即寻常型、脓疱型、关节病型和红皮病型中的一种类型。对于银屑病并发关节炎的最早描述是在 1818 年。最初认为是类风湿关节炎（RA）的变异型，直到后来得知大多数 PA 患者的类风湿因子（RF）呈阴性时，才将两者区分开来。Wright 首次提出 PA 是关节炎中的一种特殊类型。迄今，大量流行病学资料支持 PA 与 RA 不是一种疾病。关节炎在一般人群的患病率是 2% ~3%，而在银屑病患者则高达 7% ~42%。相反，银屑病在关节炎患者中的患病率是 2.6% ~7.0%，而在一般人群中的患病率为 0.1% ~2.8%，两者比较接近。与骨关节炎和 RA 相比，PA 是炎症性关节炎，可累及近端和远端关节，最常见于远端指（趾）间关节。关节受累呈不对称性，可伴有脊柱关节病。本病无性别差异，RF 多呈阴性，与 HLA-B27 相关，有脊柱关节病常见的关节外特征。以上临床表现都提示 PA 有其自身的特点，是一种与银屑病相关的独立的关节病变。

第二节　流行病学

关于银屑病的患病率，1984 年，全国银屑病科研协作组在我国不同地区对城市和农村分别抽样调查，估计总患病率为 0.123%。1976 年上海市普查了 110 614 人，银屑病患病率为 0.3%。1984 年，全国银屑病调查中关节病型占 0.69%，在北纬 35° 以北地区，占 0.80%，而南方仅占 0.47%。上海华山医院皮肤科资料显示，银屑病中关节病型占 3.3%[1]。美国国家银屑病基金会（National Psoriasis Foundation）最近的一项调查显示，PA 的患病率为 1.5%。

第三节　病因和发病机制

PA 的确切病因与银屑病一样迄今尚不清楚。遗传、免疫和环境因素是参与发病的重要因素[2]。银屑病有家族史的占 4.4% ~90%，国外大多为 30%，国内报道为 11% ~20%，其一级亲属发病率明显高于二级亲属及一般人群。同卵双生者银屑病的高共患率也说明存在遗传易感性。群体研究显示，HLA-B13、HLA-B16、HLA-B17、HLA-B27、HLA-B37、HLA-B38、HLA-Cw6、HLA-DR4和 HLA-DR7 均与银屑病相关。携带 HLA-B7 和 HLA-B27 的银屑病患者最终会发生关节炎。一项最近的研究显示，PA 的基因座位于染色体 16p。PA 是一种临床异质性疾病，可能有许多不同的低到中度的外显基因在该病的遗传中发挥着作用。PA 患者的皮肤和关节的组织病理改变为炎症反应，有证据表明为自身免疫反应。其组织病理改变与 RA 类似，表现为滑膜衬里细胞增生，单个核细胞浸润。但 PA 滑膜增生程度轻，巨噬细胞数目少，血管形成明显。Th1 细胞因子如 TNF-α、IL-1β 和 IL-10 在 PA 中高于 RA，提示这两种疾病的发病机制可能不同。有报道 PA 患者外周血 CD4+ T 细胞数量和比例显著降低，但在其皮损和受累的关节滑膜中可见到 CD4+ T 细胞。诸多资料支持银屑病应是一种由 T 细胞介导的自身免疫病。环境因素中的病毒和细菌感染在银屑病和 PA 的发病中有重要作用。创伤，包括精神创伤，在银屑病和 PA 的发病中也是一个重要因素。

第四节　临床特征

约 15% 的银屑病患者关节炎与皮疹同时发生，约 70% 的患者关节炎发生在皮疹发生之后，另有约 15% 的患者皮疹发生在关节炎发生之后，后者诊断相对困难。通常关节炎发作时皮疹也加重，但也有的患者皮疹与关节炎的严重程度并不平行。PA 合并的皮疹类型最常见的是寻常型（图 XII-14 ~ 15、18 ~ 20），也可见脓疱型和红皮病型（图 XII-9 ~ 11）。皮疹累及范围也不一致，从局部散在发生到全身弥漫发生都可见到。

PA 一般可分为以下 5 种类型[3]：

一、远端指（趾）间关节型

此型为典型的 PA 表现，占 5% ~ 10%，可见于一个或数个指（趾）关节，起初关节红肿（图 XII-2 ~ 3、12 ~ 13），压痛，以后指伸肌腱远端断裂，致使远端指间关节持续屈曲，形成"木槌指"畸形，颇具特征性（图 XII-1、4、5、6、7、16 ~ 17）。该型通常合并甲的改变，表现为甲板增厚或变薄、色泽改变、有顶针状凹陷（图 XII-17）、凹凸不平、甲下角化过度、甲剥离、甲松脆或有横纹等（图 XII-1 ~ 3）。

二、毁损性（破坏性）关节炎型

本型是 PA 最严重的类型，约占 5%，多侵犯手足多个小关节以及脊柱和骶髂关节，特征表现为指骨、掌骨或跖骨关节旁侵蚀，导致骨溶解。

可发生指节"套叠"现象和短缩畸形，即所谓的望远镜征，病变关节可发生强直。此型所伴发的银屑病皮损多严重而广泛，常为脓疱型或红皮病型。有的手指近端指间关节过伸，远端指间关节屈曲，呈鹅颈畸形（图 XII-8）。

三、类风湿关节炎样（对称性多关节炎）型

此型约占 15%，受累的关节数目多而且对称，与 RA 引起的关节病变极为相似，甚至难以区别，但关节畸形或关节破坏程度通常比 RA 轻。有些患者 RF 阳性（与正常人群比例相当，约占 5%），与 RA 更不易区别。但患者远端指间关节受累和典型的银屑病皮疹有助于与 RA 鉴别。

四、不对称少数关节型

此型约占 40%，通常仅累及 2 ~ 3 个关节，以手足的远端、近端指（趾）间关节和跖趾关节多见，髋、膝、踝和腕关节也可受累。可伴腱鞘炎，指（趾）肿胀呈腊肠样。

五、脊柱关节炎型

此型约占 30%，为 PA 所有类型中 HLA-B27 阳性率最高的一种类型。可仅累及骶髂关节，多不对称发生，表现为单侧骶髂关节炎和脊柱炎，

受累关节分布呈跳跃状，不连续；而强直性脊柱炎的关节损害多呈连续性，脊柱在 X 线下呈竹节状。该型占 PA 的 20% ~ 40%。脊柱韧带可发生骨赘，占 PA 的 40%，可发生于无骶髂关节炎者。骨赘可见于脊柱的任何部位，多见于脊柱的前面和侧面，可引起脊柱融合。

上述 5 种临床分型并非固定不变，同一患者可同时符合上述 2 种或 2 种以上分型，也可先后发生。

除银屑病皮疹外，50% 的 PA 患者常有许多关节以外的临床表现，如指（趾）炎、腱鞘滑膜炎、肌腱端炎、腊肠指和虹膜睫状体炎等。

PA 有诊断价值的 X 线表现包括[4-5]：不对称性分布，远端指间关节受累，单侧骶髂关节炎和脊柱炎，骨破坏伴有新骨形成，骨性强直和远端指骨重吸收。由于指（趾）骨末节远端显著骨质溶解，并有近端骨质重建，导致外周关节呈"笔帽"样特殊改变。长骨骨干可见"绒毛状"骨膜炎，也可见伴有骨桥的不典型脊柱炎。与强直性脊柱炎不同的是，并非所有类型的患者都有骶髂关节炎，只有脊柱型才有单侧的骶髂关节炎。

第五节　诊断和鉴别诊断

一、诊断

PA 无公认的诊断或分类标准。当银屑病患者出现符合 PA 表现的关节炎时即可诊断。RF 阴性时诊断比较容易。仔细查找银屑病皮损对 PA 的诊断非常重要。这些皮损包括不易察觉的部位，如耳后、发际及脐周的皮损，以及容易忽略的皮损，如甲板的顶针样凹陷等。对于 15% 的 PA 患者，其皮损出现在关节病变之后，可先根据关节炎的临床特征、关节及骨的 X 线表现、患者有无银屑病家族史以及血清学检查初步判断是哪一种关节炎。如仍不能判断，则需待银屑病皮损出现之后再进行诊断。

二、鉴别诊断

（一）骨关节炎

骨关节炎多见于 50 岁以上的中老年人，多累及远端指间关节和膝关节，以疼痛为主，活动时加重，休息可缓解，关节呈骨性隆起，可见 Heberden 结节和 Bouchard 结节，膝关节有摩擦感。ESR 和 CRP 等多正常，X 线多为增生性改变，无侵蚀性破坏。无银屑病皮损。

（二）类风湿关节炎

类风湿关节炎与 PA 的多关节型较难鉴别，尤其是少部分 RF 阳性的 PA 患者。但 RA 晨僵明显，RF 因子多 3 种类型均为阳性。近年建立的抗环瓜氨酸肽抗体有重要的鉴别价值，在 RA 患者该抗体阳性率高，而且有很高的特异性。

（三）强直性脊柱炎

强直性脊柱炎与 PA 的脊柱型较难鉴别，当皮损发生晚于关节病变时，许多患者可长期诊断为强直性脊柱炎。但 PA 多表现为单侧骶髂关节炎和跳跃性椎体骨赘，此点有助于与强直性脊柱炎鉴别。而强直性脊柱炎多有双侧骶髂关节炎，在 X 线片上可见脊柱有竹节状改变。

第六节 治 疗

PA 治疗药物的选择需考虑银屑病皮损和关节病治疗两方面情况。糖皮质激素和甲氨蝶呤治疗 PA 非常有效，但停药后会使银屑病皮损加重，甚至会使疾病转化为更严重的类型，使用时应非常慎重。但如 PA 治疗不积极，可能会造成关节毁形和关节永久性功能障碍，病情无法逆转，所以应采取积极的治疗措施先缓解关节炎，再考虑进一步治疗 [6-8]。

对于 PA 的关节疼痛，可使用既能抑制环氧合酶，又能抑制脂氧合酶的非甾体抗炎药如双氯芬酸和阿西美辛等。但多数患者需联合使用其他缓解病情的药物才能控制关节症状。糖皮质激素往往仅用作病情改善药物起效之前的过渡治疗。如患者有系统损害，发生难以控制的发热和虹膜睫状体炎等，可短期小剂量使用糖皮质激素。对于有多关节炎、脊柱关节炎以及病情进行性加重的 PA 患者，需使用改善病情的药物如甲氨蝶呤、柳氮磺胺吡啶和环孢素等治疗 [9-11]。甲氨蝶呤的常用剂量为 7.5～15mg，每周 1 次顿服，可同时服用叶酸片 2.5mg 以减轻副作用。柳氮磺胺吡啶对关节炎和皮损都有效，常用剂量为每日 2g，分 2 次或 4 次服用。主要副作用为血液白细胞减少和肝功能异常，还可能对男性精子产生有影响 [12-13]。CsA 多用于难治性 PA，对皮损和关节炎都有效。常用剂量为每日 3mg/kg 体重，一般治疗半年后病情会明显改善。雷公藤制剂治疗 PA 有确切的疗效，但需注意其生殖系统等方面的副作用，未生育者或还想再生育者不宜长期使用。

近年来，抗 TNF-α 的生物制剂如益赛普等已开始用于 PA 的治疗，其他生物制剂也在进行临床研究 [14-23]，近期疗效显著但其远期疗效和安全性以及经济花费带来的问题仍有待于探讨。

第七节 皮损图片

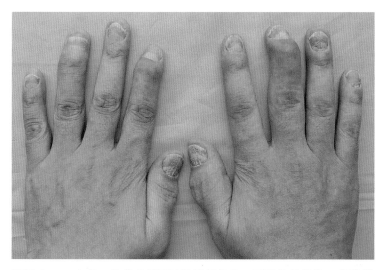

图ⅩⅡ-1 PA 患者，关节炎累及远端指间关节，可见关节肿胀，指伸肌腱远端断裂，致使远端指间关节持续屈曲，形成"木槌指"畸形。甲板变黄、松脆、短缩，为典型银屑病甲，似甲癣样

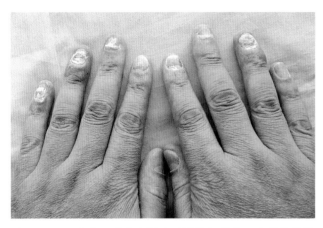

图Ⅻ-2　PA 患者，关节炎累及远端指间关节，有的关节肿胀，暗红色。甲板增厚、松脆或萎缩，呈甲癣样改变

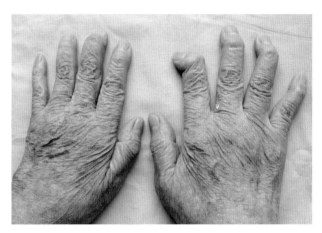

图Ⅻ-4　PA 患者，远端指间关节屈曲，"木槌指"畸形明显

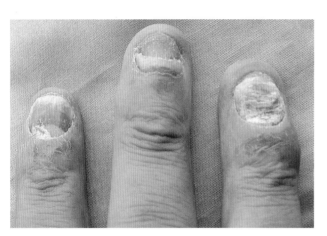

图Ⅻ-3　图Ⅻ-2同一患者放大图片，无名指末节关节红肿，甲板黄厚、短缩

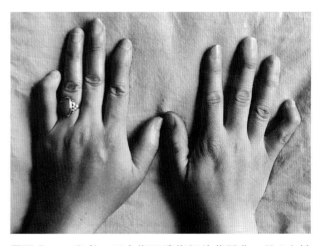

图Ⅻ-5　PA 患者，双小指远端指间关节屈曲，呈"木槌指"畸形

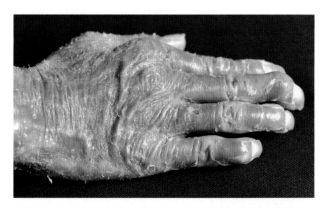

图XII-6 PA表现为红皮病倾向，右手部皮肤弥漫性红斑、脱屑，第3至5指末节指间关节屈曲，呈"木槌指"畸形

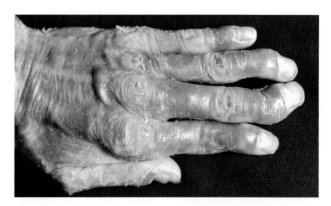

图XII-7 图XII-6同一患者，左手部皮肤弥漫性红斑、脱屑，第2、4指末节指间关节屈曲，呈"木槌指"畸形，第3指末节指间关节向尺侧偏斜畸形

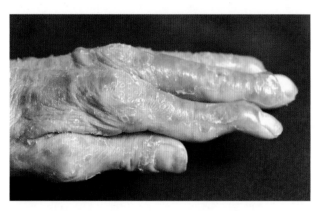

图XII-8 图XII-6同一患者，左手部皮肤弥漫性红斑、脱屑，左手第2指近端指间关节过伸，远端指间关节屈曲，呈鹅颈畸形

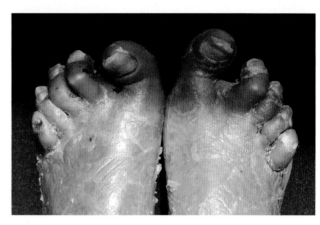

图XII-9 图XII-6同一患者，双足部皮肤弥漫性红斑、脱屑，足趾近端趾间关节屈曲畸形

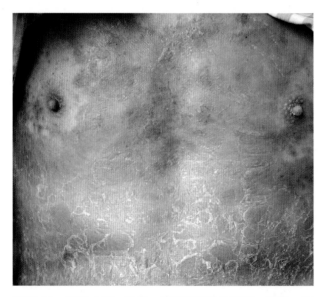

图XII-10 图XII-6同一患者，胸腹部弥漫性红斑、脱屑，胸部有正常皮肤，系红皮病倾向

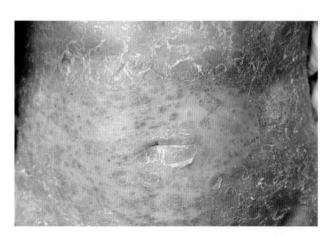

图XII-11 图XII-6同一患者，腹部弥漫性红斑、脱屑，有正常皮肤，系红皮病倾向

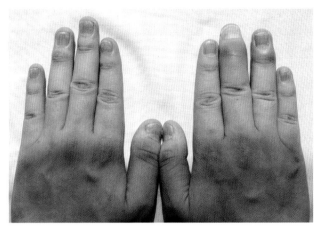

图Ⅻ-12 PA患者，双手多个手指末节指间关节红肿

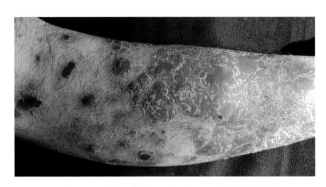

图Ⅻ-15 图Ⅻ-12同一患者，右小腿斑块状鳞屑性红斑

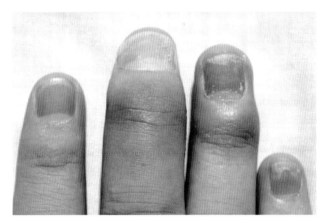

图Ⅻ-13 图Ⅻ-12同一患者，右手第3、4指末节指间关节红肿，第3、4、5指甲板增厚、变黄、浑浊，类似甲癣样

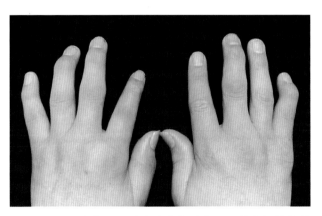

图Ⅻ-16 PA患者，双手多个掌指关节、近端指间关节肿胀，末节指间关节呈"木槌指"畸形

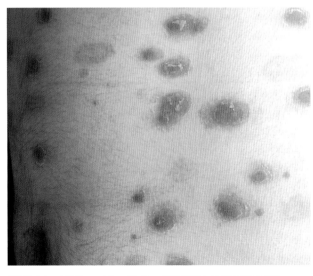

图Ⅻ-14 图Ⅻ-12同一患者，腹部斑块状鳞屑性红斑

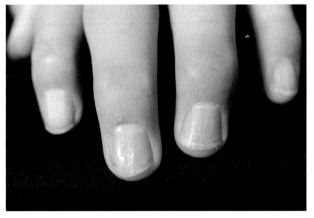

图Ⅻ-17 图Ⅻ-16同一患者，左手多个远端指间关节呈"木槌指"畸形，多个指甲甲板浑浊，有"顶针状"凹点和甲纵沟

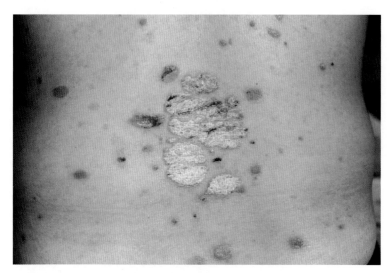

图Ⅻ-18   图Ⅻ-16同一患者，背部斑块状鳞屑性红斑

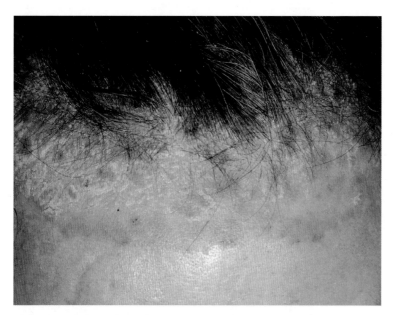

图Ⅻ-19   图Ⅻ-16同一患者，发际斑块状鳞屑性红斑，有束状发

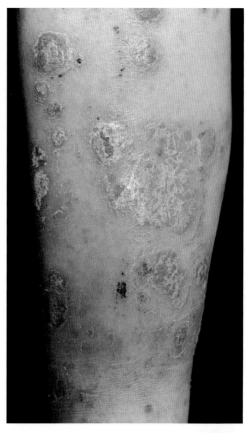

图Ⅻ-20   图Ⅻ-16同一患者，小腿后部斑块状鳞屑性红斑

参考文献

1. 王侠生, 廖康煌. 杨国亮皮肤病学. 上海: 上海科学技术文献出版社. 2005:510.

2. Firestein GS, Budd RC, Gabriel SF, et al. Kelley's Textbook of Rheumatology. 9th ed. Singapore: Elsevier Pte Ltd. 2012: 1232.

3. Moll JMH, Wright V. Familial occurrence of psoriatic arthritis. Ann Rheum Dis, 1973, 22:181-195.

4. Gladman DD, Shuckett R, Russell ML, et al.Psoriatic arthritis (PSA)—an analysis of 220 patient. Q J Med, 1987, 62:127-141.

5. Kane D, Stafford L, Bresnihan B, et al. A prospective, clinical and radiological study of early psoriatic arthritis: an early synovitis clinic experience. Rheumatology, 2003, 42:1460-1468.

6. Kavanaugh AF, Ritchlin CT. Systematic review of treatments for psoriatic arthritis: an evidence based approach and basis for treatment guidelines. J Rheumatol, 2006, 33:1417-1421.

7. 李明, 孙建方. 结缔组织病皮肤表现图鉴与诊疗精要. 北京: 北京大学医学出版社. 2009:151-152.

8. 蒋明, David Yu, 林孝义, 等. 中华风湿病学. 北京: 华夏出版社. 2004:1032.

9. Fraser AD, van Kuijk AW, Westhovens R, et al. A randomised, double blind, placebo controlled, multicentre trial of combination therapy with methotrexate plus cyclosporine in patients with active psoriatic arthritis. Ann Rheum Dis, 2005, 64:859-864.

10. Spadaro A, Riccieri V, Sili-Scavalli A, et al.Comparison of cyclosporin A and methotrexate in the treatment of psoriatic arthritis: a one-year prospective study. Clin Exp Rheumatol, 1995, 13:589-593.

11. Strober BE, Siu K, Menon K. Conventional systemic agents for psoriasis: a systematic review. J Rheumatol, 2006, 33:1442-1446.

12. Dougados M, van der Linden S, Leirisalo-Repo M: Sulfasalazine in the treatment of spondyloarthropathy: A randomized, multicenter, double-blind, placebo controlled study. Arthritis Rheum, 1995, 38:618.

13. Rahman P, Gladman DD, Cook RJ, et al. The use of sulfasalazine in psoristic arthritis: A clinic experience. J Rheumatol, 1998, 25:1957.

14. Mease PJ, Goffe BS, Metz J, et al. Etanercept in the treatment of psoriatic arthritis and psoriasis: A randomized trial. Lancet, 2000, 356:385-90.

15. Mease P, Kivitz A, Burch F, et al. Improvement in disease activity in patients with psoriatic arthritis receiving etanercept (Enbrel):Results of a phase 3 multicenter clinical trial[Abstract]. Arthritis Rheum, 2001, 44(suppl 9):S90.

16. Strober BE, Siu K, Menon K. Conventional systemic agents for psoriasis: a systematic review. J Rheumatol, 2006, 33:1442-1446.

17. Soriano ER, McHugh NJ. Therapies for peripheral joint disease in psoriatic arthritis: a systematic review. J Rheumatol, 2006, 33:1422-1430.

18. Ritchlin CT. Therapies for psoriatic enthesopathy: a systematic review. J Rheumatol, 2006, 33:1435-1438.

19. Helliwell PS.Therapies for dactylitis in psoriatic arthritis: a systematic review. J Rheumatol, 2006, 33:1439-1441.

20. Nash P. Therapies for axial disease in psoriatic arthritis: a systematic review. J Rheumatol, 2006, 33:1431-1434.

21. Saber TP, Ng CT, Renard G, et al.Remission in psoriatic arthritis: is it possible and how can it be predicted? Arthritis Res Ther, 2010, 12:R94.

22. Mease PJ, Kivitz AJ, Burch FX, et al. Etanercept treatment of psoriatic arthritis: safety, efficacy, and effect on disease progression. Arthritis Rheum, 2004, 50:2264-2272.

23. Cassell S, Kavanaugh AF. Therapies for psoriatic nail disease: a systematic review. J Rheumatol, 2006, 33:1452-1456

第十三章 白 塞 病

要点

- 白塞病是一种自身免疫性疾病,可累及多个系统。
- 复发性口腔溃疡、复发性生殖器溃疡和眼部病变(葡萄膜炎和视网膜脉管炎)是该病的主要表现。
- 针刺反应阳性、小腿结节性红斑、毛囊炎样损害和 Sweet 病样损害是常见皮损。
- 皮肤组织病理表现为血管周围的中性粒细胞浸润,可见白细胞破碎性血管炎(早期)和淋巴细胞破碎性血管炎(晚期)。

第一节 定 义

白塞病(Behcet disease)又称眼-口-生殖器综合征,是一种累及多系统的慢性疾病。该病最常见的临床表现是口腔和生殖器溃疡,其次是其他各种各样的皮肤表现,其中有些是特征性的,在该病的诊断和鉴别诊断中有重要作用[1-3]。眼部病变发生于 83% ~95% 的男性和 67% ~73% 的女性,包括结膜炎、前和后葡萄膜炎、视网膜血管炎、前房积脓、继发性青光眼、白内障和粘连形成等。眼部病变虽不是常见表现,但却是致残的主要原因。在大多数患者病情呈复发和缓解交替的过程。该病死亡率较低,死因与肺或中枢神经系统受累或肠穿孔有关。眼部病变,如后葡萄膜炎引起的失明,是致残的最常见原因。

第二节 历 史

公元前 5 世纪,希波克拉底(Hippocrates)就曾首次记载过此病。1908 年,Blöthe 认识到虹膜炎、皮肤黏膜损害和生殖器溃疡三联征。土耳其皮肤病学家 Hulusi Behcet 在 1937 年报道了 1 例以复发性口腔、生殖器溃疡和眼葡萄膜炎为表现的患者。迄今该病在世界各国都有报道,但在日本、中东和地中海地区(丝绸之路)发病率最高。欧州和北美地区相对少见。

第三节 流行病学

日本、中东或地中海盆地发病率较高,土耳其的发病率最高,为 80/10 万,美国则为 0.12/10 万。发病年龄多在 25~40 岁。家族性发病占 2%~5%,但在中东地区,家族性发病高达 10%~15%。男女发病率大致相同,中东地区男性更多见。在北欧和美国,女性更多见。在日本和韩国,也是好发于女性[4-9]。上海华山医院皮肤科石慧莉和黄正吉于 1990 年统计了 312 例就诊的白塞病患者,男性 133 例,女性 179 例,男女比例为 1:1.35,女性略多。

第四节　病因和发病机制

该病的病因和发病机制尚不清楚。有关其病因的学说涉及遗传、感染和免疫紊乱等方面[10]。与遗传相关的依据首先是该病有家族聚集现象，但在世界上的不同区域会有差异。与日本、中国和欧洲比较，韩国、以色列、土耳其和阿拉伯国家的家族性发病更为多见。该病与 HLA-B51 显著相关，但其危险性在不同地区有差异，在白塞病发病中的作用尚不清楚，可能不是直接参与该病的发病，而可能是与疾病相关基因有着非常密切的连锁关系。候选基因定位于第 6 号染色体，包括 MHC- I 类相关基因（尤其是 MIC A6 等位基因）、PERB、NOR 和抗原递呈基因（TAP）。一些研究显示多种感染因素在白塞病的发病中可能起一定作用，如结核分枝杆菌、链球菌、大肠埃希菌和金黄色葡萄球菌的感染等。但迄今还没有证据表明这些微生物在该病的发病中起了关键作用。免疫机制在白塞病的发病中发挥了主要作用。已有的资料显示，热休克蛋白、细胞因子、中性粒细胞与巨噬细胞的活性改变以及自身免疫因素参与了该病的发病过程。应激可产生热休克蛋白。已知白塞病患者的热休克蛋白与微生物的热休克蛋白具有明显的序列同源性，并与患者体内发生的刺激免疫反应相关。涉及此反应的 T 细胞为 γδ 型。IL-1、IL-8 和 TNF-α 可能参与了发病过程，在疾病活动期这些细胞因子的水平升高。

第五节　皮肤和黏膜表现

一、白塞病皮损的分类

（一）根据皮损形态和组织病理分类

关于白塞病皮损的分类迄今尚没有统一的规则。石慧莉和黄正吉根据皮损形态特点和组织病理检查，将白塞病皮损分为两大类：

1. 浅表型　组织病理改变以真皮细血管病变为主，主要表现为红斑、丘疹和小结节，如毛囊炎样损害、针刺反应以及 Sweet 病样皮损。

2. 深在型　组织病理改变以真皮下部和皮下脂肪内细小血管病变为主，主要表现为皮下结节和硬索状损害，如浅表性游走性血栓性静脉炎等。

（二）根据皮损发生频率分类

石慧莉和黄正吉根据皮损发生频率，将白塞病皮损分为三类：

1. 常见皮损　有结节性红斑样损害、毛囊炎样损害和皮肤针刺反应。

2. 少见皮损　有 Sweet 病样皮损、浅表性游走性血栓性静脉炎和多形红斑样皮损等。

3. 其他皮损　有类色素性紫癜性苔藓样皮炎和环形红斑样损害等。

二、白塞病的皮肤和黏膜表现

（一）口腔溃疡

口腔溃疡的发生率为 99%，分布于舌尖、舌边缘、齿龈、唇内侧缘及颊黏膜等处（图XⅢ-1），一般为 3～5 个。溃疡为米粒至黄豆大小，圆形或不规则形，边缘清楚，但不整齐，深浅不一，底部可有淡黄色覆盖物，周围有红晕，约 2 周愈合，但反复发作，且发作间隔逐渐缩短。严重者累及咽喉部，皮损数目少，溃疡大，愈合较慢（图XⅢ -6～7、9）。从溃疡的外部形态看，白塞病的口腔溃疡与复发性阿弗他口炎的溃疡没有明显区别。但前者比后者反复发作次数多，溃疡愈合较慢，有的溃疡面积较大[11]。

（二）阴部溃疡

阴部溃疡的发生率约为70%，分布于龟头、阴茎、阴囊、大小阴唇、阴道、子宫颈、尿道口、肛周及会阴等处。发生数目较口腔溃疡少，溃疡深且大（图XⅢ-25～26），边缘不规则，疼痛剧烈，愈合慢，愈后留有瘢痕（图XⅢ-8）。阴部溃疡的发作次数较少，发作间隔时间长，甚至数年发作一次。溃疡穿破血管可引起大量出血。

（三）针刺反应

Blobner（1937年）和Jenson（1941年）作为先驱者先后观察到白塞病的针刺反应。1968年Kutenellonbgen认为这是该病的特征性表现，有诊断价值。该反应的阳性率为40%～88%，发生原因不清。有研究显示，活动期患者多呈针刺反应阳性，非活动期患者多呈阴性反应。针刺反应发生处的组织病理检查为白细胞破碎性血管炎。在英美国家患者该反应发生率较低，日本、土耳其和中国的发生率均较高。针刺反应表现为皮下、肌肉或静脉注射刺伤真皮后1～2天内，在刺伤处发生粟粒至豆粒大红色丘疹或脓疱，部分患者为小结节（图XⅢ-14、20），3～7天消退。在少数患者针刺反应是该病的首发表现。

（四）结节性红斑样损害

结节性红斑样损害的发生率约为70%，约半数患者是该病的首发表现。皮损散在分布于双下肢，尤其是小腿下部，其次是股部下段和足部。前臂、手背和手指也可发生。偶见于头面部和躯干。皮损呈黄豆至蚕豆大小，也可更大。正常肤色或淡红色，自觉痛或压痛。数目自数个到10余个不等，偶有多发者。结节周围绕有红晕（图XⅢ-2）。皮损经2～4周，红晕渐消退，结节变软、变小，颜色变暗，约1个月后完全消退，留有色素沉着斑。皮损可常年反复发作，但不发生坏死及溃疡，过后也无皮肤凹陷发生。从皮损本身的表现看，难以与结节性红斑相鉴别。但本病结节性红斑样损害比较特殊的是在结节周围皮肤有1～1.5cm宽的淡红或鲜红色晕。从组织病理来看，该病以毛细血管和细小静脉血管炎为主，内皮细

胞肥大和增生较轻，炎性渗出和红细胞外渗较明显，以淋巴细胞浸润为主，由较多中性粒细胞聚集成脓疡样是其特殊表现。

（五）毛囊炎样损害

毛囊炎样损害的发生率约为40%，男性患者较多。有两种表现形式：第一种是米粒至绿豆大暗红色丘疹，顶端有小脓头（图XⅢ-3、19），约1周后消退。数目较少，主要分布于头面和胸背上部。第二种是脓疱性结节损害（图XⅢ-4～5），数目较多，分布广泛，依次为小腿、股部、背、面、头、颈、胸、前臂、臀、外阴（阴囊和大阴唇）和肛周等部位。皮损局部先有痛感，随后出现红色结节，豆粒大小，数日至1周后，顶端发生米粒大平顶脓头，中央无毛发穿过，过半数的皮损周围有较宽的鲜红色晕是其特征性表现。1周后，脓疱和红晕消退，但结节消退较慢。皮损反复发作，但可自愈，夏季较重，细菌培养阴性，抗生素治疗无效。组织病理呈毛囊周围炎表现，特征性的表现是毛囊周围有较多中性粒细胞形成的脓疡样表现，但无白细胞破碎现象。

（六）Sweet病样皮损

Sweet病样皮损的发生率约为5%，主要分布于眼睑、颈项、前臂、手背、耳部、胫前和手指等处。表现为在水肿性红斑基础上的红色丘疹和斑块，边界清楚，表面颗粒状似假性水疱，边缘也可有多发的脓疱（图XⅢ-10～13、18）。夏季多见，组织病理主要表现为真皮深部和皮下脂肪组织内小血管炎病变，以淋巴细胞浸润为主；有脓疱的皮损，炎症细胞主要为中性粒细胞，伴有淋巴细胞和组织细胞浸润，血管内皮细胞肿胀，血管壁水肿（图XⅢ-15～17）。

（七）浅表性游走性血栓性静脉炎

浅表性游走性血栓性静脉炎的发生率为2%～5%，主要见于大隐静脉分布区，也见于前臂和足背。主要表现为红色皮下条索和枣核状结节，局部疼痛或有压痛，呈向心性发展，有游走倾向。发生该皮损的患者病情通常较重，男性多见，过半数患者伴发眼损害。

（八）多形红斑样损害

多形红斑样损害的发生率约为 2%，冬季发生，春暖后好转。皮损为绿豆至黄豆大小的鲜红色水肿性丘疹或斑疹，中央色暗或有小水疱，皮疹呈虹膜样。轻度疼痛或有痒感。持续 2～3 周，皮损逐渐消退，留有色素沉着斑。

（九）类色素性紫癜性苔藓样皮炎

类色素性紫癜性苔藓样皮炎的发生率不足 1%，为针头大瘀点融合成的斑片，分币大小，略高出皮面，表面粗糙，类似色素性紫癜性苔藓样皮炎表现。但发生于白塞病的这种皮损皮在下部位可触及黄豆大结节，是其特征。

（十）环形红斑样损害

环形红斑样损害的发生率不足 1%，分布于掌跖、小腿和背部。起初为豆粒至蚕豆大红斑，逐渐扩大呈环状，约鸡蛋大小，可有触痛，持续 2～3 周消退，可反复发作。夏季多见，且消退缓慢。

第六节　皮肤组织病理表现

白塞病的组织病理改变主要为中性粒细胞性血管反应或白细胞破碎性血管炎。皮肤真皮毛细血管或小静脉壁可见中性粒细胞浸润、核尘和红细胞外渗，可有纤维素样坏死（图XⅢ-21～24）。免疫复合物介导的血管炎在白塞病的发病机制中有重要作用。毛囊炎样皮损表现为无菌性中性粒细胞性血管病变，而不是化脓性或化脓与肉芽肿混合性毛囊炎。结节性红斑皮损的组织病理特点为嗜中性小叶脂膜炎、脂肪坏死和淋巴细胞血管炎等。Sweet 病样皮损为真皮深部和皮下脂肪组织内的小血管炎病变，以淋巴细胞浸润为主；伴有脓疱的 Sweet 病样皮损，浸润细胞主要为中性粒细胞，并伴有淋巴细胞和组织细胞浸润，还可见血管内皮细胞肿胀和血管壁水肿。

第七节　其他临床表现

患者的眼部、关节、神经系统和大血管也可受累，具体表现如下[12]：

一、眼部受累

眼部受累是白塞病最常见的表现，可见于约 90% 的患者，男性好发且症状较重。后葡萄膜炎是最具特征性的表现，也可发生前葡萄膜炎、眼前房积脓、继发性青光眼和白内障，严重的可致盲，发生视网膜血管炎时尤为严重。其他眼部表现还有结膜炎、巩膜炎、角膜炎、玻璃体积血以及视神经炎等。

二、关节炎

关节炎也是白塞病的主要临床表现，主要为非侵蚀性炎症性对称性关节炎或非对称性寡关节炎。膝关节、腕关节、踝关节和肘关节最常受累，多为非侵蚀性。

三、消化系统

胃肠受累表现为腹部疼痛、消化道出血或肠穿孔。小肠可发生溃疡，回盲部常见。有时与炎症性肠病的鉴别有一定困难。

四、神经系统

神经系统病变通常出现在病程晚期，提示预后不好。还可发生脑神经麻痹、脑干损伤、锥体束或锥体束外症状[13-14]。也可出现急性脑膜炎，但多可自行缓解。

五、血管病变

可出现动脉瘤、阻塞性动脉病变和浅表或深在性静脉血栓。白塞病血管病变 ANCA 阴性，抗心磷脂抗体阳性与疾病活动程度无关，但可能与复发血栓有关。此外，也可发生动静脉栓塞。血栓常累及静脉系统，导致上、下腔静脉阻塞。

六、其他

心脏受累可出现冠状动脉血管炎、瓣膜病、心肌炎和心律失常；肺部受累可出现肺微动脉瘤；肾受累可出现肾小球肾炎[15-16]。

第八节　诊断和鉴别诊断

一、白塞病的诊断

白塞病的诊断比较困难，因本病没有特异性的实验室检查指标，而必须依靠临床表现来诊断，特别是仅有部分临床表现时诊断尤为困难。目前应用得比较广泛的是 1990 年国际研究小组制订的白塞病诊断标准[17]，详见表 13-1。要诊断该病，必须有复发性口腔溃疡，还要有复发性生殖器溃疡、眼损害、皮肤损害和针刺反应阳性 4 项中的 2 项或 2 项以上才能确诊。该标准的敏感性为 91%，特异性为 96%。急性发作的患者，各项常见损害往往同时存在，诊断比较容易；慢性患者，各常见损害往往相继发生，有时两种表现间隔时间很长，容易漏诊。因此，凡遇有白塞病临床表现者，要留意是否患有该病。仔细询问病史，根据其临床表现进行排查，综合分析，才不至于漏诊。对

于个别患者的诊断，仍有赖于医师的细致观察和临床经验，不必为诊断标准所束缚。

若患者仅有上述 2 种表现者，则认为是不完全性白塞病。令人担心的是该标准中包含了痤疮样结节，这在青年和成年人中是常见的非特异性皮损。白塞病还有其他一些临床表现，如结膜炎、关节炎 / 关节痛、血栓性静脉炎、深静脉血栓、大动脉炎、动脉瘤、三尖瓣病变、中枢神经病变、消化道溃疡、肺栓塞和附睾炎等。由于其临床特异性或发生率较低而未被列入诊断标准中。

二、白塞病的鉴别诊断

该病的口腔溃疡、结节性红斑、眼结膜炎、关节炎和血管炎等临床表现在其他皮肤病或风湿病也会出现，需加以鉴别。系统性红斑狼疮、天疱

表13-1　国际研究小组制订的白塞病诊断标准*

临床表现	定义
复发性口腔溃疡	由医师观察到或患者诉说有阿弗他溃疡或疱疹样溃疡，1 年内至少发作 3 次
加上下列临床表现中至少 2 项	
复发性生殖器溃疡	由医师观察到或患者本人确有把握的外阴溃疡或瘢痕
眼损害	由眼科医师经裂隙灯检查明确的前葡萄膜炎、后葡萄膜炎、玻璃体内可见细胞或视网膜血管炎
皮肤损害	医师或患者观察到的结节性红斑、假性毛囊炎或丘疹脓疱样损害及未经糖皮质激素治疗的青春期后的痤疮样结节
针刺反应阳性	针刺 24～48h 内由医师判断的皮肤试验阳性

* 仅适于缺乏其他临床解释时

疮、梅毒、赖特综合征、溃疡性结肠炎、Steven-Johnson 综合征、Sweet 病和艾滋病等都可出现该病 5 个基本表现中的数个表现，即使是慢性口腔阿弗他溃疡，有时也要与本病仔细鉴别。因此，详细的病史询问、细致的皮损观察和全面的分析综合在该病的鉴别诊断中是非常重要的。

第九节　治　　疗

一、皮肤和黏膜病变

（一）一般处理

生活要有规律，减轻心理压力，睡眠要充足，劳逸结合。有口腔溃疡时，口腔清洁要温柔，必要时暂停刷牙。因口腔溃疡疼痛影响进食者可用局部麻醉剂，口腔清洁可用氯己定（洗必泰）等杀菌的漱口液。

（二）秋水仙碱

由于口腔溃疡可自愈，所以，总的来看，药物治疗的目的不是溃疡的愈合，而是不再有新发溃疡。开始时可用秋水仙碱口服，0.6mg，每日 2 次，可先用 2 周。如胃肠道反应不明显，剂量可加至 0.6mg，每日 3 次。该方法可降低 50% 以上皮肤和黏膜损害的发生。

（三）氨苯砜

如秋水仙碱疗效不满意，可换用或合用氨苯砜。每日剂量 50～100mg/d，通常最大治疗剂量是 100mg/d。使用该药时需注意溶血性贫血和高铁血红蛋白血症等副作用的发生。

二、严重的皮肤和黏膜病变

（一）沙利度胺

沙利度胺是治疗白塞病相对安全、有效的药物 [18-20]。该药的药理机制主要是抑制单核细胞产生 TNF-α、拮抗前列腺素、抑制中性粒细胞趋化、改善细胞和体液免疫。常用剂量 100～200mg/d，分次服用。该药治疗白塞病起效迅速，即使严重溃疡也可在较短时间内愈合。皮损控制后逐渐减量维持，可长期服药，不要突然停药，以免皮损反复。副作用有致畸胎、嗜睡、便秘、末梢神经炎和深静脉血栓等。后者近年有多例报道，通常发生在 100mg/d 剂量以上。为了避免其发生，我们的经验是合用阿司匹林，如肠溶阿司匹林 100mg/d，或合用活血化瘀中药。

（二）雷公藤

雷公藤有免疫抑制和抗炎作用，对该病血管炎有很好的治疗作用 [21]。多个临床试验显示雷公藤对该病口腔和阴部溃疡有显著疗效。可单用或合用其他药物。成人每日剂量约合生药 30g（去皮根）。该药的副作用主要是生殖系统、造血系统和消化系统的表现。未生育者或还想生育者慎用或不用，短期使用不超过 3 个月，一般是安全的。

（三）甲氨蝶呤

成人每周 7.5～15mg 顿服甲氨蝶呤对严重的皮肤和黏膜病变有效 [22]。可从小剂量开始，逐渐加量。

三、系统性病变

对于可能致残或死亡的患者，如有严重的眼损害和心血管病变者，需使用免疫抑制剂 [23-24]。可单用糖皮质激素或联合使用其他免疫抑制剂如硫唑嘌呤、环孢素、环磷酰胺或 IFN-α 等药。对于眼损害的标准治疗方案是泼尼松加硫唑嘌呤。如果该方案不成功，可用上述其他免疫抑制剂代替硫唑嘌呤。近年来，新型生物制剂如抗 TNF-α 的药物益赛普和英夫利昔治疗白塞病也显示了很好的前景 [25-27]。该病往往是终身性的，失明、神经系统损害和血栓栓塞是潜在的严重并发症，应予警惕 [28]。

第十节　皮损和组织病理图片

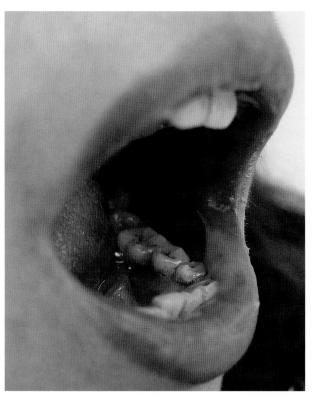

图XⅢ-1　白塞病患者，口唇溃疡，一般大小，与普通阿弗他溃疡类似，但溃疡较深

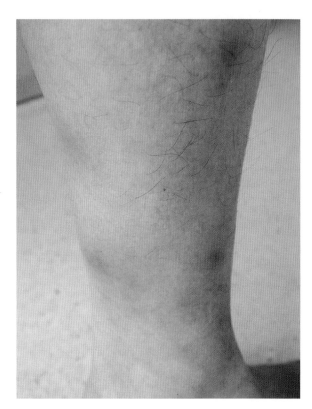

图XⅢ-2　白塞病患者，小腿结节性红斑，结节周围绕有红晕是其特点

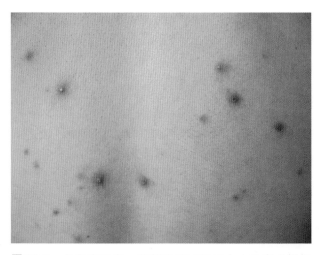

图XⅢ-3　白塞病患者，背部米粒至绿豆大小毛囊炎样损害，散在分布

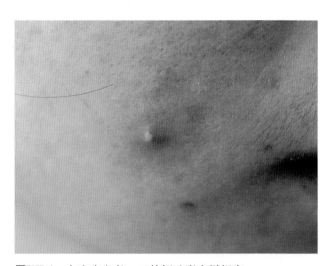

图XⅢ-4　白塞病患者，口外侧毛囊炎样损害

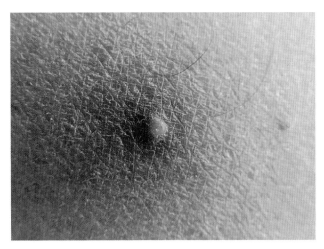

图XⅢ-5　白塞病患者，脓疱性结节样毛囊炎样损害，顶端发生米粒大平顶脓头，中央无毛发穿过，基底部为小结节，皮损周围有较宽的鲜红色晕，是其特征性表现

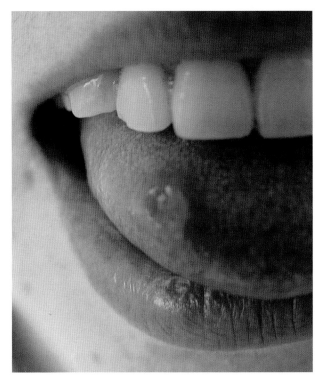

图XⅢ-6　白塞病患者，舌部较大的溃疡

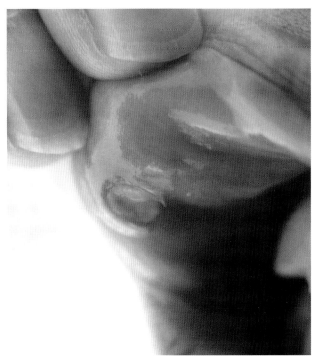

图XⅢ-7　白塞病患者，图13-6同一患者，颊黏膜可见较大的溃疡，溃疡较深

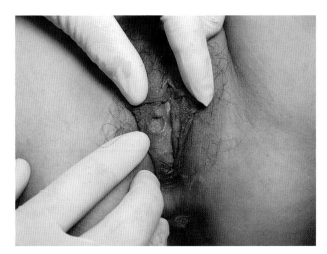

图XⅢ-8　白塞病患者，右侧小阴唇内侧已愈合的大溃疡，仍有明显凹陷

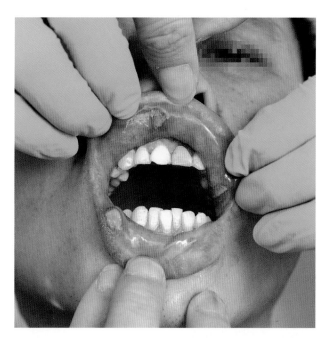

图XIII-9 白塞病患者，口腔多发大溃疡

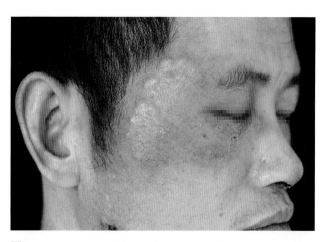

图XIII-10 图XIII-9同一患者，右颞、颧、下眼睑和鼻背左侧白塞病Sweet病样皮损，局部可见弧形红斑，边缘颗粒状，似水疱，但扪之质地坚实，为假性水疱

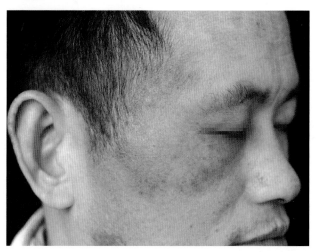

图XIII-11 图XIII-9同一患者，采用沙利度胺治疗6周后，Sweet病样皮损消退，留有色素沉着

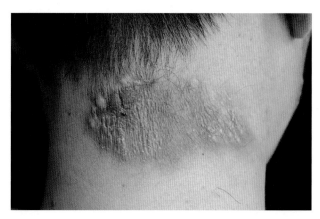

图XIII-12 图XIII-9同一患者，颈后白塞病Sweet病样皮损，局部见大致呈椭圆形的红斑，边缘有针尖大至豆粒大脓疱

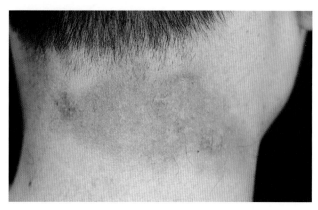

图XIII-13 图XIII-9同一患者，颈后Sweet病样皮损，采用沙利度胺治疗6周后，皮损消退，留有色素沉着

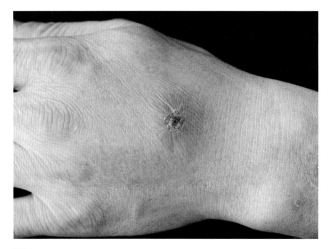

图XⅢ-14　图XⅢ-9同一患者，左手背针刺反应阳性，局部见红色斑丘疹，中央针刺处结痂

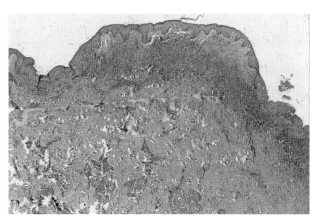

图XⅢ-15　图XⅢ-9同一患者，颈后Sweet病样皮损的组织病理。表皮未见异常，真皮浅层密集炎症细胞浸润，真皮深层血管周围及汗腺周围少许炎症细胞浸润（HE染色×4）

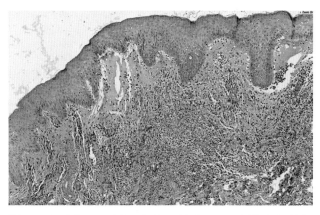

图XⅢ-16　图XⅢ-9同一患者，颈后Sweet病样皮损的组织病理。真皮乳头明显水肿，真皮浅层密集炎症细胞浸润（HE染色×20）

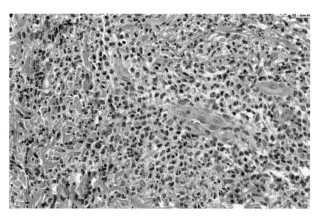

图XⅢ-17　图XⅢ-9同一患者颈后Sweet病样皮损的组织病理。炎症细胞主要为中性粒细胞，伴有淋巴细胞和组织细胞，少许核尘。血管内皮细胞肿胀，血管壁水肿（HE染色×40）

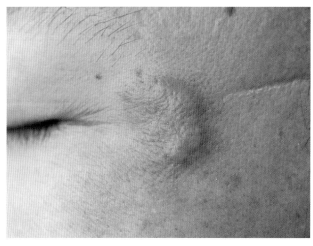

图XⅢ-18　白塞病患者并发Sweet病样皮损，左眼外侧弧形水肿性红斑

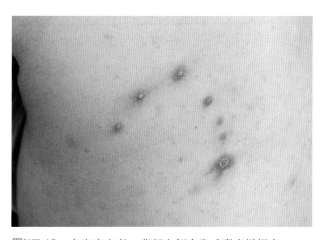

图XⅢ-19　白塞病患者，背部左侧多发毛囊炎样损害

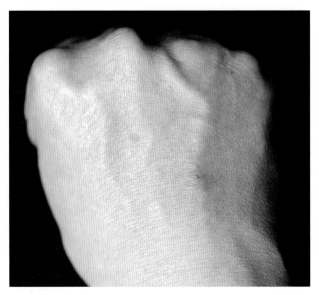

图XⅢ-20   白塞病患者，右手背针刺反应阳性，局部有红色小结节，中央针眼处结痂

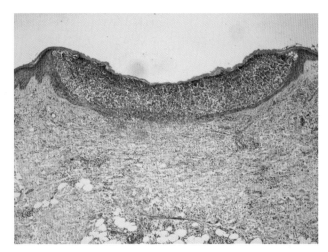

图XⅢ-21   白塞病皮损组织病理。可见表皮内脓疱形成（HE 染色 ×4）

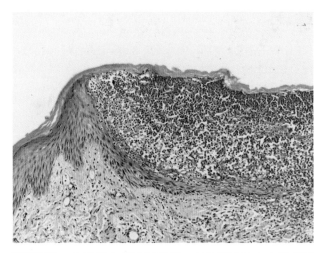

图XⅢ-22   白塞病皮损组织病理。高倍镜下表皮内脓疱形成（HE 染色 ×10）

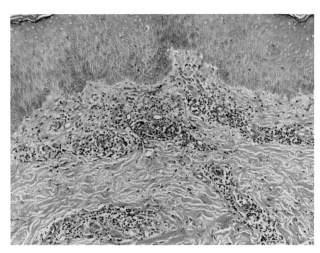

图XⅢ-23   白塞病皮损组织病理。显示真皮浅层毛细血管扩张、淤血，管壁纤维素样坏死，可见炎症细胞浸润（HE 染色 ×10）

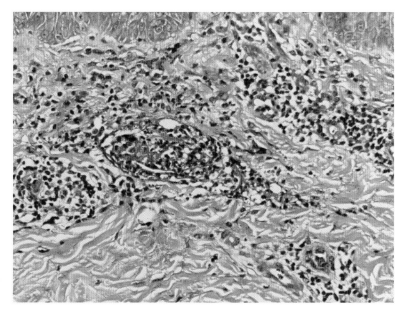

图XⅢ-24　白塞病皮损组织病理。高倍镜下图像（HE 染色 ×20）

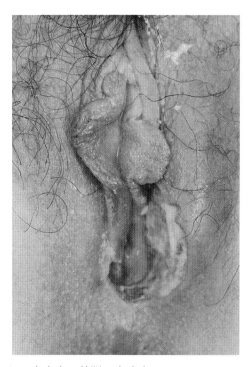

图XⅢ-25　白塞病，外阴巨大溃疡

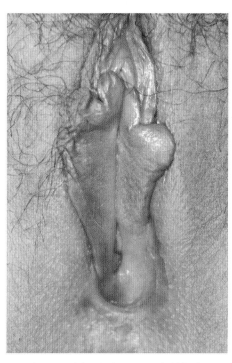

图XⅢ-26　图XⅢ-25 同一患者，口服沙利度胺后 1 个月余，溃疡完全愈合

参考文献

1. 赵辨. 中国临床皮肤病学. 第1版. 南京: 江苏科学技术出版社, 2009: 0896.

2. Burns T, Breathnach S, Cox N, Griffiths C. Rook's Textbook of Dermatology. 8th ed. Oxford:Wiley-Blackwell, 2010: 50. 56.

3. James WD, Berger TG, Elston DM.Andrew's Disease of the Skin. CLINICAL DERMATOLOGY. 10th ed.Philadelphia: Saunders Elsevier, 2006: 812-813.

4. Kontogiannis V, Powell RJ. Behçet's disease.Postgrad Med J, 2000, 76:629-637.

5. Dilsen N. History and development of Behçet's disease [abstract].Rev Rhum Engl Ed, 1996. 63:512-519.

6. Sakane T, Takeno M. Novel approaches to Behçet's disease. Expert Opin Investig Drugs, 2000. 9:1993-2005.

7. Zouboulis CC, Turnbull JR, Martus P. Univariate and multivariate analyses comparing demographic, genetic, clinical,and serological risk factors for severe Adamantiades-Behçet's disease. Adv Exp Med Biol, 2003, 528: 123.

8. Hegab S, Al-Mutawa S. Immunopathogenesis of Behçet's disease. Clin Immunol, 2000, 96:174-186.

9. 王侠生,廖康煌.杨国亮皮肤病学.第1版.上海:上海科学技术文献出版社,2005:677-678.

10. Firestein GS, Budd RC, Gabriel SF, McInnes IB, O'Dell JR. Kelley's Textbook of Rheumatology. 9th ed. Singapore: Elsevier Pte Ltd, 2012:1525-1526.

11. 李明,孙建方. 结缔组织病皮肤表现图鉴与诊疗精要. 第一版. 北京: 北京大学医学出版社, 2009:155.

12. 蒋明, David Yu, 林孝义, 等. 中华风湿病学. 第1版. 北京: 华夏出版社, 2004:

13. Siva A, Kantarci OH, Saip S, et al. Behçet's disease: diagnostic and prognostic aspects of neurological involvement. J Neurol, 2001, 248:95-103.

14. Akman-Demir G, Serdaroglu P, Tasçi B (Neuro-Behçet Study Group). Clinical patterns of neurological involvement in Behçet's disease: evaluation of 200 patients. Brain, 1999, 122: 2171-2181.

15. Sakane T, Takeno M, Suzuki N, et al. Behçet's disease. N Engl J Med, 1999, 341: 1284-1291.

16. El Ramahi KM, Al Dalaan A, Al Shaikh A, et al. Renal involvement in Behçet's disease: review of 9 cases. J Rheumatol, 1998, 25: 2254-2260.

17. International Study Group for Behcet's Disease. Criteria for diagnosis of Behçet's disease. Lancet, 1990, 335: 1078-80.

18. Hamuryudan V, Mat C, Saip S, et al.Thalidomide in the treatment of the mucocutaneous lesions of Behçet's syndrome: a randomized double-blinded, placebo controlled trial. Ann Intern Med, 1998, 128: 443-450.

19. De Wazieres B, Gil H, Vuitton DA, et al.Treatment of recurrent oro-genital ulceration with low doses of thalidomide. Clin Exp Rheumatol, 1999, 17: 393

20. Housman TS, Jorizzo JL, McCarty AM, et al. Low-dose thalidomide therapy for refractory cutaneous lesions of lupus erythematosus.Arch Dermatol, 2003, 139:50-54.

21. 秦万章. 中西医结合研究丛书-皮肤病研究. 第一版. 上海: 上海科学技术出版社, 1990: 191-193.

22. Jorizzo JL, White WL, Wise CM, et al. Low-dose weekly methotrexate for unusual neutrophilic vascular reactions: cutaneous polyarteritis nodosa and Behçet's disease. J Am Acad Dermatol, 1991, 24: 973-978.

23. Kaklamani VG, kaklsamanis PG. Treatment of Behcet's disease-an update. Semin Arthritis Rheum, 2001, 30: 229-312.

24. Yazici H, Pazarli H, Barnes CG, et al. A controlled trial of azathioprine in Behçet syndrome.N Engl J Med, 1990, 322: 281-285.

25. Melikoglu M, Fresko I, Mat C, et al. Short-term trial of etanercept in Behçet's disease: a double blind, placebo controlled study. J Rheumatol, 2005, 32: 98-105.

26. Alexis AF, Strober BE. Off-label dermatologic uses of anti-TNF-α therapies.J Cutan Med Surg, 2005, 9:296-302.

27. Van Laar JA, Missotten T, van Daele PL, et al. Adalimumab: a new modality for Behçet's disease? Ann Rheum Dis, 2007, 66: 565-566.

28. Zouboulis CC, Vaiopoulos G, Marcomichelakis N, et al. Onset signs, clinical course, prognosis, treatment and outcome of adult patients with Adamantiades-Behçet's disease in Greece. Clin Exp Rheumatol, 2003, 21: S19.

第十四章　结节性多动脉炎

同义名

- 结节性动脉周围炎（periarteritis nodosa）
- 结节性全动脉炎（panarteritis nodosa）

要点

- 结节性多动脉炎是一种累及中、小动脉的节段性坏死性血管炎。
- 皮肤型的主要表现为沿血管走行分布的皮下结节，局部可有水疱、溃疡或坏死，并可发生肢端坏疽；网状青斑是皮肤型比较常见的表现，以双下肢多见。
- 系统型除了有皮肤型的皮肤表现外，还有发热、关节痛、肌痛、腹痛、肾性高血压和外周神经病变。
- 皮肤型表现为慢性的良性过程，但也可有轻度的系统型的全身表现。

第一节　定　　义

结节性多动脉炎（polyarteritis nodosa，PAN）是一种可累及多个系统中、小动脉的坏死性血管炎。该病很少或无免疫沉积物，抗中性粒细胞胞浆抗体（antineutrophil cytoplasmic antibodies，ANCAs）多为阴性。该病可分为系统型和皮肤型。前者以重要脏器如肾、心、肝等的损害为主，但其中有约 1/2 的患者可伴有皮肤损害；后者约占 10%，以皮肤结节为主，少数患者可有发热、关节痛、肌痛和神经病变累及的症状，但无内脏器官累及，预后较好。

第二节　历　　史

约 150 年前（1866 年），Kussmaul 和病理医师 Maier 描述了 1 例 27 岁的裁缝在住院 1 个月后痛苦死亡的经过。患者有发热、厌食、感觉异常、肌无力、肌痛、腹痛以及少尿，血管病理显示全身中到小动脉的结节性炎性改变。他们将之命名为"结节性动脉周围炎"，后来又称"结节性多动脉炎"。以后了解到其炎症不仅在动脉周围，而是在动脉全层，故又改称为结节性全动脉炎（panarteritis nodosa）。1931 年，人们观察到仅限于皮肤的类型，称"皮肤型结节性多动脉炎"。近年来，观察到该病不仅累及中等大小的血管，也累及小血管。以前"类风湿关节炎伴发的 PAN"现在称为类风湿性血管炎，大多数"伴肺累及的 PAN"现在称为 Churg-Strauss 综合征（Churg-Strauss syndrome，CSS）或称变应性肉芽肿性血管炎。随着在显微镜下观察到 PAN 患者体内有针对髓过氧化物酶（myeloperoxidase，MPO）的 ANCAs，人们对该病的认识发生了更大的转变，认识到显微镜下 PAN 比经典的 PAN 更为多见。严格来说，PAN 是一种罕见病，虽然其实际的发病率尚不清楚，但在所有的系统性血管炎中，其发生率小于 5%，比韦格纳肉芽肿病还低数倍 [1-5]。

第三节　流行病学

国外报道 PAN 的发病率为 4/10 万 ~ 16/10 万，国内尚无该病流行病学的报道。经典的 PAN 可发生于任何年龄，但发病高峰在 50 ~ 60 岁，多见于 45 岁，儿童也可发病。多数研究显示男：女比例为 2：1。皮肤型 PAN 约占总病例数的 10%，但在儿童，皮肤型最为多见。

第四节　病因和发病机制

PAN 的病因尚不清楚，尽管有许多该病继发于感染、预防接种、中耳炎以及药物作用后的报道，但迄今并未找到这些因素与 PAN 发生之间有必然联系的证据。PAN 可以为原发，也可继发于系统性红斑狼疮、类风湿关节炎和干燥综合征等疾病。有报道乙型肝炎病毒感染与 PAN 发病有关，尤其是乙型肝炎表面抗原阳性者[6]。其所引起的 PAN 样血管炎比较典型。但中国人该病毒携带者约占 1/10，却并未观察到 PAN 多发及其血管炎的发生情况。PAN 可见于乙型肝炎的任何阶段，与肝炎的严重程度并不平行。国外报道估计不到 1% 的乙型肝炎感染人群发展为 PAN，但我国迄今尚无该方面的报道。

第五节　皮肤表现

PAN 可分为系统型和皮肤型。前者以重要脏器如肾、心和肝等的损害为主，但其中有约 1/2 的患者可伴有皮肤损害；后者约占 10%，以皮肤结节为主，少数患者可有发热、关节痛、肌痛和神经病变累及的症状，但无内脏器官累及，预后较好。该病皮肤表现如下。

一、皮下结节

皮下结节是该病最有诊断意义的皮损，约 15% 的患者有此结节。结节可单发，也可成群发生，多沿血管走行路径分布，常见于下肢，尤其多见于膝下、小腿伸侧和足背。直径 5 ~ 10mm 者居多，其上皮肤肤色正常，微红或鲜红，有压痛或自发痛，触压时可有搏动感。结节中心可发生坏死，形成水疱或大疱，也可直接形成溃疡。有的溃疡呈“鸟眼”状。有的结节坏死后血管表面纤维愈合，局部可有皮内血肿或瘀斑。结节破溃后表面可结黑色厚痂[7-8]（图 XIV -1 ~ 4）。结节常在网状青斑的基础上发生，周围分布有网状青斑皮损。皮肤型 PAN 的皮下结节与系统型者类似。Lindberg 等于 1931 年提出良性皮肤型 PAN。该型的皮下结节多见于女性，结节一般较小，不易查到，往往由于疼痛而发现。直径 0.5 ~ 2.0cm，下肢多见，可伴有肿胀和水肿，结节可破溃形成溃疡。

组织病理可见累及中、小动脉的坏死性、闭塞性全动脉炎，呈局灶性结节性肿胀和坏死，可继发动脉瘤和动脉破裂。病变早期为动脉管壁的纤维蛋白样变性，弹力膜破坏，管壁及其周围中性粒细胞浸润，有核碎裂及核尘（图 XIV -4 ~ 6）；晚期可见管壁增生，血栓形成，淋巴细胞、组织细胞和浆细胞浸润，呈肉芽肿性动脉炎改变。动脉管腔阻塞可导致血管周围组织缺血性坏死[9]。

二、网状青斑

网状青斑是 PAN 比较常见的表现，以双下肢多见。在良性皮肤型 PAN，是除皮下结节外第二个常见的皮损，且已列入该病的分类标准。

三、其他皮肤表现

少数患者可有肢端坏疽、肢端发绀、雷诺现象、红斑、丘疹、水疱、风团、瘀斑、皮肤溃疡以及瘢痕等皮损。

第六节 组织病理表现

PAN 的组织病理表现主要是中等大小动脉的节段性坏死性血管炎。受累部位的血管有炎症和坏死，血管壁可见纤维素样变性，大量淋巴细胞及中性粒细胞浸润，红细胞外溢，血管腔内血栓形成，血管管腔可闭塞，可导致动脉瘤样扩张或管腔狭窄（图XIV-8～16）。直接免疫荧光可见血管壁或血管周围有 C3、IgM 和纤维素沉积。

第七节 其他临床表现

PAN 起病突然，症状严重。典型者先有数周或数月的发热、腹痛、体重下降和关节痛等全身症状，常常被误诊为感染等疾病。此时可能出现突发事件，如肠缺血和肠梗阻、手指坏疽、缺血性皮肤溃疡、肾和心脏等其他重要脏器的梗死以及多发性单神经炎引起的突发性多神经功能障碍，其他的尚有肌痛和乏力、睾丸疼痛、氮质血症和高血压等。这些都是由于本病累及的动脉以中、小口径的肌性动脉为主，类似于冠状动脉、肝动脉和皮卜组织的动脉口径，所以可累及全身各系统。由于血管病变产生的局部循环障碍，可导致缺血、血栓形成、栓塞和血管破裂等改变，引起多种多样的临床表现。肾累及主要是肾动脉梗死引起的缺血性损害，表现为血尿、蛋白尿和氮质血症，是引起该病死亡的主要原因。多发性单神经炎最常表现为足下垂，是诊断本病的标记性特征[10-11]。

第八节 实验室检查

PAN 的实验室检查无特异性。患者可有贫血、血中白细胞增多、ESR 加快及轻微肝损害等表现。无特异性血清学异常，ANCAs 阴性，但少数患者可有阳性。肠系膜造影如有广泛的动脉瘤，是最有价值的发现。有明显腹痛的患者，应选择此项检查。

第九节　诊断和鉴别诊断

一、诊断

美国风湿病学学会（ACR）1990年关于PAN的分类标准可供借鉴[12]，详见表14-1。符合3条或3条以上者可分类为PAN，其敏感性为82.2%，特异性为86.6%。如果在网状青斑的基础上出现皮肤溃疡，要考虑皮肤型PAN的可能。

二、鉴别诊断

PAN需与显微镜下多血管炎（MPA）、Churg-Strauss综合征（CSS）、韦格纳肉芽肿病以及皮肤变应性结节性血管炎、冷球蛋白血症性血管炎以及其他自身免疫病相鉴别[13-14]。如果患者有肾小球肾炎和肺损害，同时有ANCAs阳性，则要考虑前三者的诊断；如血管造影见到动脉瘤样扩张，要考虑到纤维肌性发育不良、动脉粥样硬化、SLE、胆固醇栓、神经纤维瘤病、Ehlers-Danlos综合征、感染性心内膜炎中的栓子和左心房黏液瘤等。

1. 显微镜下多血管炎（MPA）　MPA和CSS以往曾归属于PAN，在1993年Chapel Hill血管炎会议上，对MPA进行了定义，使其正式从PAN中分离出来。该定义提出，小动脉、毛细血管和小静脉的血管炎是诊断MPA的必要条件，而PAN不能累及微小血管，也不发生肾小球肾炎。MPA和PAN的主要区别在于是否出现微小血管病变，而非是否有中等大小血管受累。从已有的资料看，MPA发病比PAN要高。

2. Churg-Strauss综合征（CSS）　CSS的临床表现与PAN有许多相似之处，但前者常有肺血管受累，血管炎累及包括小静脉在内的各种口径的肌性动脉，血管内外都有肉芽肿形成，组织病理可见嗜酸性粒细胞浸润，外周血嗜酸性粒细胞计数也升高，既往有支气管哮喘和（或）其他呼吸道疾病史，肾损害以坏死性肾小球肾炎为特征，约2/3的患者ANCAs阳性。

3. 韦格纳肉芽肿病（WG）　该病是以上、下呼吸道坏死性肉芽肿性血管炎、局灶性或弥漫性肾小球肾炎以及系统性细、小血管炎为特征的疾病。皮肤也可发生溃疡、紫癜和皮下结节等损害，需要与PAN鉴别。但WG的肺部浸润斑片或结节、肺泡出血、肾小球肾炎和上呼吸道病变多见，是临床上与PAN的不同之处。WG患者ANCAs的阳性率高，PR3-ANCA在活动期WG的敏感性达90%，缓解期达40%。PR3-ANCA诊断WG的特异性超过95%。即使缺乏组织病理结果，高滴度PR3-ANCA或者MPO-ANCA阳性也可为WG诊断提供充分依据。

表14-1　美国风湿病学学会（ACR）1990年结节性多动脉炎的分类标准

1. 体重下降≥4kg	自发病起体重下降≥4kg，除外饮食和其他因素
2. 网状青斑	发生于四肢和躯干的网状青斑
3. 睾丸疼痛或触痛	睾丸疼痛或压痛，除外感染和创伤等其他原因
4. 肌痛、肌无力或下肢压痛	弥漫性肌痛（除外肩胛带肌群和骨盆带肌群）、肌无力以及下肢肌肉压痛
5. 单神经病或多神经病	出现单神经病、多发性单神经病或多神经病
6. 收缩压>90mmHg	出现高血压，收缩压>90mmHg
7. BUN或Cr水平升高	BUN>40mg/dl或Cr>1.5mg/dl，除外脱水、少尿和梗阻等肾外因素引起
8. 乙型病毒性肝炎	血清HBsAg或HBsAb阳性
9. 动脉造影异常	动脉造影显示内脏动脉瘤形成或动脉血管阻塞，除外动脉粥样硬化、纤维肌性发育不良或其他非炎症性因素
10. 中、小动脉活检见多形核粒细胞	血管壁组织学检查见粒细胞和单核细胞浸润

4. 皮肤变应性结节性血管炎 多见于青年女性，春末夏初多发，盛夏加重，秋后减轻，反复发作。皮损好发于双下肢，以小腿下 2/3 尤为多见，不限伸屈侧，散在分布。基本皮损为皮下结节，杨梅至鸡蛋黄大小，列为正常皮色、淡红色、鲜红色或暗红色，3～4 周可消退。部分患者有乏力和低热等轻度全身症状。无 PAN 内脏器官受累表现，组织病理也无 PAN 的改变。部分患者有结核病史。

第十节 治 疗

系统型 PAN 可因肾衰竭、心血管或胃肠道并发症等导致死亡。糖皮质激素和细胞毒药物是治疗该型最主要的药物，可使患者的存活率上升到 90% 以上。最初泼尼松用量为每日 1mg/kg，病情控制后逐渐减量。

环磷酰胺是治疗系统型 PAN 非常有效的药物，美国 NIH 的 Fauci 等已将该药作为治疗 PAN 的首选药物之一，但也可与糖皮质激素合并使用[15-16]。最初的口服剂量为每日 2mg/kg，病情严重者剂量加倍。当病情稳定至少 1 年以上时，可减量或停用。也可间歇使用大剂量环磷酰胺冲击治疗，常规每月给予 0.5～1.0g/m^2，可使用 6～12 个月，其毒副作用较小，但疗效相同。

除了环磷酰胺外，还可选择苯丁酸氮芥、硫唑嘌呤、甲氨蝶呤和氨苯砜等药。血浆置换在其他疗法不满意时也可酌情选用。

皮肤型 PAN 在急性期一般对糖皮质激素治疗敏感，可用中大量糖皮质激素治疗。环磷酰胺、甲氨蝶呤、沙利度胺、氨苯砜、柳氮磺胺吡啶和丙种球蛋白静脉冲击治疗等也可选用。该型预后一般较好，但大多数患者在数年内病情可反复发作，该型即使经过数年，转变为系统型者也很少见。

第十一节 皮损和组织病理图片

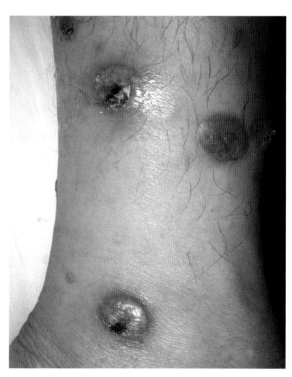

图XIV-1 结节性多动脉炎，小腿皮下多发结节，结节坏死形成大疱，有的疱破裂露出坏死组织

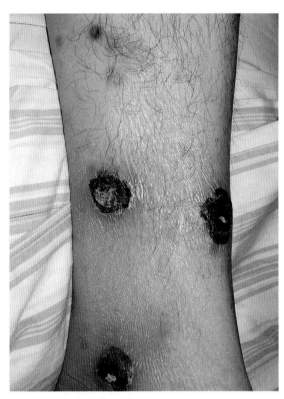

图XIV-2 图XIV-1同一患者，小腿皮下多发结节，结节坏死后表面结有黑色厚痂

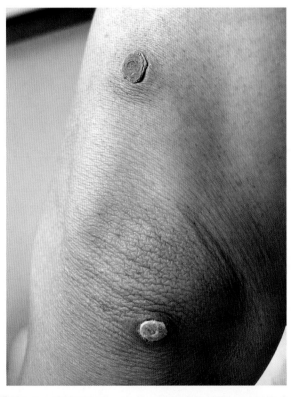

图XIV-3 图XIV-1同一患者，膝部皮下结节，已近愈合，表面仍有痂皮

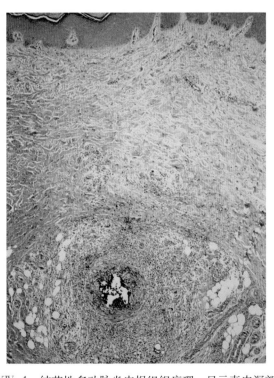

图XIV-4 结节性多动脉炎皮损组织病理。显示真皮深部一血管病变，管壁和血管周围可见炎症细胞弥漫浸润（HE染色×4）

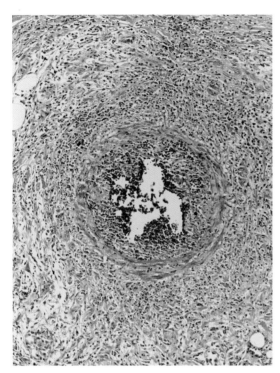

图XIV-5　结节性多动脉炎皮损组织病理。显示肌性小动脉管腔扩张充血，中性粒细胞围血管浸润，并破坏管壁，可见红细胞溢出及核尘形成（HE染色×10）

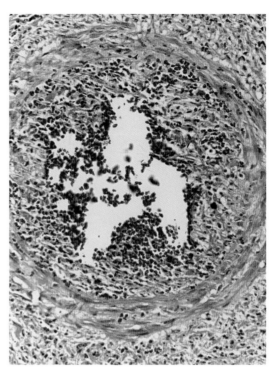

图XIV-6　结节性多动脉炎皮损组织病理（HE染色×20）

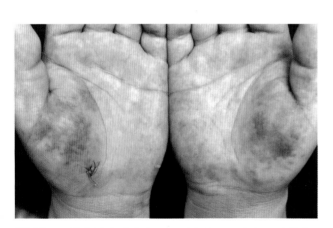

图XIV-7　结节性多动脉炎，双手掌充血，大鱼际处紫癜，可扪及小结节，有的部位表面皮肤变灰黑色，系坏死性血管炎引起

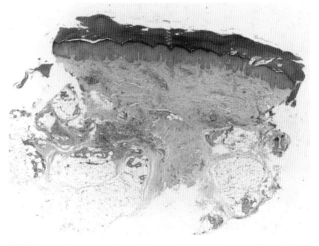

图XIV-8　图XIV-7同一患者，手掌皮损组织病理。真皮全层小血管管壁破坏，大量淋巴细胞及中性粒细胞浸润，红细胞外溢

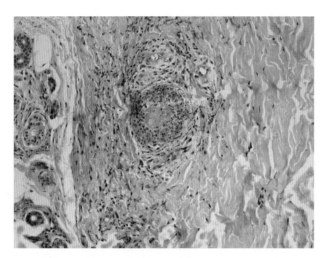

图XIV-9　图XIV-7同一患者，手掌皮损组织病理高倍镜下表现，小血管管壁破坏，大量淋巴细胞及中性粒细胞浸润，红细胞外溢（HE 染色 ×40）

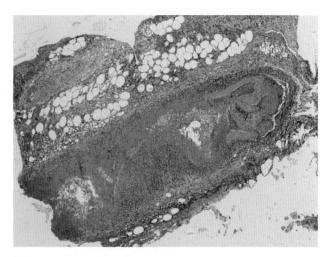

图XIV-10　图XIV-7同一患者手掌深部组织病理。深筋膜处一大血管纤维素样变性，伴管壁破坏，大量淋巴细胞及中性粒细胞浸润，血管腔内血栓形成（HE 染色 ×20）

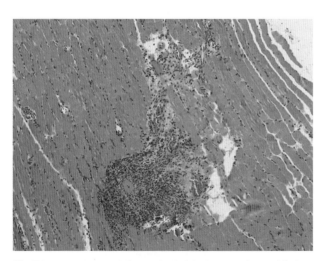

图XIV-11　图XIV-7同一患者手掌深部组织病理。横纹肌内血管周围以及肌肉间较多淋巴细胞和少许嗜酸粒细胞浸润，部分横纹肌变性（HE 染色 ×40）

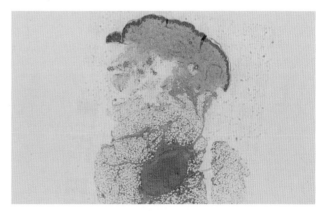

图XIV-12　结节性多动脉炎皮损组织病理。表皮大致正常，皮下组织内可见中等大小血管管腔闭塞，管壁及管腔周围可见淋巴组织细胞浸润（HE 染色 ×10）

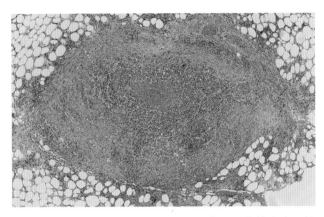

图XIV-13 结节性多动脉炎皮损组织病理。中等大小血管管腔闭塞，血管壁可见纤维素样变性，管壁及管腔周围可见淋巴组织细胞浸润（HE 染色 ×40）

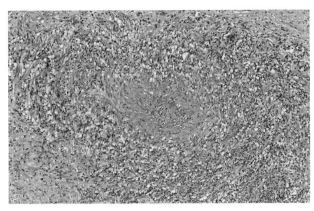

图XIV-14 结节性多动脉炎皮损组织病理。管壁肌纤维之间可见炎症细胞浸润，浸润细胞包括组织细胞及中性粒细胞（HE 染色 ×100）

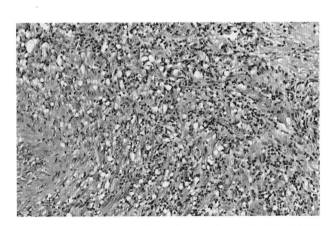

图XIV-15 结节性多动脉炎皮损组织病理。在管壁肌纤维之间可见炎症细胞浸润，浸润细胞包括组织细胞及中性粒细胞（HE 染色 ×200）

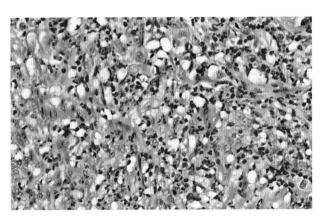

图XIV-16 结节性多动脉炎皮损组织病理。高倍镜下显示肌纤维之间组织细胞及中性粒细胞浸润（HE 染色 ×400）

参考文献

1. Firestein GS, Budd RC, Gabriel SF, McInnes IB, O'Dell JR. Kelley's Textbook of Rheumatology. 9th ed. Singapore: Elsevier Pte Ltd. 2012:1453.

2. Wolff K, Goldsmith LA, Katz SI, Gilchrest BA, Paller AS, LEffell DJ. Fitzpatrick's Dermatology in General Medicine. 7th ed. New York: McGraw-Hill Conpanies, Inc. 2008:1613.

3. Burns T, Breathnach S, Cox N, Griffiths C. Rook's Textbook of Dermatology. 8th ed. Oxford:Wiley-Blackwell. 2010:50.33.

4. 赵辨. 中国临床皮肤病学. 南京: 江苏科学技术出版社. 2009. 882.

5. Crissey JT, Parish LC. Vasculitis:the historical development of the concept. Clin Dermatol, 1999, 17:493-7.

6. Janssen HL, van Zonneveld M, van Nunen AB, et al. Polyarteritis nodosa associated with hepatitis B virus infection. The role of antiviral treatment and mutations in the hepatitis B virus genome. Eur J Gastroenterol Hepatol, 2004, 16:801-807.

7. James WD, Berger TG, Elston DM.Andrew's Disease of the Skin. Clinical Dermatology. 10th ed.Philadelphia: Saunders Elsevier. 2006:836-838.

8. 朱学骏、王宝玺、孙建方、项蕾红主译. 皮肤病学. 第2版. 北京: 北京大学医学出版社. 2011:460.

9. Morgan AJ, Schwartz RA: Cutaneous polyarteritis nodosa: a comprehensive review. Int J Dermatol, 2010, 49(7):750-756.

10. Pagnoux C, Seror R, Henegar C, et al. Clinical features and outcomes in 348 patients with polyarteritis nodosa: a systematic retrospective study of patients diagnosed between 1963 and 2005 and entered into the French Vasculitis Study Group Database. Arthritis Rheum, 2010, 62(2):616-626.

11. Mohammad AJ, Jacobsson LT, Mahr AD, et al. Prevalence of Wegener's granulomatosis, microscopic polyangiitis, polyarteritis nodosa and Churg-Strauss syndrome within a defined population in southern Sweden. Rheumatology (Oxford), 2007, 46:1329-1337.

12. Lightfoot RW, Michel BA, Bloch DA, et al. The American College of Rheumatology 1990 criteria for the classification of polyarteritis nodosa. Arthritis Rheum, 1990, 33:1088-1093.

13. 李明, 孙建方. 结缔组织病皮肤表现图鉴与诊疗精要. 北京: 北京大学医学出版社, 2009:162-163.

14. 郑志忠.难治性风湿病. 上海: 上海科学技术文献出版社. 2007:94-95.

15. 蒋明, David Yu, 林孝义, 等. 中华风湿病学. 北京: 华夏出版社. 2004:1156-1157.

16. Gayraud M, Guillevin L, le Toumelin P, et al. Long-term followup of polyarteritis nodosa, microscopic polyangiitis, and Churg-Strauss syndrome: analysis of four prospective trials including 278 patients. Arthritis Rheum, 2001, 44:666-6751.

第十五章

韦格纳肉芽肿病

要点
- 韦格纳肉芽肿病是肉芽肿性坏死性血管炎，主要累及皮肤、上下呼吸道和肾。
- 皮肤和口腔黏膜坏死性血管炎的主要表现为可触及紫癜、丘疹、结节、坏死、水疱、溃疡和结痂等。
- 约 90% 的患者有上、下呼吸道坏死性肉芽肿性炎症。
- 约 2/3 的患者有局灶性坏死性肾小球肾炎。
- 半数患者的组织病理表现为白细胞破碎性血管炎和（或）肉芽肿性炎症，丘疹坏死性皮损组织的病理表现为栅栏状嗜中性皮炎。

第一节　定　义

韦格纳肉芽肿病（Wegener's granulomatosis）是一种主要累及小血管的系统性血管炎，主要有皮肤和口腔黏膜的坏死性血管炎，上、下呼吸道肉芽肿性炎症，及肾小球肾炎三联征表现。经典型韦格纳肉芽肿病具有三联征表现，如不治疗，有很高的死亡率；局限型韦格纳肉芽肿病仅有三联征的部分表现，预后较好。

第二节　历　史

1931 年，德国医学生 Klinger 首先提出该病的临床表现。1936 — 1939 年，病理学家 Wegener 对有相似症状的 3 名患者进行了详细描述。Klinger 和 Wegener 对于患者独特的疾病部位分布感到很吃惊，而且该病的呼吸道表现与"结节性周围动脉炎"不同。20 世纪 50 年代，Godman 和 Churg 详细描述了该病的临床病理特点，人们才对该病有了一定的认识。1973 年，Fauci 和 Wolff 在对 18 例患者的临床治疗中，观察到糖皮质激素与环磷酰胺联合用药可使疾病长期缓解，并可使存活时间延长，该方法一直沿用到现在。1985 年，Van der Woude 等首先提出 ANCA 与韦格纳肉芽肿病显著相关[1-2]。

第三节　流行病学

关于韦格纳肉芽肿病精确的流行病学研究尚未问世。美国国立卫生研究院（NIH）的研究显示，男女均可发病，发病年龄跨度大（9 ~ 78 岁），平均发病年龄为 41 岁，白种人多见（97%）。该病发病率估计在 50/10 万 ~ 120/10 万。女性稍多，45 ~ 65 岁年龄段多发[3-4]。近年英国报道该病的发病率约为 1090/10 万。

第四节　发病机制

该病病因尚不明确，少数研究证实该病有遗传倾向。大部分研究没有找到特异性的遗传标志，仅小部分患者表达较高水平的 HLA-DR1 和 HLA-DQw7。一些人认为该病可能由感染性疾病所致，但还没有令人信服的依据。在患者的肺泡灌洗液以及近期发病的肺活检组织中也未找到可疑的病毒、细菌、支原体、真菌和包涵体。75% ~88% 的患者胞浆型 - 抗中性粒细胞胞质抗体（C-ANCA，抗原为蛋白水解酶 3，即 PR3）阳性 [5]，10% ~20% 的患者核周型 - 抗中性粒细胞胞质抗体（P-ANCA，抗原为髓过氧化物酶，即 MPO）阳性，但其与疾病发病的关系仍不清楚。有的研究显示，C-ANCA 对韦格纳肉芽肿病的特异性高，多见于病情活动的全身性韦格纳肉芽肿病患者，推测可能由活动期患者肺淋巴样组织产生，病情缓解期少见。韦格纳肉芽肿病患者 T 细胞受累的证据不如 ANCA 多。该病组织病理可见多形核和单个核细胞浸润，后者由浆细胞、单核细胞以及 CD4+ T 细胞组成。血液中可溶性 IL-2 受体水平升高，在疾病复发前就可出现，说明存在 T 细胞的活化。与对照组相比，韦格纳肉芽肿病患者的自身反应性 PR3 特异性 T 细胞比例升高。多形核和单核细胞活化可诱导 PR3 从细胞内向细胞表面移位，进而产生循环抗体，内皮细胞可能是 ANCA 的直接靶细胞。

第五节　皮肤表现

韦格纳肉芽肿病系累及小血管的系统性血管炎，40%~50% 的患者有皮肤和黏膜受累，其中 13% ~25% 是首发症状。皮肤和口腔黏膜主要为坏死性血管炎表现，最常见的皮损是可触及紫癜，其他皮损有炎性丘疹、结节、坏死、水疱、脓疱、溃疡和结痂等（图 XV -1 ~ 5）。也可发生类似坏疽性脓皮病样表现的皮下疼痛性结节，日后可发生坏死性溃疡。丘疹坏死性皮损多见于四肢，尤其是肘部，并可累及面部和头皮，可破溃形成溃疡 [6-9]。有的患者可发生脂膜炎和颞动脉炎，但网状青斑少见。活动性皮损是该病活动性的一个可靠指标。

第六节　皮肤组织病理

大部分皮损组织病理为非特异性，如血管周围淋巴细胞浸润。约 50% 的患者表现为白细胞破碎性血管炎和（或）肉芽肿性炎。丘疹坏死性皮损的组织病理可表现为栅栏状嗜中性皮炎，肌血管周围的肉芽肿性即嗜碱性渐进性坏死灶的周围绕以肉芽肿性炎症。该病肉芽肿的病理特点是中心为坏死区，血管呈增生变化，周围有中性粒细胞、淋巴细胞、浆细胞和巨细胞的多形性浸润。皮肤丘疹和紫癜损害常表现为血栓形成的坏死性血管炎，皮肤结节和溃疡损害常表现为伴或不伴有坏死性血管炎的坏死性肉芽肿。皮肤溃疡的组织病理常为非特异性损害。此时，其他受累器官的活检组织病理有助于该病的诊断。

第七节　其他临床表现

不明原因的全身症状常是首发表现之一，1/4的患者以发热为首发表现，病程中发热者可达1/2。15%的患者以体重下降为首发症状，可下降10%，病程中35%的患者有体重下降。

上呼吸道病变是韦格纳肉芽肿病最常见的表现，70%的患者以鼻、鼻窦、气管及耳部症状为首发表现，可有鼻出血、黏膜肿胀、鼻腔堵塞、黏膜溃疡、鼻中隔穿孔和马鞍鼻。鼻窦CT比平片更清晰，特别是要判断破坏性和侵蚀性骨改变，有鼻炎和鼻窦炎的患者可继发感染，最多见的是金黄色葡萄球菌感染。耳部表现最多见的是中耳炎，其中约1/4的病例伴化脓性感染；内耳病变包括感觉性听力丧失和很少发生的眩晕。患者可无喉气管受累，但可有声嘶、喘鸣和上呼吸道梗阻，严重的可危及生命。声门下狭窄可见于16%的患者，小儿和青春期患者发生概率尤其高，可达48%。直接喉镜检查可见活动性红斑、易碎的黏膜或较软的瘢痕。气管CT以及MRI检查是诊断声门下狭窄的有效方法。仅有约20%的患者可以缓解，80%可转变为不可逆的慢性纤维化。

肺部受累是韦格纳肉芽肿病的主要病变之一，发病率为45%～87%。咳嗽、咯血和胸膜炎是最常见的表现。约1/3的患者X线检查可见肺部浸润和结节，却无下呼吸道症状。韦格纳肉芽肿病患者的肺部浸润是短暂的，甚至在治疗前可以消退。持续性弥漫性肺间质浸润罕见，仅为1%。肺部结节多为双侧发生，常有空洞形成。肺部CT发现浸润和结节的敏感性比X线片明显升高。肺门淋巴结肿大、胸腔积液和弥漫性肺出血少见。对有肺部表现的韦格纳肉芽肿病患者要排除感染，感染常常是导致死亡的原因。肺部累及的患者，肺功能检查显示55%的患者有通气障碍，30%～40%的患者有肺活量和CO弥散功能降低的限制性通气障碍。

肾受累也是韦格纳肉芽肿病的主要病变之一，20%的患者以肾受累为首发表现，最终约75%的患者有肾小球肾炎。早期肾病变可能没有临床症状，极少数尿沉渣和肾功能正常的患者肾活检可见局灶性炎症改变。一旦出现肾症状，可在数天或数周内由无症状的轻型肾病发展为严重的肾小球肾炎，最终可导致肾衰竭。如不积极治疗，平均生存期只有5个月。即使给予积极、合适的治疗，最终也有42%的患者发生肾功能不全。

其他易受累的器官包括骨骼肌肉系统（70%）、眼（30%～60%）、神经系统（20%～50%）、心脏（12%）及胃肠道系统（5%～10%）。

第八节　实验室检查

患者可有贫血及血白细胞增多，嗜酸性粒细胞比例可升高，ESR和C反应蛋白可升高，半数患者类风湿因子阳性。约80%的经典型或严重的患者C-ANCA阳性，但局限型患者C-ANCA阳性率仅有60%。约10%的患者P-ANCA阳性。有肾损害的患者尿常规异常，可有蛋白尿、血尿和红细胞管型，严重的可有肾衰竭。

第九节 诊断和鉴别诊断

韦格纳肉芽肿病的诊断主要依据皮肤、呼吸道和肾损害的三联征表现、组织病理和 C-ANCA 阳性。

韦格纳肉芽肿病的鉴别诊断首先要与其他 ANCA 相关性血管炎鉴别，如与变应性肉芽肿性血管炎（Churg-Strauss 综合征）和显微镜下多血管炎（microscopic polyarteritis）鉴别。变应性肉芽肿性血管炎也主要以坏死性肉芽肿性血管炎为特点，但较少发生严重的肾损害，且常伴有哮喘及血液嗜酸性粒细胞增多症；显微镜下多血管炎也可表现为可触及紫癜和其他全身表现，如果疾病早期无内脏受累的依据，则难以与皮肤小血管炎鉴别。该病表现为肺 - 肾综合征（肺出血 - 肾小球肾炎）的患者，特别要与韦格纳肉芽肿病的经典型鉴别。

但显微镜下多血管炎患者缺少肉芽肿性炎症的组织病理改变，少见眼和上呼吸道受累的表现。韦格纳肉芽肿病、变应性肉芽肿性血管炎和显微镜下多血管炎血清 ANCA 阳性率比较见表 15-1[10]。

表15-1 韦格纳肉芽肿病、变应性肉芽肿性血管炎和显微镜下多血管炎血清ANCA阳性率比较

	韦格纳肉芽肿病	变应性肉芽肿性血管炎	显微镜下多血管炎
C-ANCA	75%	10%	40%
P-ANCA	20%	60%	50%
阴性	5%	30%	10%

引自 Jennette 等，2001 年

第十节 治 疗

典型的韦格纳肉芽肿病的常规治疗是糖皮质激素（如每天泼尼松 1mg/kg）联合环磷酰胺（口服或静脉冲击治疗）[1-2]，约 75% 的患者经上述治疗可使病情缓解。联合用药比单用糖皮质激素病情缓解率提高，死亡率明显降低。口服环磷酰胺的一般剂量为 2mg/kg，病情严重的（肺出血或急进性肾小球肾炎）可先用 3 ~ 5mg/kg，持续 3 ~ 4 天，然后改为一般剂量。环磷酰胺静脉冲击疗法系受到狼疮肾炎治疗方法的启发而采用的，成人剂量为 800 ~ 1000mg，加入 250 ~ 500ml 生理盐水，静脉滴注，每月冲击一次，连用 6 个月，以后再 2 ~ 3 个月冲击一次，再冲击 3 ~ 4 次。环磷酰胺冲击治疗的疗效与口服治疗无显著差异，但很少发生出血性膀胱炎和膀胱肿瘤，发生感染者较少。环磷酰胺的副作用最常见的是血液白细胞减少，治疗过程中应定期随访血常规和肝、肾功能，如有异常，可暂缓使用，待恢复后再用。

其他免疫抑制剂如甲氨蝶呤（MTX）、硫唑嘌呤、环孢素 A 和马替麦考酚酯（MMF）和雷公藤制剂也可使用。环磷酰胺冲击治疗后也可选择上述药物作维持治疗，可以减少病情复发。局限型韦格纳肉芽肿病如没有重要脏器损害以及危及生命的表现时，也可用甲氨蝶呤联合糖皮质激素治疗。严重的难治性血管炎如有使用环磷酰胺禁忌证时，可选用免疫球蛋白冲击治疗[11]或血浆置换疗法。伴有呼吸道金黄色葡萄球菌感染以及鼻腔携带金黄色葡萄球菌的患者可能导致疾病复发，可口服复方新诺明治疗。

关于生物制剂治疗韦格纳肉芽肿病，英夫利昔单抗联合糖皮质激素和环磷酰胺比标准治疗更为有效[12]，但感染的并发症有所增加。大样本随机对照临床研究证实依那西普用于该病缓解期的维持治疗疗效不佳。2 项开放性前瞻性临床研究显示，利妥昔单抗（CD20 的单抗）可使难治性 ANCA 相关性血管炎病情持续缓解，并可使 B 细胞数量减少[13]。

第十一节 韦格纳肉芽肿皮损图片

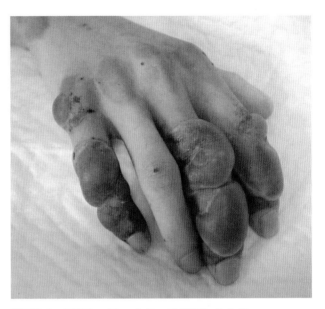

图XV-2 图XV-1同一患者，手部紫红色大疱

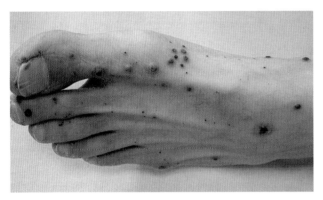

图XV-1 韦格纳肉芽肿病。患者，男，21岁，因反复发热、咳嗽、咳痰2个月，痰血伴皮损1个月入院。患者臀部、四肢伸侧、手足散在可触及紫癜、坏死性丘疹、溃疡和张力性大疱。肺部CT见多发性结节和空洞，尿中红细胞（+++）/HP,尿 β_2 微球蛋白5.14mg/L。抗核抗体阴性，抗ENA抗体阴性。皮肤组织病理示坏死性肉芽肿性血管炎。血清cANCA阳性，pANCA阴性，抗蛋白酶3（PR3）抗体308.3IU/ml（正常阴性）。图片示足背、趾背可见散在坚实丘疹和小结节，表面坏死、变黑，形成水疱，有的结黑色痂

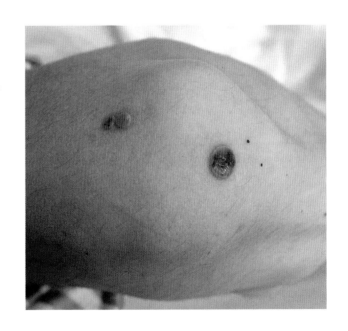

图XV-3 图XV-1同一患者，膝部结节、坏死、水疱和结痂

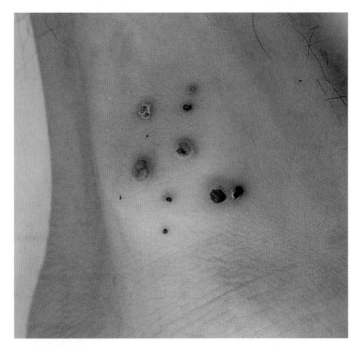

图XV-4　图XV-1同一患者，踝部小结节、坏死、水疱形成和结黑色痂

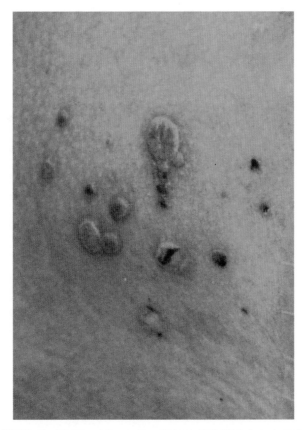

图XV-5　图XV-1同一患者，腹部肉芽肿样结节，表面有水疱

参考文献

1. 蒋明, David Yu, 林孝义, 等. 中华风湿病学. 北京: 华夏出版社. 2004:1131.

2. 朱学骏, 王宝玺, 孙建方, 项蕾红主译. 皮肤病学. 第2版. 北京: 北京大学医学出版社. 2011:457.

3. Gonzalez-Gay MA, Garcia-Porrua C. Systemic vasculitis. Best Pract Res Clin Rheumatol, 2002, 16:833-45.

4. Watts RA, Lane S, Scott DG. What is known about the epidemiology of the vasculitis? Best Pract Res Clin Rheumatol, 2005, 19:191-207.

5. Savage CO. The evolving pathogenesis of systemic vasculitis. Clin Med, 2002, 2:458-64.

6. Hoffman GS, Kerr GS, Leavitt RY, et al. Wegener granulomatosis: an analysis of 158 patients. Ann Intern Med, 1992, 116:488-98.

7. 王侠生, 廖康煌. 杨国亮皮肤病学. 上海: 上海科学技术文献出版社. 2005.670.

8. Wolff K, Goldsmith LA, Katz SI, Gilchrest BA, Paller AS, LEffell DJ. Fitzpatrick's Dermatology in General Medicine. 7th ed. New York: McGraw-Hill Conpanies, Inc. 2008:1610-1611.

9. Burns T, Breathnach S, Cox N, Griffiths C. Rook's Textbook of Dermatology. 8th ed. Oxford: Wiley-Blackwell. 2010:50.13-40.

10. 赵辨. 中国临床皮肤病学. 南京: 江苏科学技术出版社. 2009:887.

11. Jayne DR, Chapel H, Adu D, et al. Intravenous immunoglobulin for ANCA-associated systemic vasculitis with persisitent disease activity. QJM, 2000, 93:433-9.

12. Gause A, Arbach O, Reinhold-Keller E, et al. Induction of remission with infliximab in active generalized Wegener's granulomatosis is effective but complicated by severe infections. Arthritis Rheum, 2003, 48(suppl.):S208.

13. Keogh KA, Ytterberg SR, Fervenza FC, et al. Rituximab for refractory Wegener's granulomatosis. Am J Respir Crit Care Med, 2006, 173:180-7.